Haug

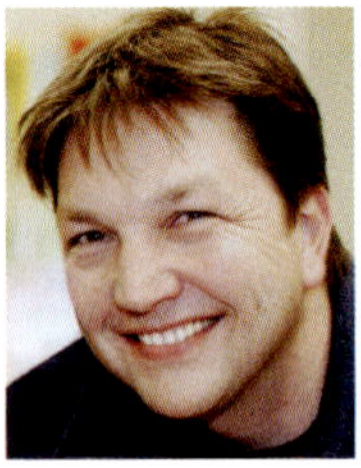

Dr. Martin Lang, Facharzt für Kinder- und Jugendmedizin, Homöopathie, geb. 1962 in Überlingen am Bodensee. Er absolvierte von 1984–1990 sein Medizinstudium in München und Landshut. Auslandsaufenthalte in Boston/USA, in der Schweiz und in Kenia. Seit 1996 Praxistätigkeit in Augsburg. M. Lang ist Autor von Ratgeberbüchern und Artikeln zu Homöopathie und Kinder- und Jugendmedizin sowie seit Jahren als wissenschaftlicher Beirat eines Elternmagazins tätig. Seit 2010 Vorsitzender des Berufsverbandes für Kinder- und Jugendärzte in Bayern.

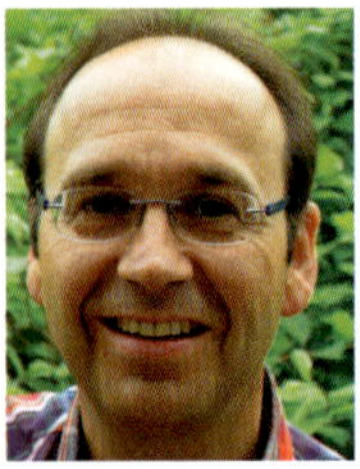

Dr. Wilhelm Rauh, Facharzt für Kinder- und Jugendmedizin, Homöopathie, geb. 1964 in Heimertingen bei Memmingen. Er absolvierte von 1985–1991 sein Medizinstudium in München und Freiburg. Seine Facharztausbildung erfolgte in Freiburg, Kempten und Memmingen. W. Rauh ist seit 2001 in einer Gemeinschaftspraxis in Kempten (Allgäu) als Pädiater niedergelassen. Berufsbegleitend erfolgte von 2001–2004 die Ausbildung zum Homöopathen. Seither bildet die Homöopathie einen wichtigen Bestandteil seiner täglichen Arbeit.

Martin Lang, Wilhelm Rauh

Homöopathische Behandlung von Kindern

Praxiswissen kompakt

71 Abbildungen

Karl F. Haug Verlag · Stuttgart

Bibliografische Information
der Deutschen Nationalbibliothek

Die Deutsche Nationalbibliothek verzeichnet diese Publikation in der Deutschen Nationalbibliografie; detaillierte bibliografische Daten sind im Internet über http://dnb.d-nb.de abrufbar.

Anschrift der Autoren:
Dr. Martin Lang
Bahnhofstr. 4/Königsplatz
86150 Augsburg

Dr. Wilhelm Rauh
Bahnhofstraße 14
87435 Kempten

Oswald-Hesse-Str. 50, 70469 Stuttgart

Unsere Homepage: www.haug-verlag.de

Printed in Germany

Umschlaggestaltung: Thieme Verlagsgruppe
Umschlagfoto: fotolia/drubig-photo
Satz: medionet Publishing Services Ltd., Berlin
gesetzt in: 3B2
Druck: Grafisches Centrum Cuno, Calbe

ISBN 978-3-8304-7482-1 1 2 3 4 5 6

Auch erhältlich als E-Book:
eISBN (PDF) 978-3-8304-7718-1
eISBN (ePub) 978-3-8304-7719-8

Vorwort

„Wenn Du ein Schiff bauen willst, so trommle nicht Leute zusammen, um Hilfe zu beschaffen, Werkzeuge vorzubereiten und die Arbeit einzuteilen, sondern wecke in ihnen die Sehnsucht nach dem weiten Meer." (Antoine de Saint-Exupéry)

Wir haben dieses Buch über die Anwendung der Homöopathie im Kindesalter geschrieben, weil sie den Arbeitsalltag in der täglichen Praxis unendlich bereichert. Durch die Methode lernen wir enorm viel über die Individualität jedes Einzelnen kennen, der Kontakt zu Eltern und Kindern wird intensiviert und damit die Arzt-Patienten-Bindung gestärkt. Durch das genaue Achten auf die individuellen Symptome einer Erkrankung steigert sich die Menschenkenntnis und wir haben in vielen Situationen eine größere Behandlungsoption – alles Faktoren, die die Zufriedenheit in der Praxis deutlich steigern.

Oft ist in einer gut gehenden Praxis leider der Faktor Zeit limitierend für die homöopathische Therapie. Akut kann keine konstitutionelle Therapie über ein bis zwei Stunden durchgeführt werden, da andere Patienten bereits auf eine Behandlung warten. Deswegen ist es von Nutzen, bei einigen Erkrankungen auf sogenannte „Bewährte Indikationen" zurückgreifen zu können. Meist ist es aber möglich, gut informierte und entsprechend in der Beobachtung geschulte Eltern so zu befragen, dass sich ein „vollständiges Symptom" (Kap. 1.1) ergibt. Damit lässt sich in vielen Fällen eine ausgezeichnete homöopathische Therapie einleiten.

Und genau hier setzt dieses Buch an: „Praxiswissen kompakt" kann zwar nie ein Ersatz für intensives Studium einer Methodik sein, aber es kann als Orientierungshilfe bei Erkrankungen dienen, die einer raschen Behandlung bedürfen.

Im **orangen Teil** des Buches werden wenige unverzichtbare Grundlagen der Homöopathie erörtert, ein Kapitel, das bewusst sehr knapp gehalten wurde, um den Rahmen nicht zu sprengen.

Im **grünen Teil** werden die wichtigsten Arzneimittelbilder anhand der Leitsymptome dargestellt, wobei der Schwerpunkt auf der Herkunft der einzelnen Arzneien und deren Essenz liegt. Dadurch kann der Therapeut seine Arzneimittelkenntnisse festigen und eine Art Feinfühligkeit für das entsprechende Heilmittel entwickeln.

Im **blauen Teil**, dem umfangreichsten Abschnitt des Buches, werden die häufigsten pädiatrischen Akutkrankheitsbilder und deren homöopathische Therapeutika dargestellt. Damit sollte der Großteil der täglichen Behandlungen möglich sein. Um eine rasche und bessere Orientierung bezüglich der infrage kommenden Heilmittel zu ermöglichen, stellten wir jedem Krankheitsbild eine sogenannte Mind-Map voran.

Der **rote Teil** rundet das Buch ab, indem er sozialmedizinisch bedeutende Krankheitsbilder erörtert. Hier ist uns klar, dass wir nur die häufigsten Therapeutika darstellen konnten, denn es handelt sich meist um chronische Krankheitsbilder, die einer ausführlichen Anamnese bedürfen und somit so individuell sind wie die Kinder und Jugendlichen, die daran leiden.

Teilaspekte vieler Arzneimittelbilder werden an diversen Stellen im Buch beschrieben, sodass es im Sinne der Ganzheitlichkeit Sinn macht, wenn der Leser die folgende Tabelle heranzieht, um sich einen umfassenden Gesamteindruck des Heilmittels zu verschaffen.

Viel Erfolg wünschen wir allen Anwendern des Buches „Praxiswissen kompakt" zum Nutzen ihrer Patienten.

Augsburg und Kempten im Mai 2013
Dr. Martin Lang, Dr. Wilhelm Rauh

▶ **Tab. 0.1** Beschriebene Arzneimittelbilder.

Arzneimittel	Abkürzung	Seitenzahl
Aconitum napellus	Acon.	(S. 27)
Antimonium tartaricum	Ant-t.	(S. 73)
Apis mellifica	Apis	(S. 28)
Argentum nitricum	Arg-n.	(S. 74)
Arnica montana	Arn.	(S. 74)
Arsenicum album	Ars.	(S. 30)
Belladonna	Bell.	(S. 31)
Berberis vulgaris	Berb.	(S. 75)
Borax veneta	Bor.	(S. 76)
Bryonia alba	Bry.	(S. 33)
Calcium carbonicum	Calc-c.	(S. 34)
Calcium phosphoricum	Calc-p.	(S. 77)
Cantharis vesicatoria	Canth.	(S. 78)
Carbo vegetabilis	Carb-v.	(S. 79)
Carcinosinum	Carc.	(S. 36)
Causticum Hahnemanni	Caust.	(S. 37)
Chamomilla	Cham.	(S. 38)
China officinalis	Chin.	(S. 80)
Colocynthis	Coloc.	(S. 81)
Cuprum metallicum	Cupr.	(S. 82)
Drosera rotundifolia	Dros.	(S. 83)
Eupatorium perfoliatum	Eup-per.	(S. 84)
Euphrasia officinalis	Euphr.	(S. 85)
Ferrum phosphoricum	Ferr-p.	(S. 39)
Gelsemium sempervirens	Gels.	(S. 40)
Graphites naturalis	Graph.	(S. 41)
Hepar sulfuris	Hep.	(S. 42)
Hyoscyamus niger	Hyos.	(S. 86)
Hypericum perforatum	Hyper.	(S. 87)
Ignatia amara	Ign.	(S. 43)
Ipecacuanha	Ip.	(S. 45)
Kalium bichromicum	Kali-bi.	(S. 88)
Kalium carbonicum	Kali-c.	(S. 46)
Lachesis muta	Lach.	(S. 47)
Lycopodium clavatum	Lyc.	(S. 48)
Magnesium carbonicum	Mag-c.	(S. 88)
Medorrhinum	Med.	(S. 89)
Mercurius solubilis	Merc.	(S. 50)
Natrium muriaticum	Nat-m.	(S. 52)
Nux vomica	Nux-v.	(S. 53)

▶ **Tab. 0.1** Fortsetzung.

Arzneimittel	Abkürzung	Seitenzahl
Phosphoricum acidum	Ph-ac.	(S. 91)
Phosphorus	Phos.	(S. 55)
Psorinum	Psor.	(S. 92)
Pulsatilla pratensis	Puls.	(S. 57)
Rhus toxicodendron	Rhus-t.	(S. 58)
Sepia succus	Sep.	(S. 59)
Silicea terra	Sil.	(S. 61)
Staphisagria	Staph.	(S. 62)
Stramonium	Stram.	(S. 64)
Sulfur	Sulf.	(S. 65)
Thuja occidentalis	Thuj.	(S. 67)
Tuberculinum	Tub.	(S. 68)
Veratrum album	Verat.	(S. 70)
Zincum metallicum	Zinc.	(S. 93)

Inhaltsverzeichnis

Teil 1

Grundlagen der Homöopathie

Teil 2

Arzneimittelbilder

Teil 3

Krankheitsbilder in der homöopathischen Kinderpraxis

Teil 4
Entwicklungs- und Verhaltensstörungen

Teil 5
Anhang

Teil 1
Grundlagen der Homöopathie

1 Vom Simile zum Simillimum

Wir verdanken Samuel Hahnemann (1755–1843) und seinen engsten Mitstreitern die Prinzipien der Homöopathie. Angeregt durch einen Selbstversuch, in dem er Chinarinde einnahm und dadurch Symptome erfuhr, die einer Malaria glichen, formulierte Hahnemann die These, dass Krankheiten nur heilbar sind durch Arzneimittel, die beim Gesunden ähnliche Symptome wie die Krankheit selbst hervorrufen. In der Einleitung seines für alle Homöopathen grundlegenden Werkes *Organon der Heilkunst* formuliert er dies mit:

„Wähle, um sanft, schnell, gewiß und dauerhaft zu heilen, in jedem Krankheitsfalle eine Arznei, welche ein ähnliches Leiden für sich erregen kann, als sie heilen soll!“

oder:

„Similia similibus curentur.“ (Ähnliches wird mit Ähnlichem geheilt.)

Um diese These zu stützen, musste er viele Versuche unternehmen und zahlreiche Heilmittel erproben, was er letztendlich in § 50 des *Organon* zusammenfasst als „Natur-Heilgesetz“.

Nun ist es aber nicht so einfach, ein Arzneimittel zu finden, das einer Krankheit möglichst ähnliche Symptome hervorruft, wenn es eingenommen wird. Dazu bedarf es einer sehr guten Arzneimittelkenntnis und einer genauen Beobachtung bzw. Untersuchung des Kranken, um dessen individuelle Reaktionen auf die zu behandelnde Krankheit zu erkennen.

1.1 Das Erfassen des vollständigen Symptoms

Für den Homöopathen entscheidend ist die vorurteilsfreie Erfassung aller Symptome einer Krankheit, die den Einzelfall von anderen Krankengeschichten unterscheidet. Dies nennt man **„Prinzip der Individualisierung“**. Im Spontanbericht des Patienten am Beginn einer Behandlung werden wir viele Symptome erfahren, die eine Krankheit hervorgerufen hat. Die sogenannten pathognomonischen Symptome, also diejenigen, die typisch für die Erkrankung sind und von den meisten Patienten gleich erfahren werden, sind für die Arzneimittelwahl nur von geringem Wert. **Entscheidend sind die** für den einzelnen Patienten **eigentümlichen, spezifischen Symptome, die den Krankheitsfall von anderen unterscheidet.** Um dies herauszufinden, brauchen wir während der Sprechstunde stets unsere ganze Aufmerksamkeit, eine Herausforderung, die den Alltag spannend und bereichernd macht.

Allerdings wird der Spontanbericht des Patienten – bzw. bei uns meist der Eltern des betroffenen Kindes – nicht so ausführlich und genau sein, dass wir bereits jetzt ein treffendes Heilmittel wählen könnten.

Deswegen bedienen wir uns eines Fragenkomplexes, der die Anamnese vervollständigt:

- **Wo?** Wo sind die Hauptbeschwerden?
- **Wie?** Wie empfindet der Patient sein Leiden? Hier finden sich Empfindungen, oft auch Richtungen, Seitenbezüge und sogenannte „Als ob…“-Symptome.
- **Wann?** Wann treten die Schmerzen oder Beschwerden auf? Gibt es eine bestimmte Zeit (Tages- oder Jahreszeit) oder andere Umstände, wodurch sich das Leiden bessert oder verschlechtert? Hier geht es um die sogenannten **Modalitäten,** auf die vor allem Bönninghausen, ein Zeitgenosse Hahnemanns, großen Wert gelegt hat. Durch diese wird der Einzelfall individualisiert und damit für den Homöopathen im Sinne der Mittelfindung wertvoll. Modalitäten sind meist bipolar, gefragt wird dabei nach dem Einfluss von Temperatur, Wetter, Wärme oder Kälte, Bewegung, Ruhe, Lage, Haltung, Berührung, Trost, Stimmungslage etc. Wert gewinnt eine Modalität vor allem dann, wenn sie der medizinischen Erfahrung widerspricht, wenn sich beispielsweise eine Jugendlichenakne durch Essen von Süßigkeiten oder Schokolade bessert oder sich Zahnschmerzen bessern durch Essen fester Nahrung.

- **Womit?** Womit geht das Hauptsymptom einher? Diese Begleitsymptome können wegweisenden Charakter haben, wenn sie nicht in kausalem Zusammenhang mit der Hauptbeschwerde stehen, wenn sie also außergewöhnlich (im Sinne des § 153 des *Organon*) sind. Wenn ein Kind über rezidivierende Kopfschmerzen klagt und dabei stets auch Schmerzen in den Waden auftreten, so wäre dies ein ungewöhnliches Zusammentreffen zweier kausal voneinander unabhängiger Symptome. Dies beschrieb Hahnemann in § 153 als „auffallende, sonderliche, ungewöhnliche und eigenheitliche (charakteristische) Zeichen und Symptome". Wenn aber im Zusammenhang mit Kopfschmerzen das (zu erwartende) Bedürfnis nach Ruhe, Abgeschiedenheit und einem kalten Waschlappen auf die Stirn auftreten, so ist diesen Zeichen anfangs keine große Bedeutung beizumessen, da es sich um pathognomonische Symptome handelt, die den Fall nur unzureichend individualisieren.
- **Warum?** Warum treten die Symptome auf? Gibt es eine spezifische Ursache, einen Auslöser, eine Ätiologie der Erkrankung? Eine eindeutige Kausalität wäre für die Mittelfindung von großer Bedeutung.

Durch den Spontanbericht und diese ergänzenden fünf Fragen erfassen wir das sogenannte **vollständige Symptom**, wodurch in der Regel eine treffende Arzneimittelwahl im Akutfall erfolgen kann.

1.2 Das Hierarchisieren

Werden nun aber alle Symptome, die der Patient berichtet bzw. die durch die körperliche Untersuchung gefunden werden, nur gesammelt und repertorisiert, so wird dies vor allem in chronischen Krankheitsfällen nicht zielführend sein, da selten ein Arzneimittel alle Symptome beinhalten wird. Deswegen müssen die Symptome unterschiedlich gewichtet werden. Dabei wird den für den Patienten und seine Erkrankung individuellsten Symptomen das meiste Gewicht gegeben und den für die Krankheit pathognomonischen Symptomen nur untergeordnete Bedeutung beigemessen.

Bewährt hat sich dafür folgendes, auf Kent und Künzli zurückgehendes Hierarchisierungsschema:

- **Auffallende, sonderliche, charakteristische Zeichen und Symptome:** Wie oben beschrieben, je größer die Abweichung von der erwarteten, „normalen" Reaktion, umso individueller und wertvoller ist das Symptom. Hier finden sich unerwartete Begleitreaktionen, Modalitäten, Zeiten, Periodizitäten und außergewöhnliche Lokalisationen.
- **Geistes- und Gemütssymptome:** Sie sollten gut beobachtbar sein und den derzeitigen Gemütszustand des Patienten betreffen.
- **Allgemeinsymptome:** Diese sind gut beobachtbar und erfassbar durch den Körperbau, die Physiognomie, allgemeine Wesensmerkmale des Patienten, Abneigungen und Verlangen, Essensmodalitäten, insgesamt also Zeichen, die den gesamten Menschen betreffen.
- **Causa oder Ätiologie:** Gibt es einen Grund der Erkrankung auf psychischem oder physischem Gebiet? Gibt es Umwelteinflüsse, Lebensumstände etc., die die Krankheit ausgelöst haben könnten?
- **Lokalsymptome:** Oft sind sie der eigentliche Vorstellungsgrund für eine homöopathische Anamnese. Beispielsweise chronische Ekzeme, Asthma bronchiale, Bauchschmerzen, Tonsillitiden, Diarrhöe oder Obstipation.

Weitere Grundsätze sollten beachtet werden:

- Die **zuletzt aufgetretenen Symptome** sollten bei der Repertorisation **das höchste Gewicht** erlangen, denn diese sollten auch als erstes verschwinden („Hering'sche Regel", s. u.).
- Die Stärke eines Symptoms hat keinen Einfluss auf dessen Einordnung.
- Nicht eindeutig geäußerte Symptome bzw. nur durch Interpretation gewonnene Erkenntnisse sollten bei der Repertorisation keine Verwendung finden.

Bei richtiger Therapie erfolgt die Heilung nach der sogenannten **Hering'schen Regel**:

- von oben nach unten
- von innen nach außen
- und in umgekehrter Reihenfolge des Auftretens

Wurde die Symptomgewichtung durchgeführt und erfolgte die Repertorisation der Symptome, so finden sich anschließend meist mehrere zur Wahl stehende Arzneimittel. Daraufhin ist es notwendig, ein gründliches Arzneimittelstudium durchzuführen, um das für den Patienten und seine Erkrankung ähnlichste Heilmittel – **das Simillimum** – zu finden.

1.3 Die richtige Dosis

Wie ganz am Anfang erwähnt, experimentierte Hahnemann zu Beginn der Homöopathie mit vielen Substanzen, um herauszufinden, ob Ähnliches mit Ähnlichem zu heilen sei. Dabei benutzte er auch giftige Pflanzen, die er deswegen verdünnen musste, um keine Vergiftungserscheinungen bei sich selbst und den anderen Prüfern hervorzurufen. Diese Verdünnungsreihe führte er so lange durch, bis sich keine Arzneiwirkung mehr erzielen ließ.

Während seiner Experimente machte er die Entdeckung, dass zwar das reine Verdünnen die Wirkung der Arznei vermindert, jedoch **das Verschütteln** bzw. Schlagen der Verdünnung auf ein mit Leder eingebundenes Buch **die Wirkung verstärkt**. Und zwar je häufiger die Substanz verschüttelt oder verrieben wurde, umso stärker war seine Wirkung. Dies ist erstaunlich, denn rein physikalisch gesehen ist bei den hohen Verdünnungen nichts mehr von der Ursubstanz in der verschüttelten Lösung zu finden. Dieses Phänomen nannte Hahnemann deswegen auch „Dynamisation" oder „**Potenzierung**".

Dies ist bis heute für viele Kritiker der Homöopathie der Hauptansatzpunkt: „Wie kann sich eine arzneiliche Wirkung entfalten, wo sich doch keine Materie befindet?" Diese Frage wird sich dem rein naturwissenschaftlich orientierten Therapeuten nicht erschließen, da die Wirkung nicht auf molekularer Ebene und deren Nachweis beruht, sondern vermutlich auf einer derzeit nicht nachweisbaren Veränderung des elektromagnetischen Feldes. Solange sich die Homöopathie dem messbaren Bereich entzieht, werden wir uns an der Heilung der Patienten orientieren. Kritik an der Homöopathie gab es seit Bestehen der Methode, und doch wird sie seit über 200 Jahren angewendet.

1.3.1 Die Potenzierung

Ausgegangen wird stets von einer Ursubstanz oder Urtinktur:

- Bei pflanzlichen Stoffen wird ein Teil oder die ganze frische Pflanze in Weingeist oder Alkohol eingelegt und während mehrerer Wochen regelmäßig geschüttelt. Somit ist die Urtinktur ähnlich zur Ausgangssubstanz bei pflanzenheilkundlichen Therapien.
- Tiere werden teils ganz, teils nur deren Absonderungen (z. B. das Bienengift bei Apisinum) verwendet.
- Mineralien, chemische Elemente und deren Verbindungen werden feinsäuberlich pulverisiert und ebenfalls in Weingeist oder Alkohol eingelegt.
- Menschliche und tierische Krankheitsprodukte werden **Nosoden** genannt. Diese werden vor der Verarbeitung sterilisiert.

Anschließend erfolgt die stufenweise Verdünnung und das Verschütteln flüssiger Substanzen bzw. Verreiben fester Ausgangsstoffe:

- Beim Potenzierungsvorgang einer D-Potenz wird die Urtinktur im Verhältnis 1:10 mit einem Lösungsmittel 10-mal handverschüttelt. So ergibt sich eine D 1. Wird der Vorgang in gleichem Maße wiederholt, folgt eine D 2 usw.
- In analoger Weise wird eine C 1-Potenz hergestellt: die Verdünnung der Urtinktur erfolgt im Verhältnis 1:100 und dann ein 10-maliges Verschütteln. Bis zu einer C 200 müssen also insgesamt 2000 Schüttelschläge durchgeführt werden.
- Eine LM 1- oder Q 1-Potenz wird im Verhältnis 1:50 000 verdünnt und dann werden 100 Schüttelschläge durchgeführt.

Der Aufwand des Verschüttelns ist enorm für die Apotheken, deswegen werden die meisten Arzneien bis zu einer C 200 handverschüttelt, ab dann mittels Schüttelmaschine.

Verordnungsfähige Potenzen

Folgende Potenzen sind derzeit verordnungsfähig:

- D-Potenz: 1:10 verdünnt D = dezimal
- C-Potenz: 1:100 verdünnt C = centesimal
- LM- bzw. Q-Potenz: 1:50 000 verdünnt L = 50, M = 1000; Q = quinquaginta mille

Stark giftige Substanzen, z. B. Pflanzen wie Aconitum napellus, Belladonna, Stramonium oder Chemikalien wie Arsenicum album oder Mercurius dürfen nicht unter einer D 12 bzw. C 6 verordnet werden, da sie noch potenziell toxisch wirken könnten.

1.3.2 Die Auswahl der Potenz

Diese Frage wird seit Langem und oft kontrovers diskutiert. Die Anwendung hängt sehr vom Erfahrungsschatz jedes einzelnen Homöopathen ab und deswegen werden dazu die unterschiedlichsten Empfehlungen abgegeben.

- Grob kann gesagt werden, dass die sog. **Niedrigpotenzen (D 6** bis **D 8, C 3** bis **C 6)**, in denen teils noch Moleküle der Urtinktur enthalten sind, vor allem **für akute Erkrankungen** verwendet werden. Sie wirken rasch, meist nur wenige Stunden, nicht sehr tief und kaum im psychischen Bereich.
- **Mittlere Potenzen (D 12** bis **D 15, C 6** bis **C 15)** haben eine deutliche Wirkung bei akuten Erkrankungen, die Wirkdauer beträgt bis zu wenigen Tagen.
- Die **Hochpotenzen (ab C 30 aufwärts und alle LM- oder Q- Potenzen)** werden bevorzugt bei sehr sicheren Verordnungen im körperlichen Bereich bzw. nach Konstitutionsanamnesen im psychischen und/oder körperlichen Bereich verordnet. Die Dauer reicht von wenigen Tagen bis zu mehreren Monaten.

Merke

Klare Regeln zur Wahl der Potenz gibt es nicht, denn entscheidend für den Behandlungserfolg wird letztendlich nicht die Potenz des Homöopathikums sein, sondern die Auswahl des Simillimums.

Es ist jedem homöopathischen Anfänger zu empfehlen, zunächst mit wenigen Potenzen Erfahrungen zu sammeln, um letztendlich seinen eigenen Stil zu entwickeln.

1.3.3 Die Art und Häufigkeit der Verabreichung

Die häufigste Verordnung von Homöopathika erfolgt in Form von **Globuli** bzw. Streukügelchen. Diese bestehen aus Saccharose und werden gleichmäßig durch eine Dilution befeuchtet und schonend getrocknet. Da es möglich wäre, dass die Dilution nicht alle Globuli gleichmäßig befeuchtet, wird meist empfohlen, bei einer Gabe 3 oder 5 Globuli desselben Arzneimittels einzunehmen. Vertraut man dem Hersteller vollkommen, so ist es durchaus möglich, auch nur 1 oder 2 Globuli zu verordnen.

Die zweithäufigste Verordnungsweise ist die Gabe einer **Dilution**, also einer alkoholischen Lösung. Gebräuchlich ist diese Applikationsart vor allem im **LM- bzw. Q-Potenz-Bereich**, da sich dadurch eine sehr schonende Therapieeinleitung durchführen lässt und Erstreaktionen bzw. Erstverschlimmerungen nur selten auftreten. Nachteilig wäre der Alkoholgehalt vor allem für kleine Kinder, was sich umgehen lässt durch „Verkleppern“. Dazu wird ein Tropfen der Dilution in 100 ml Wasser gegeben und anschließend mit einem Plastiklöffel verrührt. Von dieser Lösung wiederum erhält der Patient einen Schluck oder einen Teelöffel voll.

„**Verkleppern**“ ist auch eine Art der Potenzierung, die der Patient selbst zu Hause durchführen kann. Dies kann auch mit Globuli erfolgen, die auf dieselbe Weise in Wasser aufgelöst und eingenommen werden.

Die Häufigkeit und Art der Anwendung einer Arznei hängt von verschiedenen Faktoren ab, und zwar von

- **der Art bzw. Schwere der Erkrankung:** Je akuter die Krankheit ist, umso eher wird die Mittelgabe wiederholt bzw. sogar intensiviert durch „Verkleppern“ der Arznei. Eine chronische Erkrankung dagegen erfordert oft das geduldige Abwarten der Reaktion ohne frühzeitige Mittelwiederholung.
- **der Wahl der Arznei:** Es gibt sog. hochreaktive Arzneien, die sehr schnell ansprechen und deren Wirkung oft nur kurz anhalten. Bei einem aku-

ten hochfieberhaften Infekt, der Belladonna benötigt, wird eine C 30-Gabe, die über 3 Stunden zu einer Fiebersenkung führte, im Fieberanstieg wiederholt oder es wird sogar zum „Verkleppern" geraten.

- **der Reaktionsfähigkeit des Patienten:** Handelt es sich um einen reaktionsarmen Patienten, der schwer krank ist, wäre eine wiederholte Gabe einer C 200-Arznei sehr erschöpfend für den Patienten und deswegen nicht ratsam.
- **die Sicherheit der Verschreibung:** Erfolgte eine ausführliche Anamnese mit wahrscheinlicher Wahl des Simillimums, so wird meist zu einer einmaligen Gabe einer C 30 oder C 200 geraten. Tritt eine gute Arzneiwirkung ein, so rät man zum Wiederholen des Mittels, falls sich eine leichte, aber erkenntliche Verschlechterung des krankhaften Zustandes (meist erst nach Wochen bis Monaten) ergibt.
- **der Höhe der Potenz:** Die Gabe einer D 6/12 bei einer Akuterkrankung wird wesentlich schneller wiederholt, im Akutfall auch mehrmals täglich, während eine C 200 seltener, evtl. erst nach 6–8 Wochen wiederholt wird, falls es überhaupt einer Wiederholung bedarf.

Grundsätzlich gilt, dass auf jede Gabe abgewartet werden sollte:

- Tritt eine Besserung ein, so wird das Mittel erst wiederholt bei wieder eintretender Verschlechterung.
- Stellt sich keine rasche Verbesserung auf eine hochakute Erkrankung ein, so sollte die Mittelgabe einmalig wiederholt oder die Frage gestellt werden, ob die Mittelwahl zutreffend ist.
- Bei einer chronischen Erkrankung, die bereits über Jahre anhält, wird zum Abwarten der Wirkung über mindestens 6 Wochen geraten.

1.4 Was ist ein Arzneimittelbild?

Das Arzneimittelbild ist die Gesamtheit aller Symptome, die das Mittel beim Gesunden (durch Vergiftung und Prüfung) hervorrufen und beim Kranken heilen kann. (Aus *Weiterbildung Homöopathie, Band A* [3])

Um dem Simile-Prinzip zu entsprechen, werden in der Homöopathie Arzneien und deren Symptome untersucht, die sie beim Gesunden hervorrufen können. Dazu werden sog. **Arzneimittelprüfungen** an gesunden Probanden durchgeführt. Oftmals sind dies Therapeuten, die sich in Ausbildung zum Homöopathen befinden. Als Voraussetzungen einer Arzneimittelprüfung (AMP) gelten:

- Die Ausgangssubstanz muss genau bekannt und rein sein.
- Die Probanden müssen gesund, d.h. frei von Krankheitssymptomen sein und dürfen sich keiner Therapie unterziehen.
- Die Probanden müssen sich während der AMP zuverlässig beobachten und einen geregelten Lebensablauf haben.
- Die Prüfsubstanz ist nur dem Prüfungsleiter bekannt.
- Der Prüfungsleiter sollte die Probanden möglichst täglich nach deren Symptomen fragen oder diese sollten ihre Symptome schriftlich aufzeichnen.

Aus den Ergebnissen der Probanden, den sog. **Prüfsymptomen**, aus **toxikologischen Experimenten** und aus **klinischen Fällen**, in denen die Heilung von Patienten dokumentiert wurde, ergibt sich dann das jeweils typische Arzneimittelbild.

Eine Sammlung homöopathischer Arzneimittelbilder nennt sich **Materia medica.** Die erste Materia medica stammte von Hahnemann selbst, das 1811 erschienene Buch *Reine Arzneimittellehre*. Dabei werden bereits über 300 von ihm selbst geprüfte Arzneien ausführlich beschrieben. Weitere bekannte Materiae medicae stammen von Allen, Boericke, Clarke, Hering, Kent, Mezger, Phatak oder Vermeulen.

Für den klinischen Akutfall in der Praxis sind die Materiae medicae oftmals zu ausführlich und unhandlich, weswegen es seit Langem das Bestreben gibt, sogenannte **Leitsymptome** oder **Essenzen** der einzelnen Arzneien zu erfassen. Dabei sollen die wesentlichen Kriterien eines Heilmittels herausgearbeitet, die unwesentlichen, für das Mittel wenig charakteristischen Symptome also weggelassen werden. Im Bereich der Kinderheilkunde setzte diese Idee als erstes Douglas Borland um, gefolgt von Frans Vermeulen mit seinem Buch *Kindertypen in der Homöopathie* [46]. Auch wir haben versucht, in den folgenden Kapiteln dieses Buches nur die für Kinder und Jugendliche wesentlichen Symptome und Essenzen herauszufiltern und darzustellen.

1.5 Die homöopathische Fallaufnahme

Die homöopathische Anamnese bei einer chronischen Erkrankung unterscheidet sich deutlich von der Anamnese eines schulmedizinisch behandelten Patienten. Der zu Behandelnde wird in seiner Ganzheit betrachtet, es interessieren nicht nur die Krankheitssymptome an und für sich, sondern auch deren Einflussfaktoren (die sog. Modalitäten), die vermutete Ursache und eventuelle Begleitumstände. Außerdem werden die Lebensumstände, die Vorlieben und Abneigungen, der Gemütszustand, die Ängste und Träume, bisherige Erkrankungen etc. erfragt.

1.5.1 Die Technik der Anamneseerhebung

Die genaue Beschreibung, wie die Anamnese durchzuführen ist, haben wir Hahnemann zu verdanken, der im *Organon* in den §§ 83–104 sehr detailliert auf dieses Thema eingeht.

Es wird die Unbefangenheit des Therapeuten gefordert, gesunde Sinne, Aufmerksamkeit im Beobachten und das genaue Aufzeichnen des Spontanberichts in den Worten des Patienten.

Natürlich ist es essenziell, dass diese Technik von erfahrenen Homöopathen erlernt wird, am besten während der Weiterbildungsphase mittels selbst durchgeführter und supervidierter Fallaufnahmen.

Den ersten Teil der Anamnese bildet der **Spontanbericht** des Patienten, in dem dieser von seinem Hauptanliegen, seinen Krankheitssymptomen und seinen Wünschen nach Veränderung berichten soll, ohne dass ihn der Therapeut unterbricht. Der Therapeut zeichnet die Worte lediglich auf und versucht den Patienten zu ermuntern, so detailliert wie nötig weiterzuerzählen.

Es ist die Aufgabe des Behandlers, nicht nur die Worte wahrheitsgetreu zu notieren, sondern auch die **nonverbale Kommunikation** mit all seinen Sinnen zu erfassen. Beispiele hierzu sind in Kapitel 1.5.2 („Besonderheiten im Kindesalter") zu finden.

Im zweiten Teil der Anamnese, dem **gelenkten Bericht,** werden **gezielte Nachfragen** gestellt, um das zuvor Gesagte zu präzisieren. Dabei wird Wert gelegt auf das **Erfassen von Modalitäten** (z. B.: Wann und wo traten die Schmerzen auf, wodurch wurden sie gebessert oder verschlechtert? Trinkt das Kind besser oder schlechter während einer akuten Fieberphase? Gibt es eine Tageszeit, in der sich der Zustand verschlechtert oder bessert?). Jeder Zustand sollte so genau wie möglich beschrieben werden. Dazu ist es notwendig, offene und keine Suggestivfragen zu stellen.

Anschließend folgen die **allgemeinen Fragen:** Es wird das gesamte Organsystem und seine Funktionen von oben bis unten abgefragt, es kommt zur Anwendung des sog. **Kopf-zu-Fuß-Schemas.**

Die weiteren zu eruierenden Punkte sind:

- Gemütsveränderungen, typische Charaktereigenschaften, Verhalten
- Ernährungsgewohnheiten, Vorlieben und Abneigungen
- Schwangerschafts- und Geburtsverlauf
- Bisheriger Entwicklungsverlauf
- Allergien, Unverträglichkeiten, bisherige Infektionskrankheiten
- Impfungen und evtl. Nebenwirkungen
- Reaktionen auf Trost, Spott, Kritik
- Schlafverhalten, Schlafwandeln, Zähneknirschen, Schlaflage
- Träume
- Ängste, Sorgen und Kummer
- Reaktionen auf äußere Einflüsse wie Wind, Sonne, Hitze, Kälte, Baden
- Emotionale Reaktionen auf Musik, Tanz; Mitgefühl, Tierliebe
- Familienanamnese

Den Schwerpunkt der Anamnese wird der Homöopath stets individuell legen, je nach Krankheitssymptomen und angepasst an die Antworten des Patienten oder der Eltern. Der zeitliche Aufwand der Anamnese ist ebenfalls individuell, beträgt aber bereits im Säuglingsalter in aller Regel eine Stunde und mehr.

Der vierte Teil der Fallaufnahme ist schließlich die **körperliche Untersuchung**, die nach allen Regeln der medizinischen Kunst durchgeführt wird.

1.5.2 Besonderheiten im Kindesalter

Kinderärzte sind es gewöhnt, dass stets ein Kind von einer erwachsenen Person begleitet wird, in den meisten Fällen von der Mutter. Somit haben wir es auch bei den homöopathischen Anamnesen meist mit mindestens zwei Personen zu tun. Je kleiner das Kind ist, umso mehr müssen wir verbal von den Eltern erfahren, wobei zu berücksichtigen ist, dass sich der Inhalt durchaus unterscheiden kann, wenn wir Vater und Mutter nach demselben Sachverhalt befragen. Um dies zu interpretieren, braucht es Erfahrung, Fingerspitzengefühl und Kenntnis der Familienstruktur des Kindes.

Bei der Anamnese ist das **Alter des Kindes** zu berücksichtigen:

- Im Säuglings- und Kleinkindalter wird meist die Bezugsperson berichten und dadurch können wir keine subjektiv geschilderten Symptome erhalten.
- Im Kleinkindalter sind beispielsweise noch keine verlässlichen Schmerz- oder Modalitätsangaben vom Kind zu erhalten. Einfache Fragen, z. B. nach Essensvorlieben, können aber oft bereits beantwortet werden.
- Ab dem Alter von 5–8 Jahren kann, je nach Entwicklungsstand des Kindes, bereits nach Modalitäten gefragt werden, Schmerzangaben sind durchaus verlässlich.
- Im frühen Schulalter äußern die Kinder Symptome evtl. nicht vollständig oder unwahr, um in den Augen der Eltern gut dazustehen.
- Ab dem Alter von 8 Jahren kann ein großer Teil der Anamnese mit dem Kind durchgeführt werden. Dabei sollte beachtet werden, dass die Kinder nicht unbedingt wahrheitsgetreu antworten in Anwesenheit der Eltern, vor allem, wenn es sich um Fragen handelt, die eine Erziehungskonsequenz nach sich ziehen könnten (z. B. Lügen, Stehlen, Zündeln, Onanieren).
- Jugendliche distanzieren sich oftmals von ihren eigenen Gefühlen, um „cool" zu wirken, oder sie sind durch Hormonschwankungen während der Pubertät sehr stimmungslabil (ohne dass dies gleich für Pulsatilla sprechen würde). Ob die Anamnese allein oder in Anwesenheit eines Elternteiles erfolgt, sollte von den Jugendlichen selbst entschieden werden dürfen. Bei der Erfragung der Sexualanamnese sollten die Eltern stets abwesend sein.

Individuell zu entscheiden ist, ob das Kind während der gesamten Anamnese anwesend ist. Bis ins Kleinkindalter wird sich die Frage noch nicht stellen, aber danach kommt es natürlich auf den Inhalt des Gesprochenen an, ob es Aussagen der Eltern gibt, die verletzend oder belastend für das Kind wären.

Sehr wichtig ist im gesamten Kindesalter das **Erfassen der nonverbalen Kommunikation**, da uns viele andere subjektiv geschilderte Informationen fehlen. Deswegen muss das Kind stets, zumindest am Beginn der Anamnese, anwesend sein und aufmerksam beobachtet werden. Dazu benötigen wir all unsere Sinne ab Beginn der Anamnese. Dies beginnt im Wartezimmer mit Beobachtung der Haltung des Kindes, dem Gangbild, der Aufgeschlossenheit gegenüber dem Therapeuten bei der Begrüßung, der Stimmungslage und dem evtl. Handschlag.

Visuell können wir unter anderem die Mimik, die Augenfarbe und -stellung, die Haut bezüglich Turgor, Tonus und Reinheit, die Haarfarbe und den Haarwuchs, die Kleidung, die Haltung und die Gestik beurteilen.

Akustisch sollten wir die Stimme, deren Tonfall, die Art des evtl. Schreiens, emotionale Ausdrücke wie Juchzen, Nörgeln, Meckern etc. beachten.

Olfaktorisch lässt sich der Geruch der Ausscheidungen, des Schweißes, evtl. des Stuhlgangs, des Urins beurteilen.

Während der Anamnese hat es sich bewährt, insbesondere bei zurückhaltenden Kindern, diese immer wieder anzusprechen, mit ihnen nonverbal in Kontakt zu treten, evtl. ein Spielzeug oder Malsachen anzubieten. Ansonsten kann das Kind rasch unruhig werden, wodurch das Gespräch nur verlängert und unproduktiv wird.

Teil 2
Arzneimittelbilder

2 Polychreste

2.1 Die großen Arzneien

Zuerst werden die in der Kinder- und Jugendheilkunde am häufigsten verwendeten Arzneien beschrieben, die auch oft als Konstitutionsmittel Anwendung finden. Ein dafür häufig verwendeter Begriff ist auch "Polychrest" (aus dem Griechischen für "viel" oder "zahlreich").

Eine erfolgreiche Verschreibung beruht auf **ärztlicher Intuition**. Dabei geht es nicht nur um das Wissen der detaillierten Fakten eines Krankheitskomplexes.

Dieses Kapitel widmet sich der Charakteristik wichtiger Arzneimittel im Kindes- und Jugendalter. Dabei geht es hier nicht um eine vollständige Beschreibung des Arzneimittelbildes. Vielmehr wird auf die eigentümlichen **Besonderheiten** des jeweiligen Heilmittels Wert gelegt, wie sie in der Praxis am schnellsten über die sogenannten **Leitsymptome** festgestellt werden können.

Für eine erfolgreiche Verschreibung ist es wichtig, ein „**Gefühl**" für das jeweilige Arzneimittel zu haben. Dafür ist es notwendig, die **Herkunft** und das „**Wesen**" des Ausgangsstoffes zu kennen. Homöopathen finden darüber hinaus immer wieder Analogien zwischen dem arzneilichen Wesen der Ausgangssubstanz und dem Symptomenbild, respektive der Krankheitserscheinung bei ihren Patienten. Dies entspricht dem **ganzheitlichen Denken** und der Erfahrung der **vielschichtigen** Wirkungsweise arzneilicher Substanzen. Darüber hinaus hat es sich als sinnvolles didaktisches Werkzeug erwiesen. Durch die **assoziative Verknüpfung** bekommt die Homöopathie einen leichten, spielerischen Charakter, die differenzierten Wesensmerkmale der unterschiedlichen Arzneien bekommen ein **einprägsames Bild** und der Vorgang des rationalen Lernens wird bereichert durch eine Vorstellung der Komplexität des Wirkstoffes.

2.2 Aconitum napellus

2.2.1 Herkunft/Toxikologie

Gebirgspflanze aus der Familie der Ranunculaceae (Hahnenfußgewächse), die in Mittel- und Südeuropa in einer Höhe von 1000 bis 3000 m heimisch ist (▸ **Abb. 2.1**). Die Pflanze kann die stattliche Höhe von 1,50 m erreichen; ihre Wurzel enthält Aconitin, das von alters her als das stärkste Pflanzengift im europäischen Raum bekannt ist. Bereits 2–4 g der frischen Wurzelknolle gelten als tödliche Dosis für den Menschen. Verwendet wird die gesamte Pflanze einschließlich der Wurzel.

2.2.2 Arzneiwesen/Essenz

Ihrer imposanten helmartigen blau-violetten Blütenkappe verdankt die Pflanze die Beinamen **Eisenhut** und **Sturmhut**. In der Mythologie und dem Volksmund findet man weitere zahlreiche Assoziationen der Gebirgspflanze mit Krieg, Todesgefahr und ritterlichem Kampf. Aconitum napellus erlangt ihre Kraft auf den saftigen Gebirgswiesen, in sonnenverwöhnten Hanglagen. Somit kann sie der Urgewalt in diesen lebensfeindlichen Regionen, wie schlagartig aufziehenden Schlechtwetterfronten oder heftig brausenden Winterstürmen, ohne besonderen Schutz widerstehen.

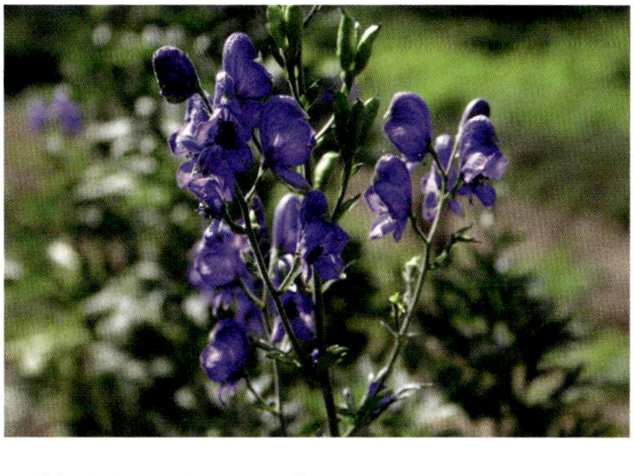

▸ **Abb. 2.1** Aconitum napellus.

2.2.3 Leitsymptome

Gemüt/Verhaltensmerkmale

Es sind kraftstrotzende, plethorische Kinder, die urplötzlich heftige Krankheitssymptome oder eine gewaltsame Verletzung erleiden. Die **schlagartige Wucht** des Geschehens prägt das Erlebnis des **bedrohlichen Schreckens**, bis hin zur **Todesfurcht** nachhaltig ein. In der Krankheit oder in deren Folgezeit sind die Kinder **ängstlich beunruhigt** und **hochgradig erregt**. Aconitum-Krankheitszustände sind **hochakut** und von unerträglicher **Heftigkeit**.

Allgemeinbefinden/Modalitäten

- **Plötzliche intensive** Bedrohung. Akutes **Schockmittel**, *auch bei* psychischen Folgezuständen nach einem traumatischen Erleben.
- Auslöser: **abrupte Wetterwechsel**, besonders **kalte,** trockene **(Ost-)Winde**, *aber auch* große Hitze.
- Beschwerden sind **plötzlich, heftig** und **schmerzhaft.**
- **Extreme Angst** und **Ruhelosigkeit**. Panikzustände, Todesangst.
- Ruhe/Beruhigung bessert.
- Verschlimmerung **nachts** (Mitternacht). **Schlaflosigkeit** mit Unruhe durch Angstträume, Hitze.
- Plötzliches Herzklopfen, rasender Puls, rotes gestautes Gesicht – im Wechsel mit Blässe.
- Verschlimmerung durch **Hitze**, im stickigen Raum – **Besserung durch Kälte**, frische Luft.
- Durst auf kaltes Wasser.
- Bedeutendes **Erstmittel bei grippalen Infekten**, mit **schlagartigem** Beginn, **heftigem** Verlauf und der typischen **Schreiunruhe**.
- Schock, **Übererregbarkeit** nach traumatischer Geburt.

Kopf

- Rotes Gesicht, beim Aufsitzen jedoch blass (DD: Bell.).
- Pulsierende, brennende Kopfschmerzen, Hitzegefühl.
- Folge von Sonnenstich oder Kälteeinwirkung.
- Hirnblutung des Neugeborenen.

HNO

- Wichtiges Erstmittel bei akuten Infektionen der Hals-, Nasen-, Ohrenregion.
- Die Beschwerden treten plötzlich auf, haben heftigen Charakter und werden von ängstlicher Unruhe begleitet.

Atemwege

- Erstmittel bei plötzlich einsetzendem **Infektkrupp** mit Unruhe, Angst unter Atemnot.
- Folge eines abrupten Witterungswechsels, insbesondere bei kaltem Ostwind.
- Heftige, raue, schmerzende Hustenanfälle.
- Verschlimmerung in den Mitternachtsstunden.
- Anfangsmittel bei Pneumonie mit o. g. Leitsymptomen.

2.3 Apis mellifica

2.3.1 Herkunft/Toxikologie

Es wird der komplette Körper der Honigbiene, samt Stachel und gefüllter Giftblase verwendet. Zur Herstellung des Mittels dient eine Arbeiterin aus dem Bienenstock. Ihr Gift hat zellgewebsschädigende, hämolytische und neurotoxische Wirkung. Der **Wirkeintritt** geschieht **abrupt**, innerhalb weniger Minuten.

2.3.2 Arzneiwesen/Essenz

Das Wesen der Arbeitsbienen besticht durch ihren hohen **Organisationsgrad** und den sprichwörtlichen **Fleiß**, in **Dienstbarkeit** für das gesamte Volk. Ihr Leben ist **streng geordnet** und hierarchisiert. Zu Beginn steht die Tätigkeit als Fütterbiene, anschließend beteiligt sie sich am Bau und Erhalt des Bienenstocks, verbringt eine kurze Zeit als Wachbiene, um den Rest ihres Lebens zur Nektarbeschaffung auszuschwärmen (▶ Abb. 2.2). Ihren Giftstachel gebraucht sie zur **Selbstverteidigung** und der Verteidigung des Bienenstocks.

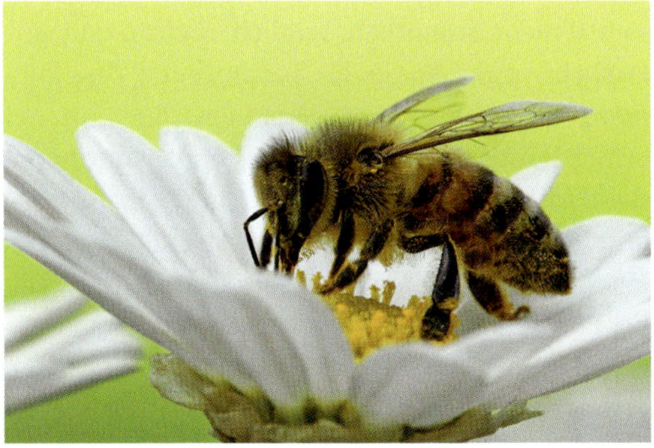

▶ **Abb. 2.2** Apis mellifica.

2.3.3 Leitsymptome

Gemüt/Verhaltensmerkmale

Die Kinder imponieren durch eine **vitale Aktivität**, die in ihrem **Verlangen nach Bewegung** bis hin zur **Ruhelosigkeit** zum Ausdruck kommt. Sie sind fleißig und haben einen ausgeprägten Familiensinn. Doch gibt es auch Phasen überschießender Geschäftigkeit (**Hyperaktivität**), es kommt zu **Ungeschicklichkeiten** und einem **Mangel an Konzentrationsfähigkeit**.

Im Allgemeinen besitzen sie ein ausgeglichenes Gemüt, sie sind geradlinig, selten **in Rage**, bedingt durch ein plötzlich aufkommendes Gefühl von **Bedrohung** oder **Eifersucht**.

Allgemeinbefinden/Modalitäten

- **Leitsymptomatik** (wie bei einem Bienenstich):
  - stechender, brennender Schmerz
  - hochgradige, blassrot-ödematöse Schwellung
  - Röte
- Arbeitseifer, Bewegungsdrang, **(Hyper-)Aktivität**, **Ruhelosigkeit**, Manie.
- **Besserung** durch **Bewegung** / durch körperliche Betätigung.
- **Ruheloser Schlaf,** den Kopf in das Kissen gebohrt, Schreianfälle, Ängste nachts.
- Im Fieber: **glühend heiße** trockene **Haut,** berührungsempfindlich, exzitiert, durstlos.
- **Durstlosigkeit.**
- Meist „**warmblütig**“: Besserung durch **Kälte**, Verschlimmerung durch Hitze.
- Schlechter durch **Druck**/**Berührung**.
- **Rechtsseitig** betonte oder rechts beginnende Beschwerden.

Kopf/Augen

- Ausgedehnte **Schwellung der Augenlider**, Augenöffnung nicht mehr möglich.
- **Gesichtsödem** (z. B. Quincke-Ödem).
- Hochgradige Kopfschmerzen: Gehirn ist wie geschwollen. Kopfbohren und schrilles Schreien bei Meningitis mit **Hirnödem.** → Delirium → Koma.
- Hauptmittel bei **Hydrozephalus.**

HNO

- **Reizender**, wund machender **Fließschnupfen**, der Naseneingang ist bis zur Oberlippe hinab gerötet.
- **Pharyngitis** mit **feuerrotem** Rachenring, brennenden/stechenden Schmerzen und glasig **geschwollenem** Zäpfchen. **Scharlach.**
- Otitis media mit stechenden Schmerzen.
- Durstlosigkeit. Kalte Getränke bessern.

Atemwege

- **Glottisödem** mit hochgradigem Erstickungsgefühl (Krupp-Syndrom).
- **Pleuritis**/Pleuraerguss mit stechenden Thoraxschmerzen.

Urogenitalorgane

- **Nephritis** / nephrotisches Syndrom mit generalisiertem **Ödem** und spärlicher Urinausscheidung.
- **Ovarialzyste** (insbes. rechtsseitig).
- Balanitis mit ausgeprägter ödematöser Vorhautschwellung.

Bewegungsapparat

- Motorische Ungeschicklichkeit, Zappeligkeit, unbeholfene Koordination.
- Arthritis mit Rötung/Schwellung.

Haut

- **Nesselsucht** (Urtikaria) mit **brennenden** Schmerzen; prall gefüllte **ödematöse** Schwellung der Haut; Erysipel, Herpes zoster. Die Hauterscheinungen werden durch **kalte Umschläge** gelindert.
- Bienenstiche, Insektenstiche, anaphylaktischer Schock. Masern.

2.4
Arsenicum album

2.4.1 Herkunft/Toxikologie

Das hochgiftige Arsentrioxid (As_2O_3), auch weißes Arsenik (▶ **Abb. 2.3**). genannt, kommt in der Natur in verschiedenen Mineralien und Erzen, aber auch in organischen Verbindungen, insbesondere in Fischen und Meeresfrüchten vor. Eine Arsenvergiftung löst anfangs Magenschmerzen, Diarrhöe und Schlaflosigkeit aus.

2.4.2 Arzneiwesen/Essenz

Entsprechend seiner Toxizität ist Arsenicum album eine tiefgreifende, destruktive Arznei. Ihre Hauptcharakteristika sind die archaisch verankerten **Ängste**, die **Ruhelosigkeit**, ein erheblicher **Kräfteverfall** in der Krankheit, ein **Verlangen nach** großer **Wärme**. Die Schmerzen sind von **brennendem** Charakter.

2.4.3 Leitsymptome

Gemüt/Verhaltensmerkmale

Die Kinder sind schlank, besitzen eine empfindliche Haut und feine Haare und sind auch emotional zart besaitet. Die Basis ihres Verhaltens ist eine tief sitzende **Angst** und **Unsicherheit**. Diese wird erst im Verlauf von Krankheiten offensichtlich. Meist gelingt es den Kindern von klein auf, ihre Unsicherheit erfolgreich zu kompensieren. Sie finden ihre Stabilität durch ein emotionales **Sicherheitsnetz** im Familien- und Freundeskreis. Sie erweisen sich als sehr **ordentlich, reinlich, tüchtig** und **verlässlich**, wodurch sie die beruhigende **Anerkennung** ihrer Umgebung gewinnen. Auch in der Schule bestechen sie durch **Fleiß** und geradezu **pedantische Sorgfalt** bei den Hausaufgaben. Doch obschon sie in der Regel gut vorbereitet sind, fühlen sie sich immer wieder durch nicht bezwingbare **Prüfungsängste** gehandicapt. Stabilität erlangen sie auch durch Festhalten an **materiellen** Errungenschaften, sie **teilen** ihre Spielsachen äußerst **ungern**. An eingespielten Rhythmen, wie dem **gewohnten Tagesablauf**, halten sie geradezu **zwanghaft** fest.

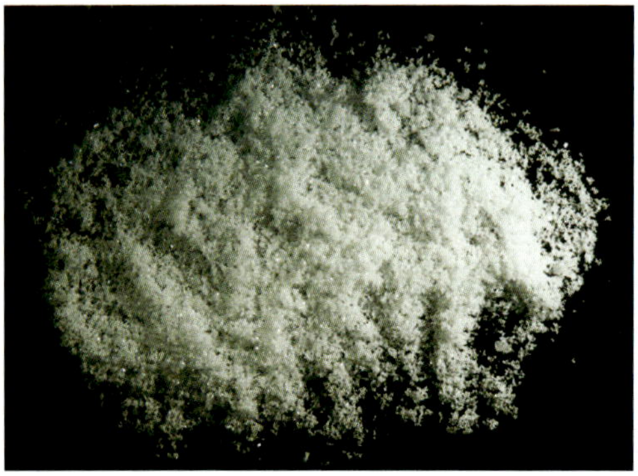

▶ **Abb. 2.3** Arsenicum album.

Allgemeinbefinden/Modalitäten

- Arsenicum-album-Kinder sind **kühl und frostig** und haben ein **Verlangen nach** Hitze oder intensiver **Wärme**.
- Obwohl die **Schmerzen** in der Regel **brennen,** bessern sie sich durch lokale Anwendung von **Wärme** (wärmende Umschläge, Getränke).
- Es besteht großer **Durst**, sie trinken typischerweise in **häufigen, kleinen Schlucken**.
- Eine ängstliche **innere und äußere Ruhelosigkeit** treibt die Kinder nachts aus dem Bett.
- Die Krankheitsbeschwerden haben ihren **Höhepunkt** in den Mitternachts- und frühen Morgenstunden (0.00 bis 3.00 Uhr).
- Sie neigen dazu, **in periodischen Abständen** wieder aufzutreten.
- Die Körpersekrete sind in der Krankheit **scharf** und **wund machend**, häufig auch **übel riechend**.
- Krankheiten haben einen ernsten, **tiefgreifenden** Charakter: Sie führen zu **hochgradiger Schwäche** und **Kaltschweißigkeit**.

Kopf

- Kopfschmerzen mit **heißem Kopf** bei ansonsten **kühlem Körper**.
- Kopfschmerzen werden als **intensiv und brennend** empfunden.
- Unangenehmer nächtlicher Juckreiz der Kopfhaut.
- **Besserung akuter Kopfschmerzen durch kalte Anwendungen** und kühle, frische Luft, während chronische Kopfschmerzen nach Wärme verlangen.

HNO

- Es besteht ein dünner, **beißender Fließschnupfen**, der eine wunde, **gerötete Nase** und **Niesreiz** erzeugt.
- Die Nasenschleimhäute **brennen** und können bluten.
- Selbst die **Tränenflüssigkeit** ist **scharf**, die **Lidränder brennen** und schwellen im Krankheitsverlauf an.

Atemwege

- Plötzliche **nächtliche Erstickungsanfälle** (0.00 bis 3.00 Uhr), im Rahmen eines **Asthma bronchiale**, typischerweise ausgelöst durch **kalte Luft** oder nasskaltes Wetter.
- Beeindruckend ist die hochgradige **Atemnot**, einhergehend mit einer extremen **Unruhe** bis hin zu panischer **Angst**. Die Kinder müssen sich **aufsetzen**, wollen aus ihrem Bett heraus, auf den Schoß eines Elternteils.
- Bei fortgeschrittenem Krankheitsverlauf kommt es zur völligen **Erschöpfung**.

Magen-Darm-Trakt

- **Brennender Schmerz** in Speiseröhre oder Magen (Gastritis).
- Zu Beginn einer Gastroenteritis/**Nahrungsmittelvergiftung** besteht ein **unstillbarer Brechreiz**, derweil werden in **kurzen Abständen kleine Portionen** aus dem Magen hervorgewürgt.
- Auch der **Durchfall** ergießt sich in häufigen kleinen Mengen.
- Die Absonderungen sind **brennend-scharf** und von **üblem Geruch**.
- Es besteht Verlangen nach Wasser, in **häufigen kleinen Schlucken**.
- **Warme** Getränke **bessern**.

Urogenitalorgane

Im Rahmen von Harnwegsinfektionen häufiger, oft unkontrollierbarer **permanenter Harndrang in kleinen Portionen**, dabei quälender **Brennschmerz**.

Extremitäten

Wichtige Arznei bei **Raynaud-Syndrom**.

Haut

- Die Haut ist **empfindlich**, generell **trocken, rau**, phasenweise mit reichlicher **Schuppenbildung**.
- Es kann ein erheblicher **Juckreiz** bestehen, besonders **nachts**, oder auch **brennende**, wund machende **Ekzeme**.
- **Scharfe, übel riechende Wundsekretion**, oder die Kinder **kratzen sich blutig**.

2.5 Belladonna

2.5.1 Herkunft

Die Tollkirsche, Belladonna (▶ **Abb. 2.4**), zählt zu den Nachtschattengewächsen (Solanaceae). Sie ist in großen Teilen Europas in der halbschattigen Umgebung von Laubwäldern zu finden. Hauptinhaltsstoff ist das Hyoscyamin, das sich zu Atropin umwandelt, sowie Scopolamin. Bereits fünf Beeren können tödlich wirken. Verwendet werden sämtliche Pflanzenteile mit Ausnahme der Wurzel.

2.5.2 Arzneiwesen/Essenz

Die homöopathische Essenz von Belladonna ist ein **Spiegelbild** ihrer **toxikologischen** Wirkung. Bei einer Belladonna-Vergiftung sind zunächst das periphere Nervensystem, der Parasympathikus, das Herz-Kreislauf-System und im weiteren Verlauf das zentrale Nervensystem beeinträchtigt. Der Patient empfindet eine heftig **brennende Hitze**,

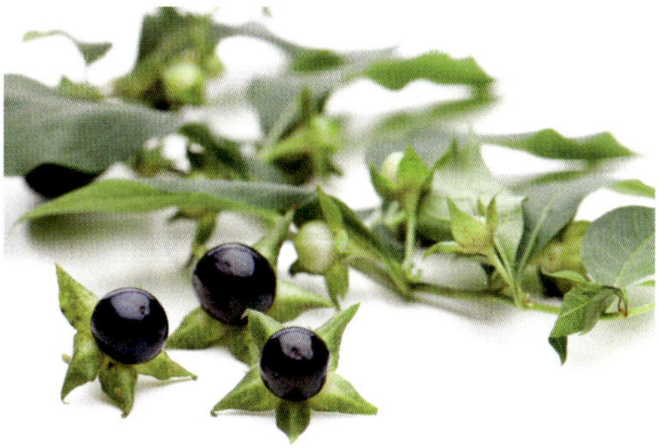

▶ **Abb. 2.4** Belladonna.

Herzklopfen, **pulsierende Kopfschmerzen** als Ausdruck der Blutkongestion im Hals- und Kopfbereich. Die zentralnervöse Wirkung zeigt sich durch **Krämpfe**, **furchterregende Halluzinationen** und **Delirien** mit wilder **Raserei**.

Die Kinder haben wie das Nachtschattengewächs Belladonna ein besonderes Verhältnis zum Licht. Während sich die nächtlichen Ängste durch das Licht vertreiben lassen, nehmen die Kopfschmerzen durch Licht an Intensität zu.

2.5.3 Leitsymptome

Gemüt/Verhaltensmerkmale

Belladonna-Kinder sind **temperamentvoll**, **aktiv**, ihre roten Wangen und ihr aufmerksam leuchtender Blick verleihen ihnen ein **robustes, gesundes Aussehen**. Sie spielen lebhaft und geraten dabei schnell ins Schwitzen. Typisch ist der **schlagartige und heftige Wechsel ihrer Gemütsverfassung.** Aus heiterem Himmel übermannt sie eine blindwütige Raserei, mit Schlagen, Beißen, Spucken, Treten, Haareziehen. **„Ein Teufel, wenn krank und ein Engel, wenn gesund"** (Vermeulen [47]).

Allgemeinbefinden/Modalitäten

- Plötzlicher, stürmischer Krankheitseintritt oder unvermittelter, explosionsartiger Stimmungswechsel.
- Temperaturveränderungen (insbesondere des Kopfes) als **Krankheitsauslöser**: Unterkühlung, *aber auch* Überhitzung.
- Neigt zu Fieberzuständen mit **heißem rotem Kopf** und **kühlen Extremitäten**.
- Intensive brennende **Hitze**, Hitzewallungen. **Blutandrang zu Kopf** und Gesicht.
- **Schwitzen** an bedeckten Körperteilen, reichlich, auch nachts.
- **Durstlosigkeit**.
- **Hämmernde**, **pulsierende** Schmerzen. Besserung durch Druck.
- Neigt zu lebhaften, furchterregenden **Halluzinationen**, Delirien.
- Neigung zu **Muskelkonvulsionen** wie Zuckungen, Rucken, Tics, Zittern, Fieberkrämpfe, Zähneknirschen, Stottern.
- **Übererregbarkeit**, Zuckungen, muskulärer **Hypertonus**, **Überstreckung** des **Neugeborenen.**
- **Schreiunruhe, Dreimonatskolik** des Säuglings bei **Überstimulation.**
- *Häufig:* **weite Pupillen** (DD: Acon.), leuchtend glänzende Augen.
- Verschlimmerungszeit nachmittags gegen 15.00 Uhr, nachts 23.00 Uhr.
- Verschlimmerung durch **Bewegung/Erschütterung.**
- Verschlimmerung durch **Überreizung**, wie zu viel Lärm, Licht, Sonne, Berührung.
- **Rechtsseitige** Betonung der Beschwerden.

Kopf

- Schlagartig beginnende, intensive, innerlich pochende oder pulsierende Kopfschmerzen. Migräne oder Stauungskopfschmerzen.
- Liegen im ruhigen, abgedunkelten Zimmer und kühle Umschläge, mit festem Druck bandagiert, bessern.
- Temperaturveränderungen des Kopfes sind typische Krankheitsauslöser.

HNO

- Sehr schmerzhafte, rechtsseitig betonte **Mittelohrentzündung**, pulsierender Schmerz, schlimmer nachts. Dabei hochrotes, vorgewölbtes Trommelfell, Tragus berührungsempfindlich.
- Hochakute **Pharyngitis/Tonsillitis** mit tiefroter Verfärbung. Scharlach.
- Rechtsseitig betonte **Nasennebenhöhlenentzündung**, berührungsempfindlich, durch Vorwärtsbeugen verschlimmert.

Magen-Darm-Trakt

- **Bauchkrämpfe** und Schmerzen mit dem typischen Belladonna-Bild.
- Appendizitis.

Urogenitalorgane

- Quälende Dysmenorrhöe.
- Verstärkte Menstruationsblutung mit großen roten Blutklumpen.

Haut

- Neigung zu **leuchtend roten Exanthemen**, im Rahmen von **Infektionskrankheiten**, wie Scharlach oder Masern.
- Erysipel, Sonnenbrand, brennende Windeldermatitis.

2.6
Bryonia alba

2.6.1 Herkunft

Schnellwüchsige Kletterpflanze (▸ **Abb. 2.5**) aus der Familie der Cucurbitaceae (Kürbisse). Sie ist im gesamten europäischen Raum zu finden, wo sie an Hecken, Zäunen und Mauern bis zu 4 m emporrankt. Verwendet wird der frische Saft des Wurzelstockes.

2.6.2 Arzneiwesen/Essenz

Bryonia sucht einen festen Halt. Diesen findet die Pflanze zum einen in der massiven, kiloschweren, kürbisartigen Wurzel, zum anderen in einem ausgeklügelten Halteapparat ihrer Kletterranken. Ein **feines Tastsystem** ermittelt die Haltepunkte, an denen sich die Triebe **spiralförmig** nach oben ziehen. Dabei **verändert** der Spross mehrfach die **Drehrichtung** seiner Haltespirale.

Bryonia steht für rasches **Wachstum und Entwicklung** auf der Basis von **festem Halt und Sicherheit**. Die wechselhaft drehenden Wachstumstriebe symbolisieren die **launenhafte Reizbarkeit** des Bryonia-Kindes („weiß nicht, was es will").

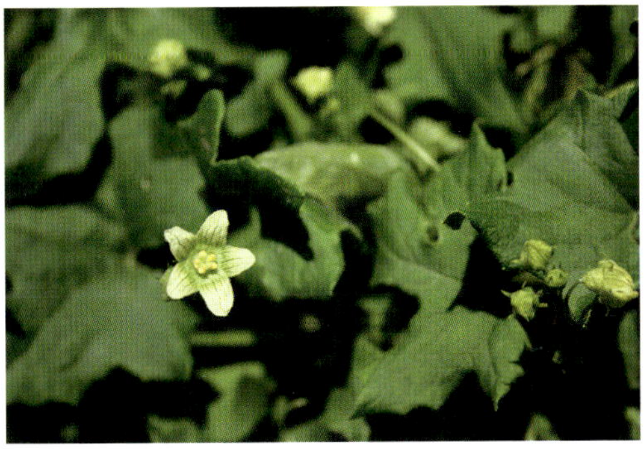

▸ **Abb. 2.5** Bryonia alba.

2.6.3 Leitsymptome

Gemüt/Verhaltensmerkmale

Praktisch orientierte, bodenständige Kinder. Sie sind sicherheitsorientiert, weshalb sie eine Vorliebe für materielle Werte entwickeln (**Geiz**) und auch ernsthaft um ihr schulisches Fortkommen bemüht sind (**Ehrgeiz**). Ihre Errungenschaften tragen sie jedoch nicht zur Schau, sie genießen ihre Ruhe und fühlen sich am wohlsten daheim.

Allgemeinbefinden/Modalitäten

- **Trockenheit** der Schleimhäute. **Großer Durst** auf **kalte** Getränke.
- Heftige, **stechende** Schmerzen. Verschlimmerung **bereits bei kleinsten Bewegungen**.
- **Besserung durch Ruhe** (will in Ruhe gelassen werden, will nach Hause).
- **Reizbarkeit, Launenhaftigkeit**, Sorgen hinsichtlich seiner Zukunft.
- Besserung durch mäßigen **Druck** (auf die erkrankte Stelle).
- Verschlimmerung durch Hitze, warme Räume; Besserung durch kühle frische Luft.
  Cave: Gelenkbeschwerden bessern sich durch warme Auflagen.
- **Grippale** Infekte mit **starken Gliederschmerzen**, Kopfschmerzen, trocken-belegter Zunge und großem Durst.
- Viele Beschwerden rechtsseitig betont – Kopfschmerzen hingegen besonders linksseitig.

Kopf

- **Stechende Kopfschmerzen**, verschlimmert durch kleinste Bewegungen/Augenbewegungen.
- Meningitis.

HNO

Schmutzig **belegte, trockene** Zunge.

Atemwege

- **Bronchitis**/Pleuritis/**Pneumonie** mit trockenem, hartem, sehr schmerzhaftem Husten und **schmerzhaften Atemzügen**.
- Besserung durch Aufsetzen und an der frischen Luft.

Magen-Darm-Trakt

- **Großer Durst** zwischen längeren Trinkpausen.
- Chronische **Verstopfungsneigung** durch **trockene Stühle**.
- Akute Magenschmerzen, Magen-Darm-Infektionen mit stechenden Koliken, Aufstoßen und Erbrechen.
- **Appendizitis**, Peritonitis. Neugeborenen-Gelbsucht. Pylorusstenose.
- **Dreimonatskoliken** mit meteoristischem Bauch, übel riechenden Gasen.

Bewegungsapparat

- Arthritis/Rheumatismus/Verletzung mit **heftig stechenden Schmerzen**
- Schlimmer bei **geringsten Bewegungen**/Erschütterungen. Besserung durch **warme Anwendungen**.

2.7 Calcium carbonicum

2.7.1 Herkunft

Die Ursubstanz wird nach Vorschrift Hahnemanns aus der schneeweißen mürben Mittelschicht einer zerbrochenen Austernschale gewonnen (▶ Abb. 2.6). Bei dem so gewonnenen Austernschalenkalk handelt es sich nicht um reines Calcium carbonicum ($CaCO_3$), sondern um eine Verbindung von kohlensaurem Kalk mit anderen organischen Beimischungen wie Mangan und Phosphor. Somit ist Calcium carbonicum Hahnemanni ein typischer Vertreter der Idee, die dynamisierte homöopathische Arznei repräsentiere die geistartige Kraft der gesamten organischen Ausgangssubstanz.

2.7.2 Arzneiwesen/Essenz

Die Auster ist eine **Molluske**, die ihr **feucht-weiches**, teigiges Fleisch mit einer **harten Schale** schützend umhüllt. Hat sie den geeigneten felsigfesten Untergrund im Meer gefunden, **klammert** sie sich mit ganzer Kraft daran fest. Im Gegensatz zu anderen Mollusken verlässt sie ihre Behausung niemals. Zur Nahrungsaufnahme öffnet sich der schützende Muschelpanzer gerade mal einen winzigen Spalt. Es gehört zu den einmaligen Qualitäten der Auster, dass sie, stimuliert durch ein feines Körnchen Sand, in gemächlicher, aber beharrlicher Aufbauarbeit letzten Endes eine wunderbare, wertvolle Perle hervorbringen kann.

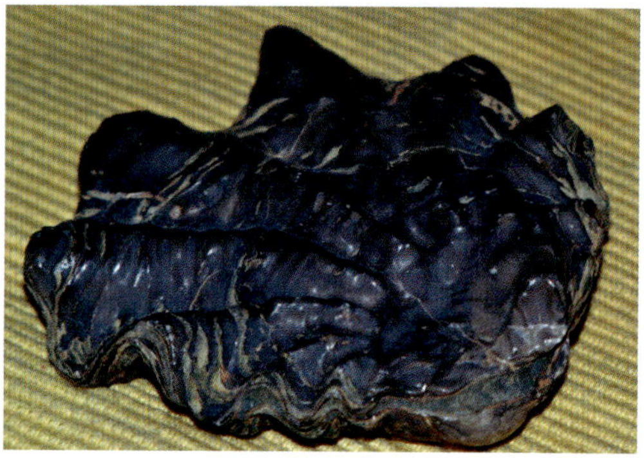

▶ **Abb. 2.6** Calcium carbonicum.

2.7.3 Leitsymptome

Gemüt/Verhaltensmerkmale

Calcium carbonicum gilt als der Prototyp der **Säuglingsarznei**. Das äußerlich feuchte, innerlich noch aufgeschwemmte Neugeborene verlässt die schützende Höhle des mütterlichen Beckens und begibt sich auf den Weg in einen neuen Lebensraum. Dort muss es eigene Strukturen entfalten und zunehmend auf sich selbst gestellt für Sicherheit und Wohlergehen sorgen (Aufbau der Schale und der Perle).

Calcium-carbonicum-Kinder behalten über die Säuglingszeit hinaus ihren **perlmuttfarbenen**, **blässlichen Teint**, ihre Körpergestalt bleibt buddhahaft **rundlich**, ihr Körpergewebe **pastös** und **teigig**.

Kennzeichnend ist die **innere Zufriedenheit**, sie scheinen vollkommen **in sich zu ruhen**. Gerade mal ihr Hungerbedürfnis kündigen sie der Mutter eher milde klagend an. Sie gelten als wohltuend **pflegeleicht**. Ihre **Schwerfälligkeit** zeigt sich früh anhand der verzögerten Gesamtentwicklung. Drehen, Sitzen , Stehen, Laufen erfolgen spät, Zahnung und Fontanellenschluss ebenfalls; aber auch die Lernbereitschaft in der Schule und die erste Partnerschaft lassen lange auf sich warten.

Versucht man das Entwicklungstempo auf das ihrer Altersgenossen hin zu trimmen, so reagieren sie unflexibel trotzig oder mit kompletter Verweigerung. Calcium-carbonicum-Kinder haben ein sicheres Gespür für ihre Bedürfnisse, sie besitzen eine **solide Willenskraft**, die auch in **Eigensinn** und **Dickköpfigkeit** umschlagen kann.

Sicherheit und **Struktur** sind bedeutsame Themen in der weiteren Entwicklung des Kindes. Neuer Umgebung und fremden Menschen nähern sie sich nur vorsichtig und sehr schüchtern. Bereits früh interessieren sie sich für Sinnfragen des Lebens, Religion oder Metaphysik, da ihre Gedanken gerne um Zukunftsthemen schweifen. Finden sie in den Jugendjahren „ihr Sandkörnchen" (Freundschaft, Heirat, Hobby, Beruf), so werden sie sich entschlossen und beharrlich dieser Lebensbestimmung stellen und daraus eine vollkommene Perle entwickeln.

Allgemeinbefinden/Modalitäten

- **Teigig-rundliche, pastöse, buddhahaft** anmutende Kinder mit **blässlichem** Hautkolorit.
- *Seltener*: magerer Typus mit faltiger, „welker" Haut.
- **Schlaffe** Muskulatur und Körperhaltung mit hervorquellendem Bauch (**Froschbauch**).
- Gemächliche, **verzögerte Entwicklung**, späte Zahnung, spätes Sitzen, Stehen, Gehen.
- Im Schulalter: zunächst kindisch, unreif; später zielstrebig und systematisch, bei langsamem Arbeitstempo.
- Abneigung gegen Anstrengung. Körperliche und geistige **Erschöpfbarkeit**. Neigung zu Überarbeitung, Überanstrengung, Überforderung (Schule, Beruf, Sport).
- **Behäbigkeit**: neigen zur Unpünktlichkeit, „weil sie es nicht rechtzeitig schaffen".
- **Willensstärke**: verantwortungsbewusst, solide und pragmatisch, aber auch unflexibel, eigensinnig.
- **Unabhängig:** spielt zufrieden mit sich selbst, auch später unabhängig im Arbeitsleben.
- Angst um die Sicherheit / die Zukunft (Gesundheit, Berufskarriere, Rente).
- Ausgeprägte **Schweißneigung** schon bei geringster Anstrengung, **säuerlicher** Geruch; Nachtschweiß im Kopf-Nacken-Bereich.
- Neigung zum Fettansatz, **Adipositas**.
- Infektanfälligkeit: **Dauerrotznase** im Kleinkindesalter.
- Sehr **kälte**- und **nässeempfindlich**. Alles verschlimmert sich durch **Kälte**.

Kopf

- Großer, runder Kopf.
- Nachtschweiß besonders im Hinterhaupts-, Nackenbereich.
- Später Fontanellenschluss.

HNO

- Im gesamten Kindesalter ausgeprägte **Infektanfälligkeit**: **Dauerrotznase** im Krabbel- und Vorschulalter. Neigung zu wiederkehrenden **Mittelohrentzündungen**. Chronischer Paukenerguss.
- **Lymphatismus**: rezidivierend geschwollene **Lymphknoten**, hypertrophe **Tonsillen** und **Adenoide**.
- Permanente **Mundatmung**.

Magen-Darm-Trakt

- Verlangen nach weich gekochten **Eiern** und **Süßigkeiten**. Unverträglichkeit oder Ablehnung von Kuhmilch. Säuglingsspucken.
- Schlaffer Muskeltonus, aufgetriebenes Abdomen.
- **Lehmartiger** Stuhl; **Verstopfung**, ohne Drang, bei völligem Wohlbefinden; *aber auch*: Neigung zu **sauren Durchfällen**.

Bewegungsapparat

- Neigung zu **rachitogener** Entwicklung.
- **Kühle, feuchte Hände und Füße**. Im Bett **nachts** kalte Füße, die sich später erhitzen.
- Bein- und Fußdeformitäten (X-/O-Beine, Senkfüße).
- Kreuzschmerzen bei Haltungsschwäche des Rückens. Arthritis.

Haut

- **Milchschorf**; empfindliche trockene Haut mit Ekzemneigung, schlechter im Winter → **Neurodermitis**.
- Warzen an Fingern und Fußsohlen.
- Kaltschweißige Hände und Füße.

2.8 Carcinosinum

2.8.1 Herkunft

Eine Krebsnosode (▸ Abb. 2.7). Verwendet wird **kanzeröses** Gewebe der **weiblichen Brust**.

2.8.2 Arzneiwesen/Essenz

Die Ursubstanz steht für eine erbarmungslose **destruktive** Kraft. Sie zerstört jegliche Einheit und Struktur des hochentwickelten menschlichen Zellgewebes. Im Falle des Mammakarzinoms geht es um die **Vernichtung** der **„mütterlichen Geborgenheit“** und Ernährung, letzten Endes um die „Zerstörung der ganzen Mutter“ (Gawlik). Die Nosode wird bei **erblicher Vorbelastung** von Kanzerogenität, ansonsten vorwiegend bei Verhaltens- und Gemütssymptomen eingesetzt.

2.8.3 Leitsymptome

Gemüt/Verhaltensmerkmale

Das Grundthema dieser Kinder ist die Zerstörung der persönlichen **Ich-Entwicklung**, ein fundamentaler Mangel an eigener Identität. Häufig sind sie unter rigiden, autoritären Normen aufgewachsen, missachtet oder gar misshandelt worden, oder sie hatten den **Verlust eines Elternteils** zu erleiden. Dabei sind es **sehr sensible**, mitfühlende, **leicht verletzliche** Kinder, die dazu neigen, alle **Schuld** der Geschehnisse auf sich zu laden. Ihren Mangel an Selbstvertrauen kompensieren sie durch ein hohes Maß an **Anpassungsbereitschaft** und einer romantischen inneren **Sehnsucht** nach Zärtlichkeit (beispielsweise große Tierliebe). Struktur und Sicherheit finden Sie in einem ausgeprägten **Pflichtgefühl**, das sich meist bis zur **Pedanterie** steigert. Daher „hören diese Kinder früh auf, Kind zu sein“ (Vermeulen).

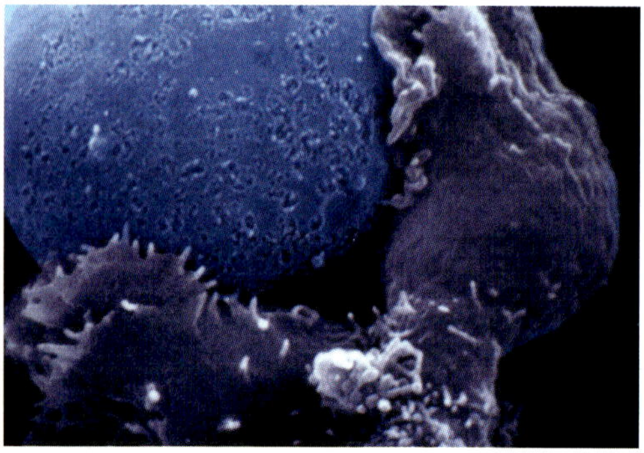

▸ **Abb. 2.7** Carcinosinum.

Allgemeinbefinden/Modalitäten

- **Extreme Anpassung (Vorzeigekinder)**, Schüchternheit, **unterdrückte** Emotionen, unverarbeitete **Schuldgefühle**.
- Übertriebenes **soziales Verantwortungsgefühl**, ausgeprägte Hilfsbereitschaft. Gefahr der **Selbstaufopferung**.
- **Fleißig**, pedantisch, **perfektionistisch** übergenau. Tendenz zur **Prüfungsangst**, Schulangst.
- **Überempfindlich gegen Kritik** (weint sofort bei Tadel), leicht beleidigt, mag **keinen Trost**.
- Leidenschaftliche **Sehnsucht** (Zärtlichkeiten, Berührung, Reiselust, Gewitter).
- Sehr **harmoniebedürftig**, sentimental (Liebe zur Musik, Tanz, Kunst, zur Natur).
- Großes Herz für **Tiere**.
- Krebsleiden in der Familienanamnese.
- Warmblütig; **Hitze verschlechtert**.
- Liegen in Knie-Ellbogen-Stellung.
- Schreiunruhe, Schlafstörungen des Säuglings. Impfreaktion.

Kopf

Bläuliche Skleren.

HNO/Atemwege

- Folgesymptome einer Mononukleose.
- Neigung zu rezidivierenden Tonsillitiden, Sinusitiden.
- Allergische Diathese (Heuschnupfen, Asthma).

Magen-Darm-Trakt

Verlangen (oder Abneigung) nach Schokolade, Butter, Gewürztem. Obstipationsneigung.

Haut

- Erdiges, milchkaffeefarbenes Hautkolorit.
- Zahlreiche Leberflecke.

2.9 Causticum Hahnemanni

2.9.1 Herkunft/Toxikologie

Es handelt sich um ein nicht natürlich vorkommendes Mittel. Der Ausgangsstoff ist Marmor (▶ **Abb. 2.8**). Dieser wird gemahlen, dann durch Säurezugabe erhitzt (brennende Schmerzen). Dadurch entsteht frisch gebrannter Kalk, welcher durch Wasser gelöscht wird. Dieser Brei wird destilliert und daraus entsteht der Niederschlag Ätzkalk. Es handelt sich um eine schwache Lauge.

2.9.2 Arzneiwesen/Essenz

Sehr **empfindlich für das Leiden anderer** und ängstlich. Mitfühlende Kinder. Am Anfang des Lebens sind Causticum-Menschen sehr reaktiv, später reagieren sie wesentlich langsamer, sind sozusagen ausgebrannt wie der Ätzkalk, weshalb Causticum auch eine typische „Altersarznei" ist.

2.9.3 Leitsymptome

Gemüt/Verhaltensmerkmale

Mitgefühl: Causticum-Kinder sind sensibel und beginnen **leicht zu weinen,** vor allem, wenn sie Ungerechtigkeiten erleben. Wie im Entstehungsprozess angedeutet, ist Causticum **leicht erregbar**. Daraus kann sich **Zorn** entwickeln, weswegen ihnen auch nachgesagt wird, sie seien "Revoluzzer". Dabei sind sie nicht destruktiv, sondern setzen sich für die eigene Gruppe ein. Jugendliche rebellieren oft und können Autoritäten – manchmal auch die Eltern – nicht akzeptieren und sind dabei idealistisch (Sankaran: „Einer für alle, alle für Einen").

Sie haben zahlreiche **Ängste (v. a. in der Dunkelheit, vor der Zukunft).** Typisch sind **Stottern, das späte Erlernen des Sprechens und Sprachfehler.**

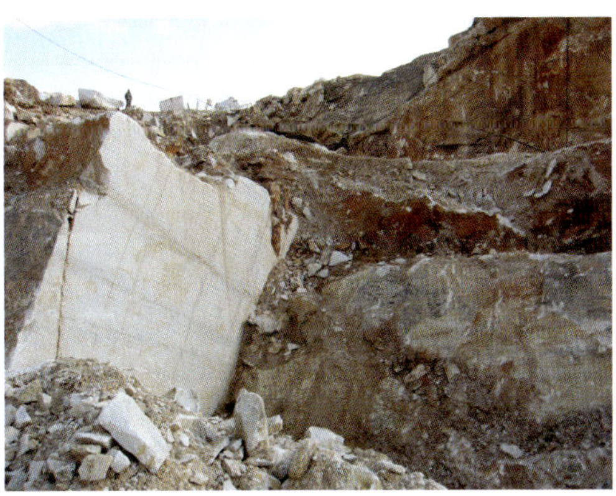

▶ **Abb. 2.8** Causticum Hahnemanni.

Allgemeinbefinden/Modalitäten

- **Verschlechterung** durch Zugluft, trockenen und kalten Wind, Wetterwechsel, nachts, Alleinsein.
- **Besserung** durch warmes Wetter und (langsame) Bewegung.
- **Äußere Erscheinung**: oft dunkle Haare und Augen, kultiviert wirkend.
- Gestörter Schlaf durch nächtliches Erwachen aus Angst oder Schreck.

Kopf

- Hautausschläge im Gesicht, Warzen auf der Nase und den Augenlidern.
- Neuralgische Kopf- und Gesichtsschmerzen.

Innerer Hals

- **Räusperzwang oder Räuspertick**.
- **Heiserkeit**: morgens meist schlimmer, gebessert durch Husten und Auswurf.

Magen-Darm-Trakt

- Stuhlgangschwierigkeiten.
- Verlangen nach Geräuchertem, Abneigung gegenüber Süßem.

Urogenitaltrakt

Enuresis, mit Schwierigkeiten aufzuwachen.

Extremitäten/Bewegungsapparat

- Beschwerden der Gelenke und Muskeln, Besserung bei nassem Wetter.
- Evtl. Wachstumsschmerzen.
- Spätes Laufenlernen.
- Hypotone Muskulatur.
- **Warzen an den Fingern**, v. a. an den Nägeln.

2.10
Chamomilla

2.10.1 Herkunft/Toxikologie

Die Echte Kamille aus dem Stamm der Compositae wächst in Gesamt-Europa und in Asien. Verwendet wird die vollständige, frische, blühende Pflanze (▶ Abb. 2.9). Das durch Kaltpressung gewonnene ätherische Öl hat eine entzündungshemmende und granulationsfördernde Wirkung, während das in den Blüten enthaltene Bitterstoffglykosid krampflösend wirkt.

2.10.2 Arzneiwesen/Essenz

Durch Chamomilla wird vor allem das Nervensystem beeinflusst. Betroffen sind das Sensorium mit Überempfindlichkeit des Geruchs, Gehörs und Gesichts und die sensiblen Nerven mit Unerträglichkeit von Schmerzen. Laut Stiegele löst Kamille Verkrampfungen in zweifacher Hinsicht: beim rein somatischen und beim seelischen Hypertonus.

Entsprechend zeichnet sich das Chamomilla-Kind durch **extreme Reizbarkeit** und eine **Überempfindlichkeit gegenüber** Sinneseindrücken und **Schmerzen** aus. Typisch ist die **Verschlechterung während der Zahnungsphase,** wobei häufig eine gerötete und überwärmte Wange auftritt. Das Kleinkind möchte getragen werden (wie Borax veneta), das Ablegen ins Bett führt sofort wieder zu Zornausbrüchen und Wut. Typischerweise treten die Schmerzen anfallsartig auf, was zu körperlicher und geistiger Unruhe führt.

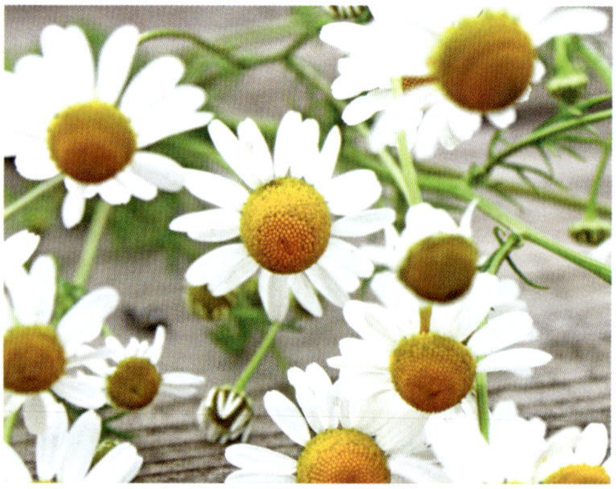

▶ **Abb. 2.9** Chamomilla.

2.10.3 Leitsymptome

Gemüt/Verhaltensmerkmale

- **Ärgerlichkeit, Reizbarkeit, Wut und Verzweiflung** sind Hauptcharakteristika.
- Unerträglichkeit der Schmerzen, Ungeduld.
- Unbändiges, launisches und ängstliches Wesen. Die Kinder können sich oft selbst nicht leiden, sind unzufrieden und drücken dies auch aus, indem sie ihre Umgebung „nerven“ und ohrenbetäubend schreien.
- **Heftige Trotzanfälle** mit Nach-hinten-Werfen des Kopfes, Füßestampfen und Kopf-auf-den-Boden-Schlagen. Die Kinder werden rasend, wenn sie nicht bekommen, was sie wollen. Sie zeichnen sich dabei durch Hartnäckigkeit und Widerspenstigkeit aus.
- Die Kinder wollen nicht angesprochen oder angerührt, nicht einmal angesehen werden.
- Problematisches Einschlafen.

Allgemeinbefinden/Modalitäten

- **Wärme**, abends/nachts **verschlimmert,** Besserung tritt meist nach Mitternacht auf.
- Bei Jugendlichen ist zu beachten, dass sich durch den Genuss von Kaffee eine Verschlechterung des Gemütszustandes einstellen kann.
- Reißende, ziehende Schmerzen.

Kopf

- Hochroter Kopf, Kopfschweiß, Röte einer Wange (hier handelt es sich wiederum um eine Beziehung zum Nervensystem, hier dem Vegetativum).
- Sehr oft wird Chamomilla eingesetzt bei **Zahnungsbeschwerden** von Kindern, assoziiert mit der o. g. Misslaunigkeit und dem Willen, umhergetragen zu werden. Besserung wird durch Kühlung der geröteten Wange erzielt.

HNO

- Otitis media nach Kälteeinfluss mit raschem, schlagartigem Beginn. Verschlechterung im Freien. Wärme auf das betroffene Ohr bessert, ebenfalls Getragen- oder Gehaltenwerden.
- Tonsillitis mit Ohrbeteiligung bei sehr reizbaren Kindern.

Atemwege

- Charakteristisch sind Brustentzündungen mit trockenem, schmerzhaftem Husten. Wärme bessert auch hier.
- Keuchhusten kann bei den zutreffenden Modalitäten durch Chamomilla geheilt werden.

Magen-Darm-Trakt

- Blähungen, Meteorismus während der ersten drei Lebensmonate, verbunden mit den o. g. Gemütssymptomen.
- Saure, grünliche Diarrhöe, oftmals unverdaut. Geruch nach verdorbenen Eiern.

2.11 Ferrum phosphoricum

2.11.1 Herkunft/Toxikologie

Eisenphosphat oder phosphorsaures Eisen (▸ **Abb. 2.10**) ist eine Mischung aus Ferrophosphat und Ferriphosphat.

Der größte Teil des im Körper enthaltenen Eisens befindet sich im Hämoglobin der Erythrozyten. Kommt es zu einer Mangelerscheinung, so resultiert eine Anämie mit konsekutivem Leistungsabfall, Wachstumsstörungen, trockener Haut, brüchigen und verformten Nägeln und weiteren trophischen Störungen der Gewebe, wie z. B. Mundwinkelrhagaden.

2.11.2 Arzneiwesen/Essenz

Entsprechend typisch für Ferrum phosphoricum ist die Schwäche und Energielosigkeit der Kinder und der verminderte Appetit, wodurch oftmals ein Gewichtsverlust einsetzt. Es besteht der Drang, sich hinzulegen und auszuruhen.

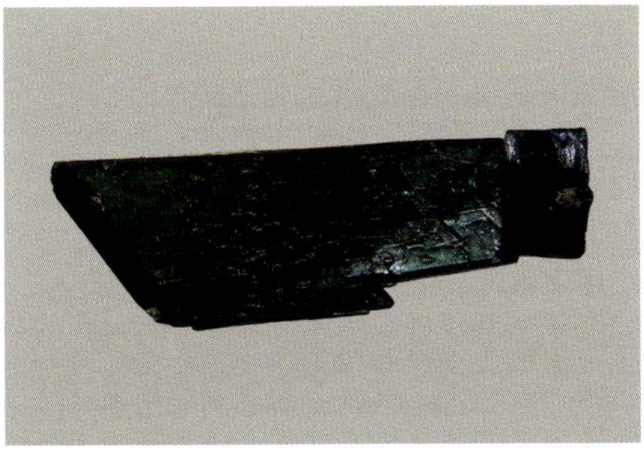

▸ **Abb. 2.10** Ferrum phosphoricum.

Vor allem wird es eingesetzt in den **Anfangsstadien** oder **bei unspezifischen Symptomen** einer fieberhaften Erkrankung. Dabei sind die Kinder meist durstig (auf große Mengen).

2.11.3 Leitsymptome

Gemüt/Verhaltensmerkmale

- Heftiger Zorn bis hin zur Gewalttätigkeit, auch gegen sich selbst gerichtet aus Ärger wegen der eigenen Untätigkeit.
- Abneigung gegen geistige Anstrengung.
- **Hämorrhagische Zustände** (vgl. auch Ferr-m., Ph-ac., Phos.)

Allgemeinbefinden/Modalitäten

- Verschlechterung nachts, durch **Kälte,** anstrengende Bewegung, Erschütterung und an der frischen Luft.
- Beispielhafte Auslöser sind Kälte, Regen, Nässe.
- Mangel an Lebenswärme (durch die verminderte periphere Durchblutung).
- Besserung durch kalte Anwendungen, langsame Bewegung oder Umhergehen, durch Blutung oder Einsamkeit.

Kopf

- Hauptmittel bei kindlichen Kopfschmerzen mit klopfendem Gefühl, gerötetem Gesicht und blutunterlaufenen Augen (Petrucci [36]).
- Besserung der Schmerzen durch kalte Anwendungen, durch Nasenbluten und äußeren Druck.

HNO

- Bei **akuter Otitis media mit hellrotem Trommelfell oder Paukenerguss oftmals das Mittel der Wahl.**
- **Nasenbluten mit hellrotem Blut,** einhergehend mit Fieber, Husten oder Halsweh.

Atemwege

Rhinitis, Pneumonie, Pleuritis, Grippe sind typische Erkrankungen, bei denen Ferrum phosphoricum oftmals zur Anwendung kommt.

Urogenitalorgane

- Harnverhalt mit Fieber.
- Enuresis diurna mit schmerzhaftem Harndrang untertags und Beschwerdefreiheit in der Nacht.

Haut

- Blässe, Anämie.
- Nageldeformierungen mit Brüchigkeit, Rillenbildung, Hohl- oder Löffelnagel.
- Mundwinkelrhagaden.

2.12 Gelsemium sempervirens

2.12.1 Herkunft/Toxikologie

Gelsemium sempervirens, der gelbe Jasmin, ist eine meterhohe, in Nord- und Mittelamerika beheimatete Schlingpflanze, die vor allem an Flussufern wächst (▸ Abb. 2.11). Verwendet wird der Wurzelstock. Gelsemium gehört zur Familie der Loganiaceae wie Nux vomica, Ignatia, Curare und Spigelia.

Die Inhaltsstoffe von Gelsemium gehören zu den Alkaloiden, die ähnlich wie das in Nux vomica oder Ignatia enthaltene Strychnin am Zentralnervensystem ansetzen. Bei beginnenden Vergiftungen kommt es rasch zu Lähmungen der willkürlichen Muskulatur und der Stimmbänder. Im späteren Stadium tritt dann eine Lähmung der unwillkürlichen Muskeln, der Sphinkteren, der Atmung und der Herzmuskulatur auf. Daneben kommt es zu Stupor und Schläfrigkeit.

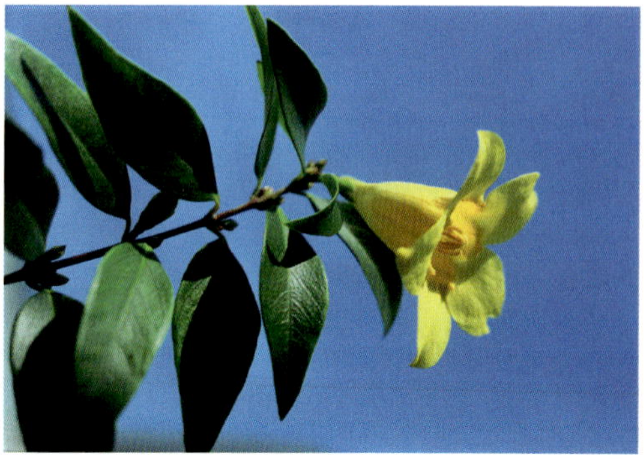

▸ **Abb. 2.11** Gelsemium sempervirens.

2.12.2 Arzneiwesen/Essenz

Allgemeine Schwäche in Kombination mit **Muskellähmungen bzw -schwäche**. Schmerzhaftigkeit des ganzen Körpers.

Die Essenz von Gelsemium ist begründet in Stauungssymptomen: Kopf und Rücken sind überwärmt, die Extremitäten kalt, es kommt zu **meningitisähnlichen Symptomen** wie Schläfrigkeit, Benommenheit oder Somnolenz, wie bei einer **Migräne**.

Typisch ist die Verschlimmerung bei Schreck und seelischer Erregung. Deswegen ist Gelsemium ein großes Mittel bei **Lampenfieber und Examensangst**. Der Patient fühlt sich überfordert.

Oftmals erfolgreich angewendet bei **Sommergrippe mit rotem Kopf**, Fieber mit **Durstlosigkeit** und leichter Somnolenz.

2.12.3 Leitsymptome

Gemüt/Verhaltensmerkmale

Erst kommt es zu einer Phase geistiger Erregtheit und Ruhelosigkeit, welche gefolgt wird von Benommenheit und **Gleichgültigkeit gegenüber der Krankheit**. Sämtliche Anstrengungen sind überfordernd, woraufhin Furcht vor drohendem Unheil bzw. Todesangst einsetzt. Es kommt zu Erwartungsspannung, Furcht vor Prüfungen bzw. Lampenfieber. Alle Erkrankungen entwickeln sich langsam (im Gegensatz zu Aconitum napellus, Belladonna).

Allgemeinbefinden/Modalitäten

- Verschlimmerung durch Sommerhitze, Sonne, feucht-warmes Wetter, warmen Wind (Föhn) oder Bewegung.
- Verschlimmerung durch Emotionen, Prüfungen, Furcht, Denken an die Beschwerden und Schreck
- **Besserung durch Wasserlassen**, Schweiß, geistige Anstrengung, Schließen der Augen und frische Luft.

Kopf

- Benommenheit, Blutandrang mit dunkelrotem Gesicht.
- Schwindel bei jeder Kopfbewegung.
- Dumpfe Kopfschmerzen, Schwindel, Sehstörungen.

Augen

- Schlaffe Augenlider, halb herabhängend.
- Doppeltsehen.
- Zuckungen der Augenlider und erweiterte Pupillen.
- Heftige Schmerzen der Augäpfel.

HNO

Akute Sinusitis (scharfe Absonderungen) mit Kopfschmerz bis zu teilweiser Benommenheit.

Atemwege

Heiserkeit mit trockenem Hals.

Magen-Darm-Trakt

- Schluckbeschwerden, Globusgefühl in der Speiseröhre.
- Durchfall, insbesondere nach oder bei Aufregung.

Urogenitalorgane

Häufiger Harndrang bei vermehrter Urinmenge.

Bewegungsapparat

- Muskelschwäche bis hin zur Muskellähmung, Zittrigkeit und Kraftlosigkeit.
- Tiefsitzende Schmerzen in den Gliedern.

2.13 Graphites naturalis

2.13.1 Herkunft/Toxikologie

Der Inhaltsstoff von Graphit (▸ **Abb. 2.12**) ist reiner Kohlenstoff – und damit derselbe wie beim Diamanten. Im Gegensatz zum reinen Diamanten ist Graphit allerdings verunreinigt durch kleine

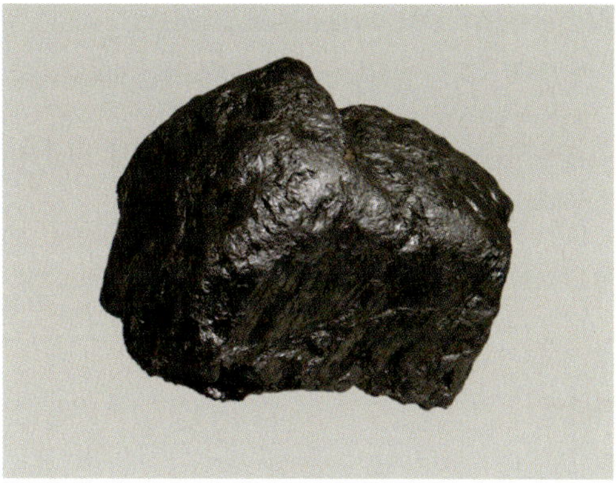

▸ **Abb. 2.12** Graphites naturalis.

Mengen von Eisen, Kieselsäure und Mangan. Damit sinkt die Dichte deutlich und Graphit absorbiert alles Licht, ist also schwarz und geheimnisvoll.

2.13.2 Arzneiwesen/Essenz

Graphites ist gekennzeichnet durch chronische **Hautprobleme mit klebrigen und zähen Absonderungen,** durch **Obstipation, Adipositas und verlangsamtes Denkvermögen.**

2.13.3 Leitsymptome

Gemüt/Verhaltensmerkmale

Graphites-Kinder sind intellektuell verlangsamt, antworten verzögert und fallen in der Schule durch **Konzentrationsprobleme** auf. Sie sind phlegmatisch, beschäftigt mit Gedanken an die Zukunft und „wie alles wohl werden wird". Entscheidungen zu fällen ist schwierig. Oft antworten die Kinder auf eine Frage solange nicht, bis sie sich erledigt hat.

Wegen ihres mangelnden Selbstbewusstseins sind sie oft schamhaft, zurückhaltend und **lachen** aus Unsicherheit **bei Tadel oder Kritik**. Kennzeichnend ist auch **Weinen bei Musik**.

Sie sind sorgfältig, halten an Kleinigkeiten fest, sind pingelig und heikel, wie das oft bei unsicheren Kindern zu sehen ist. Werden diese Kinder kritisiert, sind sie **leicht beleidigt**. Beschwerden durch Erwartungsspannung.

Allgemeinbefinden/Modalitäten

- Sensibel gegenüber Wind, Kälte, Zugluft, **nasskaltes Wetter und extreme Hitze.**
- Ekzeme werden durch Bettwärme verschlechtert.
- **Verlangen nach frischer Luft.**
- Extreme Schwäche, die zum Hinlegen führt.
- Deutlich **gesteigerter Appetit** führt zu Fettleibigkeit und auch zur Linderung vieler Symptome.

Kopf

- Wiederholte Gerstenkörner.
- Milchschorf.

HNO

- Chronische Mittelohrentzündungen mit oftmals eitriger Sekretion. Die Absonderungen sind klebrig, zäh, wie es insgesamt für alle Graphites-Absonderungen gilt.
- Wiederholte Tonsillitiden, Lymphknotenschwellungen und nasale Exkoriationen.

Atemwege

Asthma bronchiale infolge unterdrückter Hautausschläge.

Magen-Darm-Trakt

- **Obstipation mit hartem, knolligem Stuhlgang**, einhergehend mit Schleim- oder Blutspuren auf den Fäzes.
- Bauchkrämpfe durch übel riechenden Meteorismus.
- Durchfall während der Zahnungsphase.

Urogenitalorgane

Hydrocele testis.

Haut

- **Ekzeme** hinter den Ohren, in den Ellbeugen, Kniekehlen, Leisten und an allen Übergängen zwischen Haut und Schleimhaut.
- Typische Absonderungen mit honigartiger Beschaffenheit und üblem Geruch (s. o.).
- **Eingerissene Nägel und schlecht heilende Narben.**

2.14 Hepar sulfuris

2.14.1 Herkunft/Toxikologie

Ein Gemisch aus Kalziumsulfiden und Kalziumsulfat. Es wird hergestellt, indem das pulverisierte, weiße Innere von Austernschalen mit gereinigten Schwefelblüten erhitzt wird. Dadurch entsteht Kalkschwefelleber (= Hepar sulfuris; ▶ **Abb. 2.13**).

Der sulfurische Anteil von Hepar sulfuris betrifft die Haut, Schleimhäute und das ZNS, und der Calcium-carbonicum-Anteil wirkt auf die Lymphknoten und Drüsen. Bei Hepar sulfuris handelt es sich um das kältere und heftigere Pendant zu Calcium sulfuricum.

2.14.2 Arzneiwesen/Essenz

Charakteristisch sind die **Überempfindlichkeit** und das **heftige Schimpfen**. Anfangs sind Hepar-sulfuris-Patienten durch jede Kleinigkeit gereizt, können sich aber noch im Zaum halten.

Im nächsten Stadium neigen die Kinder zu nervöser Übererregung, was sich in **Eile** auf allen Gebieten bemerkbar macht: sie essen, trinken, sprechen und gehen schnell.

Bei fortschreitender Pathologie kommt es zu einer verstärkten Überempfindlichkeit sowohl auf psychischem als auch auf körperlichem Gebiet: Auf Kritik folgen heftige Rage, Bösartigkeit und emotionale Kälte. Körperlich vertragen die Kinder **keinerlei Kälte, keine Zugluft**. Selbst das Berühren kalter Oberflächen oder das Herausragen einer Extremität unter der warmen Bettdecke kann schon eine Verschlechterung bewirken.

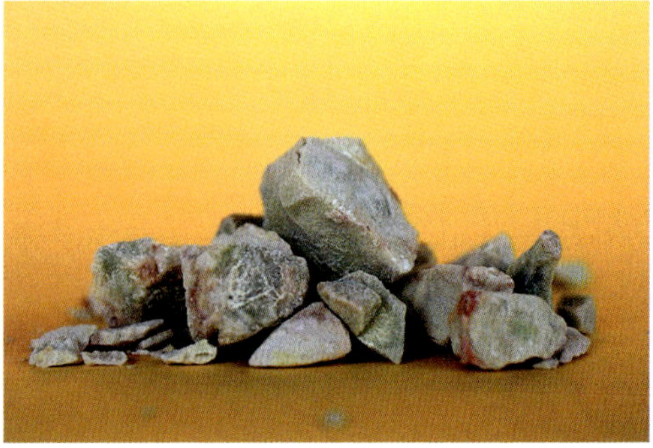

▶ **Abb. 2.13** Hepar sulfuris.

Danach kommt es zu heftigen, exzessiven Reaktionen. Die Patienten sind mit sich selbst und ihrer Umwelt unzufrieden, schimpfen extrem und entwickeln helle, splitterartige Schmerzen.

Schließlich folgt das Stadium der Erschöpfung, des Ausgebranntseins oder der Depression, was auch mit Gedanken an Suizid einhergehen kann.

2.14.3 Leitsymptome

Gemüt/Verhaltensmerkmale

- Reizbarkeit, die Unfähigkeit, Kritik zu ertragen und heftiger Widerspruch sind charakteristisch.
- Infolgedessen kommt es oft zu Widerspenstigkeit, also Handlungen, die dem Wunsch der Eltern genau entgegengesetzt sind.
- Traurigkeit und Betrübtsein, Antipathie gegenüber Spielen mit anderen Kindern.
- Die Kinder empfinden auch leichte Schmerzen als schwerwiegend.
- Träume von Feuer oder der Impuls, Dinge in Brand zu stecken (= Zündler).
- Hepar sulfuris ist ein großes Mittel bei Entzündungen und Eiterungen aller Art, v. a. bei fortgeschrittenen Entzündungen.

Allgemeinbefinden/Modalitäten

- Die **Kälteempfindlichkeit** ist ein notwendiges Symptom für Hepar sulfuris: oft genügt schon das Entblößen einzelner Körperteile oder leichte Zugluft, um eine Verschlechterung zu bewirken.
- **Besserung durch Hitze** der Sonne bzw. das Essen warmer Speisen.
- **Verschlechterung durch leichte Berührung,** z. B. bei Ekzemen.
- Erkältungsneigung.

HNO

- Chronische Sinusitis mit Kopfschmerz, Verschlechterung durch kaltes Wetter oder Naseschnäuzen.
- Tonsillitis, Pharyngitis: Besserung durch warme Getränke; Splitterschmerz, Eiterung, Heiserkeit und Stimmverlust nach kaltem Wind.

Atemwege

- Pseudokrupp nach kaltem Wind mit schmerzhaftem Husten und Weinen (DD: Acon.).
- Chronische Bronchitis: Husten beim Entblößen der Extremitäten, Besserung durch warme Getränke.
- Asthma bronchiale mit Eiterung, mit den vorher beschriebenen Modalitäten.

Haut

Die Haut und die Schleimhäute sind neben dem Nervensystem bei Hepar-sulfuris-Patienten die bevorzugt betroffenen Organe:

- **Furunkel, Akne, eitrige Hautinfektionen**, Neigung zu Fisteln, die sich entsprechend den oben genannten Modalitäten verschlechtern.
- Ekzeme, die selbst bei leichter Berührung schon schmerzhaft sind.
- Panaritien.

2.15 Ignatia amara

2.15.1 Herkunft/Toxikologie

Die giftige Ignatiusbohne (▸ **Abb. 2.14**) gehört zusammen mit Nux vomica, Gelsemium und Curare zur Familie der Loganiaceen. Es handelt es sich um einen nur auf den Philippinen wachsenden meterhohen Kletterstrauch. In den Früchten wachsen Samen heran, die jeweils ca. 10–20 Ignatiusbohnen enthalten. Homöopathisch verwendet werden die getrockneten, pulverisierten Bohnen, die dann zur Tinktur verarbeitet werden.

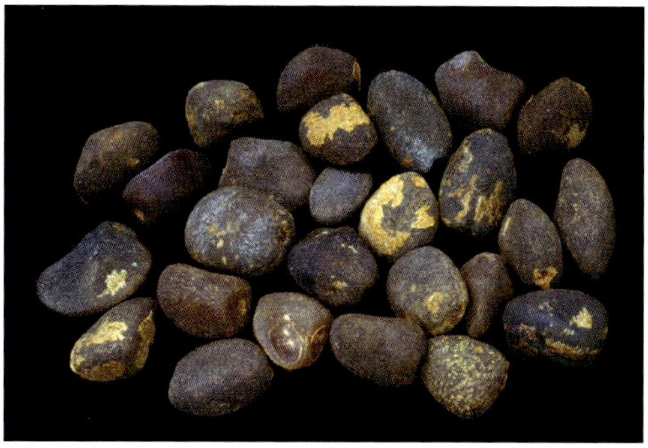

▸ **Abb. 2.14** Ignatia amara.

Bedeutende Inhaltsstoffe sind die **Alkaloide Strychnin und Brucin**. Diese Alkaloide wirken überwiegend auf das **Nervensystem**, auf die **quergestreifte und die glatte Muskulatur**.

2.15.2 Arzneiwesen/Essenz

Ignatia-Kinder erleben oftmals einen Schock, der ihr bisheriges Leben verändert. Das sehr kluge, einfallsreiche, sensible Kind erlebt den Verlust einer geliebten Person, eine enttäuschte Liebe, eine Kränkung, eine schlechte Nachricht so stark, dass es aus seiner bisherigen Realität gerissen wird. Dadurch folgt die **Überstimulierung der Nerven** mit Unerträglichkeit von Geräuschen, Licht, Berührungen oder Schmerz.

Es kommt zu einem Widerstreit zwischen dem, was es bisher für richtig hielt und dem, was es erlebt hat. Durch diese Spannung kommt es zu **widersprüchlichen Gefühlsäußerungen** und die Muskeln reagieren mit **Spasmen**. Es kommt zu Migräne, Epilepsie, Hysterie, Krämpfen und Zuckungen.

Später folgt die Phase der körperlichen und geistigen Erschöpfung, der Depression und des für Ignatia so typischen **stillen Kummers** (das bedeutet, dass das Kind mit niemandem über die Ursache seines Kummers redet).

Den Ausweg sucht das Kind nun in verstärktem Pflichtgefühl, was wiederum den Kummer vermehrt (Ignatia schafft sich Lebensumstände, die wiederum zu Kummer führen).

2.15.3 Leitsymptome

Gemüt/Verhaltensmerkmale

Anfangs heitere, geist- und einfallsreiche, kluge Kinder. Sensibel, zurückhaltend, ängstlich und zärtlich. Wegen des oben erläuterten Widerstreits versteckt das Kind seine Gefühle, weshalb Ignatia (neben Natrium muriaticum) als **Hauptmittel bei stillem Kummer** gilt.

Es ist enttäuscht von seinen Mitmenschen und reagiert mit Gefühlskälte, Hartherzigkeit und Streitlust aus Eigenschutz. Nach Stressreaktionen versagt das Gehirn seinen Dienst: Die Kinder können sich nicht erinnern, nicht konzentrieren und nicht lernen. Daraus ergeben sich oftmals **Schul- oder Spannungskopfschmerzen.**

Durch Trost oder Widerspruch kann es zu **hysterischen, nicht kontrollierbaren Weinkrämpfen** kommen, deren sich das Kind später dann schämt.

Eine Keynote für Ignatia ist die **Widersprüchlichkeit:**

1. **In seinen Gefühlsäußerungen**: Das Kind ist unausgeglichen, lacht krampfhaft in schmerzhaften Situationen, Wein- und Lachkrämpfe treten gleichzeitig auf, Glücksgefühle und Traurigkeit wechseln rasch.
2. **Auf körperlichem Gebiet:** Psychische werden rasch von körperlichen Symptomen abgelöst. Zahnweh bessert sich durch Kauen, Halsweh durch Schlucken.

Wegen der hohen, an sich selbst gestellten Ansprüche und des verstärkten Pflichtgefühls sucht das Kind die Fehler bei sich selbst. Meist handelt es sich um sehr gute Schüler, die immer gute Leistungen bringen wollen. Werden die an sich selbst gestellten Ansprüche nicht erfüllt, gerät das Kind in einen typischen Ignatia-Zustand.

- **Krampfanfälle,** die **durch Emotionen** ausgelöst werden, wie Vorwürfe, Tadel, Schreck und Angst.
- Neigung zu Tics, Grimassieren, Muskelzuckungen.
- Heimweh, wenn Kinder allein in ein Ferienlager oder ins Schullandheim gehen (müssen).

Allgemeinbefinden/Modalitäten

- **Unwillkürliches, krampfhaftes Seufzen.**
- Besser durch Wärme, nach dem Essen, durch festen Druck und Wechsel der Körperlage.
- Schlimmer durch kalte Luft, seelische Belastung wie Stress, Trauer, Ängste, Kritik.
- Schlimmer durch Berührung.

Kopf

- Kopfschmerz, v. a. durch geistige Spannung hervorgerufen.
- Zahnweh, besser durch Kauen.

HNO

Halsschmerzen oder ein **Globusgefühl im Hals, besser durch Schlucken** fester Speisen, schlechter durch Flüssigkeiten.

Atemwege

Krampfhafter, trockener Husten, vor allem beim gestressten Kind.

Magen-Darm-Trakt

- Bei Magenschmerzen wird Unverdauliches gut vertragen, leicht Verdauliches liegt schwer im Magen.
- Schluckauf.
- Diarrhöe, ausgelöst durch Obst oder Emotionen, wie Tadel, Ängste o. Ä.

2.16 Ipecacuanha

2.16.1 Herkunft/Toxikologie

Die giftige Brechwurz (▶ **Abb. 2.15**) gehört zur Familie der Rubiaceae (= Labkrautgewächse). Das bis zu 40 cm hohe Kraut wächst an feuchten Stellen der brasilianischen Urwälder. Homöopathisch verwendet werden die getrockneten Wurzeln.

Inhaltsstoffe sind diverse Alkaloide wie Emetin und Cephaelin, die Erbrechen hervorrufen, und Cholin. Diese führen zu Schleimhautreizungen mit verstärkter Sekretproduktion. Durch Kapillarlähmung treten die für Ipecacuanha typischen Schleimhautblutungen auf.

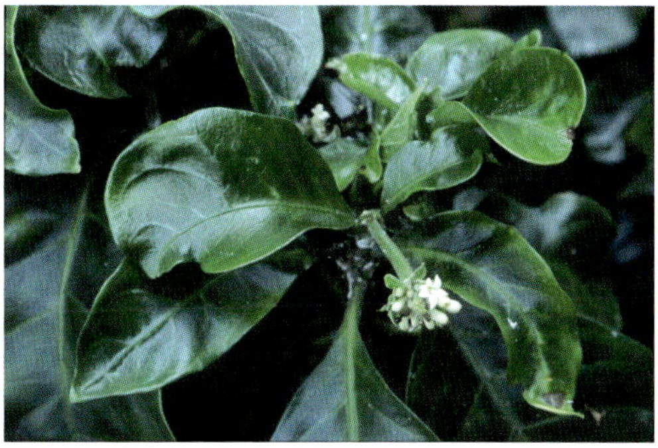

▶ **Abb. 2.15** Ipecacuanha.

2.16.2 Arzneiwesen/Essenz

Alle Leitsymptome sind von **ständiger Übelkeit und Erbrechen** begleitet, wobei letzteres nicht zu einer Linderung führt. Es herrscht eine **Neigung zu hellroten Blutungen**.

Eine der wichtigsten Indikationen ist die **Bronchitis oder Pneumonie** des Säuglings und Kleinkindes.

2.16.3 Leitsymptome

Gemüt/Verhaltensmerkmale

- Schnell gereizte Kinder, welche Wünsche äußern, die sich laufend ändern.
- Die Kinder sind schlecht gelaunt, sie weinen und schreien vermehrt.

Allgemeinbefinden/Modalitäten

- Neigung zu Epilepsie mit starrem, ausgestrecktem Körper und ruckenden Extremitäten.
- Neigung, die Finger in den Mund zu nehmen.
- Verschlechterung durch Überessen, feucht-warmes und nasskaltes Wetter.

HNO

Nasenbluten mit hellrotem Blut.

Atemwege

- Die Kleinkinder fallen auf durch eine von Übelkeit, Würgen oder Erbrechen begleitete Bronchitis oder Pneumonie.
- Die **Zunge** ist dabei meist auffallend sauber, **ohne Belag**.
- Es lassen sich reichlich **grobblasige Rasselgeräusche** auskultieren.
- Hier ähnelt Ipecacuanha stark Antimonium tartaricum, das aber die Husten-Symptomatik langsamer entwickelt.
- **Keuchhusten** mit anfallsartigem Husten bis zur Zyanose, evtl. auch Bluterbrechen.

Magen-Darm-Trakt

- **Übelkeit und Erbrechen,** sobald das Kind trinkt, begleitet von **Durstlosigkeit**.
- Im Erbrochenen können sich hellrote Blutklumpen nachweisen lassen.

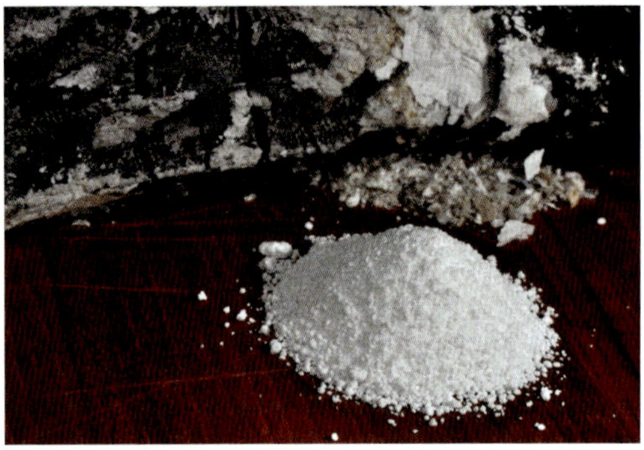

▸ **Abb. 2.16** Kalium carbonicum.

2.17 Kalium carbonicum

2.17.1 Herkunft/Toxikologie

In der Erdkruste ist Kalium mit ca. 2,5 % vertreten und kommt durch Verwitterung in den Boden als Karbonat (▸ **Abb. 2.16**). Es wird von den Pflanzen aufgenommen und gelangt über die Nahrungskette in den tierischen und menschlichen Organismus. Beim Mensch ist Kalium von großer Bedeutung für den Zellstoffwechsel, wobei sich nur 3 % extrazellulär finden. Beeinflusst werden durch die Kalium-Konzentrationsverhältnisse vor allem Muskeln und Nerven (Parasympathikus).

2.17.2 Arzneiwesen/Essenz

Bei Kalium-carbonicum-Patienten versucht der Verstand, über die Emotionen, den Körper und das vegetative Nervensystem zu herrschen. Dadurch sind die Kinder und Jugendlichen äußerst korrekt, **pflichtbewusst** und wirken emotional kühl und distanziert. Da sich die älteren und tieferen Schichten des Gehirns von der Großhirnrinde nur ungern beherrschen lassen, kommt es zu einer mannigfaltigen Pathologie.

Es **mangelt an Selbstvertrauen**, die Kinder sind unsicher, sobald das Leben nicht seinen gewohnten Gang geht. Sie sind schreckhaft und **sensibel auf äußere Reize** (wie Geräusche, Berührungen, Kälte und Luftzug). Zur Schlafenszeit treten **viele Ängste** auf, da der Verstand die Kontrolle verliert. Deswegen sollten die Eltern ihre Kinder wiegen, tragen oder festhalten, um ihnen Sicherheit zu geben.

Ihre Unflexibilität bewirkt, dass sie Veränderungen oftmals ignorieren oder selbst Krankheiten verleugnen. Dies macht die Anamnese für den Arzt außergewöhnlich schwierig. Die Verschlossenheit führt vor allem zu Krankheiten der Ausscheidungsorgane Niere und Lunge: Dadurch treten **Ödeme oder Bronchitiden** und **Pneumonien** auf.

In der weiteren Folge treten dann Gereiztheit und sich verstärkender Starrsinn bis zum Dogmatismus auf.

2.17.3 Leitsymptome

Gemüt/Verhaltensmerkmale

- Dogmatisch, stur, unflexibel, peinlich genau in Kleinigkeiten.
- Gefühlskalt wirkend.
- Verstärktes Pflichtbewusstsein; gute, strebsame Schüler.
- Sehr **ehrliche Kinder**, die nichts Illegales machen würden. Jugendliche sind nicht am Ausprobieren von Alkohol, Sex oder Drogen interessiert.
- Schnelle geistige Erschöpfung führt zu Gereiztheit und Zorn.
- Angst vor dem Alleinsein, vor der Dunkelheit; **Angst** wird in **der Magengegend** empfunden.
- Erschrecken bei der geringsten Berührung.
- **Verlangen nach Halt**, in der Familie, bei Freunden.
- Kleinkinder möchten getragen oder geschaukelt werden.

Allgemeinbefinden/Modalitäten

- Muskelschwäche führt zu rascher körperlicher Erschöpfung.
- Erhöhter Vagotonus führt zu vermehrtem Schwitzen.
- Infektneigung.
- Verlangen nach Süßigkeiten (wie Arg-n., Lyc., Sulf.).
- Symptome verschlechtern sich durch den **geringsten Luftzug, durch Kälte**, abends und vor allem **nachts zwischen 2.00 und 5.00 Uhr,** durch Liegen auf der betroffenen Seite.
- Besserung im warmen Zimmer, durch Wärme, durch leichte Bewegung.

Schlaf

- „Unerquicklicher Schlaf", da der Patient grübelt wegen der Ursachen seiner Leiden.
- Nachts kommt es zu einem Kontrollverlust, der diverse Ängste schürt.

Augen

- Lichteffekte bei Druck auf die Augenlider (sog. „Mouches volantes").
- Schwellung am inneren Augenwinkel der Oberlider, die wie kleine Kissen imponieren (Bönninghausen).

Atemwege

- Akute und chronische Bronchitis oder **Pneumonie des Kleinkindes**, einhergehend mit **Atemnot und reichlich Schleim**, der nicht abgehustet werden kann. Verschlechterung beim Hinlegen bzw. zwischen 2.00 und 5.00 Uhr nachts. Kalium carbonicum ist eines der wichtigsten Pneumonie-Mittel im Kindesalter.
- Husten in Verbindung mit Würgen oder Erbrechen.
- Keuchhusten.

Magen-Darm-Trakt

Dyspepsie und epigastrische Beschwerden.

Bewegungsapparat

Deformierte Gelenke wie bei **juveniler Arthritis**. Darin kommt die Starrheit und Unflexibilität besonders stark zum Ausdruck.

2.18 Lachesis muta

2.18.1 Herkunft/Toxikologie

Die in Süd- und Mittelamerika beheimatete Buschmeisterschlange (▶ Abb. 2.17) gehört zu den Klapperschlangen (Fam. der Crotalidae). Die Schwanzrassel ist verkümmert und gibt keinen Laut von sich (muta = stumm). Sie kann bis zu 3,5 m lang werden und ihr Biss ist meist tödlich. Sie lebt in kühlen, schattenreichen Wäldern und nicht in der Sonne.

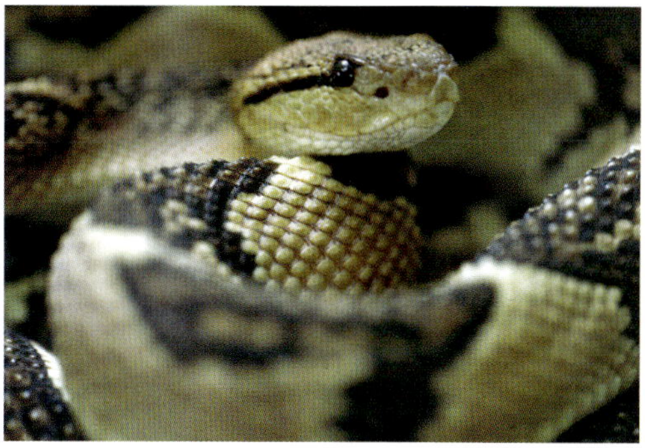

▶ **Abb. 2.17** Lachesis muta.

Verwendet wird das frische, während des Bisses gewonnene Gift. Schlangengift besteht aus einer Vielzahl von Proteinen und anderen, teils noch nicht erforschten Bestandteilen: beim Lachesis-Gift tritt der Tod sowohl durch Hämolyse als auch Thrombenbildung ein, eine kardio- und neurotoxische Wirkung ist jedoch ebenfalls vorhanden.

2.18.2 Arzneiwesen/Essenz

Wie der Biss einer Giftschlange im Körper zu enormem Aufruhr führt, so gilt dies auch für den Lachesis-Patienten. Laut Vithoulkas ist der zentrale Punkt in der **Überreizung, die ein Ventil braucht,** zu suchen.

Das Herz-Kreislauf-System reagiert unter anderem mit Bluthochdruck, Herzsensationen, Kopfschmerzen und Blutungen, das Gemüt mit Geschwätzigkeit, Eifersucht und dem Drängen, stets im Mittelpunkt stehen zu wollen. Der Patient verträgt keine Einengung, weder durch Druck, durch Kleidung (v. a. am Hals) oder durch Vorgaben eines Chefs.

Wird das Ventil jedoch verschlossen, so kommt es zu Schwächeperioden wie Hypotonie oder Kollaps, zu Depressionen, zu Sinnestäuschungen oder geistiger Verwirrung.

2.18.3 Leitsymptome

Gemüt/Verhaltensmerkmale

- Lachesis-Kinder wollen **im Mittelpunkt stehen**: Sie neigen zur Schauspielerei, erfinden Geschichten oder lügen schon mal bei Bedarf.

- Sie übertreiben laufend (bei Schmerzen, Erlebnissen, Enttäuschungen etc.).
- Lachesis kann hinterlistig und berechnend (wie eine Schlange) sein, um Rivalen auszustechen: bei Geschwisterrivalität oder unter Jugendlichen, sollte es um eine Liebschaft gehen.
- **Großes Mitteilungsbedürfnis** oder Geschwätzigkeit: Sie reden oft sehr schnell, gerne auch in einer fremden Sprache und sogar noch im Schlaf.
- Große Neigung zum Erlernen von Fremdsprachen.
- Wenig Kontrolle über die eigenen Emotionen, was zu **Wutausbrüchen** führen kann.
- Stillsitzen in der Schule fällt schwer (= **Ruhelosigkeit).**
- **Eifersucht** beginnt oft nach der Geburt eines Geschwisterkindes.
- Sie sind intelligent, einfallsreich und extrovertiert.
- **Ängste: vor Schlangen, vor Wasser,** um die eigene und die Gesundheit der Eltern.
- Pubertät: Diese ist vor allem bei Mädchen schwierig vor dem Auftreten der Menarche; die Jugendlichen sind frühreif, und es kommt zu oftmaligem Streit mit den Eltern oder den Freunden, die sie dominieren möchten.

Allgemeinbefinden/Modalitäten

- **Wärme jeder Art wird nicht vertragen** (Verschlechterung im warmen Zimmer, durch warme Anwendungen, heißes Bad, Sonne, Sommer, warme Getränke, feucht-warmes Wetter).
- Verschlechterung durch:
  - **Druck enger Kleider**, insbesondere am Hals
  - Ruhe und **Schlaf („schläft in die Verschlechterung hinein"), morgens**
  - Augenschließen
  - Liegen auf der linken Seite
- Besserung durch Öffnen der Kleidung, kühles Wetter und Bewegung.
- **Besserung durch Ausscheidungen**: Menstruation, Schwitzen, Stuhlgang, Blutungen, Eiterungen, Redeschwall.

Kopf

Kopfschmerzen durch erhöhten Blutdruck.

HNO

- Tonsillitis: Beginn linksseitig, Berührung verschlechtert, eine Untersuchung am Hals ist kaum möglich, Flüssiges kann kaum geschluckt werden, begleitet von Blutungen aus Mund oder Nase. Warme Getränke werden nicht vertragen.
- Otitis media mit deutlicher Trommelfellvorwölbung, das bläulich-livide verfärbt ist. Verschlechterung nachts.
- Nasenbluten.

Atemwege

Husten wie von Sinnen.

Herz-Kreislauf-System

- Stenokardie und Hypertonie betreffen v. a. Erwachsene, bei Kindern und vor allem Jugendlichen kommt es eher zu Hypotonie und Kollapsneigung.
- Bei Bluterkrankungen wie **Agranulozytose, Leukopenie** oder bei Embolie- oder Thromboseneigung ist Lachesis das Mittel der ersten Wahl.

Haut

- Bläuliche oder livide Verfärbung der Lippen, der Haut und von Hautausschlägen.
- Abszesse mit livider Verfärbung, die durch kalte Anwendungen verbessert werden.

2.19 Lycopodium clavatum

2.19.1 Herkunft/Toxikologie

Der Bärlapp (▸ **Abb. 2.18**) gehört zu den Bärlappgewächsen, die auf der gesamten Erde verbreitet sind. Es handelt sich um ein Moos, das es bereits seit Jahrmillionen auf der Erde gibt. Damit ist es wahrscheinlich eines der ältesten Lebewesen dieser Erde und zeichnet sich durch enorme Anpassungsfähigkeit aus. In früherer Zeit war Bärlapp allerdings ein bis zu 20 m großer Baum – im Gegensatz zu heute. Der Bärlapp wächst vor allem in Nadelwäldern an trockenen, nicht zu sonnigen Stellen.

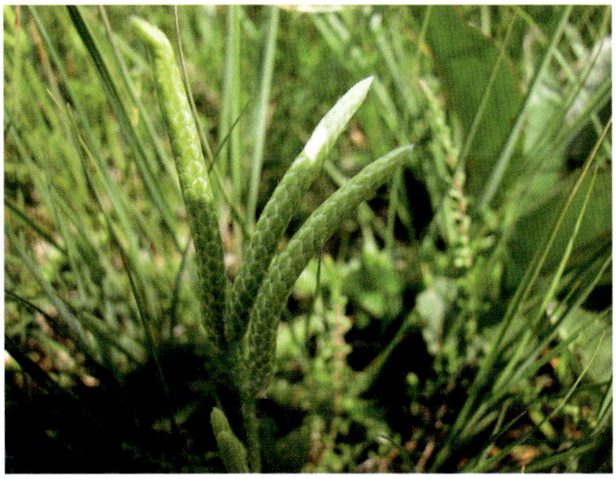

▸ **Abb. 2.18** Lycopodium clavatum.

Verwendet werden die reifen Sporen, die sehr hart sind und sich nur sehr schwer verreiben lassen.

2.19.2 Arzneiwesen/Essenz

Allein schon das Alter der Pflanze legt nahe, dass es sich bei Lycopodium um ein Polychrest handeln muss. Es lassen sich enorm viele Pathologien damit erfolgreich behandeln. Bevorzugt betroffene Körperbereiche sind die Psyche, die mentalen Fähigkeiten, die rechte Körperhälfte, der Magen-Darm-Trakt, die Leber, Niere und Blase, die Lungen und die Haut.

Das zentrale Thema von Lycopodium lautet: **Mangel an Selbstvertrauen.** Dies ist leicht erklärbar: Früher war die Pflanze riesig, heute ist sie ganz klein, aber zäh und überlebensfähig.

Um diesem Mangel, der sich in diversen Ängsten, Feigheit, Furcht vor öffentlichen Auftritten oder Beschwerden infolge von Erwartungsspannung ausdrückt, zu begegnen, greift der Lyopodium-Patient zu einem Trick: Er blufft seine Umgebung, indem er sich selbst überhöht und sein Ego aufbläst (als sei er immer noch der große Baum). Er neigt zu Hochmut und Arroganz, Prahlerei und Misstrauen. Damit kaschiert er seine inneren Unzulänglichkeiten und seine Unsicherheit. Widerspruch wird nicht vertragen, dadurch kommt es zu Zornausbrüchen.

2.19.3 Leitsymptome

Gemüt/Verhaltensmerkmale

Mangel an Selbstvertrauen, welcher kaschiert wird durch die zur Schau gestellte Selbstsicherheit und seine Neigung zu Übertreibungen. Durch diesen ständigen Bluff glaubt der Lycopodium-Patient schließlich selbst daran und entwickelt **Hochmut und Arroganz**. Er wechselt von einem Zustand der Psora zur Sykose.

Es finden sich viele **Ängste: vor dem Alleinsein, vor der Dunkelheit**, vor Prüfungen, vor neuen Situationen. Das Schulkind traut sich nicht in der Klasse aufzustehen, da es **Angst vor dem Versagen** oder vor einer Blamage in der Öffentlichkeit hat.

Es kann eifersüchtig und missgünstig sein und hat große Probleme zu teilen. Lycopodium nörgelt oft und regt sich über Kleinigkeiten auf. Korrekte Kleidung ist bedeutend, um vor anderen gut dazustehen.

Typisch ist die sog. „Radfahrer-Mentalität“: treten **nach unten und buckeln nach oben.** Damit ist gemeint, dass das Lycopodium-Kind versucht, allen Schwächeren (und das können durchaus auch die Eltern sein, wenn sie es zulassen) ihren Willen aufzuoktroyieren. Und gegenüber Überlegenen, den Lehrern oder stärkeren Mitschülern, verhält sich das Kind angepasst und unauffällig. „In der Schule ein Engel, zu Hause ein Teufel“, ist dafür ein treffendes Zitat.

Legasthenie und das Verwechseln von Wörtern ist ein häufiges Problem von Lycopodium und Medorrhinum. Auf der anderen Seite sind die Kinder sehr intelligent, eloquent und sensibel. Sie sind diszipliniert, arbeitsam und zuverlässig.

Allgemeinbefinden/Modalitäten

- **Stirnrunzeln,** sowohl Quer- als auch Längsfalten über der Nasenwurzel. Diese Falten sind teilweise schon beim weinenden Säugling zu sehen, der vorgestellt wird wegen Meteorismus.
- Der Schlaf kann unterbrochen sein durch Gedanken an bevorstehende Prüfungen, an den Schulbeginn, an einen Vortrag.
- Meist leptosome Kinder mit wenig Oberkörpermuskulatur und aufgetriebenem Abdomen.

- Geht mit Heißhunger zum Essen, ist aber nach wenigen Bissen satt oder hat keinen Hunger, isst dann aber reichlich.
- **Verlangen nach Süßem.**
- **Rechtsseitige Beschwerden** oder Wechsel von rechts nach links.
- **Verschlechterung von 16.00 bis 20.00 Uhr,** im warmen Zimmer, durch enge Kleidung, durch Lärm, morgens beim Erwachen. Hitze verschlechtert, wird aber von Lycopodium geliebt.
- Besserung durch Bewegung, frische Luft, warme Speisen und Getränke, warmes Bad.

HNO

- Tonsillitis und Mononukleose, vor allem wenn rechtsseitig beginnend und Verschlechterung durch kalte Getränke.
- Geräuschempfindlich, Ohrensausen.

Augen

Gerstenkörner, Nachtblindheit, rechtsseitige Konjunktivitis.

Atemwege

- Anhaltender trockener Husten, chronische Bronchitis.
- Neigung zum Räuspern.

Magen-Darm-Trakt

- **Aufgetriebenes Abdomen, Meteorismus mit lautem Rumoren.** Bei Lycopodium handelt es sich mit um das größte Mittel bei Blähungen und Bauchschmerzen.
- Übelkeit und Erbrechen.
- Obstipation, blutende Hämorrhoiden.
- Rechtsseitiger Leistenbruch.

Urogenitalorgane

- Rechtsseitiger Kryptorchismus.
- Spät einsetzende Menarche oder Menses mit Verlangen nach Süßem, Obstipation und Reizbarkeit.

Bewegungsapparat

- Rheuma und Arthritis mit brennenden Schmerzen, vor allem wenn rechtsseitig auftretend.
- Besserung durch Hitze.

Haut

- Trockene oder feuchte Hautausschläge an den Lippen, beidseits der Nasenflügel, hinter den Ohren und in der Leisten- bzw. Genitalregion.
- Rissige, aufgesprungene Haut an der Ferse.
- Warzen an den Füßen, v. a. rechtsseitig.

2.20
Mercurius solubilis

2.20.1 Herkunft/Toxikologie

Bei dem **sehr reaktiven** Quecksilber (▶ **Abb. 2.19**) handelt es sich um das einzige bei Normaltemperatur in **flüssiger Form** vorliegende Edelmetall. Es **dehnt sich direkt proportional zur Temperatur aus**, weswegen es lange Zeit als Thermometer verwendet wurde. Allerdings bilden sich **giftige Gase**, falls man bei Raumtemperatur Kontakt zu Quecksilber hat. Bis ins 20. Jahrhundert war es das Haupttherapeutikum bei Syphilis (wohl mit mehr Schaden als mit Wirkung).

In der Medizin wurde es als Desinfektionsmittel (Mercuchrom, Merfen) verwendet, in der Landwirtschaft als Beizmittel für Saatgut. Diese Verwendungen sind inzwischen verboten. In der Zahnmedizin wird Quecksilber als stabile Legierung (Amalgam) heute noch angewendet.

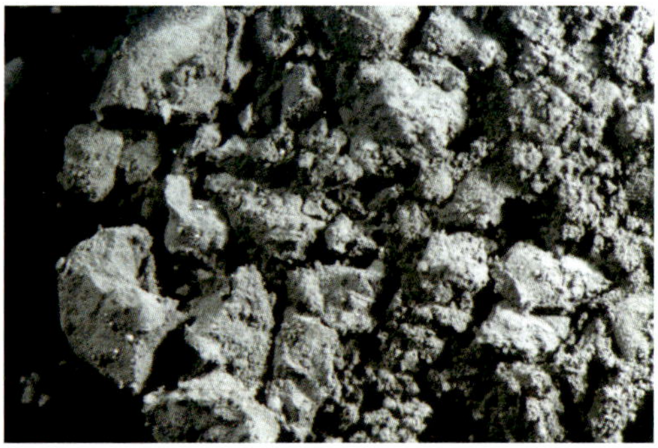

▶ **Abb. 2.19** Mercurius solubilis.

Die wörtliche Bedeutung ist „lebendiges Silber“ und die Hauptvorkommen sind in Serbien, Russland, China, Italien und in Spanien (oft in Form des Minerals Zinnober).

Akute Quecksilbervergiftungen betreffen vor allem **das ZNS und die Schleimhäute**, wobei es zu Schwindel, Kopfschmerzen, Übelkeit, Erbrechen, trockenem Mund- und Rachenraum kommt. Bei chronischen Vergiftungen kommt es zu Leber- und Nierenschädigungen.

2.20.2 Arzneiwesen/Essenz

Ähnlich wie das Thermometer auf Temperatur reagiert der Mercurius-Patient auf äußere Einflüsse. Er ist **überempfindlich in allen Bereichen**, es kommt dadurch zu **unkontrollierbaren und oft heftigen Reaktionen**. Die **Impulsivität** hinterlässt gerne **Chaos** und typisch ist die **Verschlechterung nachts**.

Ein typischer berühmter Vertreter von Mercurius ist nicht zuletzt wegen seines selbst gewählten Namens Freddie Mercury (Leadsänger der Band „Queen“), der früh an AIDS verstarb.

2.20.3 Leitsymptome

Gemüt/Verhaltensmerkmale

- Hypersensibel gegenüber äußeren Einflüssen:
  - gegen Ungerechtigkeiten, vor allem, wenn diese den Patienten selbst betreffen
  - gegenüber Witterungseinflüssen, egal ob kalt oder warm, ob feucht oder zu trocken
  - gegenüber Krankheitserregern
  - „das menschliche Quecksilber“
- Introvertiert, schüchtern, verschlossen mit Neigung zu Depressionen.
- Intensive Gefühle, die aber verborgen werden und **unkontrolliert und gewalttätig** zum Vorschein kommen.
- Tiefes Misstrauen gegenüber seinen Mitmenschen, fühlt sich verfolgt und belogen.
- Mäßige Schüler mit Konzentrationsschwierigkeiten und Lernproblemen.
- Langsam, evtl. stotternd antwortend.
- Innere Ruhelosigkeit und Hast.
- **Ängste:** vor dem Alleinsein, vor Überfällen, vor Krankheit, dem Tod und auf dem Friedhof.
- Diktatorische, rechthaberische Kinder, die viel streiten und andere Schüler schlagen.
- Aggressivität und Reizbarkeit, die sich auch gegen sich selbst richten kann, bei Jugendlichen bis zum Selbstmord reichend.
- Mercurius steht unter Dauerspannung, **liebt** aber die **Gesellschaft.**
- Lebhafte und eigensinnige Kinder, die laufend plappern, kaum gehorchen.

Allgemeinbefinden/Modalitäten

- Vieles verschlechtert: **jeglicher Wetterwechsel, nachts,** Schwitzen.
- Besserung durch Liegen, Ruhe, Trinken und milde Temperaturen.
- Blasse, hellhäutige Kinder, ruhelos vor allem nachts.
- Wiederholte Infekte mit scharfem, ätzendem Sekret (wunde Nase).
- Extremer Durst, mangelnder Appetit.

Kopf/Augen

- Berstende Kopfschmerzen mit den oben genannten Modalitäten.
- Hautausschläge.
- Photophobie.
- Eitrige Konjunktivitis mit scharfen Tränen.

HNO

- Geschwollene Zunge mit Zahneindrücken.
- Offener Mund mit reichlich Speichelfluss.
- Übler Mundgeruch, metallischer Geschmack.
- Angina mit bläulicher Schwellung, Peritonsillarabszess.
- Furunkel der Nase, wunde Nasenlöcher.
- Eitrige Mittelohrentzündung, Trommelfellperforation mit übel riechendem Sekret, Furunkel im Gehörgang.

Atemwege

Pneumonie mit Hitzewallungen, Nachtschweiß und Verschlechterung nachts.

Urogenitalorgane

- Balanitis bei Jungen.
- Ausfluss bei kleinen Mädchen, stechend und brennend (DD: Sep., Syph.).

Bewegungsapparat

Tremor der Hände (bei der Untersuchung stets Hände des Patienten ausstrecken lassen und auf verstärktes Zittern der Finger und Hände achten!).

Haut

- Feuchtes Ekzem mit starkem Juckreiz.
- Fußschweiß.
- Furunkel, Akne.
- Erysipel am Skrotum, den Oberschenkeln und in der Leistengegend.

2.21 Natrium muriaticum

2.21.1 Herkunft/Toxikologie

Natriumchlorid oder Kochsalz (▶ Abb. 2.20) ist vor allem im Meereswasser in hoher Konzentration vorhanden. Im menschlichen Organismus ist die Konzentration 0,9 % und damit ist NaCl der wichtigste Mineralstoff. Es werden täglich 3–20 g ausgeschieden und im Idealfall ebenso viel durch Nahrung wieder zugeführt.

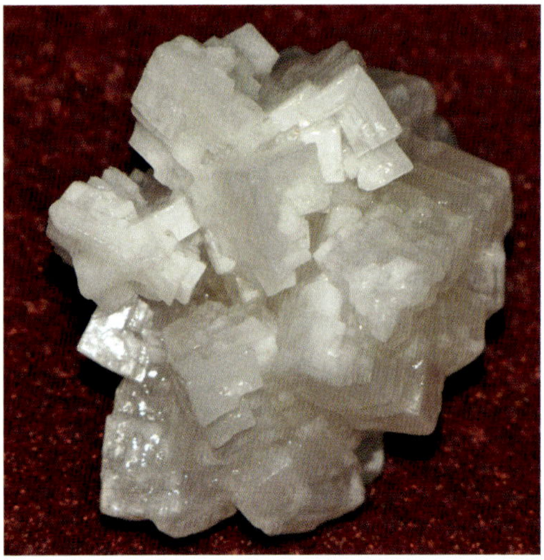

▶ **Abb. 2.20** Natrium muriaticum.

Sowohl das Metall Natrium als auch das Gas Chlor sind **sehr reaktionsfreudig und destruktiv**. Chlor als Element ist giftig und wird beispielsweise zur Abtötung von Keimen des Wassers in Schwimmbädern verwendet. Beide Elemente sind so reaktiv, dass sie in der Natur nicht elementar, sondern stets gebunden vorkommen.

Hier liegen sie als Salzverbindung NaCl vor. Sie ist leicht wasserlöslich, zwar noch **dynamisch, aber ruhig und nicht mehr destruktiv.** NaCl spielt im menschlichen Organismus im Wasserhaushalt eine zentrale Rolle.

2.21.2 Arzneiwesen/Essenz

Wie die beiden Einzelbestandteile Natrium und Chlorid ist Natrium muriaticum reizbar, hoch sensibel und teilweise ambivalent. Laut Alfons Geukens seien die Kinder „in der Schule ein Engel, zu Hause ein Teufel" (vgl. auch mit Lyc.).

Andererseits verschließt sich Natrium muriaticum und **lehnt Trost ab.** Das Kind ist schüchtern und einsam, gleichzeitig einfühlsam. Durch die **emotionale Rigidität** kommt es zu Spannungs-**Kopfschmerzen**, zu Depressionen, zu Perfektionismus und **Trockenheit des gesamten Organismus.** Es finden sich Risse in Lippen, in der Haut, in der Nase.

Die emotionale Verletzlichkeit äußert sich in diversen Ängsten, ähnlich wie bei Phosphorus (Kap. 2.23.1).

Eine **Keynote** von Natrium muriaticum ist die **Beziehung zu Salz**: Es kann ein Verlangen (meist) oder eine Abneigung dazu bestehen und es besteht eine Besserung (meist) oder eine Verschlechterung am Meer.

2.21.3 Leitsymptome

Gemüt/Verhaltensmerkmale

- **Sehr sensibel und emotional**, selbstkritisch und unzufrieden mit dem eigenen Handeln.
- Eines unserer Hauptmittel bei **stillem Kummer:** So kann eine emotionale Belastung, wie z. B. die Trennung der Eltern, zu intensiven Beschwerden bis hin zu Selbstmordgedanken führen.
- **Traurigkeit,** an der sich Natrium muriaticum teils erfreut, teils leidet. Es kann zu einem raschen Wechsel zwischen Lachen und Weinen

kommen – wieder die Ambivalenz, wie oben erwähnt.

- **Intensives Weinen** mit vielen Tränen, aber nur wenn Natrium muriaticum allein ist.
- Natrium muriaticum ist **einsam und schüchtern**, meidet Partys und Gesellschaften.
- Hang zum **Perfektionismus**, um seine eigenen Gefühle zu verbergen. Die Kinder sitzen ruhig, angepasst und geduldig im Wartezimmer und schauen stets ihre Eltern bei der Konsultation an, bevor sie antworten. Dies ändert sich allerdings im Jugendalter, dann kommt es zu zahlreichen Wutausbrüchen und Meinungsverschiedenheiten mit den Eltern.
- **Reizbarkeit, Zorn und Wut**: Der Kummer, die emotionale Unterdrückung, die Verschlossenheit brauchen ein Ventil, sowohl auf emotionaler Ebene als auch auf der körperlichen (siehe unten).
- Zu Hause müssen die Eltern unter den lauten Ausbrüchen der Kinder leiden, in der Öffentlichkeit, in der Schule sind die Kinder angepasst, gehorsam, „der Wolf im Schafspelz".
- Es handelt sich um **Kopfmenschen**, die ihre Gefühle stets rational zu erklären versuchen und Körperkontakt ablehnen.
- **Ängste** vor Dunkelheit, dem Alleinsein, Gewitter, Schlangen, Spinnen, Insekten, Räubern und vor großer Höhe.

Allgemeinbefinden/Modalitäten

- **Trost verschlechtert.**
- Verschlechterung durch körperliche und geistige Anstrengung.
- Verschlechterung durch Licht, **Sonne**, Hitze.
- Verschlechterung durch geschlossene, enge Räume.
- Durst.
- Besserung abends (die Mühen des Tages sind geschafft).
- Besserung im Freien, kühle Umschläge oder ein kühles Bad.
- Trotz guten Appetits oft schwächliche, magere, evtl. sogar dystrophe Kinder.
- Langsame Entwicklung mit verspätetem Laufenlernen und verzögerter Sprachentwicklung.
- Schlaf: **gestörtes Einschlafen durch Kummer** oder Gedankenandrang, Sprechen im Schlaf, **Schlafwandeln.**

Kopf

- **Kopfschmerzen und Migräne** sind ein Kardinalsymptom von Natrium muriaticum. Durch die inneren Spannungen, nach längerem Lesen oder einem Aufenthalt in der Sonne kommt es zu meist frontalen Schmerzen.
- Die Kinder sind gereizt, blass, haben ein Verlangen sich hinzulegen und Durst auf kalte Getränke (DD: Bry., Phos.).

HNO

Heuschnupfen mit den oben genannten Modalitäten.

Atemwege

Asthma bronchiale

Magen-Darm-Trakt

Obstipation (Trockenheit der Verdauungsorgane) mit Abneigung gegen trockenes Brot bzw. Schwarzbrot.

Haut

- Trockenheit:
  - **der Lippen:** Herpes, v. a. bei Fieber
  - **im Mund:** Landkartenzunge, Aphthen
  - **hinter den Ohren:** Ekzeme
  - **der Haare:** Ekzeme am Haaransatz
  - **der Haut:** Schuppenflechte am gesamten Integument, Risse der Handflächen
- Urtikaria, Verschlechterung in der Sonne.
- Warzen.
- Natrium muriaticum schämt sich wegen seiner diversen Hautausschläge und möchte sich deswegen in der Praxis, beim Sport oder im Schwimmbad nicht ausziehen.

2.22 Nux vomica

2.22.1 Herkunft/Toxikologie

Die Brechnuss (▶ **Abb. 2.21**) gehört wie Ignatia, Gelsemium oder Curare zur Familie der Loganiaceae (= Loganiengewächse). Der in Indien beheimatete Baum wird bis zu 10 m hoch, die Früchte

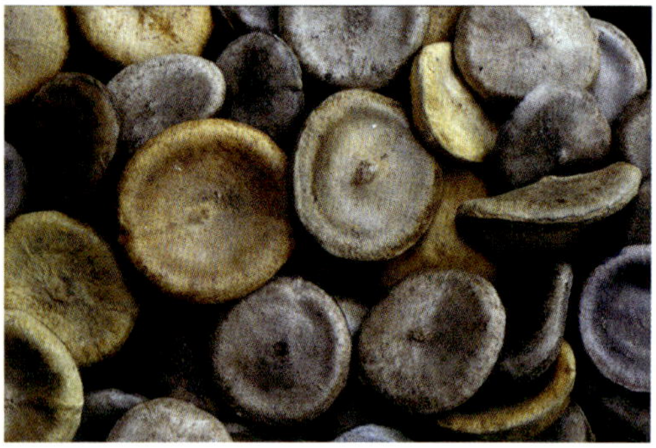

▶ **Abb. 2.21** Nux vomica.

enthalten 2–4 flache, runde Samen, die getrocknet und dann homöopathisch verrieben werden.

Wichtige Inhaltsstoffe sind wie bei Ignatia u. a. die Alkaloide Strychnin, Brucin und Vomicin. Der wichtigste Inhaltsstoff, Strychnin, ruft **allgemeine Erregtheit am Nervensystem** hervor, die Sinnesorgane werden geschärft und am Magen ruft es **Übelkeit**, seltener Erbrechen hervor. Es kommt zu **muskulären Spasmen**, die auch das Zwerchfell erfassen. Auf die Krämpfe können Lähmungserscheinungen der Atemmuskulatur und des Herz-Kreislauf-Systems folgen, die zum Tod führen können.

Der Hauptwirkungsbereich richtet sich auf das ZNS, das Vegetativum, den Magen-Darm-Trakt, die Leber, die Blase und den Uterus.

2.22.2 Arzneiwesen/Essenz

Es handelt sich um nervöse, übererregte, **leicht reizbare Kinder**, die durch **vermehrten Ehrgeiz** auffallen. Das gesamte Nervensystem ist überempfindlich, weswegen es zu **Wutausbrüchen** kommen kann, wenn man einem Nux-vomica-Kind widerspricht, es unterbricht oder tadelt. Und natürlich schlägt ihm diese Wut auf den Magen, was Übelkeit, Bauchschmerzen, saures Aufstoßen und evtl. Gastritis erklärt.

2.22.3 Leitsymptome

Gemüt/Verhaltensmerkmale

- Aktive und entschlossene Kinder, die fähig sind, viel zu leisten (im Erwachsenenalter finden sich häufig „Workaholics" unter Nux-vomica-Patienten).
- Sie neigen zu ausuferndem Ehrgeiz und lieben den Wettkampf, hassen es aber zu verlieren.
- Kleinkinder werfen sich zu Boden oder bekommen sogar einen Affektkrampf, wenn sie Gewünschtes nicht erhalten oder wenn etwas (oft Banales) gegen ihren Willen geschieht.
- Sie kritisieren andere und suchen nach Fehlern, gestehen selbstgemachte Fehler aber nicht ein.
- Nux vomica zeichnet sich durch ein gutes Pflichtgefühl, reichlich Selbstvertrauen, Sauberkeit und Ordentlichkeit aus.
- Nux vomica lernt und arbeitet gerne abends und nachts.
- Allerdings ist oft das Einschlafen schwierig und es kommt zum Erwachen zwischen 3.00 und 4.00 Uhr wegen vermehrten Gedankenflusses.
- Bereits im Jugendlichenalter neigt Nux vomica zum **Stimulanzienabusus** (Kaffee, Nikotin, Alkohol, evtl. auch Drogen). In unserer immer schneller werdenden Zeit ist es klar, dass viele Menschen verstärkt in einen Nux-vomica-Zustand geraten und wir als Homöopathen diesem Mittel entsprechend häufiger und früher begegnen werden.
- Nux vomica hilft auch bei Nebenwirkungen allopathischer Medikamente.

Allgemeinbefinden/Modalitäten

- Verschlechterung zwischen 3.00 und 4.00 Uhr nachts; morgens, v. a., wenn Nux vomica nachts wenig geschlafen hat.
- Verschlechterung nach einer reichlichen Mahlzeit.
- Verschlechterung durch geringen Luftzug und Kälte: führt zu Schnupfen oder Erkältung, oft auch zu Rückenbeschwerden.
- Besserung abends und im warmen Zimmer.

Kopf

- Kopfschmerzen: durch geistige Anstrengung, durch verstärkte negative Emotionen.
- Intensive Lichteinstrahlung und Lärm führen zu einer weiteren Verschlechterung.

HNO

Heuschnupfen mit Niesanfällen, beim Erwachen.

Atemwege

- Allergisches Asthma.
- Dyspnoe nach körperlicher Belastung oder emotionalen Ausbrüchen.

Magen-Darm-Trakt

- Übelkeit und Erbrechen.
- **Bauchkrämpfe und Schluckauf** (bereits beim Säugling nach jedem Trinken).
- **Blähungen**, die sich durch warme Anwendungen bessern.
- **Saurer Reflux.**
- Schmerzhafte Stuhlentleerung, die dazu führt, dass sich das Kind nicht mehr auf die Toilette traut und damit den Circulus vitiosus weiter belebt.
- **Bauchschmerzen nach Wutausbrüchen.**
- Nabel- und Leistenbrüche.

Urogenitalorgane

Zystitis mit brennenden Schmerzen und Pollakisurie.

2.23 Phosphorus

2.23.1 Herkunft/Toxikologie

Phosphorus findet sich nicht in freier Form, sondern ist Teil vieler Mineralien, vor allem von Phosphorit (Vorkommen in Russland, Nordafrika und Florida) und Apatit (Vorkommen in Magma und in den Schluchten des Alpenraumes).

Beim Element Phosphor handelt es sich um ein lebenswichtiges Element, das in fast allen Stoffwechselvorgängen von großer Bedeutung ist. Es ist ein elementarer Bestandteil des Zellkerns und wird zur Energiegewinnung benötigt (ADP und ATP). Damit wird klar, dass es sich bei diesem Homöopathikum um ein Polychrest handelt, das bei vielen Erkrankungen zum Einsatz kommt.

Der gelbe Phosphor ist in der Lage, sich selbst zu entzünden (▸ **Abb. 2.22**), sobald Licht hinzutritt (auf Griechisch bedeutet Phosphor „Lichtträger"). Früher wurde es deswegen bei der Streichholzherstellung verwendet. Allerdings ist Phosphor auch hochgiftig, wodurch bei der kommerziellen Gewinnung zahlreiche Vergiftungssymptome bei den Arbeitern auftraten. Es kam zu brennenden Schmerzen im Magen-Darm-Trakt mit Erbrechen und Diarrhöe, später zu Blutungen aller Art, zu Pneumonien mit Exsudat, zu Kiefernekrosen, kariösem Zahnbefall, Leberzellschädigungen und Anurie.

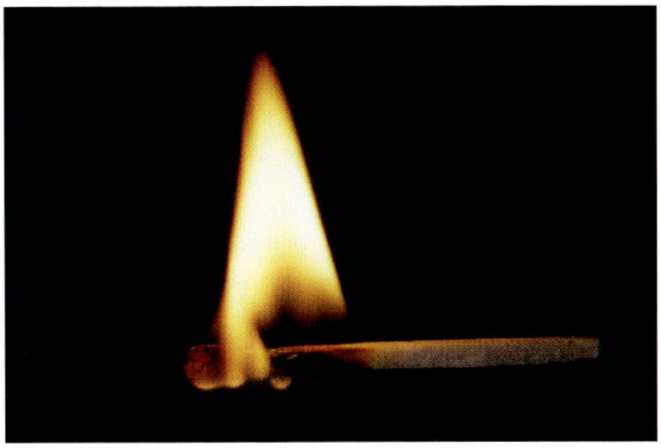

▸ **Abb. 2.22** Phosphorus.

Der rote Phosphor hingegen ist ein amorphes, inertes Mineral, das sozusagen ausgebrannt ist.

2.23.2 Arzneiwesen/Essenz

Gleich einem entzündeten Streichholz kennzeichnet das Phosphorus-Kind die **rasche Entflammbarkeit** mit Begeisterungsfähigkeit, Geselligkeit, Neugierde, Extrovertiertheit und der Neigung, im Mittelpunkt stehen zu wollen. Dies geschieht in sehr angenehmer und harmonischer Art, weswegen Phosphor-Kinder sehr beliebt sind und viele Freunde haben. Es handelt sich um mitfühlende Zuhörer, die sich gut in die Stimmung Anderer versetzen können, wobei sie sich aber nur schlecht von deren Bedürfnissen abgrenzen können. Es kann zu Energieverlust kommen durch zahlreiche **Blutungen**, durch Diarrhöe und Erbrechen.

Ein weiteres Hauptmerkmal sind die **zahlreichen Ängste**, die wir bei Phosphorus finden: vor Gewittern, vor der Dunkelheit, vor Insekten etc.

2.23.3 Leitsymptome

Gemüt/Verhaltensmerkmale

Kommunikative und freundliche Kinder, **gesellig** und offen. Phosphorus hat **viele Freunde**, ist **mitfühlend und mitleidend**. Es ist empfindsam für die Stimmungslage seiner Mitmenschen, in manchen Fällen scheint es mit hellseherischen Fähigkeiten ausgestattet zu sein.

Die **extrovertierten** Kinder bauen sehr rasch eine Beziehung zu ihren Mitmenschen auf, sie lieben es, im Mittelpunkt zu stehen oder Theater zu spielen. Gerne stehen sie lange Zeit vor dem Spiegel, um sich zu betrachten oder zu schminken. Somit spielen **Eitelkeit und Eigenliebe** eine nicht zu unterschätzende Rolle: Sie lieben es, Applaus und Anerkennung durch ein Publikum zu erhalten, sei es durch Schauspielerei, Tanzen, Singen oder Musizieren.

Phosphorus hat ein starkes Bedürfnis nach Liebe und Geborgenheit, das Kind liebt die Zuneigung, Berührung, den körperlichen Kontakt und **Massagen.** Allerdings findet man bei diesen Kindern auch **schnelle Ablenkbarkeit und verminderte Aufmerksamkeit,** gerade gegenüber geistigen Arbeiten in der Schule. Das Durchhaltevermögen ist nur mäßig ausgeprägt.

Ein Hauptcharakteristikum von Phosphorus sind die **zahlreichen Ängste**: Das Kind fürchtet sich rasch, **vor der Dunkelheit, vor Gespenstern, Gewitter, Spinnen und anderen Insekten**. Es prüft abends, ob die Haustüre auch sicher verschlossen ist aus Furcht vor Einbrechern. Diese Ängste können somatisiert werden, wodurch es zu den unten genannten körperlichen Symptomen kommt.

Allgemeinbefinden/Modalitäten

- Oftmals dünne, zart gebaute Kinder mit hellem oder rötlichem Haar.
- Lange Wimpern und große, offen in die Welt schauende Augen sind typisch.
- Phosphorus achtet auf gute Kleidung.
- **Verschlechterung** tritt ein bei **Alleinsein**, durch die oben genannten Ängste, durch geistige Anstrengung, Liegen auf der linken Seite, durch Fasten und **Gewitter.**
- **Besserung** vieler Symptome werden **durch Trinken kalter Getränke** erreicht, durch **kurzen Schlaf, durch Massage und Essen**.

Kopf/Augen

- Kopfschmerzen durch Erwartungsspannung, begleitet von Photophobie und Sehstörungen.
- Verbesserung tritt ein durch kalte Umschläge am Kopf, eine Verschlechterung durch Geräusche, üble Gerüche, körperliche Bewegung und geistige Anstrengung.
- Retinitis, Mouches volantes, Neuritis nervi optici: viele Augenerkrankungen sollten an Phosphorus denken lassen.

HNO

- Heiserkeit und Laryngitis sind ein Hauptkriterium von Phosphorus, entsprechend den oben beschriebenen Vergiftungserscheinungen.
- Aphthen an Gaumen und auf der Zunge.
- Hellrote Blutungen aus der Nase, den Ohren, des Zahnfleisches sind typisch.

Atemwege

- Mittel der ersten Wahl bei der kindlichen Pneumonie.
- Husten und Bronchitis, verbunden mit reichlich Durst und einer Verschlechterung, wenn das Kind an die frische Luft kommt, bzw. einer Verbesserung im Warmen.
- Asthma bronchiale mit den entsprechenden Modalitäten.

Magen-Darm-Trakt

- Erbrechen mit Verlangen nach reichlich kalten Getränken, welche anfangs auch bessern. Später, wenn die Getränke im Magen erwärmt sind, beginnt der Brechreiz wieder.
- Durchfall bei Aufregung, meist reichlich und schmerzlos.
- Schluckauf.

Urogenitalorgane

- Jugendliche Mädchen haben oft verlängerte und reichliche Monatsblutungen, zusätzlich tritt Nasenbluten auf, stets mit hellrotem Blut.
- Begleitet wird die Menses von Dysmenorrhöe und Schwächezuständen.

Bewegungsapparat

- **Wachstumsschmerzen** in den unteren Extremitäten (DD: Calc-p., Nat-m., Nat-p., Ph-ac.).
- Skoliose, Knochennekrose, Osteomyelitis.
- **Viele Hämatome** an den Extremitäten, oft nur durch leichte Traumen verursacht.

2.24 Pulsatilla pratensis

2.24.1 Herkunft

Bei Pulsatilla pratensis (▶ **Abb. 2.23**), der Küchenschelle, lohnt es sich, die Herkunft und das Wachstum genauer zu betrachten: Sie gehört zur Familie der Ranunculaceae wie der Eisenhut, die Butterblume, die Akelei oder der Rittersporn.

Die zarte Pflanze wächst in Europa auf kalkhaltigem, trockenem, kieselerdehaltigem Boden während der Übergangszeit zwischen Winter und dem noch kühlen Frühling. Sie fühlt sich wohl **in kleinen Gruppen** und verträgt nur **wenig Regen oder Sonne**. Es gibt viele verschiedene Unterarten von Pulsatilla und dementsprechend auch mannigfaltige Farben.

Da der Blütenkelch den Kopf senkt, wird die zarte Anemone im englischen Volksmund auch „schamhaftes, sittsames Mädchen" genannt.

2.24.2 Arzneiwesen/Essenz

Dem Standort der Pflanze entsprechend finden wir auch im Arzneimittelbild **den ständigen Wechsel der Symptome** (je nachdem, wie der Wind gerade steht): Veränderlich ist die Laune, sind die Wünsche, die Lokalisation der Schmerzen,

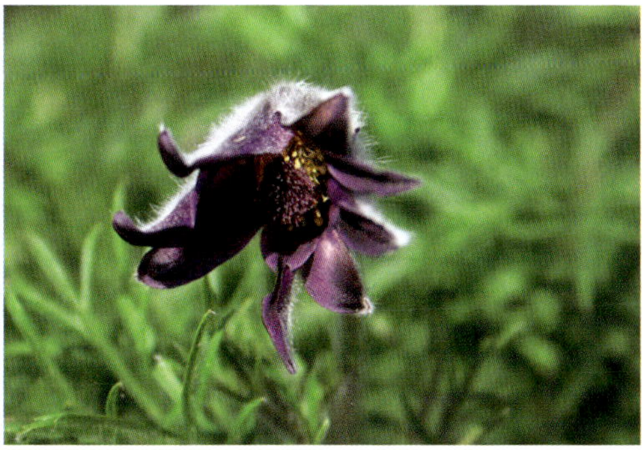

▶ **Abb. 2.23** Pulsatilla pratensis.

die Stuhlkonsistenz. Pulsatilla ist **wärmeempfindlich und verträgt keine Durchnässung.** Ausgeprägt ist die Angst vor dem Alleinsein, es besteht der Drang, sich in der Familie aufgehoben und geborgen zu fühlen.

2.24.3 Leitsymptome

Gemüt/Verhaltensmerkmale

Schüchtern, verlegen, rasch errötend und schamhaft verhält sich das typische Pulsatilla-Mädchen. Es ist sanftmütig und angepasst und meidet auch in der Pubertät lange Zeit noch den Kontakt mit männlichen Jugendlichen.

Weinen bei vielen Gelegenheiten ist ein absolutes Charakteristikum der Küchenschelle. Die Mutter ist oft verzweifelt, da es sehr schwer ist, Pulsatilla alles recht zu machen, insbesondere da es **sehr launisch** ist und die Wünsche rasch wechseln. **Trost bessert** ist ein weiteres Hauptmerkmal. Es kann sogar so weit kommen, dass Pulsatilla nur weint, um Trost zu erhalten.

Eifersucht tritt zutage, wenn Pulsatilla ein neues Geschwisterchen bekommt. Das Kind ist dabei sanftmütig und drängt stets auf den Schoß der Mutter, auch wenn dieser durch das zu stillende Baby besetzt sein sollte. In dieser Zeit kommt es auch vor, dass sich eine Neigung zur Regression findet, wie nächtliches Einnässen bei zuvor trockenem Kind, dem Wiederbenutzen eines bereits abgelegten Schnullers oder Daumenlutschen.

Anhänglichkeit ist ein Ausdruck, der das Streben nach Sicherheit in der Gruppe (wie beim Wachstum der Pflanze) zeigt. Das Kind „hängt stets am Rockzipfel der Mutter", krabbelt oder läuft ihr hinterher, egal, wo diese sich befindet.

Ähnlich zu interpretieren ist die **Angst vor dem Alleinsein,** vor allem in der Dunkelheit oder wenn das Kind schlafen soll. Pulsatilla fühlt sich wohl im Bett der Eltern oder wenn zumindest ein Geschwisterkind mit ihm im selben Zimmer schläft.

Allgemeinbefinden/Modalitäten

- **Ständiger Wechsel** der Laune, der Schmerzlokalisation, der Stuhlkonsistenz (abwechselnd obstipiert oder Diarrhöe), so wie sich die Pflanze je nach Windrichtung wandelt.

- Große **Wärmeempfindlichkeit**:
  - Bei Sonne oder Hitze wird Pulsatilla schlapp, lustlos und gereizt.
  - Bei zu rascher Abkühlung kommt es zu Ohrenschmerzen, Erkältung oder Diarrhöe.
  - Zu warmes Essen wird gemieden.
- **Durchnässung** führt zu Ohrenschmerzen, so wie die Pflanze keinen Regen mag.
- Betroffen sind vor allem die **Schleimhäute:** Ohren, Nase, Atmung und Bindehäute.
- Der **Schlaf ist gestört** durch diverse Ängste, nächtlichen Husten, verstopfte Nase, Ohrenschmerzen und Albträume, v. a. von Gespenstern und Monstern.
- **Besserung durch frische Luft, Trost**, kalte Umschläge.
- **Verschlechterung durch Wärme** (so wie Pulsatilla nur den noch kühlen Frühling mag) oder die Sonne.
- **Verschlechterung im warmen, stickigen Zimmer,** abends und bei Wechsel von kalt zu warm.

Kopf/Augen

- Konjunktivitis, mit Photophobie, verschlechtert durch Kälte und Feuchtigkeit.
- **Tränenkanalstenose**: bewährte Indikation beim Neugeborenen.
- Wiederkehrende Gerstenkörner (DD: Calc-f., Sil., Staph., Sulf., Thuj.)

HNO

- **Häufige Erkältungen** mit voller Nase, mit gelbgrünlichem, nicht ätzendem Sekret.
- Oftmals **Ohrenschmerzen,** v. a. nachts, wobei Wärme am Ohr die Symptome verschlechtert. Kalte Anwendungen und Trost bessern.
- Eitrige Sinusitis mit reichlich Schleimproduktion.

Atemwege

Trockener, kurzzeitiger, nächtlicher **Husten,** Besserung durch Aufsetzen und frische Luft, Verschlechterung durch Hinlegen, Warmwerden im Bett, morgens.

Magen-Darm-Trakt

- **Durstlosigkeit** ist ein Kardinalsymptom von Pulsatilla, das selbst bei Fieber Bestand hat.
- Der Appetit ist eher mäßig, warme Speisen, Fett, Schweinefleisch und Sahne werden gemieden.
- Pulsatilla liebt saure und kalte Speisen und Butter.
- Es kommt zu **Diarrhöe** beim Genuss warmer Speisen, bei Temperaturwechsel von kalt zu warm, nach zu viel kalter Eiscreme und nach fettigem Fleisch.

2.25 Rhus toxicodendron

2.25.1 Herkunft/Toxikologie

Der Giftsumach (Familie der Anacardiacae) ist ein in Nordamerika heimischer, 1–2 m hoher Strauch (▶ Abb. 2.24). Hierzulande wird er als Zierstrauch kultiviert. Die Blätter enthalten den **Giftstoff** Toxicodendrol. Bereits der **Hautkontakt** mit der Blattoberfläche löst bei vielen Menschen einen **juckenden, bläschenartigen Ausschlag** aus. Es gehört zu den Eigentümlichkeiten dieser Pflanze, dass sie bei **Nacht** und bei **Kälte giftiger** ist. Verwendet werden die Blätter.

2.25.2 Arzneiwesen

Auch das Arzneimittelbild von Rhus toxicodendron ist gekennzeichnet durch **Verschlimmerung** bei **nasser Kälte** und in der **Nacht**. Das Wesen des Arzneimittels ist (nach Vithoulkas) die **Steifigkeit**, und zwar nicht nur auf der körperlichen, sondern auch auf der geistigen und Gemütsebene. Auch die

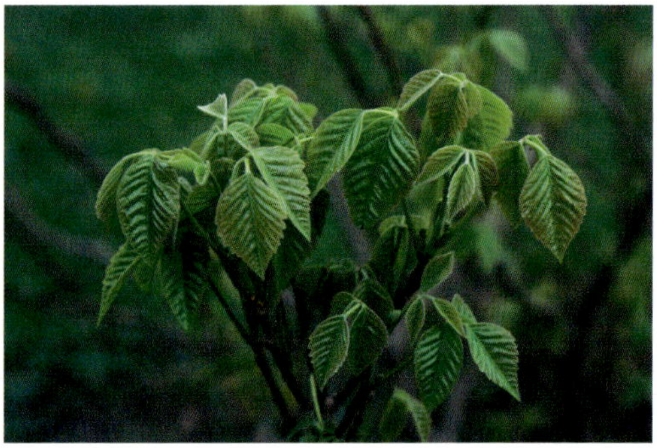

▶ **Abb. 2.24** Rhus toxicodendron.

schmerzhafte Steife verstärkt sich nachts und in der Ruhe und **bessert sich unter fortgesetzter Bewegung**, was zu einem beständigen **Bewegungsdrang** und zu **Ruhelosigkeit** führt. So sind die Kinder tagsüber kaum zu bremsen und werden nicht selten als hyperkinetisch eingeschätzt. Abends im Bett finden sie immer noch keine Ruhe und werfen sich rastlos hin und her.

2.25.3 Leitsymptome

Gemüt/Verhaltensmerkmale

Lebhafte, aufgeweckte, etwas scheue Kinder. Heraufziehende Probleme werden in ihrem Inneren zurückgehalten, nach außen entwickelt sich ein zwanghaftes, **steifes** und **rigides** Verhalten. Die Kinder verweilen in **Trübsinn**, Ängstlichkeit, sorgenvoller **Niedergeschlagenheit** und **Verzweiflung**. Entmutigt und unglücklich können sie auch ausgesprochen **reizbar** werden.

Allgemeinbefinden/Modalitäten

- Rheumaartige, stechende, schießende Schmerzen in den Gliedern (Gelenke, Sehnen) oder auf den Schleimhäuten.
- **Großes Steifheitsgefühl**: **schlimmer** durch Ruhe und **Stillhalten** (morgens) – besser durch fortgesetzte Bewegung.
- **Ständiger Bewegungsdrang**, das Kind kann **nicht still sitzen**.
- **Ruheloser Schlaf**. Nächtliche Angstgefühle. Alles verschlimmert sich nachts.
- **Verschlimmerung** durch **Kälte und Nässe** – Besserung durch **Wärme/Hitze** (warme Anwendungen, warmes Bad, Bettdecke etc.).
- Grippale Infekte mit Gliederschmerzen.
- Zappelige, unruhige Säuglinge, mit Abneigung zu baden.

Kopf

Stechende Kopfschmerzen bei Rhus-toxicodendron-typischen Modalitäten.

HNO

- Wunde, gerötete **Schleimhäute**: wunde Mundwinkel, rote Nasen- und Zungenspitze.
- Infekte im gesamten HNO-Trakt, ausgelöst durch nasskalte Witterung oder Baden.

Atemwege

Husten, Bronchitis, Asthma bei Rhus-toxicodendron-typischen Modalitäten.

Magen-Darm-Trakt

- Verdauungsbeschwerden und **Bauchkrämpfe**, besser bei angezogenen Beinen, Bauchlage, Wärme, und in Bewegung (Herumtragen). **Dreimonatskoliken** der Babys.
- Verlangen nach **kalten Getränken**, kalter Milch.

Bewegungsapparat

- Überstreckbare, knackende Gelenke, mit Neigung zur **Distorsion**. Tortikollis.
- **Gliederschmerzen** im Rahmen von grippalen **Infekten** (z. B. Influenza).
- Bedeutsam bei **juveniler Polyarthritis** mit o. g. Modalitäten.

Haut

- Vesikuläre, juckende Hautausschläge (Windpocken, Herpes).
- Fieberbläschen.
- Feuchter, eitriger Hautausschlag (Impetigo).

2.26 Sepia succus

2.26.1 Herkunft/Toxikologie

Der Tintenfisch (▶ **Abb. 2.25**) ist ein Weichtier mit ausgeprägter Bewegungsfreiheit. Dadurch unterscheidet er sich stark von Weichtieren, die von einer Schale umgeben sind, wie Muscheln oder Schnecken. Er ist ein geschmeidiges und schnelles Tier, das sich durch seine zwei langen Arme blitzschnell die vorbeischwimmende Beute greift. Zuvor hat sich der Tintenfisch (bis auf die Augen) auf dem Meeresgrund bis zur Unsichtbarkeit eingegraben. Er verteidigt sich durch einen raschen Rückstoß und das gleichzeitige Herausschießen einer bläulichen Flüssigkeit.

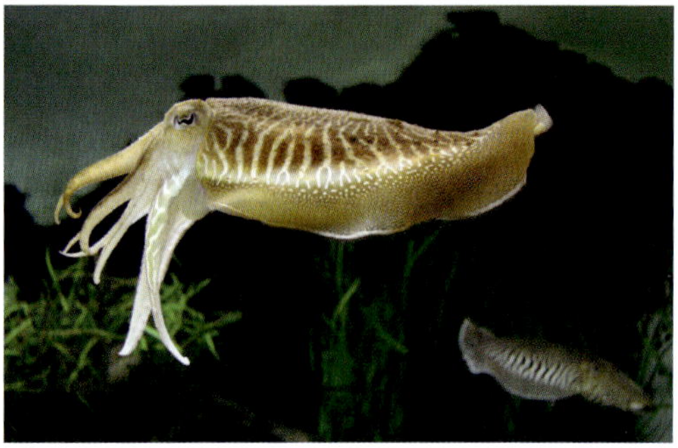

► **Abb. 2.25** Sepia succus.

Homöopathische Verwendung findet eben diese Tinte, ein Gemisch aus Kalk und Schwefel.

2.26.2 Arzneiwesen/Essenz

Sepia zeichnet sich durch **Beweglichkeit, Verschlechterung durch Stase** und **Gefühlskälte** aus. Das Mittel wirkt vor allem auf das Gemüt, die Nerven, die Haut, die (v.a. weiblichen) Geschlechtsorgane und den Kopf.

2.26.3 Leitsymptome

Gemüt/Verhaltensmerkmale

- Sehr sensibel gegenüber Geräuschen, Gerüchen, **Musik** und Kritik.
- Oftmaliges Weinen, wobei aber **Trost verschlechtert.**
- **Abneigung gegenüber Gesellschaft,** aber auf einer Party **liebt** Sepia das **Tanzen**, wodurch sich vor allem Gemütssymptome verbessern.
- Schwermütig, nervös, kühl und reserviert.
- **Lehnt Körperkontakt ab,** fühlt sich beziehungsunfähig, fürchtet das andere Geschlecht.
- Kein Säugling zum „Knuddeln".
- Anorexia nervosa mit Angst vor Übergewicht.
- Gefühlskälte und Bewegungsdrang.
- Ängste vor der Dunkelheit, dem Alleinsein.
- Sehr gewissenhaft, peinlich genau in Kleinigkeiten.
- Schnell gereizt, Traurigkeit in der Pubertät.
- **Mangel an Lebenswärme,** friert rasch.
- Dunkel, vornehm gekleidet.

Allgemeinbefinden/Modalitäten

- **Besserung durch Tanzen, Sport und Bewegung.**
- Besserung durch Gewitter, Frischluft und abends.
- Verschlechterung durch Trost, Kälte, Schnee und am Meer.
- Verschlechterung durch die bevorstehende Menses und einengende Kleidung.

Kopf/Augen

- Kopfschmerzen: Migräne mit Sehstörungen.
- Konjunktivitis und Gerstenkörner.
- Brennende Augenschmerzen.
- Juckende Gesichtsausschläge.

HNO

- Viele Infekte wie rezidivierende Tonsillitis, Herpes labialis.
- Trockener Mund und Räuspern.

Atemwege

Asthma bronchiale mit Besserung durch Umhergehen.

Magen-Darm-Trakt

- Obstipation bei geringem Stuhldrang.
- Verlangen nach Süßem, v.a. Schokolade, nach Saurem und Essig.
- Abneigung gegen Fett, Milch und Salziges.

Urogenitalorgane

- **Rezidivierende Zystitis.**
- **Vaginaler Ausfluss und Vulvitis mit wundfressendem Sekret.**
- **Enuresis**, oft als Zeichen von familiären Schwierigkeiten, evtl. in Kombination mit Obstipation.
- Unwillkürlicher Harnabgang durch Husten oder Lachen.

Haut

- Viele Muttermale, starke Körperbehaarung, schmerzhafte Fissuren an den Händen.
- Neugeborenen-Ikterus.

- Neurodermitis hinter den Ohren und in den Beugen.
- Warzen an den Fußsohlen.

2.27 Silicea terra

2.27.1 Herkunft/Toxikologie

Bei Silicea handelt es sich um Kieselsäure oder Siliziumdioxid (SiO_2), welches sich vor allem im Quarz oder Bergkristall findet (▸ **Abb. 2.26**). Fast die Hälfte der Erdrinde besteht aus Kieselsäure-Verbindungen und bildet damit das anorganische Gerüst unserer Erde.

Reichlich Silikat findet sich aber auch in der Haut des Menschen und in Pflanzen (Gras, Schachtelhalm, Bambus), wobei es hier dazu dient, Stabilität und Form, aber auch Flexibilität zu gewährleisten. All dies sind Merkmale, die wir auch beim Arzneimittelbild von Silicea wiederfinden. Beim Menschen kommt Silikat außer in der Haut in den Nägeln, den Haaren, dem Bindegewebe und in den Organkapseln vor, womit die Hauptwirkrichtung des Homöopathikums genannt ist.

Verwendet in der Homöopathie wird der Bergkristall, also der klare Quarz.

2.27.2 Arzneiwesen/Essenz

So wie sich der Bergkristall anfühlt, nämlich klar, hart, kalt und starr, so lässt sich Silicea charakterisieren. Kennzeichnend sind die **extreme Kälteempfindlichkeit,** sture Unnachgiebigkeit und fast unumstößliche innere Überzeugungen. Allerdings **fehlt es** den Kindern **an Selbstbewusstsein**, um ihre Überzeugungen auch vehement durchzusetzen; sie leben im Gegenteil im Bewusstsein bzw. in der Angst, es allen recht machen zu wollen. Hier findet man den Balanceakt zwischen Formgebung und Elastizität wieder.

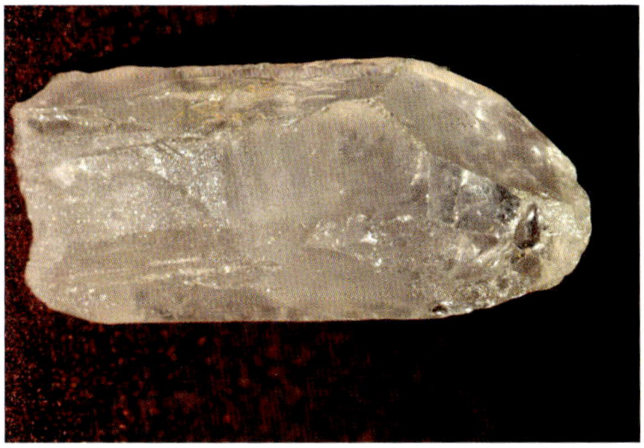

▸ **Abb. 2.26** Silicea terra.

Silicea ist des Weiteren ein **großes Eiterungsmittel** (begründet in der Verletzung der silikathaltigen Hülle).

2.27.3 Leitsymptome

Gemüt/Verhaltensmerkmale

Mangel an Selbstvertrauen: Silicea möchte seinen und den Ansprüchen anderer genügen und lebt in der ständigen Angst, dieser Anforderung nicht entsprechen zu können. Deswegen sucht es nach Hilfe und Unterstützung von außen, das Kind ist **angepasst, schüchtern und mild**.

Zu Hause kann Silicea aber auch **sehr trotzig und stur** sein, die Gründe sind in der mangelnden Flexibilität und Unsicherheit zu suchen. Innerlich ist Silicea kaum vom Gegenteil seiner einmal gefassten Meinung zu überzeugen, und so bleibt es bei seinem ständigen „Nein-Sagen"; hier ebenfalls mit einer gewissen Milde, nicht gewalttätig, wie wir es beispielsweise von Tuberculinum kennen.

Neigung zum Nägelkauen oder Daumenlutschen. **Gewissenhaft und pedantisch in Kleinigkeiten:** wäscht sich z. B. ständig die Hände, die Kinder achten auf stets saubere Kleider.

Angst vor dem Scheitern und vor Prüfungen, welche aufgrund der pedantischen Vorbereitung gut absolviert werden, **vor Nadeln, vor Konfrontation** und Verantwortung. **Trost verschlechtert**, die Kinder ziehen sich innerlich zurück oder er führt zum Weinen.

Silicea-Kinder sind beliebt und finden aufgrund ihrer Milde und Nachgiebigkeit leicht Freunde. Sie sind offen, kontaktfreudig und einfühlsam.

Allgemeinbefinden/Modalitäten

- **Extreme Kälteempfindlichkeit** mit stets kalten Extremitäten, die kaum zu wärmen sind. Die Wärmflasche ist ein ständiger Begleiter von Silicea.
- **Infektanfälligkeit** durch die ungenügende Möglichkeit, auf äußere Reize zu reagieren. Dadurch kommt es zu vielen eitrigen Prozessen im ganzen Körper.

- **Magere** Kinder mit einem großen Kopf bei schwächlichem Körperbau. Oft schon als Frühgeburt zur Welt gekommen, kann es die angebotene Nahrung nur unzureichend verdauen. **Muttermilch wird wieder erbrochen oder führt zu Diarrhöe.**
- Typisch ist die **langsame Entwicklung**: Die große Fontanelle ist weit geöffnet und schließt sich verspätet, die Zahnung, das Laufen und Sprechenlernen erfolgen verzögert.
- Die Haut ist blass und durchscheinend.
- Besserung durch **Wärme, im Sommer,** Liegen auf einer festen Unterlage.
- Verschlechterung durch Berührung, Gerüche, Lärm, helles Licht, **Kälte,** körperliche und geistige Anstrengung.
- **Eigentümlich** ist das Gefühl eines Haares auf der Zunge.

Kopf/Augen

- Dünne Haare mit Spliss.
- Kopfschmerzen, die durch Liegen im dunklen Zimmer besser werden oder durch einen festen Druck um den Kopf (wie durch ein Stirnband).
- Eitrige Konjunktivitis und Gerstenkörner.
- Tränenkanalstenose.

HNO

- Hypersensibel bzgl. Riechen, Schmecken und Hören.
- **Eitrige Tonsillitis** mit Splitterschmerz beim Schlucken.
- Sämtliche HNO-Entzündungen gehen oft mit eitriger Exsudation einher: Otitis mit Perforation, Mastoiditis, Paukenerguss, Sinusitis und Lymphadenitis.
- Rissige Mundwinkel.
- Heuschnupfen und Allergieneigung.

Atemwege

- Pneumonien mit reichlich eitrigem Sputum.
- Asthma bronchiale bei Infektneigung.
- Wiederholte oder lang andauernde Bronchitiden, vor allem während der Infektzeit wegen der mangelnden Heilungstendenz von Silicea.

Magen-Darm-Trakt

- **Obstipation:** Der Stuhl möchte nicht nach draußen, ist genauso „schüchtern“ wie das ganze Silicea-Kind.
- Stinkender Meteorismus, Milch verschlechtert.

Bewegungsapparat

Schwaches Rückgrat mit Haltungsschwäche und Neigung zur Skoliose.

Haut/Schweiß

- **Übel riechender, scharfer Fußschweiß,** der auch Löcher in die Socken machen kann.
- Schweiß am Kopf während des Schlafes.
- **Abszesse und Furunkel** mit langsamer Heilungstendenz. Dünnflüssiger, stinkender, grünlicher Eiter.
- Schlechte Wundheilung.
- Finger- und Zehennägel sind spröde, reißen leicht ein, sind verformt, bedeckt mit weißlichen Flecken.
- Warzen an den Fußsohlen.
- Bewährte Indikation bei tiefen Splittern in der Haut.

2.28 Staphisagria

2.28.1 Herkunft/Toxikologie

Beim Stephanskraut (▶ **Abb. 2.27**) handelt es sich um eine zweijährige, ca. 60–100 cm hohe Staude, die im südlichen Mittelmeerraum beheimatet ist. Es ist ein Hahnenfußgewächs (Familie der Ranunculaceae) mit graublauen bis dunkelvioletten Blüten. Das Kraut ist giftig, in der Homöopathie werden die bitter schmeckenden und übel riechenden Samen zerrieben.

Hauptinhaltsstoffe sind die Alkaloide Delphinin und Staphisin mit Hauptwirkung Richtung ZNS, peripheres Nervensystem, Verdauungs- und Geschlechtsorgane, Haut und Prostata. Wegen der Inhaltsstoffe ist Staphisagria mit Aconitum napellus verwandt, wegen der Pflanzengattung mit dem bei uns heimischen Rittersporn.

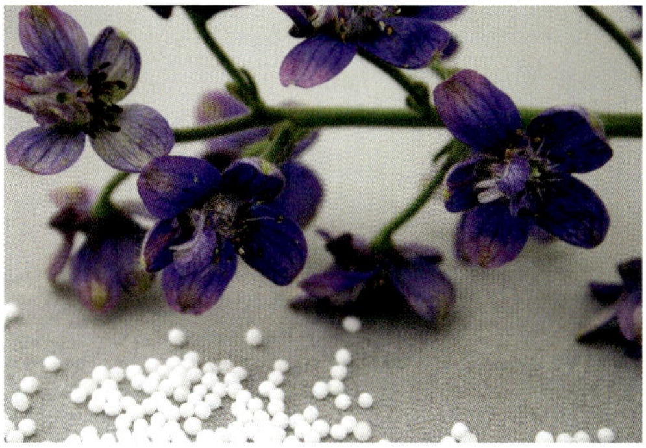

▶ **Abb. 2.27** Staphisagria.

2.28.2 Arzneiwesen/Essenz

Staphisagria ist geprägt von **Ärger, Kummer und Sorge.** Es ist eines unserer wichtigsten Kummermittel neben Ignatia und Natrium muriaticum.

Das Kind ist sehr **sensibel, leicht kränkbar** und reagiert auf fehlende Liebe, auf Verletzungen oder Bestrafungen mit Rückzug in sein Innerstes. Dadurch werden diverse Ängste geschürt, es kommt zu unterdrückter Wut und durch das „In-sich-Hineinfressen“ zu körperlichen Symptomen wie Kopfschmerzen, Gerstenkörnern, Warzen, Karies oder juckenden Ekzemen. Schließlich folgt die Eruption mit **Wutausbrüchen, Launenhaftigkeit, Masturbation** und anderen Fluchtmechanismen, um die innere Spannung abzubauen. In der weiteren Folge hat Staphisagria dann ein schlechtes Gewissen, es reagiert mit Zurückgezogenheit, Schwäche und Selbstvorwürfen.

2.28.3 Leitsymptome

Gemüt/Verhaltensmerkmale

Empfindsamkeit gegenüber Kritik an seiner Person, gegenüber mangelnder Liebe. Staphisagria hat oft autoritäre, strenge Eltern, wurde Opfer von körperlicher oder emotionaler Gewalt oder erfährt wenig Anerkennung innerhalb der eigenen Familie. Es hat **Angst,** dass die Eltern unzufrieden mit ihm sind, vor der Zukunft und vor Gewittern. Deswegen sind die Kinder **scheu und introvertiert**, um nicht noch mehr Schuld auf sich zu laden.

Sie **unterdrücken ihre eigenen Gefühle**, da sie wissen, Widerstand führt zu vermehrter Bestrafung. Ist dies nicht mehr zu ertragen, folgt die für Staphisagria typische Phase der **Wutausbrüche,** die oftmals in der Pubertät einsetzt. Die Jugendlichen werden ärgerlich, reizbar und für die Eltern emotional kaum einschätzbar. Sie werfen mit Gegenständen nach Menschen, die sie beleidigen, was die Situation nochmals verschlimmert. Sie weinen, wenn sie etwas nicht erhalten, werfen es aber weg, wenn sie es erhalten (vgl. Cham. und Cina).

Gedächtnisschwäche und Wortfindungsstörungen, körperliches und geistiges Erschöpftsein. **Perfektionismus,** pedantisch in Bezug auf Kleinigkeiten.

Allgemeinbefinden/Modalitäten

- Tics, verursacht durch strenge Eltern (Petrucci [36]).
- **Bewährte Indikation vor geplanten Operationen, vor Schnittwunden.**
- **Verschlechterung morgens, nach dem Schlafen.**
- **Verschlechterung durch Ärger, Kummer, Wut und Beleidigung.**
- Besserung durch Liegen und Gehen im Freien.

Kopf/Augen

- **Kopfschmerzen,** wenn sie sich nicht geliebt fühlen, Besserung durch Gähnen.
- Kopfläuse: Staphisagria wird im Volksmund oft auch Läusekraut genannt.
- **Gerstenkörner** mit Rezidivneigung (DD: Calc-f., Puls., Sil., Sulf., Thuj.).
- Dunkle Augenringe oder halonierte Augen.

Zähne

- Schwierige, schmerzhafte Zahnung.
- **Karies.**
- **Hauptmittel bei Zahnabszessen.**
- Schwer entfernbarer, schwärzlicher Zahnbelag.

Magen-Darm-Trakt

- Verlangen nach Süßem und Milch.
- Abneigung gegen Fett.
- Heißhunger selbst bei vollem Magen.
- Aufgetriebenes Abdomen mit Meteorismus und Abgang übel riechender Winde.
- Diarrhöe, nach Wutausbruch oder Bestrafung.

Urogenitalorgane

- Zystitis, vermehrter Harndrang.
- **Neigung zu Masturbation.**

Haut

- Milchschorf oder ein **krustiges Ekzem** auf dem Kopf.
- Stark juckende Ekzeme als Ausdruck der Hypersensitivität.
- Warzen.

2.29 Stramonium

2.29.1 Herkunft/Toxikologie

Der Stechapfel (▶ Abb. 2.28) gehört wie Belladonna, Hyoscyamos oder Dulcamara zur Familie der Nachtschattengewächse (Solanaceae). Das einjährige Kraut kann 1 m hoch werden, ist hochgiftig und wurde im Mittelalter als Rauschmittel oder Liebestrank verwendet. Es wächst in Europa, Nordafrika und Nordamerika in sonniger Lage.

Die Inhaltsstoffe sind bei allen Nachtschattengewächsen ähnlich, sie unterscheiden sich lediglich in ihrer Konzentration. Die Alkaloide Hyoscyamin und Scopolamin rufen bei Stramonium im Vergleich zu Belladonna mehr ins Psychische oder Nervöse gehende Wirkungen hervor.

2.29.2 Arzneiwesen/Essenz

Die Essenz ist vergleichbar mit den Vergiftungserscheinungen: Stramonium führt zu einer Lähmung des Parasympathikus mit **weiten, reaktionslosen Pupillen, Schwindel, beschleunigtem Puls, Verwirrung mit irren Reden und heftiger Erregung bis hin zur Gewalttätigkeit.** Zusätzlich kommt es zu Mundtrockenheit, Krämpfen im Hals und Enuresis.

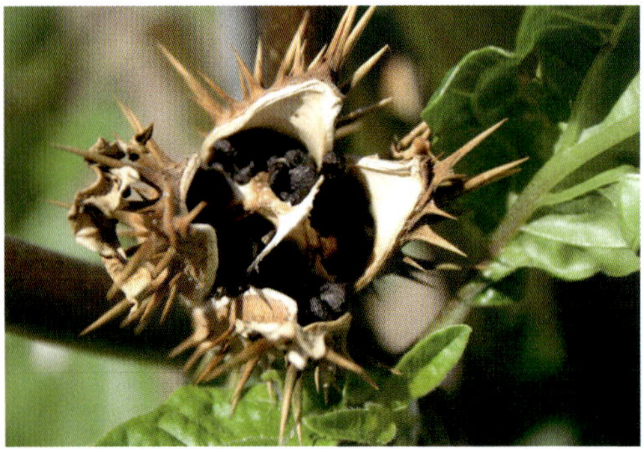

▶ **Abb. 2.28** Stramonium.

Indikationen sind manische Erregungszustände, Infektionen mit Halluzinationen bei nicht so hohem Fieber wie bei Belladonna.

2.29.3 Leitsymptome

Gemüt/Verhaltensmerkmale

- **Delirien und Halluzinationen**, die auffallend sind durch ihre Heftigkeit.
- **Ängste in der Dunkelheit:** Die Kinder können nur mit Licht schlafen.
- Ängste vor Gespenstern, dem Teufel oder auf dem Friedhof.
- Streitlust und **Gewalttätigkeit** sind ein Kennzeichen des Stramonium-Kindes.
- Es hat Albträume, Wahnvorstellungen von großen, wilden Tieren, und das Kind muss sich nackt ausziehen.
- Stramonium verlangt nach Gesellschaft, fürchtet sich vor dem Alleinsein.
- Das Kind fürchtet sich vor Wasser, weigert sich zu baden oder auch Wasser zu trinken.
- Es finden sich Gedächtnis- und Konzentrationsschwäche, Melancholie und Gleichgültigkeit.

Allgemeinbefinden/Modalitäten

- Stramonium-Kinder zeichnen sich durch **Hypermotorik und Impulsivität** aus, neigen zu Gangunsicherheiten und konvulsivischen Zuckungen.
- Alle genannten Symptome sind durch ihre **Heftigkeit** gekennzeichnet.
- Eine bewährte Indikation ist der **Nachtschreck** oder Pavor nocturnus.
- Sehr unruhiger Schlaf mit Hin- und Herrollen des Kopfes.
- Stammeln oder Stottern am Gesprächsanfang.
- **Verschlechterung in der Dunkelheit, bei Alleinsein, nach dem Schlaf.**
- Verschlechterung durch das Betrachten von Glitzerndem wie dem eigenen Spiegelbild, glatter Wasseroberfläche oder durch Spiegelndes im Sonnenschein.
- Besserung bei Licht, in Gesellschaft oder durch Wärme.

Kopf/Augen

- Heftige, pulsierende Kopfschmerzen.
- Erweiterte, reaktionslose Pupillen.
- Sehtäuschungen aller Art.
- Wild verzerrtes Gesicht.

HNO/Zähne

- Gehörverlust oder Halluzinationen des Gehörs.
- Schaum vor dem Mund.
- Trockener Mund.
- Zähneknirschen.

Atemwege

Asthma bronchiale.

Magen-Darm-Trakt

Durst trotz ausgeprägtem Speichelfluss.

Urogenitalorgane

Enuresis nocturna.

2.30 Sulfur

2.30.1 Herkunft/Toxikologie

Bei Sulfur oder Schwefel (▸ **Abb. 2.29**) handelt es sich um ein praktisch ubiquitär vorkommendes Element, das sich sowohl in elementarer Form (als Schwefelwasserstoff in Vulkangasen) als auch gebunden findet. Sulfur ist sehr reaktionsfreudig und verbindet sich mit fast allen Erzen. Bei der Verbindung wird oft Feuer erzeugt, was die Reaktionsfreudigkeit des homöopathisch verwendeten Sulfurs bereits andeutet. Im menschlichen Organismus ist Sulfur sehr bedeutend, denn er findet sich in Vitaminen, Enzymen, Hormonen und Aminosäuren.

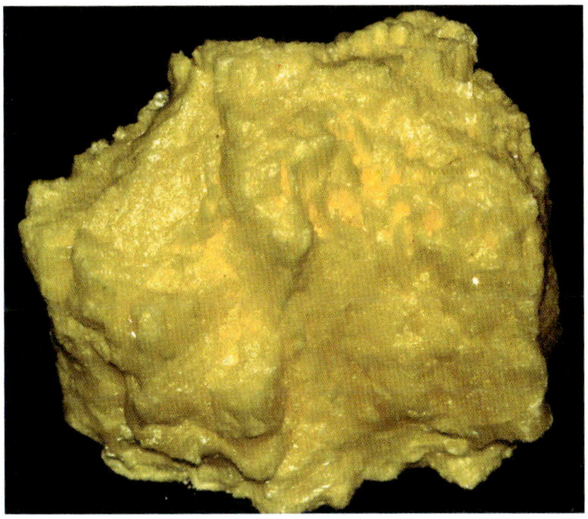

▸ **Abb. 2.29** Sulfur.

2.30.2 Arzneiwesen/Essenz

Sulfur ist eines unserer ganz großen Polychreste. Durch seine **Reaktionsfreudigkeit** kommt es zu mannigfaltigen Symptomen, die durchaus auch gegensätzlich sein können: Dem hitzigen, vor Kraft strotzenden und selbstbewussten Kind steht ein abgemagertes, infektanfälliges und introvertiertes gegenüber – und alle beiden Pole können mit Sulfur therapiert werden. Hauptangriffspunkt ist die **Haut mit vielerlei Ekzemen, Neurodermitis, Juckreiz** und Kratzspuren.

Das Sulfur-Kind **exploriert seine Umgebung**, ohne auf die Hinweise der Eltern zu achten, es hat kein schlechtes Gewissen dabei. Dahinter steckt der Wunsch, zu verstehen, wie etwas funktioniert. Technische Details interessieren dabei vor allem die Jungen.

Es entwickelt eine ausgeprägte **Sammelleidenschaft**, wobei sich im eigenen Zimmer ein riesiges, nur für das Kind selbst durchschaubares Chaos findet. Bei all den Gegenständen ist es Sulfur aber nicht möglich, davon etwas abzugeben.

Ein gutes Beispiel aus der Literatur ist Astrid Lindgrens „Michel aus Lönneberga“, der stets einen Streich im Schilde führt, von den Eltern nur schwer gezähmt werden kann, aber dessen Streiche von außen betrachtet sehr lustig wirken und von enormer Fantasie zeugen. Ein Sulfuriker birgt oft Sprengstoff innerhalb der Familie, je nachdem, wie die anderen Familienmitglieder „gestrickt“ sind und wie gut sie mit dem Schabernack umgehen können.

Oftmals wird Sulfur auch dazu benutzt, um die Reaktionskraft eines Patienten „anzuheizen“, wenn sich während einer Therapie keine Änderung mehr ergibt.

2.30.3 Leitsymptome

Gemüt/Verhaltensmerkmale

- **Selbstbewusstsein bis hin zum Egoismus**: Gleichgültigkeit, was andere von ihm halten. – Geht seinen eigenen Weg, kleidet sich, wie es ihm passt, gesellschaftliche Normen sind zweitrangig.
- Will alles selbst machen, starker Wille.
- Ausgeprägte Ambivalenz:
  - Auf der einen Seite **intelligent, neugierig und explorierend**, auf der anderen Seite **störend, lärmig und schmutzig** – bereits in Kindertagen der „zerstreute Professor".
  - Bei Dingen, die das Sulfur-Kind interessieren, ist es **konzentriert und akribisch**, bei uninteressanten Tätigkeiten **faul, ungeduldig und unkonzentriert**.
  - **Es liebt Gesellschaft**, solange es der Anführer ist; zieht sich zurück, wenn nicht alle „nach seiner Pfeife tanzen"; redet gerne selbst, kann aber nicht zuhören.
  - Sehr rasch gereizt und ärgerlich, aber auch sehr schnell wieder zu beruhigen.
- Geistreich, fantasievoll und diskussionsfreudig.
- Sehr dem Materiellen zugewandt, weiß stets über den Wert seiner Habseligkeiten Bescheid. Teilen ist extrem schwierig, da Sulfur an jedem Gegenstand hängt.
- Ungepflegtes Äußeres, wäscht sich nicht gerne.
- Liebt es, seine Hände schmutzig zu machen, in der Erde zu buddeln.
- Kann nachts nicht einschlafen, da es sich vom Tag nicht verabschieden kann; gestörtes Durchschlafen durch „Gedankenandrang", nächtliches Schwitzen, Morgenmuffel.

Allgemeinbefinden/Modalitäten

- **Heißblütig** im Säuglings- und Kleinkindalter: deckt sich stets seine Füße ab im Bett wegen brennenden Fußsohlen, benötigt auch im Winter nur leichte Kleidung.
- Brennende Schmerzen irgendeines Körperteils (DD: Ars., Phos.), rote Körperöffnungen.
- **Verschlechterung durch Wärme (Sonne, Kleidung, im Bett), vormittags um 11.00 Uhr, durch Waschen, nachts, im Stehen, durch Tragen von Wolle, durch Impfungen und unterdrückte Hautausschläge.**
- Besserung durch Frischluft, Bewegung und trockenes, warmes Wetter.

Kopf/Augen

- Milchschorf, Hautausschläge am Kopf, Furunkel, Impetigo, juckender Ausschlag, Schuppen.
- Abneigung, die Haare zu waschen.
- Konjunktivitis, Gerstenkorn, entzündete Lidränder.

HNO

- Eitrige Infektionen aller Art im HNO-Bereich, wie Sinusitis, eitrige Tonsillitis, Otitis media mit und ohne Perforation.
- Wund gefressene Nase, eitriger Schnupfen.
- Allergische Rhinitis.

Atemwege

- Asthma bronchiale, vor allem nach unterdrückten Hautausschlägen.
- Pneumonie, Bronchitis mit Verschlechterung nachts, im warmen Zimmer und Besserung an der frischen Luft.

Magen-Darm-Trakt

- **Stinkende Exkremente** und Neigung zu schmerzhafter Obstipation.
- Aber auch oftmals übel riechende **Diarrhöe nach Milchgenuss** oder während der Zahnungsphase. Verschlechterung frühmorgens.
- Meteorismus, nach Fäulnis riechende Flatulenzen.
- Leisten- und Nabelbruch.
- Juckendes, feuerrotes Analekzem.
- **Liebt Gewürztes, Süßigkeiten, Eis und kalte Speisen.**
- **Großer Durst auf kalte Getränke, welche Sulfur in großen Schlucken trinkt.**
- Verlangen nach Milch, obwohl diese verschlechtert.

Urogenitalorgane

- Harnverhalt, Zystitis.
- Vulvitis mit Brennen beim Wasserlassen.
- Vaginaler Ausfluss mit Juckreiz und Brennen.
- Häufiger Harndrang, tags wie nachts.

Bewegungsapparat

- Übel riechender Fußschweiß.
- Deckt sich nachts die Füße ab wegen der großen Hitzigkeit.
- Haltungsschwäche, geht vornübergebeugt.

Haut

- **Hauptzielorgan von Sulfur: Ekzeme können sich überall am Körper befinden.**
- **Neurodermitis mit intensivem Jucken,** v. a. hinter den Ohren und am Kopf, mit Verschlechterung nachts im Bett und durch Tragen von Wollkleidung.
- **Windeldermatitis** im Säuglingsalter, Akne im Jugendalter.

2.31 Thuja occidentalis

2.31.1 Herkunft/Toxikologie

Bei Thuja occidentalis (▸ **Abb. 2.30**) handelt es sich um den abendländischen Lebensbaum, der bis zu 20 m hoch wird. Es ist ein Zypressengewächs (Cupressaceae), welches pyramidenähnlich aussieht, schuppenartige Nadeln hat und an der Rückseite Öldrüsen trägt. Beheimatet ist Thuja in Nordamerika, während es in Europa als Zier- oder Heckenpflanze verwendet wird. Oft sieht man die Thujahecke auf Friedhöfen als immergrüne Pflanze, sozusagen als „Wächter über den Tod".

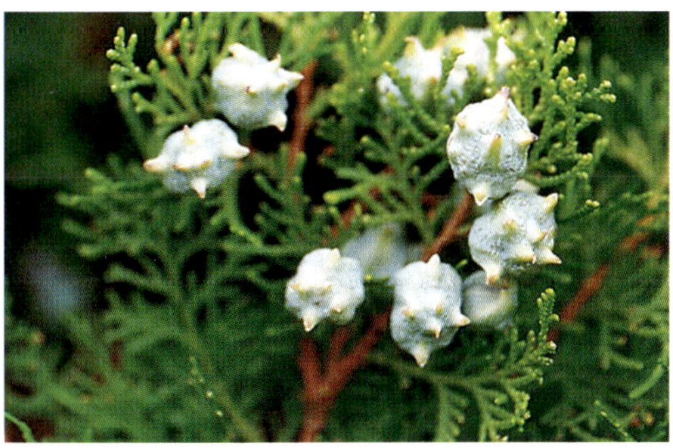

▸ **Abb. 2.30** Thuja occidentalis.

Homöopathisch verwendet werden vor der Blütezeit geerntete Zweige mit frischen Trieben. Inhaltsstoffe sind ätherische Öle mit Thujon, Pinen u. a. Diese können, beispielsweise als Tee zubereitet, krampfauslösend wirken.

Die Hauptwirkung von Thuja zielt auf das ZNS, das vegetative Nervensystem, die Haut und Schleimhäute.

2.31.2 Arzneiwesen/Essenz

Die Essenz von Thuja im Praxisalltag zu erfassen, ist sehr schwierig. Es ergibt sich ein Bild des Geteiltseins: einerseits des Angepasstseins, des Sich-Versteckens und des mangelnden Selbstbewusstseins, andererseits suchen die Kinder Streit, sind stur und rigide und vor allem gegenüber der eigenen Familie sehr widerspenstig.

Wie die Pflanze Öl absondert, schwitzen die Kinder stark, vor allem im Gesicht und an den Händen. Es lassen sich viele körperliche Symptome nachweisen, die das Gemüt, die Haut und die lymphatischen Organe betreffen.

2.31.3 Leitsymptome

Gemüt/Verhaltensmerkmale

Thuja fühlt sich nicht wohl in seiner Haut: Es fühlt sich schuldig, beschämt und leidet an **mangelndem Selbstvertrauen.** Die Gefühlswelt des Thuja-Kindes bleibt oft (wie auf dem Friedhof) im Verborgenen. Es **versteckt seine Gefühle**, fühlt sich unerwünscht und äußert seine Ängste nicht.

Die Kinder sind **überempfindlich gegenüber der Anwesenheit von Fremden**: Dies führt zu Nervosität, Stottern oder Schweigen. Ein weiterer Ausdruck der Hypersensitivität ist **das starke Ergriffensein von Musik**, was sich auch in Weinen äußern kann.

Die Kinder sind **vergesslich, zerstreut und unkonzentriert**, was in schlechte Schulnoten mündet und wodurch sich Lese- und Schreibfehler einschleichen. Der aufgestaute Frust muss natürlich irgendwo abgeladen werden, weswegen die Kinder **streitlustig** sind und vor allem der eigenen Familie gegenüber Widerspenstigkeit zeigen. Sie sind **reizbar** und bereits über Kleinigkeiten verärgert. Die zahlreichen körperlichen Symptome sind eine andere Art, sich Luft zu verschaffen (Ekzeme, Schwitzen, Karies, Asthma bronchiale etc.).

Allgemeinbefinden/Modalitäten

- Thuja ist ein stark **linksseitiges** Mittel.
- Die Kinder sind oft **dicklich, aufgedunsen** und die Muskulatur hypoton.
- Die Entwicklung ist verlangsamt, auch für geistig behinderte Kinder gut passend.
- **Albträume:** von Toten, Friedhöfen, Gespenstern und Sturz in die Tiefe.
- Der Schweiß ist ölartig, süßlich riechend, färbt das Leintuch gelb.
- Als Auslöser findet man in den diversen Materiae medicae: Gonorrhoe oder **Geschlechtskrankheit in der Familie**.
- **Besserung durch frische Luft, Bewegung** (Radfahren), Zurückbeugen des Kopfes (bei Sinusitis), Wärme und warmes Einhüllen.
- **Verschlechterung durch Flüssigkeit:** feuchtes Wetter, Aufenthalt am Meer, Wohnen in einem feuchten Haus. Vermeulen schreibt: „Der Organismus steht bis an den First unter Wasser und kann nicht mehr davon aufnehmen." [46]
- **Verschlechterung um 3.00 und 15.00 Uhr**: Das Denken an unangenehme Dinge verhindert das erneute Einschlafen.
- **Verschlechterung durch Impfungen:** bedeutender Auslöser!

Kopf/Augen

- Kopfschmerzen bei Stress oder zu wenig Schlaf.
- Hordeolum, Chalazion an den Lidrändern.

HNO/Zähne

- Dicker, gelb-**grünlicher**, stinkender Eiter aus der Nase.
- Krustenbildung an der Nase.
- Chronische Infekte der oberen Luftwege: Sinusitis, Otitis media, Mastoiditis.
- Adenoide Vegetationen.
- Unregelmäßiges Gebiss, Zahnstein, gegenüber kaltem Wasser empfindliche Zähne.
- Langsame Zahnung.
- **Verfrüht Karies.**

Atemwege

- **Asthma bronchiale**, nach Impfungen, bei Nebel.
- Dyspnoe, meist nachts.
- Schleim löst sich vor allem im Liegen.

Magen-Darm-Trakt

- Wässrige, hellgelbe Diarrhöe, oft nach dem Frühstück.
- Gurgeln und Knurren im Abdomen.
- Speisen und Getränke: **verminderter Appetit**, Verlangen nach Salz und kalten Getränken, Abneigung gegenüber fettem Fleisch, Kartoffeln und Zwiebeln.

Urogenitalorgane

- Lang andauernde Enuresis, teilweise bis ins Jugendalter.
- Häufiger Harndrang bei Schmerzen gleich welcher Art.

Haut

- **Ekzeme** an bedeckten Körperstellen, die nach Impfungen auftreten.
- **Warzen aller Art:** flach, hornartig, eingedellt, gestielt oder weich, entzündet, feucht, eiternd, schmerzhaft oder leicht blutend; oftmals stinkend.
- Lymphknotenschwellungen.
- Mit Flaum behaarter Rücken (DD: Tub.).

2.32 Tuberculinum

2.32.1 Herkunft/Toxikologie

Bei Tuberculinum bovinum handelt es sich um eine Nosode, die aus dem Extrakt von Rinder-Tuberkulose-Bakterien gewonnen wurde (▶ **Abb. 2.31**). Hauptzielrichtung sind das Gemüt, die Atemwegsorgane, die Haut und die Lymphdrüsen.

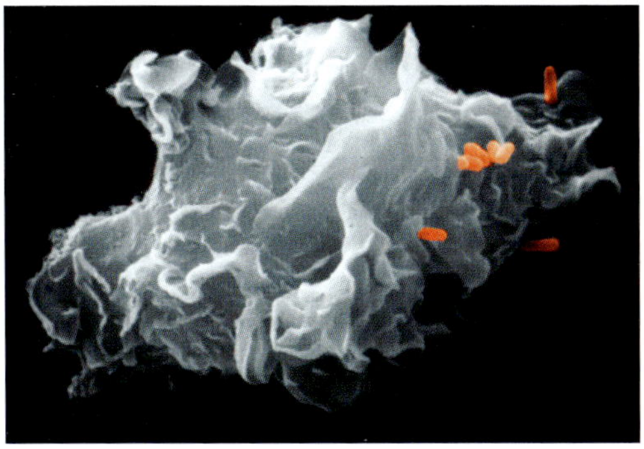

▶ **Abb. 2.31** Tuberculinum.

2.32.2 Arzneiwesen/Essenz

Das Tuberculinum-Kind ist **ruhelos, hyperaktiv** und fühlt sich in seinem Bewegungsdrang und seinen Vorstellungen eingeengt. Es **akzeptiert keine Grenzen** und möchte seine eigenen Erfahrungen sammeln. Der Starrsinn äußert sich durch ständiges „Nein-Sagen", womit die ganze Familie tyrannisiert wird. Tuberculinum ist innerlich **unzufrieden** und möchte dieser Situation entkommen, wodurch das **Verlangen zu reisen** begründet ist.

Wie man bereits aus der Tuberkulose-Erkrankung vermuten kann, spielen bei diesen Kindern **wiederkehrende Atemwegsinfektionen** eine große Rolle; sie sind oft **abgemagert trotz guten Appetits.**

2.32.3 Leitsymptome

Gemüt/Verhaltensmerkmale

- Tuberculinum ist **reizbar** und teilweise gewalttätig, vor allem bei Widerspruch:
  - zerstört bewusst Gegenstände oder wirft mit diesen
  - schlägt seinen Kopf gegen den Boden oder an die Wand
  - beschimpft seine Eltern
  - heftige Wutanfälle
  - extremer Morgenmuffel
- **Unzufriedenheit** mit seiner Lebenssituation.
- **Verlangen zu reisen** und nach Veränderung. Läuft von zu Hause weg, fühlt sich verloren und heimatlos.
- **Starr- und Eigensinn**: ständige Verweigerung, lässt sich beim Arzt nur schwer untersuchen und ist nach der Untersuchung **nachtragend und beleidigt**.
- Fühlt sich durch Grenzen der Eltern und in der Schule eingeengt, akzeptiert keine Tipps von Älteren, sondern möchte seine eigenen Erfahrungen machen. Probiert dabei auch gefährliche Sachen aus, ritzt sich, ist Alkohol, Drogen oder frühzeitigem Sex zugetan oder versucht sich in Extremsportarten.
- Sehr launisch.
- Widersprüchliche Zustände wie Wechsel zwischen Schlaflosigkeit und Schläfrigkeit oder zwischen Arbeitswut und Faulheit.
- **Pavor nocturnus.**
- **Ruhelosigkeit,** möchte alles in seiner Umgebung berühren.
- Romantisch.
- **Ängste:**
  - vor allem vor Tieren wie Hunde und Katzen
  - vor dem Alleinsein
  - vor Gewittern
- Verstärktes sexuelles Verlangen mit schmerzhaften Erektionen und frühzeitiger Masturbation.
- **Entwicklungsretardierung** mit Lern- und Konzentrationsproblemen, Lese- und Rechtschreibstörung.

Allgemeinbefinden/Modalitäten

- Magere Kinder trotz guten Appetits.
- Ausgeprägte Erkältungsneigung.
- Allergieneigung, vor allem gegen Tiere (wie Katzenhaarallergie).
- Schwellung aller lymphatischen Organe.
- Schwierigkeiten einzuschlafen wegen körperlicher Ruhelosigkeit und kalten Füßen.
- Zähneknirschen im Schlaf.
- Schläft in Knie-Ellbogen-Lage, bohrt das Gesicht ins Kissen.
- Guter Allgemeinzustand trotz hohen Fiebers.
- Besserung im Freien oder im warmen Bett.
- Verschlechterung bei Bewegung im Freien und bei Wetterwechsel, vor allem von kalt zu warm.

Kopf/Augen

- **Großer Kopf** im Verhältnis zum Körper.
- Schulkopfschmerzen, Verschlechterung durch geistige Anstrengung.
- Zwanghaftes Schlagen des Kopfes (auf den Boden oder gegen die Wand).
- Gerstenkörner, Lidrandekzeme.
- Feine, lange Wimpern.

HNO/Zähne

- Wiederholte Otitiden, evtl. mit Perforation.
- Eitrige Tonsillitis und Tonsillenhyperplasie.
- Zervikale Lymphknotenvergrößerung.
- Dicke, eitrige Sinusitis.
- Nasenbluten.
- Fauliger, übel riechender Mundgeruch.
- **Problematische Zahnung,** zu viele oder zu wenig Zähne, Zahnfehlstellungen.
- **Zähneknirschen.**

Atemwege

- **Häufige Atemwegsinfekte: Asthma bronchiale**, lang dauernder Husten oder Heuschnupfen.
- Auslöser sind Infekte, Allergien, Wetterwechsel oder Anstrengung.
- Pneumonien mit eitrigem Sputum.
- Tuberkulose oder Asthma bronchiale in der Familienanamnese.

Magen-Darm-Trakt

- **Fauliger, übel riechender Stuhl.**
- **Verlangen nach kalter Milch und Geräuchertem.**
- Typisch ist das Verlangen nach Milch, aber es gibt auch Verschlechterung dadurch.

Urogenitalorgane

- Wiederholte Zystitis.
- Enuresis nocturna.

Bewegungsapparat

- Ruhelosigkeit der Extremitäten.
- Juvenile Arthritis.
- Coxitis fugax.
- Schmerzende Beine während Fieberphasen.

Haut

- **Starke Behaarung am Rücken bzw. entlang der Wirbelsäule.**
- **Neurodermitis** mit feuchten Ausschlägen und starkem Juckreiz.
- Juckreiz mit Verschlechterung durch Kratzen.
- Verstärktes Schwitzen nachts, vor allem am Kopf und im Gesicht.
- Furunkulose und ausgeprägte Akne im Jugendalter.
- Milchschorf, Allergie gegenüber Milch.

2.33 Veratrum album

2.33.1 Herkunft/Toxikologie

Der Weiße Nieswurz oder Weiße Germer (▶ **Abb. 2.32**) wächst in den Hochalpen, in Osteuropa und in Sibirien und gehört zur Familie der Liliengewächse (Liliaceae). Es handelt sich um eine Pflanze, die den Boden stark auszehrt. Zur Arzneiherstellung wird die Wurzel verwendet.

Bei einer Veratrum-Vergiftung kommt es zu Puls- und Temperaturabfall, Erbrechen, verstärktem Schwitzen und choleraartigen Durchfällen. Die Hauptwirkung beruht auf Protoveratrin, einem Nerven- und Muskelgift, Germerin und Jervin, welche zu den Narkotika zählen.

2.33.2 Arzneiwesen/Essenz

Das Arzneimittelbild ist gekennzeichnet durch **emotionale wie auch körperliche Kälte.** Veratrum album hat **eiskalte Extremitäten, kalten Schweiß auf der Stirn** und ist oft schon im Kindesalter **hoch-**

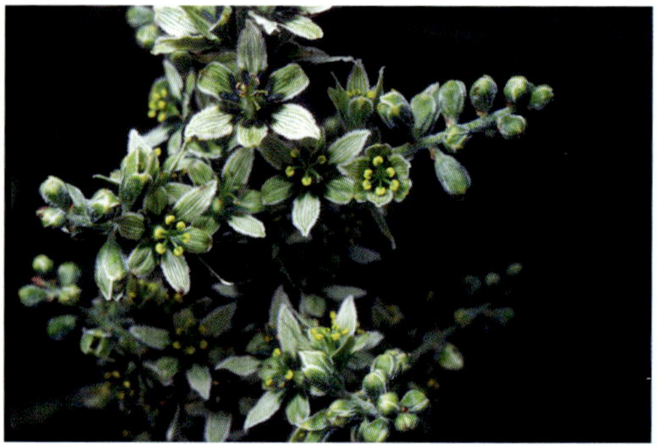

▶ **Abb. 2.32** Veratrum album.

mütig und arrogant. Der Patient hat das Empfinden, seine Haltung ist die einzig richtige, er tadelt andere und hält seine Haltung für unanfechtbar. Daraus geht dann Ruhelosigkeit und Manie hervor, dessen Ausdruck wiederholt ein ADHS ist. Und so wie der Weiße Germer den Boden aussaugt, der ihn nährt, so besteht bei einer Veratrum-Familie die Gefahr, durch die Gewalttätigkeit und Wildheit des Patienten zerstört zu werden.

Dies mündet in eine innere Zerrissenheit des Veratrum-Kindes und führt zu verstärkten Absonderungen wie den so **typischen Durchfall und das Erbrechen**, wie wir es bei der Cholera vorfinden. Durch den Elektrolytverlust folgt eine körperliche wie geistige Schwäche und eine ausgeprägte Kollapsneigung.

2.33.3 Leitsymptome

Gemüt/Verhaltensmerkmale

- **Überheblichkeit und Arroganz**: Regeln sind für andere gemacht.
- Veratrum album fühlt sich nicht an moralische Vorstellungen gebunden.
- Kennzeichnend ist **Selbstgerechtigkeit**: selbst ist man unantastbar, andere werden gerne getadelt.
- **Ruhelosigkeit und Hyperaktivität**, wobei die ständige Wiederholung von Handlungen (wie Zerreißen von Papier) typisch für Veratrum-Kinder ist.
- **Aggressivität** äußert sich in Tobsucht, Wildheit, Streitsucht und dem Schlagen anderer Kinder.
- Mangel an Selbstbewusstsein → Nägelbeißen.
- **Unverschämtheit** und Lügen.

Allgemeinbefinden/Modalitäten

- Motorisch extrem lebhaft, auch bei körperlicher Erschöpfung, z. B. bei Diarrhöe.
- Eiskalter Schweiß auf der Stirn und im Gesicht, begleitet von Diarrhöe.
- Große Kälte des ganzen Körpers und **trotzdem Verlangen nach kalten Getränken**.
- **Absonderungen: stets reichlich**, egal ob Diarrhöe, Erbrechen, Periode, Urin, Speichel, Schweiß oder Rhinitis.
- Absonderungen führen zu **Muskelkrämpfen, Elektrolytverlust und Kollapsneigung.**
- **Verschlechterung durch Bewegung, Trinken kalter Getränke, kalte und feuchte Witterung,** morgens und in der ersten Nachthälfte.
- **Besserung durch horizontale Lage,** Ruhe, warmes Wetter und Wärme.

Kopf

Kopfschmerz nach dem Aufstehen, nach Diarrhöe oder Erbrechen.

HNO

Rissige Mundwinkel und Lippen.

Atemwege

- Husten
  - mit Verschlechterung bei Eintritt in ein warmes Zimmer oder nach Trinken von kaltem Wasser
  - oder Keuchhusten **mit kaltem Schweiß auf der Stirn**
  - begleitet von **unwillkürlichem Einnässen**
  - mit **Besserung durch Hinlegen**
- Bronchiolitis mit bläulich verfärbtem Gesicht, kalten Extremitäten und unregelmäßigem Puls.
- Laryngitis mit den oben genannten Modalitäten.

Magen-Darm-Trakt

- **Diarrhöe** mit plötzlicher, heftiger Entleerung, mit großer Erschöpfung und kaltem Schweiß (vgl. Cholera).
- **Erbrechen, heftig und explosiv**, mit reichlich kaltem Schweiß auf der Stirn.
- **Durst auf eiskalte Getränke,** welches bei Diarrhöe sofort wieder erbrochen wird.
- Lutschen an Eiszapfen, Verlangen nach Eiscreme.
- Verlangen nach Obst, Saurem, Salz und sauren Getränken (zum Stoppen des Flüssigkeitsverlusts).
- Kolikartige Bauchschmerzen mit druckempfindlichem Abdomen.
- Obstipation ohne Stuhldrang, voluminöser, harter Stuhl.
- Obstipation schon im Säuglingsalter, hier allerdings eher schmerzhafte Defäkation.

Bewegungsapparat

Eiskalte Füße, kalter Fußschweiß.

Haut

Ekzeme werden aufgekratzt, bis es blutet.

3 Kleinere Arzneien

3.1 Allgemein

Die folgenden Arzneien sind kürzer beschrieben, da sie in den meisten Fällen nicht als Konstitutionsmittel, sondern als Akutarznei angewendet werden.

3.2 Antimonium tartaricum (Tartarus stibiatus)

3.2.1 Herkunft

Der Brechweinstein (▸ **Abb. 3.1**) ist ein Salz der Weinsäure und trägt auch den Namen Tartarus emeticus, da es früher als Brechmittel eingesetzt wurde.

3.2.2 Arzneiwesen/Essenz

Hauptindikation ist die **Wirkung auf die Atmungsorgane**. Kinder mit sehr viel rasselndem Schleim in den Bronchien, der kaum expektoriert werden kann, **zu Würgen oder Erbrechen und evtl. Dyspnoe führt,** brauchen sehr oft Antimonium tartaricum.

Sollte sich eine Kombination aus Magen-Darm-Symptomen und Husten finden, in denen erstere führen, so wählt man eher die Gabe von Antimonium crudum.

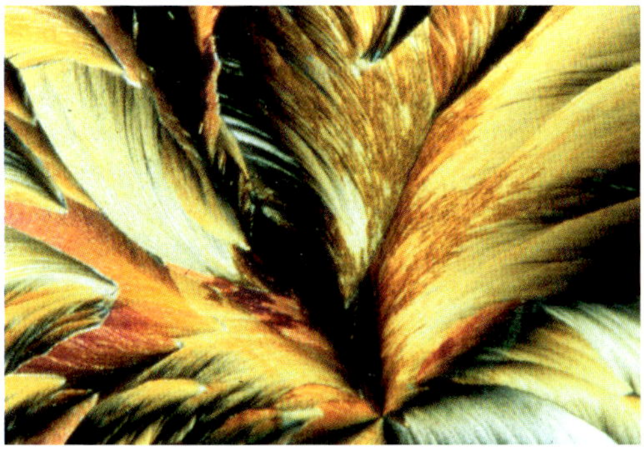

▸ **Abb. 3.1** Antimonium tartaricum.

3.2.3 Leitsymptome

Gemüt/Verhaltensmerkmale

- Unleidige, **zornige, mürrische, reizbare Kinder**, die nicht angesehen oder berührt werden wollen.
- Die ärztliche Untersuchung gestaltet sich schwierig, da die **Kinder an ihren Eltern festhalten**, Angst haben, sich wehren und schreien.
- Angst vor dem Alleinsein, **möchten getragen werden**.
- Die Kinder **möchten nicht bei ihrer Tätigkeit unterbrochen werden** (DD: Bry., Nux-v.).

Allgemeinbefinden/Modalitäten

- Allgemeine **Schwäche** durch den heftigen Husten.
- **Verschlechterung abends, im Liegen** und durch warme Getränke.
- Verbesserung durch aufrechtes Sitzen, Auswurf und Erbrechen.

HNO

Weißliche Zunge, Landkartenzunge.

Atemwege

- **Rasselndes Atemgeräusch, spärlicher Auswurf, mit Neigung zum Würgen oder Erbrechen.**
- **Bronchi(oli)tis** des Neugeborenen oder Kleinkindes.
- Pneumonie oder Bronchopneumonie.
- Laryngitis, Husten, Keuchhusten.

Magen-Darm-Trakt

- Erbrechen nach Husten, nach Mitternacht.
- Diarrhöe mit ausgeprägter Schwäche.
- Abneigung gegenüber Milch.

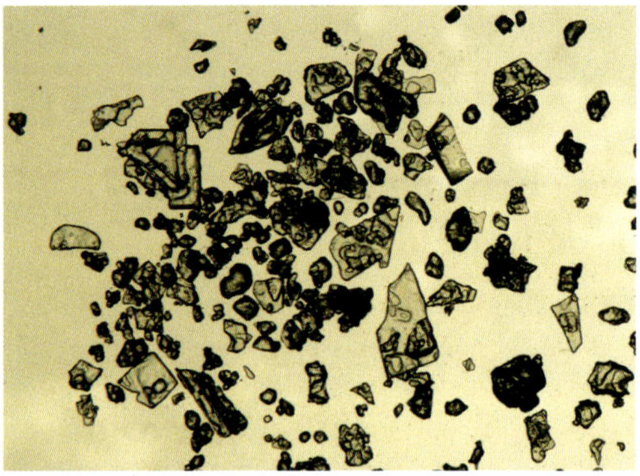

▶ **Abb. 3.2** Argentum nitricum.

3.3 Argentum nitricum

3.3.1 Herkunft/Toxikologie

Silbernitrat (▶ **Abb. 3.2**) oder Höllenstein ist in größeren Mengen giftig, wobei sich der Hauptangriffsort am zentralen Nervensystem findet. An Schleimhäuten wirkt es vasokonstriktorisch, weswegen der Höllenstein-Stift auch heute noch Anwendung findet beim Ätzen von Nabelgranulomen im Neugeborenenalter.

3.3.2 Arzneiwesen/Essenz

Argentum nitricum leidet vor allem an nervösen Symptomen wie **erhöhter Erwartungsspannung, stetiger Hektik, zahlreichen Ängsten und Konzentrationsschwäche.**

3.3.3 Leitsymptome

Gemüt/Verhaltensmerkmale

- Krämpfe im Neugeborenenalter infolge Hypoxie.
- **Vermehrte Erwartungsspannung (Lampenfieber)**, wie beispielsweise vor Prüfungen in der Schule, vor Theaterauftritten o. Ä., oftmals begleitet von Diarrhöe (DD: Stroph.).
- **Zahlreiche Ängste:** vor der Dunkelheit, großen Höhen, dem Alleinsein, ungewohnten Geräuschen etc.
- Sehr arbeitsam, **ruhelos und stets in Eile**. Alles scheint zu langsam zu gehen. (DD: Jod., Med.)
- Sehr großer Ehrgeiz, teilweise auch pathologische Formen annehmend.
- Ruhelosigkeit und Eile münden in geistige und körperliche Schwäche, **Konzentrationsstörungen in der Schule.**

Allgemeinbefinden/Modalitäten

- Magere Kinder, die vorzeitig gealtert aussehen.
- **Splittergefühl**, v. a. in betroffenen Schleimhäuten (DD: Hep.).
- Besserung durch Frischluft, kaltes Wasser, Baden und geöffnete Fenster.
- **Verschlechterung durch Süßigkeiten und Zucker, wobei ein starkes Verlangen danach besteht** (DD: Lyc., Mag-c., Mag-m., Sulf.).
- Verschlechterung durch Wärme, nachts, geistige Arbeit und Liegen, vor allem auf der rechten Seite.

Kopf/Augen

- Kopfschmerzen durch vermehrte geistige Arbeit, Besserung durch Druck auf die betroffene Partie.
- Eitrige Konjunktivitis beim Neugeborenen.

HNO

- Chronische Heiserkeit, Laryngitis.
- Wiederholtes Nasenbluten.

Magen-Darm-Trakt

- Neigung, sehr rasch zu essen bzw. das Essen in sich hineinzuschlingen.
- Schmerzhafte und starke Blähungen, heftiges Aufstoßen.
- **Diarrhöe mit spritzender Entleerung nach Aufregung oder Schreck, wegen Erwartungsspannung oder nach Zuckergenuss.**
- Grünlicher Stuhlgang bei Säuglingen.

3.4 Arnica montana

3.4.1 Herkunft

Familie der Compositae, Korbblütler (▶ **Abb. 3.3**). Europäische **Gebirgspflanze**, die bevorzugt auf kalkarmen, sandigen Böden wächst. Verwendet wird die getrocknete Wurzel.

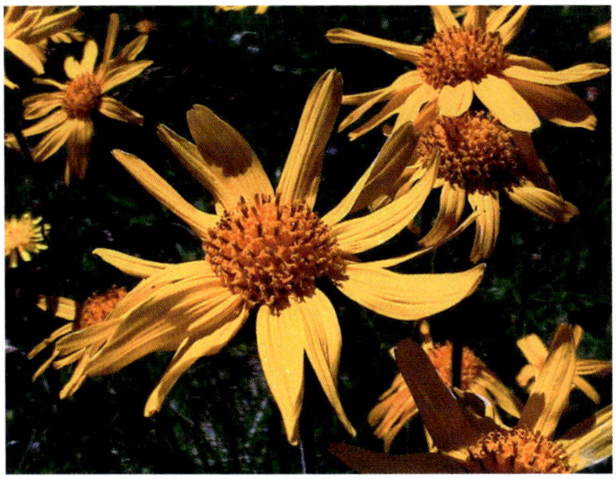

▸ **Abb. 3.3** Arnica montana.

3.4.2 Arzneiwesen/Essenz

Die Pflanze behauptet sich unter widrigsten Bedingungen im steinigen Gebirge. Vom Sturm zerzaust und vom Geröll zerschlagen richtet sie sich immer wieder auf, als Zeichen ihrer Lebenskraft und Vitalität.

3.4.3 Leitsymptome

Gemüt/Verhaltensmerkmale

Vitale, kräftig-muskulöse Kinder mit **gutem Selbstbewusstsein** bis hin zum Eigensinn. Trotz der gesunden Lebensenergie bestehen bei Verletzungen eine große **Schmerzempfindlichkeit** und ein allgemeines **Zerschlagenheitsgefühl**. Im Falle von Verletzung oder Krankheit **scheuen** sie **Berührung**, lehnen ärztliche Hilfe ab, bei großer **Ängstlichkeit** vor medizinischen Eingriffen.

Allgemeinbefinden/Modalitäten

- **Plethora** mit rotem, heißem Kopf und kalten Extremitäten.
- Nach Verletzung/Überanstrengung: Gefühl der **Zerschlagenheit**, Schwäche, **Erschöpfung**.
- **Überempfindlichkeit gegen Schmerz und Berührung**. Ruhe bessert.
- Alles wird als **zu hart** empfunden, selbst die Bettmatratze und das Kopfkissen.
- Übler (Mund-)Geruch, „nach fauligen Eiern".
- **Verletzungsarznei**, bei Vorliegen von **Gewebsblutung** (Quetschung, Zerrung, Bluterguss etc.).
- Traumaarznei, auch bei chronischen Folgen, wenn Verletzungen **schon jahrelang zurückliegen**.

Kopf

Gehirnerschütterung, Schädelhirntrauma, Zahnbehandlungen, **postoperative** Wundheilung, Epistaxis.

Bewegungsapparat

- Akute Verstauchungen, Quetschungen, Hämatome.
- **Großer Wundschmerz** und **Zerschlagenheitsgefühl**.

3.5 Berberis vulgaris

3.5.1 Herkunft/Toxikologie

Die Berberitze oder der Sauerdorn (▸ **Abb. 3.4**) gehört zur Familie der Berberidaceae. Es handelt sich um einen bis zu 3 m hohen Strauch mit hängenden gelben Blüten. Die Zweige sind mit Dornen bewehrt und die Beeren enthalten viele Säuren, welche der Pflanze ihren Namen gaben. Alle Pflanzenteile, bis auf die reifen Beeren, sind giftig. Sie enthalten das Alkaloid Berberin.

Der Sauerdorn wächst vor allem auf kalkhaltigem Boden an sonnigen Stellen in den Gebirgen Europas bis zum Kaukasus. Homöopathisch verwendet wird die getrocknete Rinde der Wurzel.

3.5.2 Arzneiwesen/Essenz

Berberis wirkt vor allem auf die Urogenitalorgane, die Leber und Gallenblase. Die Wirkung beruht auf der vermehrten Ausscheidung harnpflichtiger Substanzen. Auffällige Symptome, bei denen Sauerdorn wirkt, sind **Rücken-, Nieren- und Leberbeschwerden**, verbunden mit Zerschlagenheitsgefühl.

Bei Berberis findet man einen raschen Symptomenwechsel: von Durst zu Durstlosigkeit, von Hunger zu Appetitlosigkeit, von dunklem zu durchsichtigem Urin.

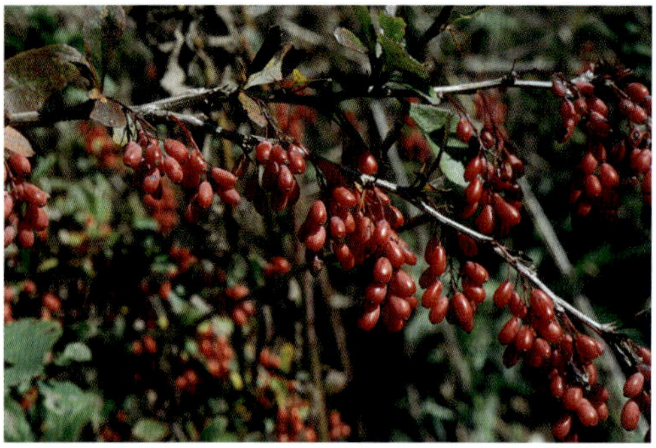

▸ **Abb. 3.4** Berberis vulgaris.

3.5.3 Leitsymptome

Gemüt/Verhaltensmerkmale

Optimistisch und mutig, hilft anderen trotz eigener Erschöpfung. Bei Berberis kommt es zu einer **völligen Veränderung des Gemütes, wenn es dunkel wird**: Es treten **Ängste** auf, **Wahnideen** mit Sehen von Geistern, Gespenstern und üblen Visionen. Der Patient sieht Personen in der Dunkelheit vergrößert. Berberis ist lieber alleine als in Gesellschaft.

Allgemeinbefinden/Modalitäten

- Das Berberis-Kind ist bleich, hat eingefallene Wangen, die wie eine vorzeitige Alterung wirken.
- Der Gesichtsausdruck ist kränklich mit dunklen Augenringen.
- Verschlechterung durch Wärme, Kratzen, Reiben, Bewegung und Stehen.
- Verschlechterung durch Erschütterung und Fahren im Wagen.
- Besserung durch kalte Anwendungen und Ruhe.
- Charakteristisch sind **wandernde Schmerzen**.
- Berberis friert leicht und heftig, hat hohes Fieber und ein heißes Gesicht bei kaltem Körper.

Kopf

Kopfschmerzen beim Husten.

Urogenitalorgane

- **Nierenschmerzen mit Ausstrahlung in die Harnleiter.**
- Wiederholte **Zystitis mit wandernden Schmerzen.**
- Verändertes Urinsediment (weißlich, rot, trübe)

Bewegungsapparat

Rheumatismus mit Erhöhung der Harnsäure.

Haut

- Akne bei Jugendlichen, oft verbunden mit einer unregelmäßigen Periode bei Mädchen.
- **Furunkel und Abszesse.**
- Herpetisches Ekzem anal; Ekzeme am Körper heilen ab mit Hinterlassen eines bräunlichen Fleckes.
- Windelausschlag.

3.6 Borax veneta

3.6.1 Herkunft/Toxikologie

Borax (▸ **Abb. 3.5**) ist das Natriumsalz der Borsäure, welche früher zur Lebensmittelkonservierung benutzt wurde. Eine Vergiftung durch Bor äußert sich in Schleimhautentzündungen, insbesondere im Verdauungstrakt. Es kommt zu Erbrechen, Diarrhöe, Hautausschlägen, vermindertem Appetit und erhöhter Wasserausscheidung.

3.6.2 Arzneiwesen/Essenz

Borax erzeugt vor allem eine Überempfindlichkeit des Nervensystems, Krankheiten der Schleimhäute des Verdauungssystems und herpetische Ausschläge.

3.6.3 Leitsymptome

Gemüt/Verhaltensmerkmale

- **Schreckhaftigkeit** nach plötzlichen Geräuschen, bei Gewitter, schlechten Nachrichten und Schmerz.
- **Reizbarkeit:** sehr rasches Auftreten von wütendem Schreien, Beißen und Treten. Kurz nach dem „Ausbruch“ wieder lieb, angepasst und zufrieden.

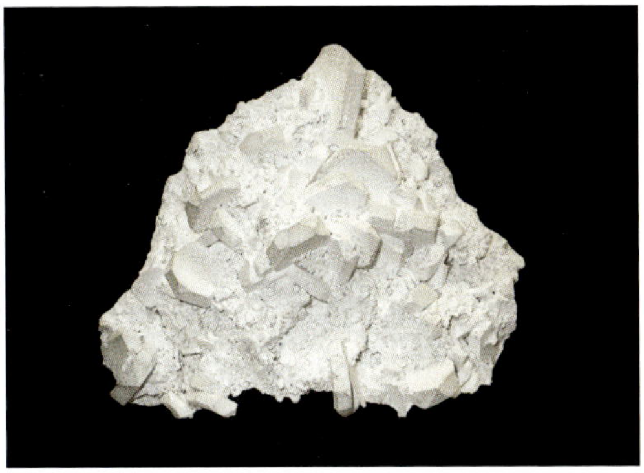

▶ **Abb. 3.5** Borax veneta.

- **Angst und Panik durch Abwärtsbewegungen** (z. B. im Aufzug oder beim Hochwerfen des Kleinkindes), beim Geschaukeltwerden oder Karussellfahren.
- **See- oder Reisekrankheit**, v. a. wenn es sich um Abwärtsbewegungen des Schiffes, Flugzeuges oder Autos handelt.
- Die Kinder sind rasch zu beeindrucken und haben grundlos Angst.
- In der Schule sind sie oft faul (DD: Bar-c.) und haben Konzentrationsschwierigkeiten.

Allgemeinbefinden/Modalitäten

- Blasses Gesicht, bläuliche Nase und Mund.
- Schlaffe Kinder mit wenig Muskelmasse.
- Schreien und Weinen im Schlaf, Pavor nocturnus, Albträume.
- Verzögerte Entwicklung: langsames Sprechenlernen mit Verständnisproblemen.
- **Verschlechterung** durch Kälte und Hitze, **plötzliche Geräusche, durch Obst und Früchte und Abwärtsbewegungen.**
- **Besserung durch Bewegung im Freien, durch Stuhlgang.**
- Beschwerden während der Zahnungsphase.

HNO

- **Aphthen im Mund**, teils schon im Neugeborenenalter, leicht blutend.
- Mundsoor.
- Schmerzhafte Zahnung mit rasch blutendem Zahnfleisch.

Magen-Darm-Trakt

- **Magere, blasse Kinder mit wenig Appetit und Malassimilation**: Sie können angebotene Nahrung nur schlecht verstoffwechseln, entwickeln gelb-grünliche Diarrhöe mit einem üblen Geruch.
- **Wiederholte Diarrhöe und Erbrechen.**
- Diarrhöe und Mundsoor.
- Schlechte Laune vor und gute Laune nach der Stuhlentleerung.
- Obst und Früchte verursachen Meteorismus.

Urogenitalorgane

- Wiederholte Zystitis.
- Weinen vor dem Wasserlassen aus Furcht vor den Schmerzen (DD: Lyc.).

Haut

- Herpes-Ausschläge um die Nase, im Mund und perianal.
- Erysipel, eiternde Hautausschläge.

3.7 Calcium phosphoricum

3.7.1 Herkunft

Bei Kalziumhydrogenphosphat (▶ **Abb. 3.6**) handelt es sich um das Salz aus Kalzium und Phosphat. Im menschlichen Körper ist Calcium phosphoricum vor allem in Knochen und in den Zähnen enthalten.

3.7.2 Arzneiwesen/Essenz

Die Arznei ist die Schnittmenge aus Calcium carbonicum, Phosphorus und Tuberculinum. Es finden sich zu schwache Muskeln, Knochen und Nerven. Geistige und körperliche Anstrengung führen zu rascher Erschöpfung.

3.7.3 Leitsymptome

Gemüt/Verhaltensmerkmale

Unzufriedenheit: bei Calcium phosphoricum stimmt immer ein kleines bisschen nicht, sie fühlen sich stets ungerecht behandelt. Daraus resul-

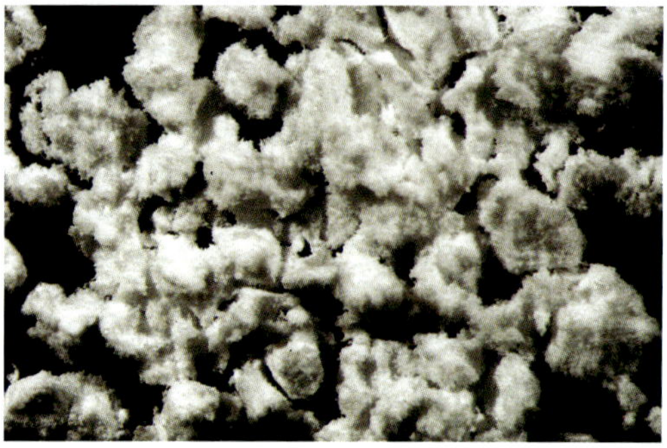

▶ **Abb. 3.6** Calcium phosphoricum.

tiert die Empfindung, unglücklich zu sein, weswegen das Bestreben nach Veränderung (**Verlangen zu reisen**) einsetzt. Im Gegensatz zu Tuberculinum möchte Calcium phosphoricum aber rasch wieder nach Hause (**Heimweh**), da es auch in anderer Umgebung zu Unzufriedenheit kommt.

Die Kinder sind **schüchtern und zurückhaltend**, leiden unter einem **Mangel an Selbstvertrauen**. Sie **lehnen Trost ab**, vertragen keinen Widerspruch und können dadurch reizbar und schlecht gelaunt werden.

Die zahlreichen phosphorischen Eigenschaften zeigen sich in der leichten Beeinflussbarkeit, dem **Lampenfieber**, der **mitfühlenden Art und den Ängsten** (vor Dunkelheit, Gewitter).

Allgemeinbefinden/Modalitäten

- **Groß gewachsene Kinder mit schnellem Körperwachstum** (deswegen auch ein sehr gutes Pubertätsmittel).
- **Dünner, schlanker Habitus**, evtl. sogar Dystrophie.
- **Nächtliche Wachstumsschmerzen** (Therapie erster Wahl) (DD: Guaj., Ph-ac.)
- Verzögerte Entwicklung bzgl. des Laufen- und Sprechenlernens.
- Sehr **kälteempfindlich mit kalten Extremitäten.**
- **Verschlechterung: durch feuchtes, kaltes Wetter und Zugluft**, vor Schneefall, bei Wetteränderung, im Frühjahr und Herbst.
- **Durch geistige Anstrengung** entstehen Kopfschmerzen oder Fehler beim Sprechen oder Schreiben.
- **Besserung durch Liegen und langes Ausschlafen.**

Kopf/Zähne

- Kopfschmerzen nach geistiger Anstrengung in der Schule.
- Spät schließende Fontanelle.
- Großer Kopf (DD: Bar-c., Calc-c., Sil.)
- **Schlechte Kopfkontrolle** im Säuglingsalter wegen schwach ausgebildeter Wirbelsäulenmuskulatur.
- Späte Zahnung und vermehrte **Zahnungsbeschwerden.**
- **Vorzeitige Karies.**

Magen-Darm-Trakt

- Erbrechen von Muttermilch, Ablehnung von Muttermilch bzw. Milch.
- Erbrechen und kolikartige Bauchschmerzen.
- Lautstarke und übel riechende **Diarrhöe,** oft bei Erwartungsspannung.
- **Abmagerung trotz Heißhungers.**
- Verlangen nach Salz, stark gewürztem oder geräuchertem Essen.
- Nahrung wird insgesamt schlecht verstoffwechselt, der Appetit ist mäßig.

Bewegungsapparat

- **Wachstumsschmerzen.**
- Umknicken in den Sprunggelenken und schlecht heilende Knochenbrüche.
- Schlechte Körperhaltung, Morbus Scheuermann, Rachitis und Skoliose.

3.8 Cantharis vesicatoria

3.8.1 Herkunft/Toxikologie

Cantharis vesicatoria, in Deutsch Spanische Fliege oder Pflasterkäfer, lebt in Mittel- und Südeuropa. Der Käfer ist glänzend goldgrün und fällt wegen seines heftigen, unangenehmen Geruchs auf (▶ **Abb. 3.7**). Erzeugt wird der Gestank durch ein Cantharidin enthaltendes Sekret, das in allen Bestandteilen des Käfers enthalten ist. Verwendet wird der gesamte getrocknete und pulverisierte Käfer. Cantharidin kann durch Zellmembrane dringen, wirkt hyperämisch bzw. durchblutungsfördernd.

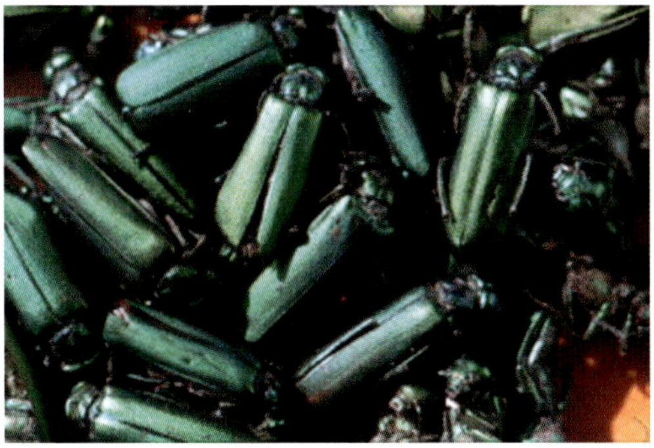

▶ **Abb. 3.7** Cantharis vesicatoria.

3.8.2 Arzneiwesen/Essenz

Cantharis wirkt vor allem auf das Urogenitale und das ZNS. Meist kommt es zu Symptomen, die mit Hyperämie und verstärktem Schmerz in Zusammenhang stehen. **Brennendes Wasserlassen, Zystitis, Nierenschmerzen, Harnverhalt** sind hier beispielhaft zu nennen. Und dieselbe „Hyperämie" spiegelt sich auch im Verhalten, denn die Kinder sind exaltiert, extrovertiert, frech.

3.8.3 Leitsymptome

Gemüt/Verhaltensmerkmale

- Cantharis-Kinder sind in einem manischen Erregungszustand, ständig auf dem Sprung.
- Sie kommen in das Untersuchungszimmer und berühren alle Gegenstände, lassen sich dabei auch kaum unterbrechen. Sie provozieren, sind unverschämt, aggressiv und suchen Streit.
- Unter Kindern kommt es oft zu Rangeleien mit Beißen, Haareziehen und Schlagen.
- Der Konkurrenzkampf ist ausgeprägt (wie bei vielen tierischen Mitteln), wobei Cantharis kein gutes Selbstvertrauen hat.
- Sie beginnen viele Tätigkeiten, bringen aber nur wenig zu Ende.
- Stottern.

Allgemeinbefinden/Modalitäten

- Alle Zustände, die mit **brennenden Schmerzen und/oder blutiger Exsudation** einhergehen (z. B. Pleuritis, Perikarditis, Meningitis, Enzephalitis).
- Verschlechterung durch Berührung, selbst Annäherung und kalte Getränke.
- Besserung durch Frottieren.

HNO

- Otitis media mit heftigen Schmerzen, vorgewölbtem, rotem Trommelfell.
- Mastoiditis.
- Stomatitis aphthosa.

Urogenitalorgane

- **Zystitis mit heftigem Brennen bei der Miktion und Blutbeimengung.**
- **Vermehrter Harndrang, meist schmerzhaft, kann aber auch nur zu drückenden Empfindungen führen.**
- **Harnverhalt** (auch schon beim Neugeborenen) mit und ohne Schmerzen.
- Schmerzen, die in die Hoden und Samenstränge ausstrahlen.
- Schmerzen der Glans penis.
- Phimose und Paraphimose.
- Zystitis und Albuminurie nach Scharlach.

Haut

- **Verbrennungen und Verbrühungen mit hyperämischer Haut und Blasenbildung.**
- Hautausschläge mit Pusteln.
- Schuppen der Kopfhaut.

3.9 Carbo vegetabilis

3.9.1 Herkunft/Toxikologie

Carbo vegetabilis oder Holzkohle entsteht durch das Verbrennen von Birken- oder Buchenholz. Übrig bleibt ausgeglühte, schwarze Kohle (▶ **Abb. 3.8**). Carbo vegetabilis ist nicht toxisch, im Gegenteil, es wird sogar zur Therapie von Vergiftungen eingesetzt.

3.9.2 Arzneiwesen/Essenz

Carbo vegetabilis ist ein Mittel bei **Ausgebranntsein, körperlicher Erschöpfung und geistiger Reaktionsarmut,** wie es sich von Holzkohle auch ab-

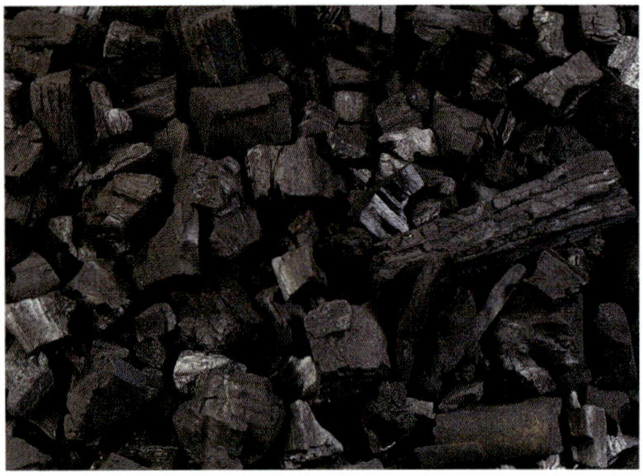

▸ **Abb. 3.8** Carbo vegetabilis.

leiten lässt. Als Ursache findet sich eine **Verlangsamung** oder ein Stillstand **des Stoffwechsels und Kreislaufs**, sodass es zu Kollaps- oder Ohnmachtsanfällen kommen kann.

3.9.3 Leitsymptome

Gemüt/Verhaltensmerkmale

Lustlosigkeit, Apathie und Schlappheit sind führende Charakteristika: Dies führt zu **Unkonzentriertheit** in der Schule, zu Problemen beim Lesen, Schreiben und Rechnen. Durch die sich beispielsweise in der Schule ergebenden Probleme ist das Kind genervt, weswegen es in **wechselnden Stimmungen** ist, durchaus andere auch schlagen oder beißen kann, um seinen Frust abzubauen. Das Kind ist oftmals ungeschickt in seinen Bewegungsabläufen und leidet an einem **Mangel an Selbstvertrauen.**

Es hat zahlreiche **Ängste,** zum Beispiel **in der Dunkelheit, vor Gespenstern** (weswegen es nicht schlafen kann) und **vor dem Alleinsein.** Typisch sind **Beschwerden durch Erwartungsspannung,** zum Beispiel Lampenfieber mit Diarrhöe vor Prüfungen oder einem Theaterauftritt.

Allgemeinbefinden/Modalitäten

- Folge einer nicht ausgeheilten Erkrankung, z. B. Schwerhörigkeit, Kopfschmerzen oder Asthma nach Masern oder Pertussis.
- **Extreme Kälteempfindlichkeit,** stets **kalte und bläuliche Extremitäten oder Akren.**
- Teleangiektasien.
- Abmagerung bei Kindern.
- **Verschlechterung durch kaltes, feuchtes Wetter, abends oder nachts und durch Milch.**
- **Verbesserung durch** (Zufächeln) **frische Luft**.

HNO

- **Nasenbluten,** oft nachts oder morgens, welches deutlich schwächt.
- Nasebohren.
- **Chronische Heiserkeit,** v. a. abends nach zu vielem Reden.
- **Stomatitis** und Landkartenzunge.

Atemwege

Langwieriger Husten mit Erschöpfung, der auch in asthmatische Beschwerden übergehen kann.

Magen-Darm-Trakt

- **Malassimilation von Nahrung:** Dadurch kommt es zu Obstipation, Meteorismus und Diarrhöe.
- Viele Nahrungsmittel werden nicht gut vertragen, vor allem **Milch führt zu Flatulenz**.
- **Blähungen (schon im Säuglingsalter) mit kolikartigen Bauchschmerzen.**
- Aufstoßen von sauren Nahrungsbestandteilen.

3.10 China officinalis

3.10.1 Herkunft/Toxikologie

Der Chinarindenbaum (▸ **Abb. 3.9**) gehört zur Familie der Rubiaceae (Labkrautgewächse), wie auch Ipecacuanha und Coffea. Die Heimat des Baumes ist Südamerika. Inhaltsstoffe der homöopathisch verwendeten Zweigrinde sind diverse Alkaloide, allen voran das Chinin. Die Hauptwirkung betrifft das ZNS, Blut, Milz, periphere Nerven, Kreislauf, Magen, Leber und Lunge.

3.10.2 Arzneiwesen/Essenz

Bei konstitutionellen China-Kindern handelt es sich um durch Flüssigkeitsverlust deutlich geschwächte Personen. Ursachen können z. B. Blutungen, Diarrhöe oder Infektionen sein. Auch falls der Verlust längere Zeit zurückliegt, ist China in

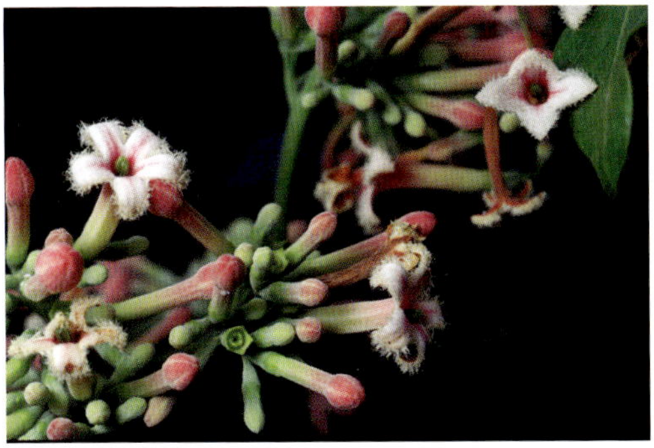

▶ **Abb. 3.9** China officinalis.

Betracht zu ziehen. Das zentrale Nervensystem ist bei den Kindern meist in Mitleidenschaft gezogen durch nervöse Überspanntheit und Empfindlichkeiten gegenüber jeglichen äußeren Einflüssen wie Lärm, Gerüche, Berührungen oder Veränderungen in den Wetterbedingungen.

3.10.3 Leitsymptome

Gemüt/Verhaltensmerkmale

Abneigung gegen Gesellschaft mit Isolation, innerer Verschlossenheit und abweisenden Verhaltensweisen. Die Kinder haben eine negative Ausstrahlung und werden deswegen gemieden. Sie haben **großartige Ideen oder bauen Luftschlösser** und reagieren verärgert, wenn man sie beim Schmieden ihrer Pläne stört. Sie neigen dabei sogar zu **Hochmut oder Arroganz.** Sie kritisieren andere, denen sie stets die Schuld zuschieben. China ist künstlerisch begabt, malt fantasievoll oder schreibt Gedichte.

Nervöse Überspanntheit mit blank liegenden Nerven. **Beschwerden durch Erwartungsspannung.** China hat oft **Kommunikationsprobleme,** weswegen es in Prüfungssituationen die Antwort verweigert oder sich beim Arzt nicht untersuchen lässt. **Konzentrationsmangel** ist ein Ausdruck der allgemeinen Schwäche.

Allgemeinbefinden/Modalitäten

- **Schwäche, Anämie:** Durch den oben erwähnten Flüssigkeitsverlust, gleich welcher Art, kommt es zu einer verminderten Reaktionsfähigkeit, Schlappheit, Lethargie und Infektanfälligkeit.
- Typisch sind **periodische Schmerzen.**
- Familienanamnese mit **Malaria.**
- Abmagerung trotz Heißhungers.
- **Verschlechterung durch leichte Berührung, Flüssigkeitsverlust,** vielerlei Speisen und oft Essen an und für sich.
- **Verschlechterung durch Trost, Zugluft, feuchtes, nebliges Wetter.**
- **Verbesserung durch starken Druck,** Zimmerwärme.

Atemwege

Asthma bronchiale, bei nebligem Wetter (vgl. Thuj.), Verschlechterung zwischen Mitternacht und 3.00 Uhr morgens.

Magen-Darm-Trakt

- **Periodische Säuglingskoliken,** Verbesserung durch Druck auf den Bauch (z. B. das Kind über die Schultern hängen).
- **Meteorismus mit Besserung durch kräftigen Druck und Verschlechterung durch Berührung,** Aufstoßen bessert nicht.
- Neugeborenen-Ikterus mit Lebervergrößerung, Schlappheit und Anämie.
- Milz- und Lebervergrößerung, wie z. B. bei Mononukleose.
- **Diarrhöe,** wässrig, schaumig, unverdaut, durch Obst oder **Milch** oder bei heißem Wetter.
- Magenschmerzen bei Süßverlangen mit schlechtem Geschmack im Mund.
- Wechselnder Appetit.

3.11 Colocynthis

3.11.1 Herkunft/Toxikologie

Der giftige Koloquinthenkürbis (▶ **Abb. 3.10**) wächst im nördlichen Afrika und gehört wie Bryonia zur Familie der Cucurbitaceae (Kürbisgewächse). Homöopathisch verwendet werden die entkernten Früchte. Die Wirkung erstreckt sich vor allem auf die peripheren Nerven und die glatte Muskulatur der abdominellen Hohlorgane.

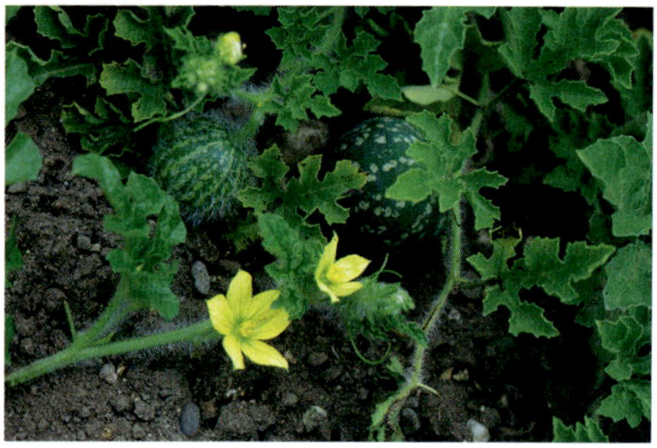

▶ **Abb. 3.10** Colocynthis.

3.11.2 Arzneiwesen/Essenz

Colocynthis ist gekennzeichnet durch seine **rasche und heftige Gereiztheit** in Verbindung mit **Magen-Darm-Symptomen,** wie Bauchschmerzen, **Trimenonkoliken**, Diarrhöe oder Erbrechen. Gefunden wird das Mittel vor allem über seine Modalitäten. Für den Kinderarzt von großer Bedeutung ist Colocynthis vor allem im Neugeborenenalter bei Trimenonkoliken.

3.11.3 Leitsymptome

Gemüt/Verhaltensmerkmale

- **Gereizt, ungeduldig und verärgert bei Kleinigkeiten**. Nichts ist dem Patienten recht, zudem ist er leicht beleidigt.
- Er ist sehr sensibel gegenüber Kritik, insbesondere dann, wenn diese ungerechtfertigt zu sein scheint.
- Er verträgt keinen Widerspruch und kann durchaus auch mit Gegenständen werfen (vgl. Tub.).

Allgemeinbefinden/Modalitäten

- **Besserung durch Zusammenkrümmen, festen Druck**, Wärme und Liegen auf dem Abdomen.
- **Verschlechterung durch Ärger, Verdruss, Rückwärtsbeugen** und Rückenlage, durch Bewegung, abends und nachts (vgl. die verwandte Bryonia alba).
- Verschlechterung durch Nahrungsaufnahme.

Kopf

Drückende, reißende Kopfschmerzen, in den Schläfen oder frontal.

Magen-Darm-Trakt

- **Nabelkoliken mit Besserung auf Zusammenkrümmen, festen Druck,** Wärme, Stuhlgang. Verschlechterung durch Hinlegen des Säuglings.
- Diarrhöe während der Zahnung.
- Stuhlgang beim Stillen oder direkt danach.

3.12 Cuprum metallicum

3.12.1 Herkunft/Toxikologie

Beim metallischen Kupfer (▶ **Abb. 3.11**) handelt es sich um ein lebenswichtiges Spurenelement im Körper. Es hat katalysatorische Wirkung auf viele Enzyme, wobei sich ein Mangel durch neurologische Symptome, Herzrhythmusstörungen und vermehrte Entzündungen im Körper bemerkbar macht.

3.12.2 Arzneiwesen/Essenz

Im Mittelpunkt der Kupferwirkung stehen **Krämpfe aller Art.** Nervenaffektionen mit epileptischen Konvulsionen, Affektkrämpfen oder Wutanfällen, Krämpfe in den Verdauungsorganen (akute Bauchschmerzen, Erbrechen, Diarrhöe, Trimenonkoliken, Pylorusstenose) und in den Atemwegen (Keuchhusten, Asthma bronchiale, Krupp-Syndrom) sind Beispiele, in denen Kupfer seine Wirkung entfaltet.

3.12.3 Leitsymptome

Gemüt/Verhaltensmerkmale

Cuprum **fürchtet sich vor erneuten Anfällen**, vor der Dunkelheit und vor dem Schlafen. Deswegen müssen sich die Kinder stark kontrollieren, sie entwickeln ein **zu starkes Pflichtgefühl** und **halten sich krampfhaft an bestehende Regeln.** Aus Unsicherheit verschließen sie sich, **lehnen Gesellschaft ab** und wirken im Jugendalter verklemmt.

Sie sind launisch, teils diktatorisch und reagieren sehr empfindlich auf Kritik. Ausdruck ihres Überspanntseins sind Wut-, Trotz- und **Affektkrämpfe** im Kindesalter.

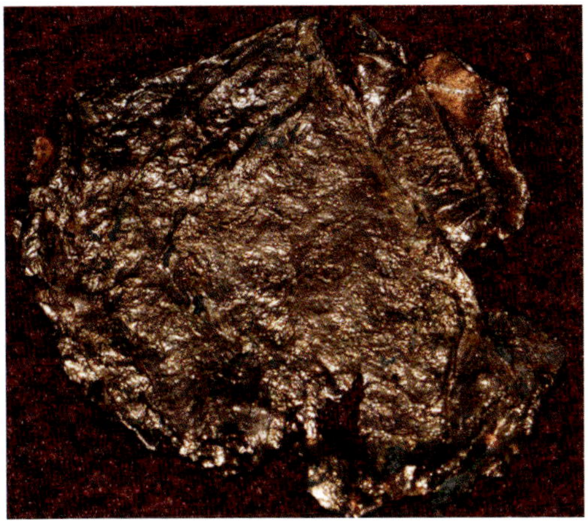

▶ **Abb. 3.11** Cuprum metallicum.

Im Neugeborenenalter ist Cuprum ein sehr wertvolles Mittel bei **Krampfanfällen infolge eines hypoxischen Hirnschadens** (vgl. Arg-n., Bell., Op., Zinc.). Bei epileptischen Anfällen mit Beginn in den Extremitäten, Schaum vor dem Mund und durchdringendem Schreien ist Cuprum das Mittel der ersten Wahl.

Allgemeinbefinden/Modalitäten

- Stets in Erwägung zu ziehen bei **sehr heftig verlaufenden Erkrankungen.**
- Periodisch auftretende Beschwerden.
- **Besserung durch kalte Getränke bei reichlichem Durst.**
- Besserung durch Schwitzen und Druck.
- Verschlechterung bei Hitze und Sommer, aber auch bei kaltem Wind.
- Verschlechterung durch Emotionen wie Stress, Ärger und diverse Ängste.

Atemwege

- **Keuchhusten mit Angst vor dem nächsten Anfall.**
- Anhaltender Hustenreiz mit Glottiskrampf, Heiserkeit.
- **Asthmaanfall** durch schnelles Gehen, Lachen, Emotionen wie oben beschrieben, mit Höhepunkt um 3.00 Uhr nachts, begleitet von Erbrechen und Zyanose.
- Husten mit metallischem Geschmack im Mund.

Magen-Darm-Trakt

- **Trimenonkoliken** mit gierigem, hastigem Trinken. Der Säugling macht sich steif, entwickelt ein berührungsempfindliches Abdomen und beugt und streckt abwechselnd die Beine.
- **Pylorusstenose** mit auffallend lautem Gluckern in Ösophagus und Magen. Anschließend erfolgt das typische schwallartige Erbrechen.
- **Krampfartige Bauchschmerzen und heftiges Erbrechen.**
- **Invagination** mit krampfartigen Bauchschmerzen.
- Verlangen nach kalten Speisen und Getränken.
- Abneigung gegen warme Speisen und Kartoffeln.

Urogenitalorgane

Mittel der Wahl bei **hämolytisch urämischem Syndrom (HUS)** mit zerebraler Eintrübung und spärlicher Urinproduktion.

3.13 Drosera rotundifolia

3.13.1 Herkunft/Toxikologie

Der rundblättrige Sonnentau (▶ Abb. 3.12) gehört zur Familie der Droseraceae (Sonnentaugewächse). Seinen Namen verleihen ihm Sekrettröpfchen, die am Ende der Blätter kleben. Wegen dieser Konsistenz bleiben kleine Insekten haften, die durch spezielle Enzyme vom Sonnentau verdaut werden. Verbreitet ist der Sonnentau in Europa, Asien und Amerika; er wächst vor allem in nährstoffarmen Moorgebieten.

Wird der Sonnentau von Tieren gefressen, so ruft er heftige Entzündungen der Schleimhäute, des Magens und Darmes hervor. Dadurch kommt es zu ausgeprägtem Husten (evtl. sogar bis zum Tod), Erbrechen und blutigen Durchfällen. Homöopathisch verwendet wird die frische blühende Pflanze.

3.13.2 Arzneiwesen/Essenz

Die Hauptwirkung von Drosera zielt auf die Schleimhäute der Atemwege und der Verdauungsorgane, wie oben beschrieben. Laut Hahnemann,

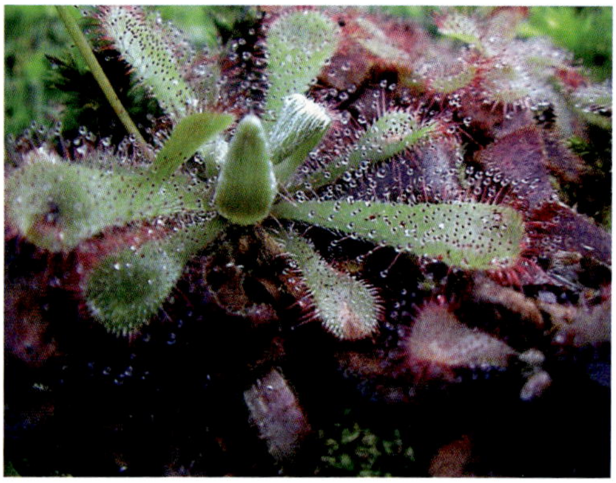

▶ **Abb. 3.12** Drosera rotundifolia.

der die Prüfung des Arzneimittels selbst durchführte, ist Drosera das **Hauptmittel zur Bekämpfung des Keuchhustens**.

Sankaran zufolge hat Drosera **Angst, allein zu sein**, befürchtet aber gleichzeitig, von seinen Freunden missbraucht oder ausgenutzt zu werden.

3.13.3 Leitsymptome

Gemüt/Verhaltensmerkmale

- **Launische**, unruhige und unkonzentrierte Kinder, die sich auszeichnen durch eine **Abneigung gegenüber geistiger und körperlicher Anstrengung**.
- Misstrauisch und argwöhnisch gegenüber Fremden und auch Freunden.
- Eigensinnig und starrköpfig.

Allgemeinbefinden/Modalitäten

- Besserung untertags (gelegentlich gar kein Husten vorhanden), durch Druck auf die Brust, frische Luft.
- Verschlechterung nachts, nach Mitternacht, morgens.
- Verschlechterung durch Wärme, Trinken, Singen, Lachen und Weinen.

HNO

- Husten, verbunden mit Nasenbluten.
- Heiserkeit.

Atemwege

- **Quälender**, trockener, schmerzhafter, teils bellender **Husten.**
- **Keuchhusten** mit Hustenanfällen und langen Pausen.
- **Beginn des Hustens, sobald sich das Kind hinlegt** (DD: Bell., Hyos., Rumx.).
- Schmerzen in der Brust, wobei sich der Patient die Brust zur Linderung festhält.
- Asthma oder Tuberkulose in der Familie.
- Sich locker anhörender, aber nicht produktiver Husten.

Magen-Darm-Trakt

- Würgen und Erbrechen beim Husten.
- Erbrechen von blutigem Sekret.

3.14 Eupatorium perfoliatum

3.14.1 Herkunft/Toxikologie

Der amerikanische Wasserhanf (Familie der Asteraceae = Asterngewächse) ist eine bis 1,5 m hohe Pflanze mit aufrechtem Stängel. Er bevorzugt feuchte Ufer und Bachläufe. Verwendet werden frische Sprosse, die zu Beginn der Blüte (▶ **Abb. 3.13**) gesammelt werden (Mandl [28]).

3.14.2 Arzneiwesen/Essenz

Eupatorium perfoliatum gilt als **eines der wichtigsten Grippemittel**, vor allem, wenn sich **Zerschlagenheitsgefühl und Knochenschmerzen** einstellen. Der Volksmund nennt es auch „Knochenheil".

3.14.3 Leitsymptome

Gemüt/Verhaltensmerkmale

Bei Influenza oder Grippe kommt es zu Fieber, Abgeschlagenheit und Schmerzen, die tief in den Knochen („bone braker disease") oder in den Muskeln empfunden werden. Die heftigen Schmerzen treiben den Patienten nachts aus dem Bett, er leidet unter Ruhelosigkeit. Oftmals fühlen sich die Augäpfel wie wund an.

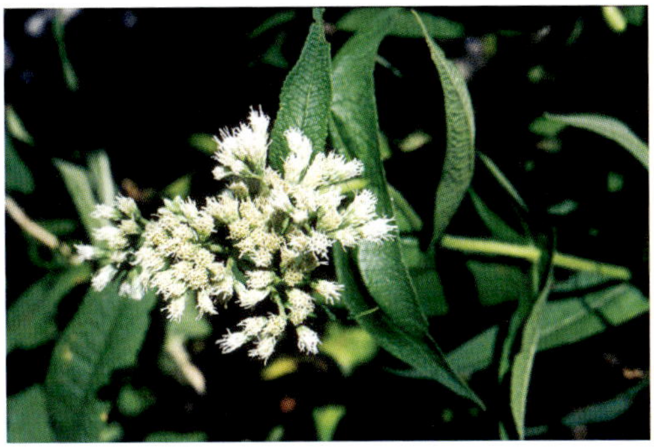

▶ **Abb. 3.13** Eupatorium perfoliatum.

Allgemeinbefinden/Modalitäten

- Die Erkrankung tritt infolge von feuchter Witterung oder Durchnässung auf.
- **Bewegung verschlechtert**.

Kopf

- Heftigste Schmerzen, als müsse der Kopf bersten.
- Periodisch auftretende Kopfschmerzen.

HNO

- Gelblich oder weißlich belegte Zunge.
- Bitterer Geschmack im Mund.

Atemwege

- **Husten mit Schmerzen hinter dem Brustbein.**
- Das Kind hält sich beim Husten den Brustkorb fest, um Linderung zu erfahren.

Magen-Darm-Trakt

- Ausgeprägter **Durst auf kalte Getränke**, die allerdings sofort wieder erbrochen werden
- Galliges Erbrechen.
- Leberschmerzen.

Urogenitalorgane

Steht Harndrang im Vordergrund einer fieberhaften Erkältung, so ist Eupatorium purpureum der Vorzug zu geben.

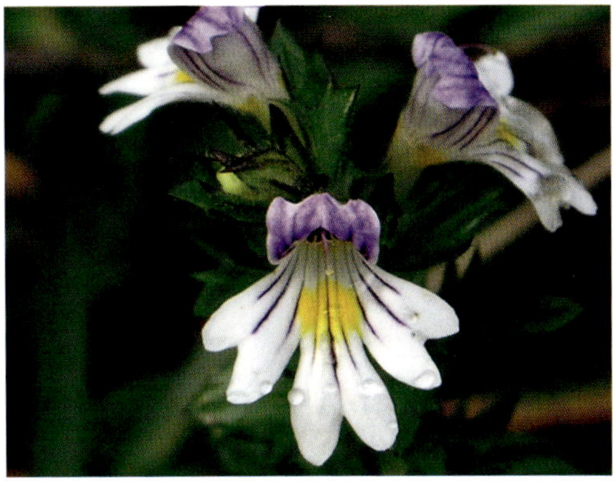

▶ **Abb. 3.14** Euphrasia officinalis.

Bewegungsapparat

- Extremitätenschmerz, als seien die Knochen gebrochen.
- Kann akute Frakturschmerzen lindern.

3.15 Euphrasia officinalis

3.15.1 Herkunft/Toxikologie

Der Augentrost (▶ **Abb. 3.14**) ist eine bis zu 30 cm hohe Pflanze, die sich in Mitteleuropa auf Wiesen, Weiden und in lichten Wäldern findet. Homöopathisch verwendet wird die frische blühende Pflanze mit Wurzel.

3.15.2 Arzneiwesen/Essenz

Die Hauptwirkung von Euphrasia bezieht sich auf die Augen (und die oberen Atemwege) und findet vor allem bei Augenerkrankungen mit serösem Sekretfluss Anwendung.

3.15.3 Leitsymptome

Gemüt/Verhaltensmerkmale

- Träge Kinder mit schwachem Gedächtnis.
- Stottern.

Allgemeinbefinden/Modalitäten

- Besserung abends, bei Tränenfluss, durch kaltes Waschen der Augen.
- Besserung von Gliederschmerzen durch Bewegung.
- Verschlechterung durch Lesen und zwischen 3.00 Uhr morgens bis in den Vormittag.

Kopf/Augen

- **Lid- und Bindehautentzündung mit scharfen Tränen** und mildem Schnupfen (genau umgekehrt wie bei Allium cepa).
- Reichlich wund machende Absonderung aus den Augen.
- Photophobie, u. a. bei Masern.
- Brennende und stechende Schmerzen in den Augen.
- Verstärkter Tränenfluss, bei Tränenkanalstenose (DD: Puls.)

3.16 Hyoscyamus niger

3.16.1 Herkunft/Toxikologie

Das giftige Schwarze Bilsenkraut gehört zur Familie der Solanaceae (Nachtschattengewächse), wie Belladonna oder Stramonium. Inhaltsstoffe sind Hyoscyamin, Scopolamin (welches zu Lähmungen führt) und Atropin. Homöopathisch verwendet wird die ganze frische blühende Pflanze (▶ **Abb. 3.15**).

Wegen seiner halluzinogenen Wirkung war Bilsenkraut früher im Pilsener Bier enthalten.

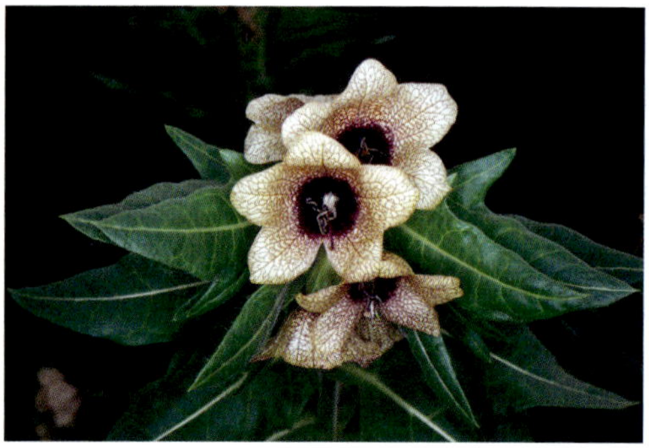

▶ **Abb. 3.15** Hyoscyamus niger.

3.16.2 Arzneiwesen/Essenz

Die Hauptwirkung von Hyoscyamus bezieht sich auf das Nervensystem, Gehirn, Gemüt und die Atemwege. Es kommt zu Übererregbarkeit, Ruhelosigkeit, Krämpfen und Konvulsionen und ausgeprägten Verhaltensstörungen. Bei den peripheren Organen steht ebenfalls die erhöhte Krampfaktivität im Vordergrund, mit heftigem Schluckauf, nächtlichem Kitzelhusten oder Keuchhusten.

3.16.3 Leitsymptome

Gemüt/Verhaltensmerkmale

- **Verhaltensstörungen:**
  - **Impulskontrollstörungen:** Die Kinder sind gewalttätig, schlagen sich (z. B. den Kopf an die Wand) und andere.
  - **Im Sozialverhalten:** Sie beschimpfen ihre Eltern, fluchen, benutzen eine obszöne Sprache, sind eifersüchtig und misstrauisch.
  - **Im Sexualverhalten:** Sie sind schamlos, entblößen ihre Genitalien, masturbieren in der Öffentlichkeit; sie möchten sich entkleiden, schockieren.
- Tics und Krampfanfälle während der Zahnung.
- Verlangen, alles anzufassen und zu berühren.
- Wahnidee, er komme immer zu kurz.
- **Panikattacken**: Furcht vor dem Alleinsein, vor Hunden, vor Wasser.
- Lese- und Rechenschwäche.
- Geistige Behinderung oder Autismus in Verbindung mit sexueller Erregung und albernem Lachen.
- Stottern, Grimassieren.
- Schrilles Schreien.
- **Epilepsie mit Schreiattacken**, mit Zyanose, Schaum vor dem Mund.
- Auffälliges Schlafverhalten: schreit und fantasiert, spricht, gestikuliert; Zähneknirschen.

Allgemeinbefinden/Modalitäten

- **Übererregbarkeit:** erhöhter Muskeltonus, Schreikind, unkoordinierte, überschießende Bewegungen.
- **Fieberhafte Erkrankungen:** mit Strabismus, heißer Haut, Neigung sich zu entblößen, Fieberkrämpfen.

- **Verschlechterung nachts**, während Ruhephasen, im Liegen und durch Eifersucht.
- Besserung im Sitzen, durch Wärme und durch Vorbeugen des Kopfes.

Kopf/Augen

- Photophobie
- Strabismus, Nystagmus, wilder, irrer Blick.
- Heftiges Zucken der Lider.

Atemwege

- Nervöser, trockener, hackender Husten, mit Verschlechterung im Liegen und Besserung durch Aufsetzen.
- Keuchhusten mit denselben Modalitäten.
- Dyspnoe in Kombination mit Heiserkeit oder Aphonie.

Magen-Darm-Trakt

- Häufiger Schluckauf, nach jedem Essen.
- Würgen beim Trinken.
- Enuresis/Enkopresis bei Stress.

3.17 Hypericum perforatum

3.17.1 Herkunft/Toxikologie

Hypericum perforatum oder Johanniskraut ist eine krautige Pflanze mit reichlich Wurzelwerk, die sich weltweit findet. Ihre Inhaltsstoffe sind Hypericin (welches zur Fotosensibilität bei äußerer Anwendung führt), ätherische Öle und Gerbstoffe.

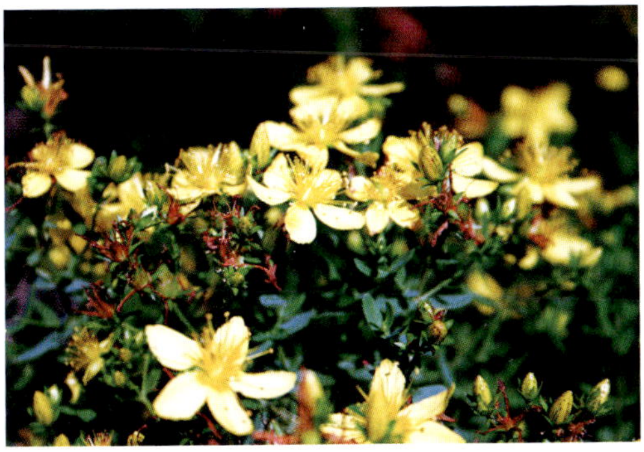

► **Abb. 3.16** Hypericum perforatum.

Homöopathisch verwendet wird die frische blühende Pflanze (► **Abb. 3.16**).

3.17.2 Arzneiwesen/Essenz

Die Hauptwirkung von Johanniskraut bezieht sich vor allem auf die peripheren Nerven, das ZNS und die Haut.

Homöopathisch am meisten verwendet wird es **bei Verletzungsfolgen, insbesondere der peripheren Nerven**. Tritt eine Schnitt- oder Quetschwunde an den Fingern, Zehen oder ein Nagelhämatom auf, so ist Hypericum gegenüber Arnica montana der Vorzug zu geben. Zudem ist Hypericum indiziert bei Verbrennungen, Commotio oder Contusio cerebri.

3.17.3 Leitsymptome

Gemüt/Verhaltensmerkmale

- **Hypersensibel, was die Erregung der peripheren Nerven angeht:** Angst vor Spritzen, vor dem Arzt- oder Zahnarztbesuch. Die Kinder vermeiden körperlichen Schmerz aus der Erfahrung, dass ihre peripheren Nerven extrem sensibel sind.
- **Sehr scharfe fünf Sinne:** sehr gutes Gehör, ausgeprägter Geschmacks- und Geruchssinn. Sie leiden unter dem überempfindlichen Tastsinn.
- Ungeschicklichkeit/Koordinationsstörung, hervorgerufen durch die Eile, in der sie leben.
- Geistige Verwirrung und Geschwätzigkeit.
- Vergesslichkeit beim Schreiben und Sprechen.

Allgemeinbefinden/Modalitäten

- Sehr reaktive Menschen, die auf äußere Einflüsse zu stark reagieren.
- Sie sind in allem sehr schnell: beim körperlichen, geistigen und emotionalen (Frühreife) Wachstum und in der Lebensführung. Leben in Fülle.
- Nervenverletzungen führen zu einschießenden, scharfen Schmerzen.
- Verletzungsfolgen können Kopfweh, Krampfanfälle oder Asthma bronchiale sein.

Kopf

Feuchte Hautausschläge auf dem Kopf, Milchschorf.

3.18
Kalium bichromicum

3.18.1 Herkunft/Toxikologie

Zur Herkunft von Kalium bichromicum (▶ **Abb. 3.17**) siehe die Ausführungen zu Kalium carbonicum.

Hier handelt es sich um die chromsaure Kaliumverbindung, die bei Arbeitern vor allem Schädigungen der oberen Atemwege hervorriefen, mit Perforationen des Septum nasi, chronischen Sinusitiden und Ekzemen der Haut.

3.18.2 Arzneiwesen/Essenz

Typisch ist stets die Verbindung mit **fadenziehendem, zähem, dickem Sekret**: Es kann aus der Nase, dem Rachen oder den tiefen Atemwegen stammen. Zusätzlich finden wir bei Kalium bichromicum wandernde Schmerzen, z. B. von einem Gelenk zum anderen oder von einer Gelenk- zu einer Nasennebenhöhlenentzündung.

3.18.3 Leitsymptome

Gemüt/Verhaltensmerkmale

- Zurückhaltend und scheu.
- Empfindlich gegenüber Zurückweisung und Kritik.
- Abneigung gegenüber Gesellschaft.
- Launisch bzw. rasch wechselnde Stimmung.

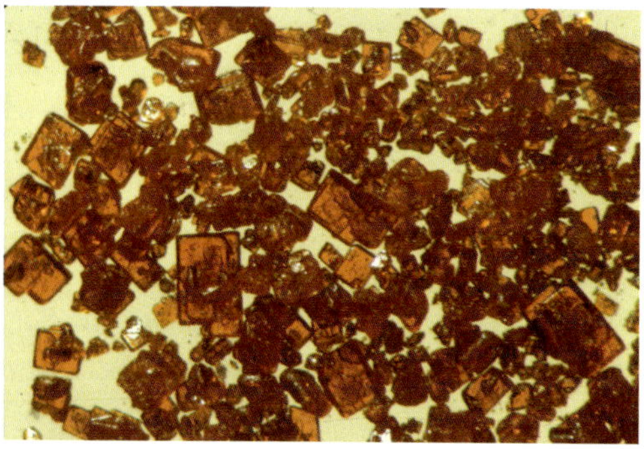

▶ **Abb. 3.17** Kalium bichromicum.

Allgemeinbefinden/Modalitäten

- Eher dickliche, träge Kinder.
- **Verschlechterung durch Kälte, morgens,** durch Hitze und zwischen 3.00 und 5.00 Uhr.

HNO

- **Fadenziehendes, zähes, teils blutig-tingiertes Sekret aus der Nase.**
- Krustenbildung in der Nase.
- Otitis media mit eitriger, dicker, gelber, zäher Absonderung.
- **Sinusitis** mit Druck über der Nasenwurzel und dem oben erwähnten typischen Sekret.

Atemwege

- **Zäher, dicker, klumpiger Auswurf.**
- **Fadenziehendes Sputum.**
- Neigung, sich morgens zu räuspern.
- Krupphusten.

3.19
Magnesium carbonicum

3.19.1 Herkunft/Toxikologie

Magnesiumkarbonat (▶ **Abb. 3.18**) ist ein sehr reaktionsfreudiges Leichtmetall. Es ist im Skelett enthalten und ein wichtiger Katalysator der Stoffwechselvorgänge, die Adenosintriphosphat (ATP) verbrauchen. Bei Magnesiummangel kommt es tierexperimentell zu Tetanien der quergestreiften Muskulatur, zu vermehrten Herzinfarkten, zu Haarausfall, Hautatrophien, Dystrophie und Wachstumsverzögerung.

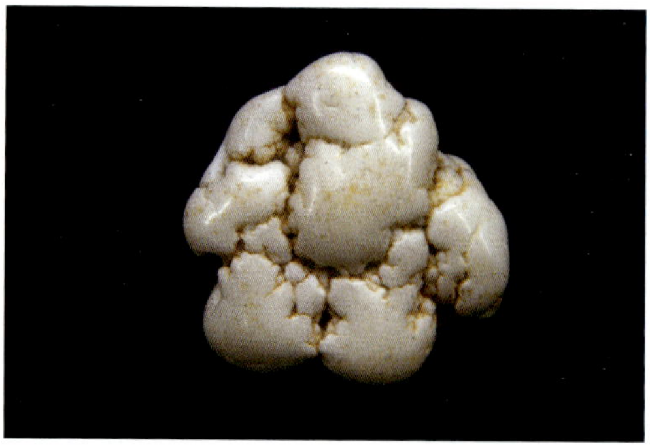

▶ **Abb. 3.18** Magnesium carbonicum.

3.19.2 Arzneiwesen/Essenz

Typisch ist die **Reaktionsfreudigkeit** von Magnesium carbonicum. Sie äußert sich in **Nervosität, Ruhelosigkeit und Überempfindlichkeit** gegenüber äußeren Einflüssen. Andererseits findet sich aber auch eine **rasche Erschöpfung,** ein Ausgebranntsein, was sich in Konzentrationsmangel, verzögerter körperlicher Entwicklung oder in Kopfschmerzen äußert.

3.19.3 Leitsymptome

Gemüt/Verhaltensmerkmale

- **Empfindlich gegenüber äußeren Einflüssen.** Durch einen mangelnden Reizfilter fühlt sich Magnesium carbonicum gestört durch Geräusche, Musik, **Berührung,** Schmerz und Wetterwechsel.
- **Extreme Reizbarkeit** (wie bei Chamomilla oder Tuberculinum), die zu säuerlicher Laune führt.
- Säuglinge schreien viel, sofort nach dem Erwachen aus dem Schlaf.
- **Gefühl der Verlassenheit:** Wahnidee, vernachlässigt zu werden, „keiner liebt mich". Oft handelt es sich um Waisenkinder, die keine oder zu wenig emotionale Zuwendung erfuhren, oder um Frühgeborene, die längere Zeit im Inkubator zubringen mussten.
- **Konzentrationsstörung,** die zu Schulproblemen, zu Legasthenie führt.
- **Gestörter Schlaf,** vor allem nach Mitternacht. Im Säuglingsalter oft Meteorismus und erbärmliches Schreien im Schlaf.
- Unerquicklicher, nicht erholsamer Schlaf mit schlechter Laune am folgenden Morgen, der in der Schule zu Konzentrationsmangel führt.

Allgemeinbefinden/Modalitäten

- **Mangelndes Gedeihen von Säuglingen**. Sie vertragen keine Muttermilch und bekommen durch Formulanahrung Diarrhöe.
- **Verzögerte Entwicklung:** mangelnder Muskeltonus mit verzögertem Heben des Kopfes im Säuglingsalter, verspätetem Stehen- und Gehenlernen.
- **Blasser, gelblicher Teint.**
- Periodisch auftretende Beschwerden, z. B. alle 3 Wochen Diarrhöe oder Kopfschmerzen.
- **Saure Absonderungen:** egal welcher Art → Schweiß, Stuhl, Atem, Mundgeruch, Blähungen oder Laune.
- **Verschlechterung nachts** (v. a. zwischen 2.00 und 4.00 Uhr), durch Wetterwechsel und Zugluft.
- **Verbesserung durch Bewegung im Freien.**

Kopf

- Kopfschmerzen bei geistiger Anstrengung.
- Akne im Jugendalter, vor allem perioral.

HNO/Zähne

- Trigeminusneuralgie mit den typischen o. g. Modalitäten.
- Zahnungsprobleme: verzögerter, schmerzhafter Zahndurchbruch, begleitet von saurer Diarrhöe.
- Schmerzempfindliche Zähne und Unerträglichkeit von Zahnbehandlungen. Dementsprechend Angst vor dem Zahnarztbesuch.

Magen-Darm-Trakt

- **Trimenonkoliken mit saurer Diarrhöe und oftmaligem Schreien und Erwachen während der Nacht.**
- **Mangelndes Gedeihen trotz guten Appetits** und reichlichem Durst.
- **Abneigung gegen Milch, v. a. Muttermilch.**
- **Verlangen von Obst, Saurem**, Brot und Butter.
- Abneigung gegen Gemüse.
- Diarrhöe, die alle 3 Wochen auftritt.
- Grünlicher, schäumender Stuhlgang, imponierend „wie Froschlaich" (DD: Cham., Rheum).

3.20 Medorrhinum

3.20.1 Herkunft/Toxikologie

Bei Medorrhinum (▸ **Abb. 3.19**) handelt es sich um die Tripper-Nosode, die aus der Urethra eines an akuter Gonorrhoe befallenen Patienten gewonnen wurde.

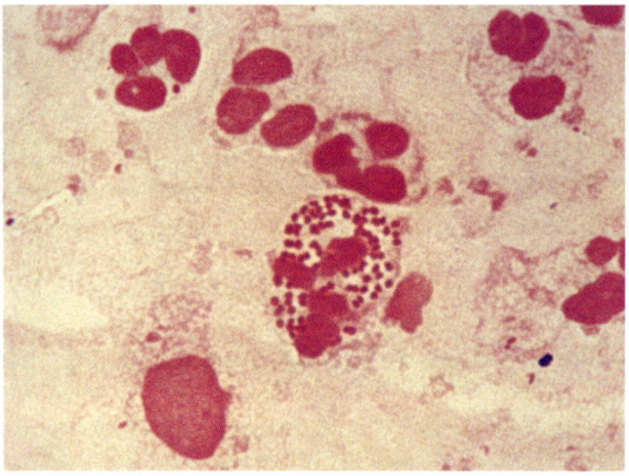

▶ **Abb. 3.19** Medorrhinum.

3.20.2 Arzneiwesen/Essenz

Das Medorrhinum-Kind lebt mit vielen Extremen. Es ist ruhelos, nachtaktiv, befindet sich in stetiger Hektik und versucht, den extremsten „Kick" mitzubekommen. Es ist leidenschaftlich, zeigt ein frühes Interesse an Sexualität und liebt das Abenteuer. Infolgedessen kommt es zu Ausscheidungen und Sekretionen vieler Organe (Asthma bronchiale, Ödemneigung, Windeldermatitis, Sinusitis etc.), bevor sich im frühen Erwachsenenalter schwerste Erschöpfungszustände zeigen.

3.20.3 Leitsymptome

Gemüt/Verhaltensmerkmale

- **Nervosität und Unruhe,** bei leisen Geräuschen.
- **Ständige Eile**, die Zeit scheint zu langsam zu vergehen. Dadurch kommt es zu **Konzentrationsmängeln,** die Schulprobleme hervorrufen.
- Wichtiges Mittel bei **ADHS-Kindern mit Ruhelosigkeit, Aggressivität, Verhaltensauffälligkeiten und gestörten Emotionen.**
- **Fehler beim Sprechen**, wie Stottern, Verdrehen von Buchstaben oder Vergessen von Wörtern.
- **Erwartungsspannung** mit Nägelbeißen oder Daumenlutschen.
- Viele **Ängste:** in der Dunkelheit, vor Gespenstern, vor Erkrankungen, vor dem Tod.
- Verhaltensauffälligkeiten wie Tics, Schlafstörungen, Eifersucht, Waschzwang.
- Nachtmensch und Morgenmuffel.
- Kontakt suchend, offen, sich aber nicht an Regeln haltend.
- **Neigung zu Extremen:**
  - Tierliebe kann auch zur Tierquälerei führen.
  - Extremer Zorn bei leisester Kritik.
  - Gefährliche Sportarten wie Bungee-Jumping, Fallschirmspringen.
  - Frühreife mit sexueller Zügellosigkeit, Neigung zur Masturbation schon ab dem Kleinkindesalter.
  - Alkohol- und Drogenkonsum im Jugendalter.
- **Schlaf in Knie-Ellbogen-Lage**, v. a. im Kleinkindesalter.

Allgemeinbefinden/Modalitäten

- Säuglinge mit Dystrophie.
- Kleinwuchs.
- Infektanfälligkeit.
- Wächsernes, bleiches Aussehen, anämische Kinder.
- Starke Neigung zu Atopien mit Asthma bronchiale, Heuschnupfen und Neurodermitis.
- **Besserung am Meer**, abends und bei Wärme.
- **Verschlechterung durch nasse Kälte**, Zugluft und bei Gewitter.

Kopf/Augen

- Kopfschmerzen, schlechter durch feucht-kaltes Wetter, Licht und Bewegung.
- Fieberbläschen um den Mund.
- Fettige Gesichtshaut.
- Eitrige Konjunktivitis, bereits im Neugeborenenalter.

HNO/Zähne

- Nasenkatarrh mit Geruchsverlust, reichlich zähes Sekret.
- Eitrige Tonsillitis oder Sinusitis.
- Vergrößerte Adenoide, Tonsillenhyperplasie.
- Vorzeitig Karies.

Atemwege

- **Asthma bronchiale, bereits im ersten Lebensjahr**, Besserung durch Knie-Ellbogen-Lage, Verschlechterung bei nasskaltem Wetter.
- Räusperzwang.

Magen-Darm-Trakt

- Neigung zu Gastroenteritis oder zu Obstipation. Wiederkehrende Bauchschmerzen.
- Unverträglichkeit von Milch.
- Verlangen nach Stimulanzien wie Kaffee, Alkohol oder Drogen im Jugendalter.
- Verlangen nach **Saurem,** Obst, insbesondere Orangen, Salzigem oder Süßem.

Urogenitalorgane

- Unangenehmer, scharfer Uringeruch.
- Nächtlicher Harndrang, wiederholte Nierenbeckenentzündung, bereits im frühen Kindesalter.
- Enuresis nocturna.
- **Frühkindlich beginnende Masturbation**.

Bewegungsapparat

- **Sehr empfindliche, brennende Fußsohlen,** sodass die Kinder tagsüber nicht darauf gehen können.
- Neigung zum Entblößen der stets heißen Füße.
- Ruhelosigkeit der Beine.
- **Rheumatische Erkrankungen.**
- Ödemneigung.

Haut

- **Windeldermatitis**.
- Heftiger Juckreiz ohne sichtbaren Ausschlag.
- Schweißneigung, schon bei geringer Anstrengung.
- Übel riechende Absonderungen, Warzen.

3.21 Phosphoricum acidum

3.21.1 Herkunft/Toxikologie

Bei der Phosphorsäure handelt es sich um die Verbindung zwischen Phosphorus und Sauerstoff (▶ **Abb. 3.20**). Durch diese Reaktion verliert die Säure die Übererregbarkeit oder Nervosität von Phosphor und wird stattdessen inert.

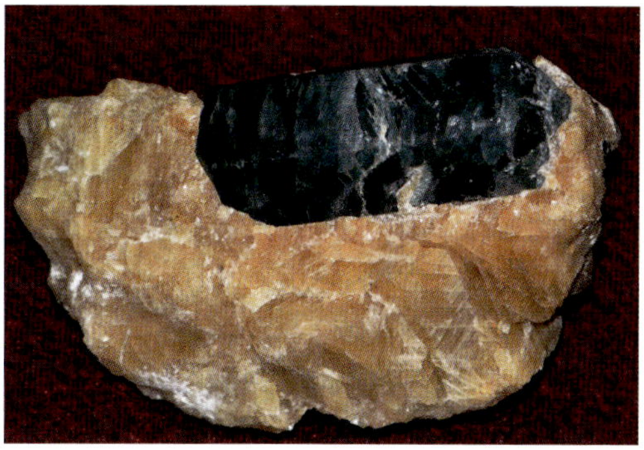

▶ **Abb. 3.20** Phosphoricum acidum.

3.21.2 Arzneiwesen/Essenz

Phosphoricum acidum zeichnet sich durch **emotionale, geistige und körperliche Erschöpfung** aus. Es findet sich infolge von **Säfteverlust** (Erbrechen und Diarrhöe, Blutungen, Stillen) Apathie, Schlappheit und Gedächtnisschwäche. Auslöser können aber auch **zu rasches Wachstum oder Kummer und Sorgen** sein.

3.21.3 Leitsymptome

Gemüt/Verhaltensmerkmale

Die Kinder und Jugendlichen sind **gleichgültig und teilweise sogar apathisch. Traurigkeit und Mutlosigkeit** prägen das Bild, insbesondere wenn der Phosphoricum-acidum-Zustand durch Sorgen (wie etwa Trennung der Eltern) ausgelöst wurde. **Konzentrationsschwäche** in der Schule und das Verweigern von Kommunikation verschlechtern den Zustand weiter.

Allgemeinbefinden/Modalitäten

- **Müdigkeit untertags und Schlaflosigkeit nachts** mit konsekutiver morgendlicher Unausgeschlafenheit.
- (Zu) **rasches Körperwachstum** kann Auslöser der emotionalen Gleichgültigkeit sein.
- Langsame Entwicklung: verspätetes Laufen- und Sprechenlernen.
- Allgemeine Blutungsneigung.
- **Besserung durch Ruhe und kurzen Schlaf:** Das Kind kann gerade noch sehr aktiv spielen, legt sich dann aus heiterem Himmel für ein kurzes

Nickerchen auf den Boden, um nach 10 Minuten zum Weiterspielen wieder aufzustehen.

- **Besserung durch Diarrhöe (!)** und Wärme.
- **Verschlechterung durch körperliche und geistige Anstrengung**, Kälte, Zugluft, Kummer und Sorgen, nachts.

Kopf

- Kopfschmerz nach langem Lesen oder nach zu viel Bildschirm-Konsum.
- Kopfweh mit Schwindel.

Atemwege

- Asthma bronchiale nach Kummer.
- Trockener Husten nachts.

Magen-Darm-Trakt

- Verlangen nach Saftigem, Obst, kalter Milch.
- Diarrhöe, im Sommer.
- Erbrechen von Muttermilch.

Bewegungsapparat

Wachstumsschmerzen.

3.22 Psorinum

3.22.1 Herkunft

Psorinum wird aus dem Inhalt von Krätzebläschen hergestellt(▶ **Abb. 3.21**). Es handelt sich um die erste in die Homöopathie eingeführte Nosode.

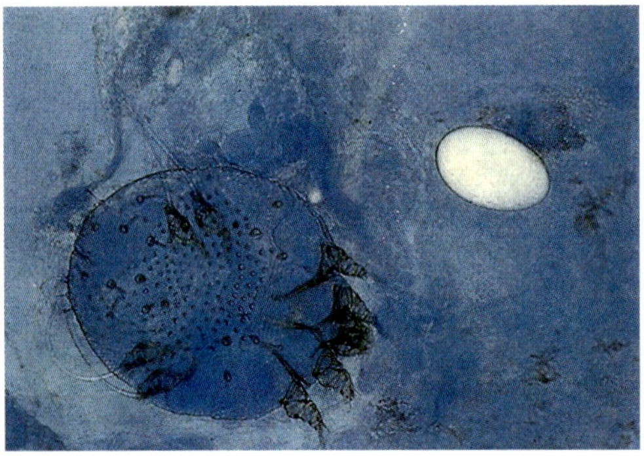

▶ **Abb. 3.21** Psorinum.

3.22.2 Arzneiwesen/Essenz

Selbst im Sommer **verfrorene Kinder mit schmutzigen, übel riechenden Ekzemen**. Die Kinder wirken stets ungepflegt, sind **abgemagert** trotz guten Appetits und leiden unter einem **Mangel an Lebenswärme.**

Indiziert ist Psorinum bei Neurodermitis, Asthma bronchiale, Pollinosis, Infektneigung, Akne und Furunkulose.

3.22.3 Leitsymptome

Gemüt/Verhaltensmerkmale

- Der Mangel an Lebensenergie führt zu psychischen Symptomen wie **Deprimiertheit,** Meiden von Gesellschaft, **mangelndem Selbstvertrauen und Trostlosigkeit**. Die Kinder fühlen sich nicht geliebt.
- Es kommt zu Verzweiflung und Pessimismus. Psorinum freut sich über nichts.
- Furcht vor Verarmung führt zu Geiz.
- Furcht bei Abwärtsfahren mit dem Kinderwagen oder Auto (DD: Bor.).
- Ängstliche Ruhelosigkeit nachts (DD: Ars.).

Allgemeinbefinden/Modalitäten

- Schwächliche, reaktionsarme Konstitution mit **Erkältungsneigung.**
- **Extrem verfroren,** Säuglinge möchten nicht ausgezogen werden.
- **Mager oder dystroph trotz guten Appetits** (DD: Tub.).
- **Extrem übel riechende Absonderungen** (Schweiß, Stuhl, Urin, Mundgeruch).
- Neigung zu Allergien.
- Schlafstörung: wegen Juckreiz, Hungergefühl. Die Kinder schreien nachts, sind morgens aber erstaunlicherweise ausgeruht.
- Waschen wird abgelehnt und ist unangenehm (DD: Sulf.).
- **Besserung durch Essen, Wärme und Liegen.**
- **Verschlechterung durch Wollkleidung** (Juckreiz), **Wetterwechsel, Feuchtigkeit und Kälte,** durch Zugluft und Fasten.

Kopf/Augen

- Stets schmutziges Gesicht.
- Akne, Aphthen und Herpes labialis.
- Trägt stets eine warme Kopfbedeckung (schon für Säuglinge wichtig).
- Kopfschmerzen, die sich durch Fasten, Zugluft und im Freien verschlechtern.
- Chronisch rezidivierende Rhinitis.
- Heuschnupfen.
- Gerstenkörner und eitrige Konjunktivitis.

HNO

- Übler Mundgeruch.
- Rezidivierende Tonsillitis.
- Übel riechende Absonderungen aus dem Ohr, perforierte Otitis media.

Atemwege

- **Asthma bronchiale mit Verschlechterung im Freien**, durch Kälte und durch unterdrückte Hautausschläge; Besserung durch Liegen.
- Bronchitis, vor allem im Winter.

Magen-Darm-Trakt

- Obstipation mit übel riechendem Stuhlgang.
- Aufstoßen: Geruch nach fauligen Eiern.
- Ständiger Hunger bei mangelnder Gewichtszunahme.
- Abneigung gegen Schweinefleisch und Tomaten.

Haut

- **Quälender Juckreiz,** Verschlechterung durch Bettwärme und Wollkleidung.
- **Nässende Ekzeme** hinter den Ohren, in allen Gelenkbeugen mit Besserung in der sommerlichen Wärme.
- Ständiges Schwitzen: schimmeliger Geruch, kalter, übel riechender Fußschweiß.
- Schmutziges Hautkolorit, bleiche Hautfarbe.
- Gesichtsakne und Furunkel.

3.23 Zincum metallicum

3.23.1 Herkunft/Toxikologie

In der Natur findet sich Zink meist an Schwefel gebunden als sogenannte Zinkblende (ZnS). Zink ist ein lebenswichtiges Spurenelement, das sich v. a. in wachsenden Zellen (wie Samenzellen) findet und als Katalysator vieler Enzyme dient.

In der Homöopathie wird metallisches Zink verwendet (▸ Abb. 3.22).

3.23.2 Arzneiwesen/Essenz

Eine Verminderung von Zink im Körper bewirkt eine Verlangsamung vieler Funktionen, vor allem der geistigen Fähigkeiten und der Immunantwort. Deswegen zielt die **Hauptwirkung auf das ZNS** mit vermehrter Müdigkeit, verlangsamtem Denken, Konzentrations- und Gedächtnisschwäche und Schlaflosigkeit.

Auf der anderen Seite geht Zink mit Sauerstoff eine sehr stabile, schützende Verbindung ein in Form von Zinkoxid, welche zum Galvanisieren im Metallbau bzw. als „schützende" Salbengrundlage in der Medizin benutzt wird. Zinkoxid schützt somit vor Einflüssen von außen (ob Rosten oder Wundsein). Wird beispielsweise durch eine entsprechende Salbe ein Hautausschlag im Windelbereich unterdrückt, so kann es zu geistiger Verlangsamung und den oben beschriebenen ZNS-Symptomen kommen. Die homöopathische Zink-Gabe kann hier zur Heilung beitragen.

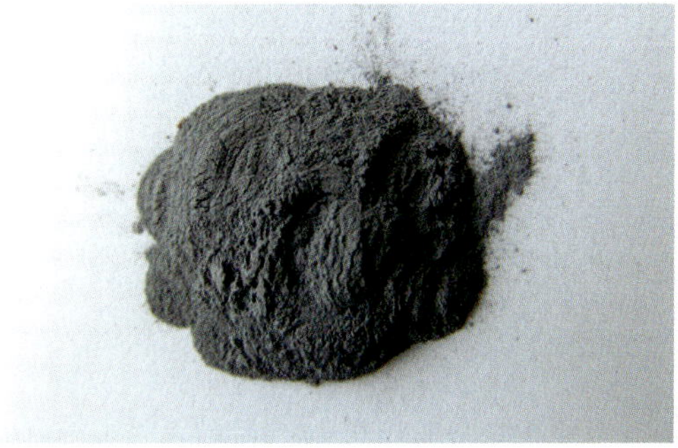

▸ **Abb. 3.22** Zincum metallicum.

3.23.3 Leitsymptome

Gemüt/Verhaltensmerkmale

- **Gegensatz zwischen nervöser Erregung und Schwäche:** versteht und antwortet verlangsamt bei innerer Nervosität.
- **Konzentrations- und Gedächtnisschwäche**: Vergesslichkeit, Ideenmangel, Gedankenlosigkeit.
- Wechsel zwischen Traurigkeit und Ausgelassenheit.
- Abends mürrische Laune mit Angst vor Räubern und Gespenstern, möchte nicht allein gelassen werden.
- Ruheloser, unerquicklicher Schlaf, vor allem gestört durch Unruhe der Beine; dadurch morgens todmüde.
- Pavor nocturnus: Erwachen mit Angst und **Schreien.**

Allgemeinbefinden/Modalitäten

- **Besserung** durch Bewegung, starken Druck, Reiben der juckenden Körperstelle, durch Auftreten eines Hautausschlages.
- Verschlechterung durch Kälte, Berührung, Stimmengewirr, Lärm und Unterdrückung eines Hautausschlages.
- Mangel an Lebenswärme: friert ständig, kalte Extremitäten.
- Insgesamt verzögerte Entwicklung.

Kopf/Augen

- Kopfschmerz, v. a. im Hinterkopf sitzend, verschlechtert durch Wärme, gebessert durch Druck und Frischluft.
- Epilepsie.
- Entzündete Lidränder, Jucken und Brennen, Photophobie.

HNO

- Verstopfte Nase.
- Erschwerte Zahnung, bohrt den Kopf in das Kissen, evtl. mit Konvulsionen einhergehend.

Atemwege

Asthma bronchiale, krampfhafter Husten, Keuchhusten.

Magen-Darm-Trakt

- Abneigung gegen Fleisch, Fisch und Süßes.
- Verlangen nach Salz und Kaltem.
- Hunger um 11.00 Uhr.

Bewegungsapparat

- **Ruhelosigkeit der Beine.**
- Muskelkrämpfe.

Haut

- **Generalisierte Hautausschläge.**
- Juckreiz bessert sich durch Kratzen und Reiben, da dadurch alles in Bewegung kommt.

Teil 3
Krankheitsbilder in der homöopathischen Kinderpraxis

4 Bewährte Indikationen

4.1 Anpassungsstörungen im Neugeborenenalter

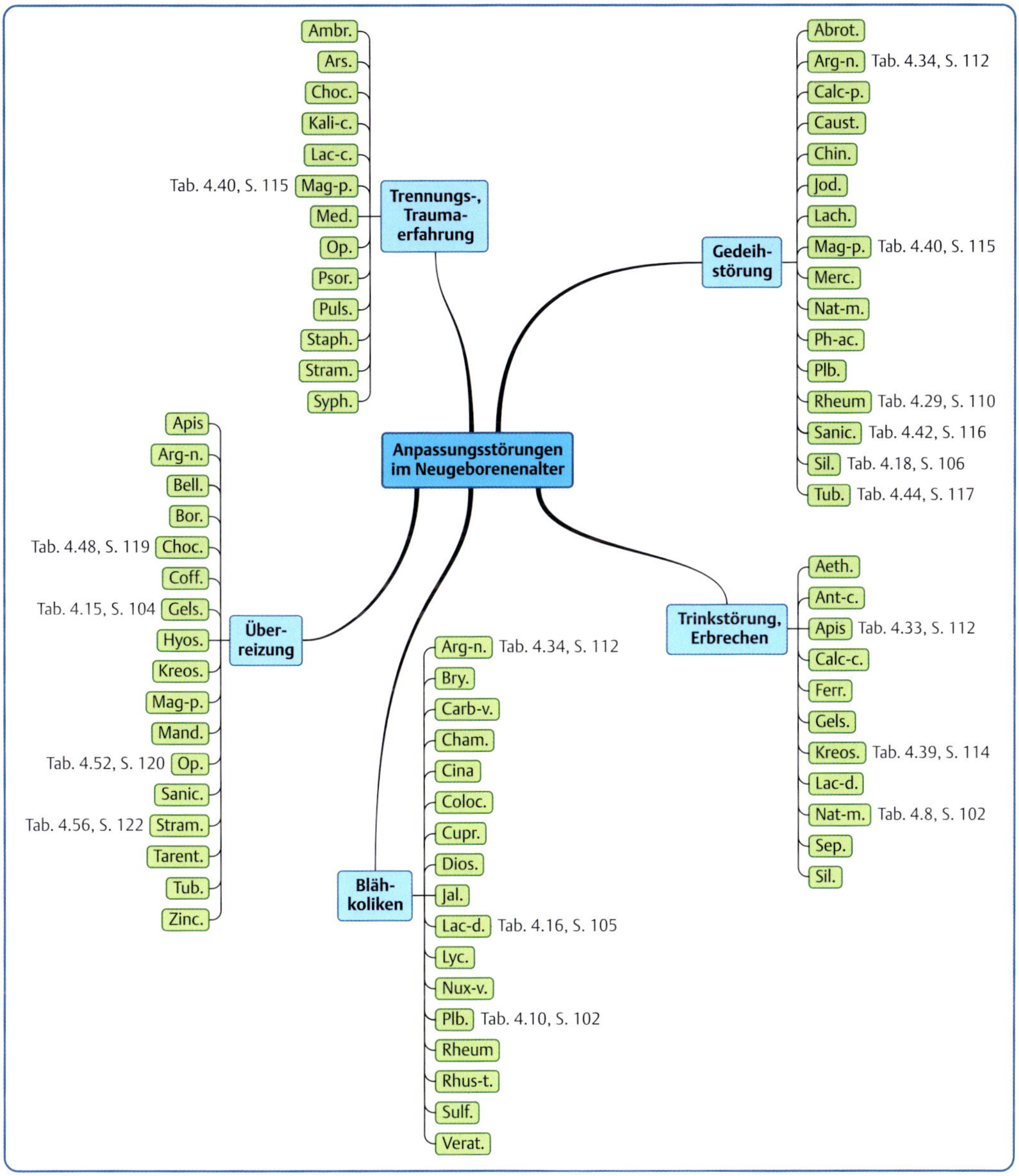

▶ **Abb. 4.1** Anpassungsstörungen im Neugeborenenalter.

Gedeihstörung Kap. 4.1.1

- Abrotanum ▶ Tab. 4.1
- Argentum nitricum ▶ Tab. 4.34
- Calcium phosphoricum ▶ Tab. 4.2
- Causticum Hahnemanni ▶ Tab. 4.3
- China officinalis ▶ Tab. 4.4
- Jodum purum ▶ Tab. 4.5
- Lachesis muta ▶ Tab. 4.6
- Magnesium phosphoricum ▶ Tab. 4.40
- Mercurius solubilis ▶ Tab. 4.7
- Natrium muriaticum ▶ Tab. 4.8
- Phosphoricum acidum ▶ Tab. 4.9
- Plumbum metallicum ▶ Tab. 4.10
- Rheum palmatum ▶ Tab. 4.29
- Sanicula aqua ▶ Tab. 4.42
- Silicea terra ▶ Tab. 4.18
- Tuberculinum ▶ Tab. 4.44

Trinkstörung, Erbrechen Kap. 4.1.2

- Aethusa cynapium ▶ Tab. 4.11
- Antimonium crudum ▶ Tab. 4.12
- Apis mellifica ▶ Tab. 4.33
- Calcium carbonicum ▶ Tab. 4.13
- Ferrum metallicum ▶ Tab. 4.14
- Gelsemium sempervirens ▶ Tab. 4.15
- Kreosotum ▶ Tab. 4.39
- Lac defloratum ▶ Tab. 4.16
- Natrium muriaticum ▶ Tab. 4.8
- Sepia succus ▶ Tab. 4.17
- Silicea terra ▶ Tab. 4.18

Blähkoliken durch unreife Verdauung Kap. 4.1.3

- Argentum nitricum ▶ Tab. 4.34
- Bryonia alba ▶ Tab. 4.19
- Carbo vegetabilis ▶ Tab. 4.20
- Chamomilla ▶ Tab. 4.21
- Cina maritima ▶ Tab. 4.22
- Colocynthis ▶ Tab. 4.23
- Cuprum metallicum ▶ Tab. 4.24
- Dioscorea villosa ▶ Tab. 4.25
- Jalapa ▶ Tab. 4.26
- Lac defloratum ▶ Tab. 4.16
- Lycopodium clavatum ▶ Tab. 4.27
- Nux vomica ▶ Tab. 4.28
- Plumbum metallicum ▶ Tab. 4.10
- Rheum palmatum ▶ Tab. 4.29
- Rhus toxicodendron ▶ Tab. 4.30
- Sulfur ▶ Tab. 4.31
- Veratrum album ▶ Tab. 4.32

Überreizung Kap. 4.1.4

- Apis mellifica ▶ Tab. 4.33
- Argentum nitricum ▶ Tab. 4.34
- Belladonna ▶ Tab. 4.35
- Borax veneta ▶ Tab. 4.36
- Chocolate ▶ Tab. 4.48
- Coffea cruda ▶ Tab. 4.37
- Gelsemium sempervirens ▶ Tab. 4.15
- Hyoscyamus niger ▶ Tab. 4.38
- Kreosotum ▶ Tab. 4.39
- Magnesium phosphoricum ▶ Tab. 4.40
- Mandragora officinarum ▶ Tab. 4.41
- Opium ▶ Tab. 4.52
- Sanicula aqua ▶ Tab. 4.42
- Stramonium ▶ Tab. 4.56
- Tarentula hispanica ▶ Tab. 4.43
- Tuberculinum ▶ Tab. 4.44
- Zincum metallicum ▶ Tab. 4.45

Trennungs-, Traumaerfahrung Kap. 4.1.5

- Ambra grisea ▶ Tab. 4.46
- Arsenicum album ▶ Tab. 4.47
- Chocolate ▶ Tab. 4.48
- Kalium carbonicum ▶ Tab. 4.49
- Lac caninum ▶ Tab. 4.50
- Magnesium phosphoricum ▶ Tab. 4.40
- Medorrhinum ▶ Tab. 4.51
- Opium ▶ Tab. 4.52
- Psorinum ▶ Tab. 4.53
- Pulsatilla pratensis ▶ Tab. 4.54
- Staphisagria ▶ Tab. 4.55
- Stramonium ▶ Tab. 4.56
- Syphilinum ▶ Tab. 4.57

4.1.1 Gedeihstörung

Abrotanum

▶ **Tab. 4.1** Abrotanum.

	Symptome/Modalitäten
Leitsymptom	**Abgemagerte**, träge Säuglinge, mit dünnen Extremitäten und schlaffer Haut.
Auffallend	Faltiger, **runzeliger**, ältlich wirkender Gesichtsausdruck. Nässender Nabel, Omphalitis, Nabelgranulom. Schlechte Gewichtszunahme trotz ordentlichen Appetits. Schreiunruhe durch Heißhungeranfälle. **Wechsel** von **Stuhlverhalt** und unverdautem **durchfälligem Stuhl.** Verstärkte Unruhe bei Ausbleiben des Stuhlgangs.
Schlechter	Nachts. Ausbleibender Stuhlgang. Männliche Säuglinge. Kalte Luft.
Besser	Bewegung.
Gemüt	**Misslaunige**, **reizbare,** zittrige Kinder. Zunehmend **schwach, matt,** kraftlos.

Calcium phosphoricum

▶ **Tab. 4.2** Calcium phosphoricum.

	Symptome/Modalitäten
Leitsymptom	**Bauchkoliken**, bereits während der Trinkmahlzeit. Stinkende, **durchfällige Stühle** und **Winde**. **Schlanke Kinder**. Eingefallene, **schlaffe Bauchdecke**.
Auffallend	Anämisch-blasse, **zarte, langgestreckte** Kinder. **Hypotone** Säuglinge mit schwacher Kopfkontrolle. **Verzögerte** Entwicklung. Phasenweise **nervöse Unruhe** mit fahrigen Bewegungen. Koliken besser nach Stuhl-/Windabgang.
Möglicher Auslöser	Fehlende Erholungspausen. **Überreizung**/Anstrengung. Emotionale Übererregung.
Schlechter	**Milch**, Muttermilch. Lange Ruhephasen. Wetterwechsel, Kälte.
Besser	Ablenkung, neue Eindrücke. **Bewegung**. Massage. **Sommerwärme**, warmes, trockenes Wetter.
Gemüt	**Rasch unzufrieden**, jammerig. Sehr **wechselhafte** Stimmungslagen. Schnell **gelangweilt**, aber auch überreizt.

Causticum Hahnemanni

▸ **Tab. 4.3** Causticum Hahnemanni.

	Symptome/Modalitäten
Leitsymptom	**Schwäche** der **Verdauung**: mühsamer **Stuhlgang**, mit Stöhnen. Schreiunruhe bereits bei geringsten Kleinigkeiten und nachts. **Hypotone Muskulatur**. Schräglagedeformität. Unreife Hüfte.
Auffallend	Magere, muskelschwache Säuglinge mit aufgetriebenem Bauch. **Abends** und nachts **Ängstlichkeit**, **Unruhe**, zappelige Beine. Knacksen in den Gelenken. Lähmungserscheinungen, z. B. Schiefhals, Erb'sche Lähmung. **Seltene Stuhlfrequenz**, engkalibriger Stuhl, Schleimauflagerungen.
Möglicher Auslöser	**Kummer**, **Traurigkeit**, seelische Belastungen (auch im Umfeld). Furcht.
Schlechter	Abends und nachts. Alleinsein. Autofahren. Trockene **Kälte**; Wetterumschwung.
Besser	Körperkontakt und Nähe. Massagen. **Warmes** Wetter. Bettwärme.
Gemüt	Jammerig, mit feinem Gespür für Stimmungen der Umgebung. Weinerlich, aber auch ängstliche Ruhelosigkeit. **Schreit** bereits bei **geringsten Kleinigkeiten**.

China officinalis

▸ **Tab. 4.4** China officinalis.

	Symptome/Modalitäten
Leitsymptom	**Heftige Nabelkoliken** bei **prall geblähter** Bauchdecke. Aufstoßen, Wind- und Stuhlabgang **bessern nicht.** **Schlafstörungen** bei allgemeiner **Überreizung**.
Auffallend	**Anämisch-blasse**, **magere** Säuglinge, kraftlos und **schwach**. Nervöse Empfindlichkeit und **rasche Übererregung**. **Heißhungeranfälle**, besonders nachts.
Möglicher Auslöser	**Überreizung**. Inadäquate Fürsorge, Interaktionsproblematik.
Schlechter	Leichte Berührungen, Kleiderdruck. Kuhmilch, Obst. Durchfälle.
Besser	**Starker Druck, Zusammenkrümmen. Wärme**. Dunkelheit. Frische Luft.
Gemüt	**Hochsensible**, **leicht erregbare** Säuglinge. Unerfüllte Bedürfnisse und allgemeine **Überreizung** des sehr empfänglichen Sinnessystems, führen zu heftigen **Schreiphasen** und **Schlaflosigkeit**.

Jodum purum

▸ **Tab. 4.5** Jodum purum.

	Symptome/Modalitäten
Leitsymptom	**Körperliche Unruhe** und ständige **Hungerattacken**.
Auffallend	**Warmblütige, bewegungsaktive** Säuglinge, die **viel schwitzen**. Dünne magere Kinder, trotz großem Appetit. Ständiges Hungergefühl, bereits kurz nach der letzten Mahlzeit. Großer Bewegungsdrang, möchte laufend beschäftigt werden.

▸ **Tab. 4.5** Fortsetzung.

	Symptome/Modalitäten
Möglicher Auslöser	**Hitze**, stickige Luft. Mangelnde Zuwendung, **Langeweile**.
Schlechter	**Warme** geschlossene Räume. Anstrengung. **Nachts**. **Ruhe**. Hinlegen. Umschläge. Berührung. **Druck**. Fasten.
Besser	**Bewegung im Freien**. **Frische Luft**. Kühle Anwendungen. Baden. Erhöht Liegen/Aufsitzen.
Gemüt	Tag und Nacht **ruhelose**, **bewegungsaktive** Kinder. Ruhe scheinen sie als **angsterregend** zu empfinden.

Lachesis muta

▸ **Tab. 4.6** Lachesis muta.

	Symptome/Modalitäten
Leitsymptom	**Trinkstörung** und **Schluckschwierigkeiten, schlechtes Gedeihen**.
Auffallend	**Trinkverweigerung**. Probleme mit dem **Schluckakt** (Milchfluss aus der Nase). Lippenschlecken mit der Zunge, feines Zittern der Zungenspitze. **Magere, schlanke** Säuglinge. Neigung zu Zyanose. **Schreien beim Ankleiden**; verweigert enge Rollkragen, Schals etc. Atemregulationsstörungen.
Möglicher Auslöser	Perinatale Notfälle mit Hypoxie/Zyanose. Septische Infektionen; Hämorrhagien. Sommerhitze. **Mangelnde Zuwendung**. Schreck, Kummer. **Überreizung**.
Schlechter	**Kleiderdruck**; Beengung am Hals. **Schlaf** und morgens nach dem Schlaf. **Hitze**, Sommer.
Besser	Festes wird besser geschluckt als Flüssiges. **Frische Luft**. Druck.
Gemüt	Aufmerksame Säuglinge mit **leidenschaftlichem** Ausdruck und impulsiven **Stimmungswechseln.** Sie sind **eifersüchtig** (wollen Mutter für sich alleine) und schnell **überreizt**.

Mercurius solubilis

▸ **Tab. 4.7** Mercurius solubilis.

	Symptome/Modalitäten
Leitsymptom	Trinkstörung, **schlechtes Gedeihen** bei **Unruhe**, **Unzufriedenheit**.
Auffallend	Blasse, fröstelige Säuglinge mit schlaffem Grundtonus. Zunge belegt und aufgedunsen. Vermehrter Speichelfluss und schwitzige Haut. Infekte, Schleimhautentzündungen, Diarrhöe, bereits als Säugling.
Möglicher Auslöser	Extreme Temperaturen (**Hitze** oder **Kälte**). Zugluft. Wetterwechsel (Frühling, Herbst).
Schlechter	**Bettwärme**. Nachts.
Besser	**Lauwarme** Wickel. Moderate Temperaturen. Ruhe.
Gemüt	Nervös-ruhelose oder teilnahmslos schläfrige Säuglinge.

Natrium muriaticum

► **Tab. 4.8** Natrium muriaticum.

	Symptome/Modalitäten
Leitsymptom	**Verweigerung der Muttermilch, Gedeihstörung.** „Kümmerling“ (Imhäuser [24]).
Auffallend	**Magere** Kinder, trotz guten Trinkverhaltens (außer Muttermilch). Milchschorf oder Ekzem an der **Stirnhaargrenze**. Stuhlverhalt. Wunder, rissiger After, trockene Schleimhäute. Frösteligkeit. Nahrungsunverträglichkeit: Milch, Getreide (Zöliakie).
Möglicher Auslöser	Kummer, emotionale **Vernachlässigung**, mangelnde elterliche Empathie, **Beziehungsprobleme** der Eltern. Flüssigkeitsverlust.
Schlechter	**Hitze**, Sonne. **Mittagszeit** (10.00 bis 15.00 Uhr). Trost.
Besser	Frische Luft. Kühle Bäder. **Enge**, einschnürende **Kleidung.**
Gemüt	**Sensible** Säuglinge, die bei Frustration **hysterisch weinen** oder **klaglos leiden**. Dann zunehmend: Aversion gegenüber **Trost**.

Phosphoricum acidum

► **Tab. 4.9** Phosphoricum acidum.

	Symptome/Modalitäten
Leitsymptom	**Aufgetriebener**, meteoristischer Bauch bei **schwächlichen** Säuglingen. **Bauchkoliken** in der Nabelgegend. **Schreiunruhe wechselt** mit **Apathie**.
Auffallend	**Schnell wachsende, magere, bleiche**, eher kraftlose Kinder. Kräfteverfall und **Schwäche nach** der Trinkmahlzeit und infolge einer Schreiunruhe. **Würgen** und **Spucken** nach der Still-/Trinkmahlzeit. Meteorismus, häufiger **Flatusabgang** und säuerliches Aufstoßen. Ausgiebiges **Schwitzen,** besonders am Hinterkopf. Klamme, **kühle** Hände und Füße.
Möglicher Auslöser	**Emotionale** Erregung (auch im familiären Umfeld). **Überreizung**/Anstrengung. **Fehlende Erholungspausen**. Wachstumsschübe.
Schlechter	**Kälte**, Zugluft. Phasen raschen Wachstums. Aufregungen. Überreizung (TV, Musik, inkonstanter Tagesrhythmus). Unterwegs. Flüssigkeitsverlust (Spucken, Durchfall).
Besser	**Wärme**. Nach (kurzem) **Schlaf**. **Bewegung. Druck**. Stuhlgang.
Gemüt	Übersensible, reizbare Kinder. Nervöse Schreiunruhe, gefolgt von apathischer Schwäche.

Plumbum metallicum

► **Tab. 4.10** Plumbum metallicum.

	Symptome/Modalitäten
Leitsymptom	Heftige **Darmkoliken** und **Erbrechen**, dabei schlechtes Gedeihen. **Besserung** durch **Zusammenkrümmen, festen Druck,** Bauchmassagen, **Wärme**.
Auffallend	**Magere**, **röstelige** Säuglinge mit geringem Appetit. Plötzliche Bauchkrämpfe, wie durch einschießende Blitze. **Stuhlverhalt** und **Schmerzen** vor dem Stuhlabgang. Bedürfnis, Arme und Beine zu strecken, was den Schmerz verstärkt.

▶ **Tab. 4.10** Fortsetzung.

	Symptome/Modalitäten
Möglicher Auslöser	**Überanstrengung**, zu viel Gesellschaft. Bleihaltiges Wasser.
Schlechter	Anstrengung, Bewegung, im Freien. **Ausstrecken** der Beine. **Nachts**, Liegen **im Bett.** Bei Jungen.
Besser	**Zusammenkrümmen. Druck und Massage.** Wärme.
Gemüt	Ruhige, **erschöpfbare**, am liebsten **zurückgezogene** Säuglinge, die zu **nervöser Unruhe** und **Schreckhaftigkeit** neigen.

4.1.2 Trinkstörung, Erbrechen

Aethusa cynapium

▶ **Tab. 4.11** Aethusa cynapium.

	Symptome/Modalitäten
Leitsymptom	**Quälendes Säuglingserbrechen**, bis zur völligen **Erschöpfung**. Diarrhöe und Bauchkrämpfe.
Auffallend	Auswurf von geronnener Milch. **Milchunverträglichkeit**. **Hungergefühl** nach Erbrechen → **beschleunigter Nahrungsrhythmus** → erneutes Erbrechen.
Möglicher Auslöser	**Überreizung** bzw. **Überforderung** des empfindlichen Nerven- und Verdauungssystems. Milchunverträglichkeit. Zahnung.
Schlechter	Milch. **Zu häufige** Mahlzeiten. Hitze. Dentition. Abends.
Besser	Im **Freien**, in **Bewegung**. Ruhe, beruhigende **Ansprache.**
Gemüt	Große **Unruhe**; **Überanstrengung** und Überreizung führen zu tiefgreifender **Erschöpfung.** Ärger, **Frustration** und Angst.

Antimonium crudum

▶ **Tab. 4.12** Antimonium crudum.

	Symptome/Modalitäten
Leitsymptom	**Erbrechen** und **Luftaufstoßen**, unmittelbar nach der Mahlzeit, **ohne Erleichterung.**
Auffallend	Neigung zu **Übergewicht**, **Überessen**. Verdauungsstörungen. Dicker, **weißer Zungenbelag**. Verdickte, rissige Haut. Abneigung gegen Muttermilch. **Abneigung** gegen Berührung.
Möglicher Auslöser	Emotionaler Stress, **Kummer. Überessen. Überhitzen.**
Schlechter	**Kälte**. **Sommerhitze.** Hitze. Wärmelampe. Kopf waschen.
Besser	**Ruhe**, Liegen. Milde Wärme, warmes Baden. Frische Luft.
Gemüt	**Launische** Säuglinge, die auf **Körperkontakt ablehnend** und gereizt reagieren. Möchten in **Ruhe** gelassen werden.

Calcium carbonicum

▶ **Tab. 4.13** Calcium carbonicum.

	Symptome/Modalitäten
Leitsymptom	**Speikind,** mit schlechtem Gedeihen. Erbricht regelmäßig **säuerlich geronnene** Milch. *(Seltene, weniger bekannte Variante des üblicherweise proper gedeihenden Calcium-carbonicum-Säuglings.)*
Auffallend	**Rundlich-teigig,** mit großem Kopf und dickem Bauch. Die Bauchdecke ist **aufgetrieben, gebläht**. Die **Nahrungsverarbeitung** ist konstitutionell störanfällig. **Behäbige, gemütliche** Säuglinge, mit langsamer motorischer Entwicklung und später Zahnung. **Schwitzen in Kopf-/Nackengegend**, besonders im Schlaf. **Feucht-kühle Füße.**
Möglicher Auslöser	**Abkühlung,** Kälte. **Feuchtigkeit,** Baden. Zahnung. Überanstrengung.
Schlechter	Kälte. **Anstrengung**. Kleiderdruck. Milch.
Besser	Wärme**, mildes** Sommerklima. **Trockenes** Wetter. Massage. Liegen, Ruhe.
Gemüt	**Zufriedene, pflegeleichte** Säuglinge, aber auch **dickköpfig und störrisch**.

Ferrum metallicum

▶ **Tab. 4.14** Ferrum metallicum.

	Symptome/Modalitäten
Leitsymptom	**Speikinder**. Erbrechen große Trinkmenge unmittelbar **nach** der Mahlzeit, beim **Aufstoßen**, verstärkt nachts. **Schlafstörungen/Unruhezustände** bei **Überreizung**.
Auffallend	Blässlich **anämische**, fröstelige Säuglinge. **Rötewallung** der Wangen und des Kopfes. Bedürfnis nach regelmäßigen **Erholungspausen**/Rückzug. **Geräuschempfindlichkeit. Nervöse Reizbarkeit.**
Möglicher Auslöser	**Überreizung** der Sinne. Überanstrengung. Mangelnde Erholungs-/Rückzugsgelegenheit.
Schlechter	Anstrengung, Übererregung, Zorn. Hitze Schwitzen. Kälte. Lärm. Eier, Fett.
Besser	Gemächliche **Bewegung**. Erholung in **Ruhe** und **Einsamkeit**.
Gemüt	**Stimmungssensible** und **stimmungslabile** Kinder. Sanguinische **Reizbarkeit** bei Widerspruch (inadäquate Reaktion auf ihre Bedürfnisse) oder fehlenden **Rückzugsmöglichkeiten**.

Gelsemium sempervirens

▶ **Tab. 4.15** Gelsemium sempervirens.

	Symptome/Modalitäten
Leitsymptom	**Schreckhafte**, **zittrige** Säuglinge mit **Klammerbedürfnis**, aus Furcht, fallen gelassen zu werden.
Auffallend	Schläfrige, kraftlose **hypotone** Säuglinge mit **rotem** Gesicht und großen Pupillen. Schrecken leicht auf. Trink-, Schluckschwäche. **Durstlosigkeit**. Muskellähmungen, Zuckungen. **Ptose** der Augenlider, beispielsweise bei Müdigkeit.

► **Tab. 4.15** Fortsetzung.

	Symptome/Modalitäten
Möglicher Auslöser	**Schwüle, feucht-warme** Wetterlage, **Föhn**. Emotionale Aufregung (Schwangerschaft). Anspannung.
Schlechter	**Emotionale Erregung** (Überraschung, Schreck), **Hitze**, Sommerhitze. **Vormittags**. **Abwärtsbewegungen** (Schaukeln, Ablegen).
Besser	**Frische Luft. Ruhe** oder mäßige Bewegung. **Nachmittags**.
Gemüt	Ängstliche, **schreckhafte** Säuglinge, die sich bei Aufregung **nervös** an der Mutter **festklammern**.

Lac defloratum

► **Tab. 4.16** Lac defloratum.

	Symptome/Modalitäten
Leitsymptom	Gedeihstörung und **Erschöpfung** bei Blähkoliken und Erbrechen. **Unverträglichkeit** von Muttermilch. Abneigung gegen Milch.
Auffallend	Großer **Durst** auf milchfreie Getränke (Soja). **Rhythmusstörung**: ruheloser Nachtschlaf – Schläfrigkeit tagsüber. Aufgetriebener, in Nabelregion **berührungsempfindlicher** Bauch. Spucken schlimmer durch Aufsitzen und Bewegung.
Möglicher Auslöser	**Mangel an Lebenswärme**, nach Schwangerschaftskomplikation, Geburtstrauma, unsichere Mutterbindung. **Schlafmangel**.
Schlechter	**Kälte**, Luftzug, Nässe. Milch, **Muttermilch**. Lärm.
Besser	**Wärme**, warm zudecken. **Ruhe**, Ruhige Zwiesprache. Druck.
Gemüt	Leicht **erschöpfbare** Säuglinge, die sich alleine mit den Eltern oder in völliger **Ruhe** am wohlsten fühlen.

Sepia succus

► **Tab. 4.17** Sepia succus.

	Symptome/Modalitäten
Leitsymptom	**Speikind**. Verweigerung der Mutterbrust. **Abmagerung**/Gedeihstörung trotz **gierigen Trinkens**.
Auffallend	Unlust zu essen und Essbegierde **wechseln** ab. **Feucht-kalte** Hände und Füße. **Milchunverträglichkeit**: Erbrechen, Durchfall, Ekzem.
Möglicher Auslöser	Verärgerung, **Erschütterung**, Alkoholismus (in der Familie). Unsichere, ambivalente **Mutterbindung**. Misshandlung.
Schlechter	Morgens und abends. Kälte, Nässe, Zugluft. Erschütterung. Massagen.
Besser	Durch **Essen**. Heftige **Bewegung**. Nach dem Schlaf. Druck. Wärme, Bettwärme. Frische Luft.
Gemüt	**Sensible**, scheue Säuglinge, die schnell **überreizt sind.** **Zärtlichkeiten** und Körperkontakt sind ihnen häufig **lästig**.

Silicea terra

▶ **Tab. 4.18** Silicea terra.

	Symptome/Modalitäten
Leitsymptom	**Ablehnung** und Erbrechen von **Muttermilch. Gedeihstörung**. **Untergewichtige** Säuglinge mit **großem Kopf**, aufgetriebenem **Froschbauch**, faltiger, **greisenhafter** Ausdruck.
Auffallend	**Kühle Schweiße**, besonders an Füßen (ätzend) und Kopf (nachts). **Fröstelig**, **kälteempfindlich** (besonders Füße und Kopf). **Geräusch- und lärmempfindlich**, Trinken dadurch gestört. Neigung zu eitrigen **Infektionen** (Bindehaut-, Nabelentzündungen). Neigung zu **Verstopfung. Milchunverträglichkeit.** Entwicklungsverzögerung, spätes Gehen und Sprechen.
Möglicher Auslöser	**Kälte**, feucht-kaltes Wetter, Wetterumschwung, **Zugluft. Impfung**. Überlastung der Verdauung oder des Nervensystems.
Schlechter	**Kaltes Wasser**, **Baden.** Milch. Nachts, morgens. Druck. Abdecken.
Besser	Sommer, warmes Wetter, **warmes Einhüllen**, Zimmerwärme.
Gemüt	**Anpassungsfähige** Säuglinge, **nachgiebig, brav** und friedlich. Dann aber auch: eigensinnig, stur, empfindlich-nervös.

4.1.3 Blähkoliken durch unreife Verdauung

Bryonia alba

▶ **Tab. 4.19** Bryonia alba.

	Symptome/Modalitäten
Leitsymptom	**Heftige Blähkoliken** bei empfindlicher Verdauung. Wechselndes Trinkverhalten: Durstattacken – Trinkverweigerung im Wechsel.
Auffallend	**Phasenweise** starker Durst auf **große Trinkmengen**. **Bräunlicher Zungenbelag**. Schleimhäute und Lippen trocken. Meteorismus, Abgang stinkender Winde, Brechreiz im Liegen. Übel riechende Durchfälle, oder auch Stuhlverhalt.
Möglicher Auslöser	Sommerwetter. Überreizung, Ärger, Schlafmangel. Pylorusstenose. Überessen, Nahrungsunverträglichkeit.
Schlechter	Geringfügige Bewegungen. Schluckauf. Wärme.
Besser	Trinken. **Ruhe**. Sanfter **Druck.** Zusammenkrümmen oder Bauchlage.
Gemüt	Warmblütige, **launische, reizbare** Säuglinge, die rasch aus dem Takt geraten. Oder sie verlangen nach **Ruhe**.

Carbo vegetabilis

▶ **Tab. 4.20** Carbo vegetabilis.

	Symptome/Modalitäten
Leitsymptom	Enorm **aufgeblähter** Bauch mit **quälenden**, kolikartigen Leibschmerzen. Schlimmer: abends, nachts, in stickigen Räumen.
Auffallend	Heftige Schreiunruhe mit **kalten** Extremitäten, kühle Schweiße. Stinkende Stühle, **übel riechende** Winde. Erschöpfungs- und Schwächezustand. Möchte **frische Luft** und **nicht zugedeckt** werden.
Möglicher Auslöser	Überessen, fette Nahrung (Milch). Verdorbene Milch. Magen-Darm-Infektion, Rekonvaleszenz.
Schlechter	**Liegen**, nachts, Dunkelheit, beim Alleinsein, **Zimmerwärme.**
Besser	**Luftaufstoßen** und **Windabgang. Kühle, frische Luft**. **Zusammenkrümmen**. Festhalten, Herumtragen.
Gemüt	Träge, kraftlose, nähebedürftige Säuglinge. Ihre **ängstliche Unruhe** und **große Reizbarkeit** ist nachts in der **Dunkelheit** verstärkt.

Chamomilla

▶ **Tab. 4.21** Chamomilla.

	Symptome/Modalitäten
Leitsymptom	Heftigste und **lang anhaltende Schreiphasen** machen den Eindruck **großen Zornes.** **Überreizte**, extrem **schmerzempfindliche** Säuglinge, die sich mal **zusammenkrümmen**, mal **überstrecken**. Lediglich **Herumtragen** bessert zeitweise (wird aber zur Sucht). **Rhythmusstörung** mit fehlenden Ruhe- und Erholungspausen → verstärkte **Verzweiflung** → völlige **Erschöpfung**.
Auffallend	**Hitzige**, **warmblütige,** durstige Säuglinge. Nachtschweiße. Im Anfall **schweißgebadet** mit **Zornesröte** im Gesicht. Im Anfall: Abneigung gegen Berührung/Nähe/Trost. Nabelschmerzen **vor** dem Stuhlgang, danach gebessert. Gelber oder grasgrüner, zerhackter scharfer **Durchfall** mit Geruch von **fauligen Eiern**, oder saure Stühle. **Wange einseitig** rot und heiß – andere Wangenseite ist blass-kühl. Krampfanfälle, ausgelöst durch Zorn.
Möglicher Auslöser	Infektiöse Gastroenteritis; **Zahnung**; Säuglings- und Kleinkindzeit. Überreizung. Fehlende Rhythmik, fehlende Erholungspausen. Wut. Kamillentee (Arzneimittelprüfung). Entzugssyndrom.
Schlechter	**Hitze**. Bettwärme, Zudecken. Ärger. Abends, nachts. Berührung.
Besser	**Herumtragen**, -fahren, im Anschluss völlige Reizarmut. Warmes, feuchtes Wetter. Nach Mitternacht bis frühmorgens.
Gemüt	Eigenwillige, **reizbare, übererregbare, ungeduldige Säuglinge.**

Cina maritima

▸ **Tab. 4.22** Cina maritima.

	Symptome/Modalitäten
Leitsymptom	Heftigste Schreiunruhe, bei **launischen**, **unzufriedenen** Säuglingen. **Ruheloser Schlaf**, panikartiges **Aufschrecken**, wildes **Strampeln**. Nabelkoliken **besser** in **Bauchlage**, mit **angezogenen Beinen**.
Auffallend	Kräftige, dicke Säuglinge, mit kränklich **hagerem Gesichtsausdruck** und wechselhaft blasser oder tiefroter Gesichtsfarbe. Sehr **widerspenstig**, verweigert die Brust/Muttermilch. Trinkt kurz und **hastig**. Rasch wiederkehrendes Hungergefühl. **Aufgetriebener**, gurgelnder **Bauch**; entfärbte, durchfällige Stühle. **Starke Abneigung** gegen **Zärtlichkeiten, Berührung**, Festhalten, sogar gegen Ansehen (**Fremdeln**). Besserung durch **Herumtragen**.
Möglicher Auslöser	Interaktionsstörung (Ablehnung oder Überprotektion durch die Eltern). Nicht erfüllte Bedürfnisse. Aggressive Verhaltensstörung.
Schlechter	**Nachts**. Vollmond. Sonne, Sommer. Muttermilch. Druck, **Zärtlichkeiten**, Berührung. Kalte, frische Luft.
Besser	**Bauchlage**. Beständiges **Wiegen/Schaukeln**/Herumtragen mit Druck auf den Bauch (wird aber zur Sucht). Kopfrollen.
Gemüt	Extrem **garstige**, launische, jähzornige Säuglinge, die **Berührung** und Körperkontakt **ablehnen**. Lassen sich kaum beruhigen. **Frühzeitiges** und **hartnäckiges Fremdeln**.

Colocynthis

▸ **Tab. 4.23** Colocynthis.

	Symptome/Modalitäten
Leitsymptom	Heftige **kolikartige** Bauchschmerzen, die sich durch **Zusammenkrümmen**, **Wärme** und **Druck** auf den Bauch **bessern**.
Auffallend	Die Säuglinge **rollen sich** während der einschießenden Bauchkrämpfe unwillkürlich **zusammen** und ziehen ihre Knie zum Bauch. Druck und Wärme lindern. Brechdurchfall mit neuralgischen Schmerzen. Winde bessern nicht. Häufiger, unverdauter, schaumiger Stuhl.
Möglicher Auslöser	Zugluft, Erkältung, Ärger. Magen-Darm-Infektion.
Schlechter	**Nachts**. Aufregung. Nach dem Essen. Rückwärtsbeugen. Sanfte Berührung mit fehlendem Druck auf dem Bauch.
Besser	**Gekrümmte** Haltung. **Druck** auf das schmerzhafte Bauchareal. Wärme, **warme Bauchwickel**. Frische Luft.
Gemüt	Starke **Reizbarkeit** und **Unruhe** während der Krampfattacken.

Cuprum metallicum

▸ **Tab. 4.24** Cuprum metallicum.

	Symptome/Modalitäten
Leitsymptom	**Periodische** Anfälle von **Bauchkrämpfen.** Säuglinge rudern heftig, machen einen „verkrampften", verzweifelten Eindruck.
Auffallend	Im Anfall: angespannter, **berührungsempfindlicher** Bauch. Ständiger **Wechsel** zwischen **Zusammenkrümmen und Überstrecken**. Zittern und **Zuckungen** der Muskulatur.

▸ **Tab. 4.24** Fortsetzung.

	Symptome/Modalitäten
	Hastige Trinkversuche. **Spritzende** Durchfälle. **Erbrechen**, ausgelöst durch kleine Bewegungen (wie **Schluckauf**). Frieren und Frösteln, **Kaltschweißigkeit**, Gesicht zyanotisch.
Möglicher Auslöser	Sommerhitze; Überanstrengung, **Überreizung**, **Schlafmangel**; Wut, Schreck. Pylorusstenose. Unterdrückte Ausschläge.
Schlechter	Heißes Klima. Sanfte Berührung, Aufregung. Bewegung.
Besser	**Warme, feste Bauchwickel. Still liegen**. Schwitzen.
Gemüt	Während der Schmerzattacken sehr **unruhige**, **schrill schreiende**, **ängstlich** gereizte Säuglinge.

Dioscorea villosa

▸ **Tab. 4.25** Dioscorea villosa.

	Symptome/Modalitäten
Leitsymptom	Einschießende **kolikartige** Schmerzen, besser durch **Überstrecken**.
Auffallend	Erleichterung bei **Streckung/Zurückbiegen**. Keine Besserung durch Stuhlgang. Schwache Verdauung mit Blähsucht. Erleichterung an der frischen Luft.
Möglicher Auslöser	„Empfindlicher“ Magen, Überessen.
Schlechter	**Zusammenkrümmen**, Hockstellung, Liegen. **Trinken**, Tee.
Besser	**Ausstrecken,** Aufrichten, **Rückwärtsneigen**. **Bewegung.** Fester Druck. Frische Luft.
Gemüt	Nervös reizbare oder auch müde wirkende Säuglinge.

Jalapa

▸ **Tab. 4.26** Jalapa.

	Symptome/Modalitäten
Leitsymptom	**Nächtliche** Schreiunruhe und Ruhelosigkeit bei völligem **Wohlbefinden untertags.**
Auffallend	Ängstliche Unruhe, heftige **Weinanfälle** und **Herumwälzen**. Schmerzhafte, schaumige, säuerliche Durchfälle (verstärkt nachts). Allgemeine **Kälte** (kaltes, zyanotisches Gesicht), Säuglingsrhinitis. Schweißneigung an Kopf und Oberkörper.
Möglicher Auslöser	Diarrhöe; Trimenonkoliken; Zahnung; Erkältung.
Schlechter	Milch, **nachts**.
Besser	Flatus, Aufstoßen. Herumtragen.
Gemüt	Aktive, neugierige Säuglinge, die nach Beschäftigung suchen.

Lycopodium clavatum

► **Tab. 4.27** Lycopodium clavatum.

	Symptome/Modalitäten
Leitsymptom	Schmerzhafte **Blähkoliken**, frühabends **(16.00 bis 20.00 Uhr)** verstärkt. Ständige Gärung, heftige **Winde** und **Luftaufstoßen**.
Auffallend	**Magerer**, schwächlicher Säugling mit **aufgetriebenem, druckempfindlichem** Bauch. **Längsfalten** auf der **Stirn** verleihen „greisenhaften" Ausdruck. Unruhephasen ganztags, **frühabendlich** verstärkt. Warmer Körper mit kühlen, klebrig schwitzenden Füßen.
Möglicher Auslöser	Blähende **Nahrungsmittel**. Hitze. Innerliche **Anspannung,** Furcht, Schreck, Zorn.
Schlechter	Spätnachmittags bis in die **Abendstunden** (16.00 bis 20.00 Uhr). **Zimmerwärme**; Überessen; Kleiderdruck. Alleinsein.
Besser	**Frische Luft**. **Kleidung lockern**. Warme Getränke, **Bettwärme. Bewegung**. Aufstoßen, Blähungsabgang.
Gemüt	**Sanfte**, empfindliche, schüchterne (früh **fremdelnde**) Säuglinge, die enorm **reizbar** und **zornig** werden können. Besonders morgens möchten sie **Ruhe**, stets aber die **Nähe** einer vertrauten Person.

Nux vomica

► **Tab. 4.28** Nux vomica.

	Symptome/Modalitäten
Leitsymptom	Schreiunruhe **nach** der Mahlzeit, bei allgemein **reizbarem Gemüt**. Beschwerliche Verdauung. Hartnäckiges Säuglingserbrechen.
Auffallend	Verdauung ist mühsam**, angestrengtes** Pressen. **Unregelmäßige** Verdauungstätigkeit, **Blähungskolik.** Neigung zu überstreckter (ophisthotoner) Körperhaltung. Frühzeitig **Magen-Darm-Erkrankungen** und Erkältungsneigung (Säuglingsschnupfen).
Möglicher Auslöser	**Zu reichliche** Trinkmahlzeit (Überessen); Kaffeekonsum in der Stillzeit. Pylorusstenose. Magen-Darm-Infektionen. Gestörter Schlaf-/Wachrhythmus mit ungenügenden Verdauungs- und Erholungspausen. Emotionale Anspannung.
Schlechter	Morgens. Nach ausgedehnter Mahlzeit. Vor dem Stuhlgang. **Druck**. Bewegung. Kälte, **Abkühlung**. Ärger.
Besser	**Wärme**, warme Getränke. Nach dem Stuhlgang.
Gemüt	**Reizbare, ungeduldige Säuglinge. Ungeduld**, wenn es nicht nach ihrem Willen läuft. Große **Schmerzsensibilität**.

Rheum palamatum

► **Tab. 4.29** Rheum palmatum.

	Symptome/Modalitäten
Leitsymptom	**Heftigste Schreianfälle** und **Nabelkoliken** Tag und Nacht. **Saure Körperschweiße** und durchfällige, **säuerliche Stühle.**
Auffallend	**Nabelkoliken,** besonders nach der Mahlzeit und **vor** dem Stuhlgang. **Sauer gestimmtes Kind, mit säuerlichem Geruch.** Reichlich kühle Schweiße. Neigung zur Durchfall/Gedeihstörung.

▶ **Tab. 4.29** Fortsetzung.

	Symptome/Modalitäten
Möglicher Auslöser	Zahnung; Säuglingszeit. Kummer, unsichere Bindung. Trennungssituation.
Schlechter	**Nach** der Mahlzeit. **Vor** und während dem **Stuhlgang. Entblößen.**
Besser	**Zusammenkrümmen.** Nach der Stuhlentleerung.
Gemüt	**Mürrisch-reizbare**, stimmungslabile Säuglinge, die häufig, **anhaltend** und heftig **schreien**.

Rhus toxicodendron

▶ **Tab. 4.30** Rhus toxicodendron.

	Symptome/Modalitäten
Leitsymptom	**Unruhezustände** und Schreiphasen, besonders zur **Schlafenszeit**, abends, nachts.
Auffallend	**Unruhige**, zappelige Säuglinge, die ständig ihre **Lage ändern**. Bauchkoliken **besser** durch **Zusammenkrümmen**, **Druck**, **Wärme**, in **Bauchlage**, durch **Herumtragen**. Nach dem Schlaf: **steife, eckige** Bewegungen. Häufig **Schräglagehaltung**, Schiefhals, dysplastische Hüftpfanne.
Möglicher Auslöser	Magen-Darm-Infektion, nach Verkühlung; Regenwetter, Durchnässung, Bad. Baby-Sitzschale.
Schlechter	**Nässe**, **Kälte**, feucht-kalte Witterung; **Ruhe**; in der **Nacht.**
Besser	**Warme Bauchauflagen, Bauchlage; Zusammenkrümmen;** warmes, trockenes Wetter; fortgesetzte **Bewegung, Herumtragen**.
Gemüt	Tag und Nacht **ruhelose**, leicht **verschüchterte** Säuglinge, die ihre **Angst vor dem Einschlafen** lautstark kundtun.

Sulfur

▶ **Tab. 4.31** Sulfur.

	Symptome/Modalitäten
Leitsymptom	**Sporadische** Spuckattacken – **anfallsweise** Nabelkoliken, bei Überessen/**Milchunverträglichkeit**. Übel riechende Diarrhöe, morgens verstärkt. Gut **ablenkbar** und relativ leicht zu **beruhigen**.
Auffallend	**Warmblütige**, plethorische Säuglinge, aktives, **kräftiges Temperament**, dagegen **Haltungs-** und **Muskelschwäche**. **Warme**, heiße **Füße** und Hände. **Schweißneigung**. Ständiges **Trinkverlangen**. **Beschleunigung** des Trinkrhythmus. Während Koliken sehr berührungs- und schmerzempfindlich. Milchschorf, Ekzeme, besonders im Nacken, trockene Haut. Wunde, **rote Mund-** und **Afterregion**, Windeldermatitis.
Möglicher Auslöser	Unterdrückte Krankheiten. Überanstrengung. **Sonnenhitze**. Kälte.
Schlechter	1 Stunde **vor** dem **Mittagessen** (11.00 Uhr). **Milch**. Baden. **Im Bett,** Ruhe. Nachts, Vollmond. **Erhitzen,** geschlossene Räume.
Besser	Im Freien, **in Bewegung**, **trockenes, warmes Wetter**; Rechtsseitenlage; Schwitzen.
Gemüt	Vitale, **willensstarke** Säuglinge, sind durchsetzungsfähig, zeigen den Eltern deutlich ihre **Bedürfnisse**. Sie können phasenweise auch **sehr reizbar** sein. Abneigung gegen Wasser.

Veratrum album

▸ **Tab. 4.32** Veratrum album.

	Symptome/Modalitäten
Leitsymptom	**Vehemente Dreimonatskolik**, mit schockartiger Kreislaufreaktion. Quälendes **Erbrechen,** profuser **Durchfall** führen zu Erschöpfung.
Auffallend	Ernstes Beschwerdebild**,** gekennzeichnet durch **blasses,** bläulich-fahles Gesicht, matte Augenpartien, **kühle** Nase und Stirn. **Kaltschweißige** Haut. **Frostigkeit**, Kälte. **Schwächezustand.** Durst. Besserung nach Stuhlgang.
Möglicher Auslöser	Gastroenteritis. Schreck.
Schlechter	**Kälte**. Feuchtes Wetter. Anstrengung.
Besser	**Wärme**; warmes Zudecken. Liegen. nach Stuhlgang.
Gemüt	Muntere, aktive Säuglinge, die die **Aufmerksamkeit** der Eltern fordern. In der Krankheit: ängstliche **Unruhe,** Teilnahmslosigkeit.

4.1.4 Überreizung

Apis mellifica

▸ **Tab. 4.33** Apis mellifica.

	Symptome/Modalitäten
Leitsymptom	**Nervöses Erbrechen** unmittelbar **nach** der Mahlzeit. **Schreien** aus dem Schlaf heraus. **Störanfälliger Schlaf.**
Auffallend	Unruhige, **übererregbare** Säuglinge. **Trinkfaul**, verweigert bei Unruhe die Brust, geringe Miktion. **Überstreckungstendenz**, Schreckhaftigkeit.
Möglicher Auslöser	Angeborene Herz-/ Nierenerkrankung, Zysten. Geburtskomplikationen mit Lungen-/Hirnödem. Hitze.
Schlechter	**Wärme**, warmes Getränk; eng anliegende Kleidung, **Druck**; abends.
Besser	**Kühlende** Umschläge; **Kühle; frische Luft.**
Gemüt	**Nervöse**, schreckhafte, zittrige Säuglinge, in fortgeschrittenem Stadium auch **kraftlos** und apathisch.

Argentum nitricum

▸ **Tab. 4.34** Argentum nitricum.

	Symptome/Modalitäten
Leitsymptom	Quälende **Blähkoliken,** mit ausgeprägtem Meteorismus.
Auffallend	Magere, **schreckhaft-zittrige** Säuglinge mit vorgewölbtem **Blähbauch** und **greisenhaft** faltigem Aussehen. Sehr **warmblütig,** frische, kühle Luft bessert. Reichlich **übel riechende Blähungen**, explosives Aufstoßen. Stühle durchfällig, **zerhackt** und **grün** verfärbt (gelber Stuhl wird in der Windel grün). Verschlimmerung durch Muttermilch.
Möglicher Auslöser	Süßigkeiten (während der Stillzeit). Geburtstrauma, Abtreibungsbestrebungen, Aufregung, Schreck, Überreizung. Hitze.

▸ **Tab. 4.34** Fortsetzung.

	Symptome/Modalitäten
Schlechter	**Nachts**, Licht, **Geräusche**, **Alleinsein**, enge Kleidung. Nach dem Essen, **Zucker, Süßes**. **Wärme**, warmes Bad.
Besser	Im Freien, kühle Luft, kühle Anwendungen. Bewegung, harter Druck, auch Bandagen, Aufstoßen.
Gemüt	**Hellwache**, kontaktfreudige, **stimmungssensible** Säuglinge. Sie sind anfällig für **Überreizung**, dann **ängstlich**, **nervös**, mit heftigen Schreianfällen. Ausgeprägte **Ängste**, z. B. vor dem Alleinsein, Platzangst, Höhenangst, Erwartungsangst.

Belladonna

▸ **Tab. 4.35** Belladonna.

	Symptome/Modalitäten
Leitsymptom	Wellenartig wiederkehrende **intensive Schreiattacken**, die **plötzlich** auftreten und später **schlagartig** wieder verschwinden.
Auffallend	In der Schreiphase **hochroter, heißer Kopf,** weite Pupillen. Kühle Hände und Füße. Schreckhafte Säuglinge, bei Geräuschen, Erschütterung, Licht. **Ophisthotone**, verkrampfte **Körperhaltung**. Trinkverweigerung. **Schweißausbrüche**. **Übererregbarkeit**, **Zuckungen** im Gesicht oder Extremitäten.
Möglicher Auslöser	**Überreizung**, **Schlafmangel**. **Ruhestörung**. **Überhitzung**, Sonne. Zugluft, Unterkühlung (besonders des Kopfes).
Schlechter	**Nachmittags und nachts**. **Sinnesreize**, wie Berührung, Erschütterung, Geräusche, Licht. Zu viel Bewegung. **Ausziehen**, Wickeln.
Besser	**Ruhe**, **Bettruhe** mit leicht hochgelagertem Oberkörper (Kopfstütze), **Überstreckung**, wärmende, leichte **Bedeckung**.
Gemüt	**Bewegungsaktive, reizempfindliche** Säuglinge, die **leicht überreizt** werden können. Schlagartiger **Wechsel** zu **heftigen Schreiattacken** und **Raserei**.

Borax veneta

▸ **Tab. 4.36** Borax veneta.

	Symptome/Modalitäten
Leitsymptom	**Reizempfindlichkeit**. Nächtliches **Aufschrecken** aus Schlaf. **Angst vor Abwärtsbewegungen** (Wiegen, Schaukeln, Hinlegen).
Auffallend	Magere, fahle, hitzeempfindliche Säuglinge. **Geräuschempfindlichkeit**. Unruhe, verstärkt vor dem Stuhlgang, besser nach dem Stuhlgang. Neigung zu schmerzhaftem Mundsoor und Aphthen.
Möglicher Auslöser	**Überreizung**. **Lärm**. **Hitze**. Stillkinder, **Säuglings**- und Kleinkindesalter. Zahnung. Flugreisen.
Schlechter	**Abwärts-** oder Aufwärtsbewegungen. Plötzliche Geräusche. Morgens, vormittags (10.00 Uhr).
Besser	**Druck**. **Abends**. Bewegung im Freien.
Gemüt	**Sensible, schreckhafte** Säuglinge, die im Schlaf grundlos schreiend hochfahren. Angst vor Abwärtsbewegungen (Hinlegen).

Coffea cruda

▸ **Tab. 4.37** Coffea cruda.

	Symptome/Modalitäten
Leitsymptom	Schlaflosigkeit, anhaltender **Aktivitätsdrang** und **Reizhunger.** Schreiunruhe bei **Erschöpfung,** fehlenden Erholungspausen, **Reizüberflutung**.
Auffallend	**Warmblütige, hochaufmerksame** Säuglinge, die mit **aufgerissenen Augen** gegen die **Müdigkeit** standhalten. **Motorische Unruhe**, Bewegungsdrang, will ständig getragen werden. Rasche Entwicklung. Gefahr der **Überstimulation** → nervöse **Erschöpfung**. **Geringer Schlafbedarf**, im Schlaf leicht weckbar. Ständiges Hungergefühl, trinkt hastig. **Vegetative Erregung**: roter Kopf, Herzklopfen, weite Pupillen. Sehr schmerzempfindlich.
Möglicher Auslöser	**Überstimulation**, fehlende Ruhezeiten; **Übermüdung**, fehlender Tagesrhythmus. Aufregung. Kaffee, Stimulanzien (in der Stillzeit).
Schlechter	**Lärm**, Musik; Druck. Langeweile (Mangel an Spielzeiten mit Eltern). Aber auch Überstimulation, mangelnde Reizabschirmung. Nachts, allein. Sinnesreize (Licht, zu viel Bewegung, Geräusche).
Besser	**Schlaf**; Bewegung, im **festen Wechsel mit Ruhezeiten**. Absolute Ruhe/**Reizabschirmung**.
Gemüt	Lebensfrohe, **neugierig-interessierte**, „sprühende“ Säuglinge, die bei mangelnden Ruhepausen **verzweifeln** und von **qualvoller innerer Nervosität** getrieben werden.

Hyoscyamus niger

▸ **Tab. 4.38** Hyoscyamus niger.

	Symptome/Modalitäten
Leitsymptom	Heftigste **hysterische Schreiphasen**, wie **„entrückt“.** Hochgradige **Agitiertheit** und stuporöse **Erschöpfung** wechseln.
Auffallend	Warmblütige rote Säuglinge, **beständig aktiv** und **angespannt**. **Sehr schreckhaft**, fahrige, ruckartige Bewegungen. **Ophisthotone** Körperhaltung (im Anfall noch verstärkt). Muskelzuckungen, Konvulsionen, erniedrigte Krampfschwelle.
Möglicher Auslöser	Familiärer Alkoholismus. Verärgerung, **Erschütterung**. Eifersucht, unsichere **Bindung**. Misshandlung.
Schlechter	Emotionale Erregung, Schreck. Berührung. Kälte. Schlaf, Liegen.
Besser	Nackt. Bewegung, Wärme.
Gemüt	Ruhelose, **bewegungsaktive** Säuglinge, die **schlagartig** in **Raserei** fallen können. Beruhigung ist schwer, im Anfall **„wie von Sinnen“.**

Kreosotum

▸ **Tab. 4.39** Kreosotum.

	Symptome/Modalitäten
Leitsymptom	Heftige **Schreiunruhe,** bei hochgradiger allgemeiner **Reizbarkeit.** **Erbrechen** von unverdauter Milch 2–3 Stunden nach der Mahlzeit.
Auffallend	Schnell wachsende, ältlich aussehende Säuglinge. Große Anstrengung beim Stuhlgang. Erbrochenes süßlich riechend, übler **Mundgeruch**. Unruhe führt zu zunehmender Erschöpfung und Kräfteverfall.
	Überessen; Sommerzeit, **Zahnungszeit**.

▸ **Tab. 4.39** Fortsetzung.

	Symptome/Modalitäten
Möglicher Auslöser	
Schlechter	Kälte. Liegen, **Ruhe**, **nachts**, morgens, Berührung.
Besser	**Wärme, Bewegung, Druck.**
Gemüt	Unzufriedene, **gereizte** Säuglinge. Veränderlicher Schlaf, phasenweise **sehr tief** und kaum erweckbar, auch **schreckhaftes Hochfahren** aus dem Schlaf.

Magnesium phosphoricum

▸ **Tab. 4.40** Magnesium phosphoricum.

	Symptome/Modalitäten
Leitsymptom	Einschießende **Blähkoliken** und **Schreiunruhe,** besonders zur **Schlafenszeit** und nachts. Nervöse Überreizung und Erschöpfung.
Auffallend	Träge, abgemagerte Säuglinge, Gedeihstörung. **Schweißneigung** am gesamten Körper und Gesicht. Sehr **berührungs-** und **schmerzempfindlich** (schreckhaft bei Berührung, Geräuschen). **Blähkolik** besser durch **Bein-Anziehen**, Luft- oder Stuhlabgang. **Saure** Ausdünstung der **Körpersekrete**. **Milchunverträglichkeit**, Abneigung gegen Muttermilch.
Möglicher Auslöser	**Trennungssituation** (Inkubator, Heimkind); **Streit oder Spannungen** in der Familie; Scheidungsfamilie. Zahnungszeit.
Schlechter	Zahnung; **Milch**; **nachts** (3.00 bis 4.00 Uhr); **Ruhe**, **Ablegen**. Kälte. Sanfte Berührung.
Besser	Moderate **Bewegung**. **Zusammenkrümmen**. **Fester Druck** und lokale **Wärme.** Trocken-warme Luft.
Gemüt	**Unruhige**, **überreizte, ängstlich-schreckhafte** Säuglinge. Zuwendung und Harmonie bessern.

Mandragora officinarum

▸ **Tab. 4.41** Mandragora officinarum.

	Symptome/Modalitäten
Leitsymptom	Heftige Dreimonatskoliken.
Auffallend	Kräftiges Temperament, **hoher Muskeltonus**. **Ophisthotone** Körperhaltung. Ständiges Trinkverlangen; Frösteligkeit.
Möglicher Auslöser	**Trauma** in der Schwangerschaft oder während der Geburt. Mangel an Lebenswärme, unsichere Bindung. **Überreizung**, **Lärm**.
Schlechter	Morgens, Dunkelheit. Sonne, Hitze. Sanfte Berührung; Übererregung, Geräusche.
Besser	Wärme, Liegen, Ruhe, **Rückwärtsneigen**. Starker Druck. Essen. Gemächliches Herumtragen an der frischen Luft.
Gemüt	Ruhelose, **reizbare**, stimmungslabile Säuglinge, die zu **Angst und Raserei** neigen.

Sanicula aqua

▸ **Tab. 4.42** Sanicula aqua.

	Symptome/Modalitäten
Leitsymptom	**Wütendes** Schreien bei **verdrießlichen**, übererregbaren Säuglingen. Schreien **nach Erwachen** und bei Abwärtsbewegung (Ablegen).
Auffallend	Unruhe mit **Überstreckungstendenz**, **Abneigung berührt,** gehalten zu werden. Besser **allein** im Bett und durch **Herumtragen**. Trotz ständigen Trinkverlangens: **mager**, **ältlich** erscheinend, mit geringer Muskelkraft (verminderte Kopfkontrolle). Dagegen: vorgewölbter, **druckempfindlicher** Blähbauch. **Schweiße** am **Hinterkopf**, an bedeckten Körperstellen. Kühler, klammer Schweiß, Frostigkeit. **Schwallartiges** Erbrechen **unmittelbar nach** der Mahlzeit (*Cave:* Pylorusstenose); Erbrechen von Muttermilch. **Stuhlverhalt, angestrengter**, teilweise **schmerzhafter** Stuhlgang.
Möglicher Auslöser	**Überreizung**; Erschütterung.
Schlechter	**Essen**, Trinken. Spätabends (21.00 bis 24.00 Uhr). Dunkelheit. Zimmerwärme. **Bewegung**, Fahren, Abwärtsbewegung. **Berührung**.
Besser	Wärme. Frische Luft. Erbrechen. **Ruhe.** Liegen. Herumtragen.
Gemüt	Sehr reizbare, **stimmungslabile** Säuglinge, die **Abwechslung** suchen, aber auch schnell **überreizt** und **überstimuliert** sind. **Berührung** ertragen sie **schlecht**, besser fühlen sie sich **allein im Bett**.

Tarentula hispanica

▸ **Tab. 4.43** Tarentula hispanica.

	Symptome/Modalitäten
Leitsymptom	Extremste **Unruhe. Schlaf- und Rhythmusstörung.** Rasende Schreiunruhe aufgrund **völliger Erschöpfung**.
Auffallend	**Schlanke, fröstelige,** kaltschweißige Säuglinge. **Ständige Bewegung** der Beine. **Zuckungen, Kopfrollen** im Bett. **Schreckhaftigkeit**. Hochfahren aus dem Schlaf. **Bewegungsdrang** führt zu Trinkstörung. Stuhlverhalt.
Möglicher Auslöser	Überreizung, Überstimulation. Fehlende Ruhepausen.
Schlechter	**Berührung**, Kälte, **Lärm.** Mahlzeit.
Besser	Lebhafte **Musik**; **rhythmisches** Schaukeln, **Bewegung** (Autofahren). Entspannung (Massagen). Herumtragen.
Gemüt	Äußerst **sensible** Säuglinge, die durch Kleinigkeiten in eine **hysterische Raserei** verfallen können.

Tuberculinum

▶ **Tab. 4.44** Tuberculinum.

	Symptome/Modalitäten
Leitsymptom	**Unruhiger, bewegungsreicher Schlaf.** Unvermitteltes **Schreien und Aufschrecken** aus dem Schlaf heraus.
Auffallend	Aktive, frühreife Babys mit früh einschießenden Zähnen. Schlaf in zusammengerollter Haltung, später in Knie-Ellbogen-Lage (ab 4. Lebensjahr). Schlafstörung verstärkt bei **Erschöpfung, Krankheit (Zahnung).** Nachtschweiß. Reizbarkeit nach dem Erwachen. Milchunverträglichkeit. **Schlanke, grazile** Kinder, trotz gutem Appetit. Entwicklungsstörungen, Infektanfälligkeit.
Möglicher Auslöser	Zahnung. Überanstrengung, **Überreizung**. Wetterumschwung.
Schlechter	Geschlossene Räume, feucht-kalte Witterung, **Zahnung**. Nachts (2.00 bis 5.00 Uhr).
Besser	Frische, warme Luft, im Freien, **Bewegung**.
Gemüt	Bedürfnis nach **Abwechslung** und neuen **Aktivitäten**. Kinder werden sonst **unzufrieden** und reagieren **zornig gereizt**.

Zincum metallicum

▶ **Tab. 4.45** Zincum metallicum.

	Symptome/Modalitäten
Leitsymptom	Zittrig-erregbarer, **übererregbarer** Säugling. **Ophisthotones** Kopfbohren. **Unruhe**, besonders in den **Beinen**.
Auffallend	Muskuläre **Zuckungen**, Kloni, Zittern, im Schlaf verstärkt. Körperliche Unruhe führt zu **Erwachen**. **Schrilles Schreien**; hastiges Trinken. **Zittrigkeit** bei Hunger und bereits bei kleiner Erregung. **Juckreiz**, besonders im Schlaf. Ruhelose Beine. Erschwerter Zahndurchbruch. **Schweiße**, besonders nachts und morgens, stark an den Füßen.
Möglicher Auslöser	Übererregung, **Überreizung**, körperliche oder geistige **Erschöpfung**. Unterschwellige Hautausschläge, Neurodermitis. Impfung.
Schlechter	**Lärm**; **Berührung**; mittags nach der Mahlzeit; **Milch**. Gegen **Abend** und **nachts**. Zahnung.
Besser	Ausscheidungen, **Bewegung**, frische, warme Luft. Fester **Druck**.
Gemüt	Neugierige, **übererregbare** Babys, die schnell **unzufrieden** sind. Entgleisung des Tagesrhythmus → Erschöpfung, Schreiunruhe.

4.1.5 Trennungs-, Traumaerfahrung

Ambra grisea

▸ **Tab. 4.46** Ambra grisea.

	Symptome/Modalitäten
Leitsymptom	**Blähkolik**, mit Flatulenz **nach Trinkmahlzeit** und **nachts**. Schlafrhythmusstörung: im Bett hellwach, möchte aufstehen.
Auffallend	Eher magere, **blasse**, muskelschwache Säuglinge, die in gewohnter Umgebung ausgeglichen und zufrieden sind, aber **ängstlich-nervös in ungewohnten** Situationen. Neigung zu **Stuhlverhalt**. Verlangen nach **intensiver Aufmerksamkeit** / Nähe der Mutter. Frühzeitiges, ausgeprägtes **Fremdeln**. Sehr sensibel auf **Musik** (kann bessern oder verschlimmern).
Möglicher Auslöser	**Aufregung**. Lärm. **Trennungssituation** von der Mutter. **Fremde** Gesellschaft/Personen.
Schlechter	Lärm, Musik. Gesellschaft. Geistige Anstrengung. Wärme.
Besser	Ruhige Bewegung. Frischluft. Morgens, nach dem Aufstehen.
Gemüt	Ausgesprochen **scheue** Säuglinge, die sich schwer von vertrauten Personen lösen und oft von **Angstträumen** heimgesucht werden.

Arsenicum album

▸ **Tab. 4.47** Arsenicum album.

	Symptome/Modalitäten
Leitsymptom	Furcht vor **Alleinsein** im Bett. Schwieriges Einschlafen/**Ablegen**. Großes **Nähebedürfnis**. **Festhalten** und Herumtragen bessern.
Auffallend	Blasse, kaltschweißige, klammernde Säuglinge, kalte Extremitäten. Schlafstörungen besonders zwischen 0.00 und 2.00 Uhr. **Unruhiger Schlaf** mit Rucken der Glieder, des Kopfes. **Hochschrecken** und Weinen, scheinbar grundlos. Kind will **gehalten** werden – besonders in der Einschlafsituation.
Möglicher Auslöser	Bedrohliche Erfahrung während der Schwangerschaft; traumatische Geburt; perinatal lebensbedrohliche Komplikation.
Schlechter	**Alleinsein, nachts** (0.00 bis 2.00 Uhr), **Kälte,** Frieren. Überreizung/Überanstrengung.
Besser	Liegen mit hochgelagertem Oberkörper. **Nähe** eines Elternteils**. Fester Halt. Wärme**. Herumtragen. Frische Luft.
Gemüt	**Unsichere**, ruhelose Säuglinge suchen **Halt** und **Nähe** in der Familie. **Rituale** und **feste Tagesabläufe** vermitteln Sicherheit.

Chocolate

▸ **Tab. 4.48** Chocolate.

	Symptome/Modalitäten
Leitsymptom	Ausgeprägte **Ruhelosigkeit** bis zur nervösen Verzweiflung. Heftige **Erregbarkeit**, teilweise **Übererregung**. **Schlagartig** schroffe **Stimmungswechsel**.
Auffallend	**Hellwache**, **warmblütige**, rotwangige Säuglinge, die aber abrupt **kühl** und blass werden können. Durchfälle **wechseln** mit Stuhlverhalt. Ständiges Hungergefühl. **Hochempfindlich** für Sinnesreiz (z. B. Geräusche, Gerüche, Licht). **Geringer Schlafbedarf**. Fordern stete Abwechslung, schnell wechselnde Erfahrungen → **Ruhelosigkeit** mit **Zittern**, Zuckungen. **Rasche Entwicklung**, lebhafte Bewegungen, jedoch **ungeschickt**.
Möglicher Auslöser	**Emotionales Trauma**, Sorgen in der Schwangerschaft. **Trennungserfahrung**, frühes **Abstillen**, familiärer **Leistungsdruck**.
Schlechter	Tee; Anstrengung, Überreizung. Kälte.
Besser	Ruhe, Erholung, Schlaf, Zuwendung. Wärme.
Gemüt	**Hochsensible**, verletzliche Säuglinge. **Wechselnde** Stimmungslage zwischen **anhänglichem** Klammern und **Ablehnung**.

Kalium carbonicum

▸ **Tab. 4.49** Kalium carbonicum.

	Symptome/Modalitäten
Leitsymptom	**Hartnäckige Blähkoliken** nach den Mahlzeiten. **Nachts Ruhelosigkeit** und panisches Aufschrecken. **Tag-Nacht-Rhythmusumkehr**: Müdigkeit, Kraftlosigkeit tagsüber. → Nervöse **Erschöpfung**. Herumtragen bessert.
Auffallend	Magere, frostige, **kälteempfindliche** Säuglinge, sind **schreckhaft** und **berührungsempfindlich**. Einschlafkloni, Kitzeligkeit. Kraftlose Schwäche, oder nervöse Ruhelosigkeit. Gespannter, druckdolenter **Trommelbauch**, reichlich **Flatulenz**, Aufstoßen mit **Würgereiz**. Profuser, kühler (Nacht-)Schweiß. Infektanfälligkeit. **Erkältungen** führen zu Schlafstörungen. **Alles ist nachts schlimmer.**
Möglicher Auslöser	**Trennungstrauma** (in Schwangerschaft, perinatal, im Familienkreis). Überanstrengung; **Erschöpfung**.
Schlechter	**Nachts** (1.00 bis 4.00 Uhr), **Dunkelheit, Berührung**, Kälte.
Besser	Warmes Wetter; tagsüber, frische Luft. **Zusammenkrümmen**. Wärme. **Bewegung** (**Herumtragen** des Säuglings).
Gemüt	Scheue, **schreckhafte** und leicht **reizbare** Säuglinge. **Nachts** voller unergründlicher **Ängste**.

Lac caninum

▶ **Tab. 4.50** Lac caninum.

	Symptome/Modalitäten
Leitsymp-tom	**Nervöse Schreiphasen**, besonders **nachts** und beim Alleinsein. **Trennungsängste**. Traurige Verzweiflung (nachts) – im **Wechsel** mit unbeschwerter Fröhlichkeit (tagsüber).
Auffallend	**Warmblütige**, hagere Säuglinge, die sehr leicht **schwitzen**. Blähkolik, besser in **überstreckter** Körperhaltung. **Wechselhafte** Stimmungen, **widersprüchliche** Gefühle (z. B. klammernd – abweisend oder gefühlvoll – aufbrausend).
Möglicher Auslöser	Traumatisches Trennungserleben; Geburtstrauma, Abtreibungsbestrebungen, künstliche Geburtseinleitung, Erschütterung.
Schlechter	Kaltes, windiges Klima, Berührung, Druck; Wärme; nachts, morgens, nach dem Aufwachen; Milch.
Besser	Kalte Anwendungen, frische Luft; Weinen; Bewegung, Baden.
Gemüt	**Hochsensible** Säuglinge, die leicht von quälenden Ängsten und Identitätszweifeln befallen werden können. **Bindungsunsicherheit**.

Medorrhinum

▶ **Tab. 4.51** Medorrhinum.

	Symptome/Modalitäten
Leitsymp-tom	Blähkoliken mit **Überstreckungstendenz**, schlimmer **nachts**. **Rhythmusstörung** durch beständiges **Trinkverlangen**.
Auffallend	**Blasse, magere** Säuglinge mit **kümmerlichem** Gedeihen und **zögerlicher Entwicklung**. Charakteristisch: heiße Füße – kalte Nase. Erschwertes Aufstoßen und **Stuhlverhalt**. Hartnäckige feuerrote **Windelausschläge,** Ekzeme oder **Infekte**, die **früh und hartnäckig** im Säuglingsalter auftreten.
Möglicher Auslöser	**Unsichere Bindungssituation**. Feuchte, kalte Witterung. Allergie.
Schlechter	Frühmorgens; Feuchtigkeit, Kälte, **tagsüber**; stickige Räume; Hitze.
Besser	**Überstreckung**; **Bauchlage**, Knie-Ellbogen-Lage, Meerklima, Baden im Meer. Am Ende des Tages.
Gemüt	Reizbare, **leicht irritable** Säuglinge mit Neigung zu nervöser Ruhelosigkeit und sprunghaften **Stimmungswechseln**. Ausgeprägte **Schreckhaftigkeit** und **Ängstlichkeit** im Dunkeln.

Opium

▶ **Tab. 4.52** Opium.

	Symptome/Modalitäten
Leitsymp-tom	Übererregbarkeit, Schlaflosigkeit, Schreiunruhe **nach Schock** (in der Schwangerschaft) **oder Trauma** (Geburt).
Auffallend	**Warmblütig, schwitzig**, heißer **roter** Kopf, **enge** Pupillen. **Schreckhaftigkeit**, Übererregbarkeit, **Zittrigkeit**, Konvulsionen. Neigung zu **Stuhlverhalt** in der Neugeborenen- und frühen Säuglingszeit. Stuhlgang mit **kolikartigen** Schmerzen verbunden. Atemregulationsstörungen, SIDS-Gefahr, Krampfanfälle.
Möglicher Auslöser	Mütterliches **Trauma** oder **Schock** in der Schwangerschaft. Traumatische **Geburt**. Schwere Verletzung; Schreck.
Schlechter	**Wärme, Hitze**; emotionale Erregung. Im und nach dem **Schlaf**.

▶ **Tab. 4.52** Fortsetzung.

	Symptome/Modalitäten
Besser	**Bewegung**, Kälte, **frische Luft** (aber: Erkältungsneigung).
Gemüt	Schreckhaft-erregbar, **unruhig** oder apathisch stupurös.

Psorinum

▶ **Tab. 4.53** Psorinum.

	Symptome/Modalitäten
Leitsymptom	Schreiunruhe, verstärkt **nachts**. **Rhythmusumkehrung von Tag und Nacht**: vermehrtes Trinken und nervöses Schreien in der Nacht. Tiefe **Ängste** und **Verlassenheitsgefühl**.
Auffallend	Mangelig-dystrophe, sehr fröstelige Säuglinge, die rasch **auskühlen**, bei geringer Anstrengung aber auch rasch **schwitzen**. Unangenehmer Mund- und Körpergeruch. Unruhezustände durch **Juckreiz** (Neurodermitis). Ausgeprägte **Kälteempfindlichkeit**, Erkältungsneigung.
Möglicher Auslöser	Allergische Diathese in der Familie. Verlassenheitsgefühl, **Bindungsunsicherheit**. **Unterdrückte** Krankheiten (Hautausschläge).
Schlechter	**Kälte**, frische Luft, Witterungswechsel. Hitze.
Besser	Still liegen. Kopftieflage. Essen. Fester Druck. **Zimmerwärme**. Sommerwärme
Gemüt	Nervöse, mürrische, **ruhelose** Säuglinge, die **leicht erschrecken**. Ungeheure Angst und Verzweiflung.

Pulsatilla pratensis

▶ **Tab. 4.54** Pulsatilla pratensis.

	Symptome/Modalitäten
Leitsymptom	Schlafprobleme infolge Nähebedürftigkeit, **Trennungsangst**. Schlafstörung bei **stickiger**, warmer Raumluft oder **Betthitze**.
Auffallend	Gemütliche, hypotone, verschmuste Säuglinge. Stimmungsschwankungen. Weinen viel, sind aber gut zu beruhigen. **Angst** vor **Alleinsein** und in der **Dunkelheit** (besser: Nachtlicht). Schlaf besser bei Nähe, Körperkontakt, Zuwendung. Langschläfer, **erst spätabends müde.** Stuhlgang häufig und von **wechselhafter** Konsistenz.
Möglicher Auslöser	Unsichere Elternbindung („werde ich geliebt?"). Ablehnung, Verlust einer vertrauten Person.
Schlechter	**Stickiges, warmes** Zimmer, **Betthitze**. Liegen. Abends bis Mitternacht. Dunkelheit. Alleinsein, Mangel an Zuwendung.
Besser	**Frische Luft**, offenes Fenster, **dünne Zudecke**; Gesellschaft. Zuwendung und Nähe, Körperkontakt. Sanfte Bewegung. Stillen.
Gemüt	**Weinerliche**, **liebesbedürftige** Säuglinge. **Wechselhafte** Gemütsverfassung. In Geborgenheit: pflegeleichte, nachgiebige Kinder.

Staphisagria

► **Tab. 4.55** Staphisagria.

	Symptome/Modalitäten
Leitsymptom	Trimenonkoliken **während** oder **direkt nach** der Mahlzeit. Tag/Nacht-**Rhythmusumkehr**: nachts ruhelos, hungrig, tags müde, ruhig.
Auffallend	**Schwächliche, kränkelnde** Kinder mit vorstehendem Blähbauch. Hungergefühle in (zu) **kurzen** Abständen.
Möglicher Auslöser	Seelische Belastungen in der Schwangerschaft oder um die Geburt herum. Emotionale **Verletzungen.** Operative Eingriffe.
Schlechter	Körperliche oder emotionale Verletzungen. Ärger, Berührungen. Nachts.
Besser	Wärme; Ruhe; **Zusammenkrümmen**; nach Frühstück.
Gemüt	Sensible, **leicht verletzliche,** stimmungslabile Säuglinge. Periodenweise heftige Wutanfälle, dabei zittrig und verkrampft.

Stramonium

► **Tab. 4.56** Stramonium.

	Symptome/Modalitäten
Leitsymptom	**Trinkstörung**, Schluckstörung, Verweigern der Muttermilch, bei übererregbaren, **schreckhaften** Säuglingen.
Auffallend	Warmblütige, plethorische Säuglinge. **Schlagartig** aufziehende **Erregungszustände**, auch Angstattacken, Auffahren **aus dem Schlaf** heraus. Schwer zu beruhigen. Neigung zu Konvulsionen, Fieberkrämpfen, Krämpfen. **Abneigung** gegen **Wasser, Muttermilch.**
Möglicher Auslöser	**Schreck**. Körperliches oder seelisches **Trauma**. Glänzendes (Spiegel, Wasseroberfläche). Dunkelheit. **Entwicklungsphasen**.
Schlechter	**Dunkelheit**, nachts, dunkle, trübe Tage; Hitze; Alleinsein.
Besser	Gesellschaft. **Licht**.
Gemüt	Lebhafte, bewegungs- und **kontaktfreudige** Säuglinge, die unvermittelt **schreckhaft** und **panisch verkrampft** reagieren können.

Syphilinum

▶ **Tab. 4.57** Syphilinum.

	Symptome/Modalitäten
Leitsymptom	**Hartnäckige** Schreiunruhe, Beginn **unmittelbar nach** der Geburt. **Verschlimmerung nachts**. Lässt sich kaum beruhigen, Trost verschlimmert.
Auffallend	Innere und äußerliche Ruhelosigkeit. **Erschöpfung** und Schwäche. Findet keinen **Rhythmus** für Schlafen, Trinken, Spielen. **Furcht vor der Nacht**, vor der **Dunkelheit**, vor dem **Alleinsein**. **Unterentwickelte** Kinder mit **Gedeihstörung**: blasse, ältliche Gesichtszüge, dickes schlaffes Bäuchlein und schlanke Extremitäten. Früh einschießende deformierte Zähne. Fehlbildungen.
Möglicher Auslöser	Familiärer **Alkoholismus** (anamnestisch). Abtreibungsbestrebungen, künstliche Geburtseinleitung, Verlassenheit. Vollmond.
Schlechter	**Nachts** (1.00 bis 4.00 Uhr), Gewitter, extreme Temperaturen (Hitze, Kälte). Heftige Bewegungen.
Besser	Untertags, Gebirge, gemächliche Bewegung.
Gemüt	In jeder Hinsicht **labile** Kinder, denen die **Verzweiflung** ins Gesicht geschrieben ist. Sie sind kaum oder nur kurz zu beruhigen.

4.2
Erkrankungen im Säuglingsalter

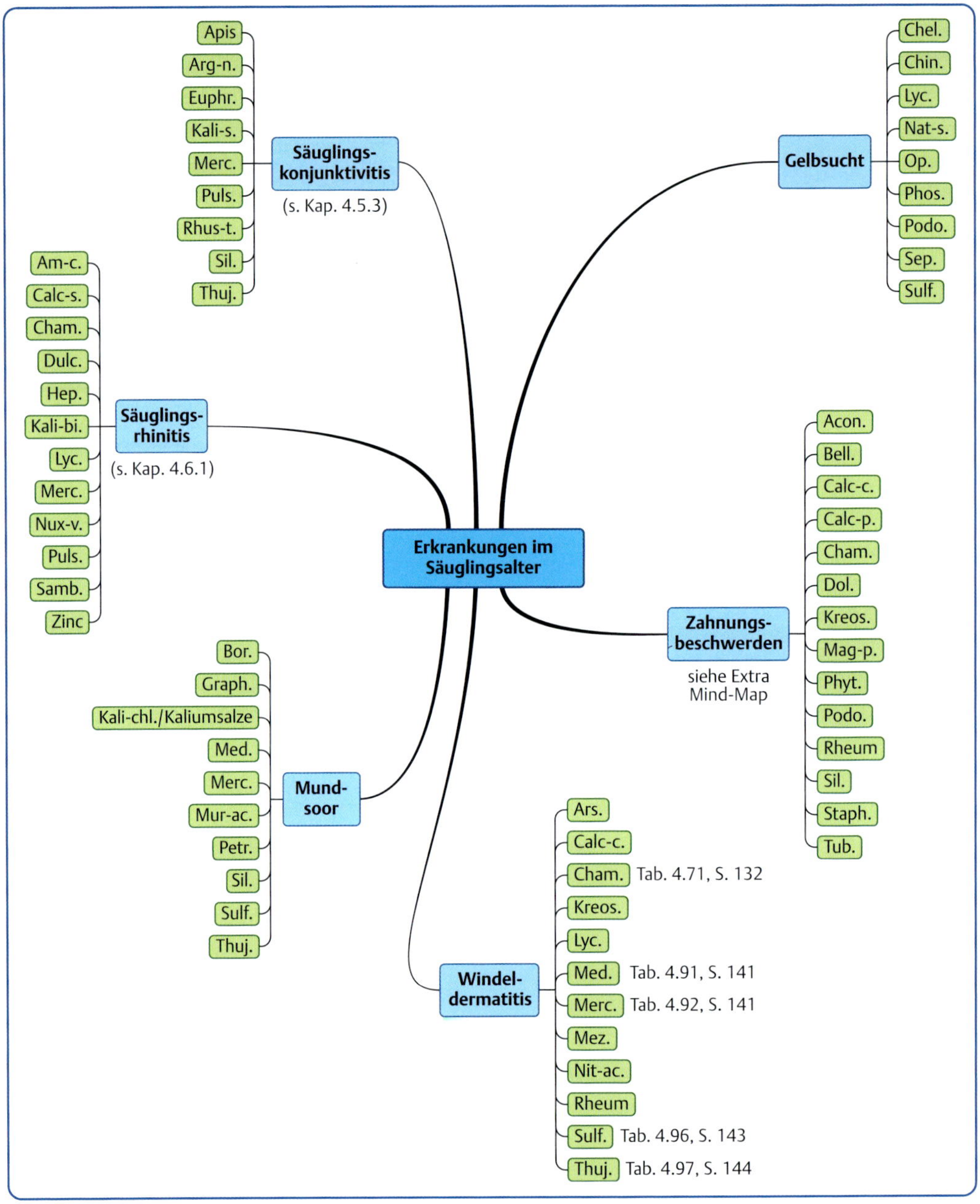

▸ **Abb. 4.2** Erkrankungen im Säuglingsalter.

Gelbsucht Kap. 4.2.1
- Chelidonium majus ▸ Tab. 4.58
- China officinalis ▸ Tab. 4.59
- Lycopodium clavatum ▸ Tab. 4.60
- Natrium sulfuricum ▸ Tab. 4.61
- Opium ▸ Tab. 4.62
- Phosphorus ▸ Tab. 4.63
- Podophyllum peltatum ▸ Tab. 4.64
- Sepia succus ▸ Tab. 4.65
- Sulfur ▸ Tab. 4.66

Zahnungsbeschwerden Kap. 4.2.2
- Apis mellifica ▸ Tab. 4.33
- Aconitum napellus ▸ Tab. 4.67
- Belladonna ▸ Tab. 4.68
- Calcium carbonicum ▸ Tab. 4.69
- Calcium phosphoricum ▸ Tab. 4.70
- Chamomilla ▸ Tab. 4.71
- Cina maritima ▸ Tab. 4.22
- Dolichos pruriens ▸ Tab. 4.72
- Kreosotum ▸ Tab. 4.73
- Magnesium phosphoricum ▸ Tab. 4.74
- Phytolacca decandra ▸ Tab. 4.75
- Podophyllum peltatum ▸ Tab. 4.76
- Rheum palmatum ▸ Tab. 4.77
- Silicea terra ▸ Tab. 4.78
- Staphisagria ▸ Tab. 4.79
- Sulfur ▸ Tab. 4.31
- Tuberculinum ▸ Tab. 4.80

Windeldermatitis/Windelsoor Kap. 4.2.3
- Arsenicum album ▸ Tab. 4.81
- Calcium carbonicum ▸ Tab. 4.82
- Chamomilla ▸ Tab. 4.71
- Kreosotum ▸ Tab. 4.83
- Lycopodium clavatum ▸ Tab. 4.84
- Medorrhinum ▸ Tab. 4.91
- Mercurius solubilis ▸ Tab. 4.92
- Mezereum ▸ Tab. 4.85
- Nitricum acidum ▸ Tab. 4.86
- Rheum palmatum ▸ Tab. 4.87
- Sulfur ▸ Tab. 4.96
- Thuja occidentalis ▸ Tab. 4.97

Mundsoor Kap. 4.2.4
- Borax veneta ▸ Tab. 4.88
- Graphites naturalis ▸ Tab. 4.89
- Kalium chloricum ▸ Tab. 4.90
- Medorrhinum ▸ Tab. 4.91
- Mercurius solubilis ▸ Tab. 4.92
- Muriaticum acidum ▸ Tab. 4.93
- Petroleum ▸ Tab. 4.94
- Silicea terra ▸ Tab. 4.95
- Sulfur ▸ Tab. 4.96
- Thuja occidentalis ▸ Tab. 4.97

4.2.1 Gelbsucht

Chelidonium majus

▸ **Tab. 4.58** Chelidonium majus.

	Symptome/Modalitäten
Leitsymptom	Ausgeprägte **Gelbsucht**, mit allgemeiner **Schwäche** und Gedeihstörung. Wichtige Arznei bei **Störungen** im **Leber-Galle-System.**
Auffallend	Bewährt bei Kombination von **Leberbeschwerden** mit **Atemwegserkrankungen** (obstruktive Bronchitis, Bronchiolitis). **Rotes** Gesicht, Hitzegefühl bis in die Hände. **Gelbverfärbung** des Zungenbelages und der Skleren. **Juckreiz** → **Unruhezustände** im Säuglings-/Kleinkindesalter. In der Krankheit: abgeschlagen, schwach, mangelhaftes Gedeihen.
Möglicher Auslöser	**Wetterumschwung.** Nord-Ost-**Wind**.
Schlechter	**16.00 Uhr** nachmittags. **Früh am Morgen** 4.00 Uhr. Zimmerwärme. Berührung.
Besser	Alleinsein. **Anziehen der Beine**, **Vornüberbeugen.** Warme Getränke, Speisen. Heißes Bad.
Gemüt	Reizbare, unbeherrschte, streitsüchtige Kinder. Wechsel zwischen Melancholie und Selbstherrlichkeit. Schwarz-Weiß-Denken.

China officinalis

▸ **Tab. 4.59** China officinalis.

	Symptome/Modalitäten
Leitsymptom	Gelbsucht mit Abdominalbeschwerden (Blähbauch, Bauchkoliken). Bewährt bei Ikterus durch **Flüssigkeitsverlust** (z. B. Abnabelung).
Auffallend	Die Lebergegend ist **berührungsempfindlich**. **Vergrößerte, verhärtete** Leber (auch mit vergrößerter Milz). Hagere, fahle, **anämisch-ikterische** Kinder. Bewährt bei Hämolyse, Blutgruppeninkompatibilität. Erregbarkeit, **Überreizung** → allgemeine **Schwäche**.
Möglicher Auslöser	Hämolyse (Blutgruppen-, Rhesusfaktoreninkompatibilität). Magen-Darm-Infekte. Hydrops. Flüssigkeitsverlust (Abnabelung).
Schlechter	Leichte Berührungen, leichter Druck, Kleiderdruck. Kuhmilch. Durchfälle. Kälte.
Besser	**Starker Druck**, **Zusammenkrümmen**. **Wärme**. Lockern der Kleidung. Frische Luft.
Gemüt	**Überempfindliche**, leicht **erregbare** Säuglinge. Tendenz zur **Überreizung** → Unruhephasen. Schlaflosigkeit, Mattigkeit.

Lycopodium clavatum

▸ **Tab. 4.60** Lycopodium clavatum.

	Symptome/Modalitäten
Leitsymptom	**Leberarznei**. Ikterus in Verbindung mit **Bauchkoliken** und **Blähungen**. **Icterus prolongatus**.
Auffallend	Unruhe, Bauchbeschwerden verstärkt frühabends (**16.00** bis **20.00** Uhr). **Magere** Kinder, aufgetriebenes, druckempfindliches Abdomen. **Längsfalten auf der Stirn** verleihen einen frühreifen, „greisenhaften" Ausdruck.
	Blähende **Nahrungsmittel**. Innerliche **Anspannung,** Zorn. Hitze.

▸ **Tab. 4.60** Fortsetzung.

	Symptome/Modalitäten
Möglicher Auslöser	
Schlechter	Spätnachmittags bis in die Abendstunden (16.00 bis 20.00 Uhr); **Zimmerwärme**; Überessen; Kleiderdruck. Alleinsein. Rechtsseitigkeit (Beschwerden wandern von rechts nach links).
Besser	**Frische Luft**. **Kleidung lockern**. Warme Getränke, **Bettwärme**; **Bewegung**; Aufstoßen, Blähungsabgang.
Gemüt	Schüchterne, früh **fremdelnde** Kinder, die **enorm reizbar** und **zornig** werden können. Sie möchten ihre **Ruhe** haben – gleichzeitig aber **stets die Nähe** einer vertrauten Person.

Natrium sulfuricum

▸ **Tab. 4.61** Natrium sulfuricum.

	Symptome/Modalitäten
Leitsymptom	**Icterus prolongatus**. Wichtige Leberarznei **bei Vorbelastung** aus Schwangerschaft (**Gestose,** mütterliche Leber-/Gallenbelastung).
Auffallend	Bewährt bei **Kombination** von **Leberschwäche** mit **Atemwegserkrankungen** (obstruktive Bronchitis). **Trägheit der Leberfunktion** → Assilimationsschwäche → unverdaute, **durchfällige** Stühle, **Flatulenz, Bauchkoliken.** Reichliche **gelbliche** oder grün-gelbliche **Absonderungen**. Spätes Laufenlernen. **Hydrogenoide** Konstitution.
Möglicher Auslöser	**Feuchte Witterung**. **Nebel**. Feucht-warmes Wetter, Regenwetter. Feuchte Wohnung. Frühling. Meningitis. Kephalhämatom.
Schlechter	**Feuchte** Umgebung. **Nachts** (3.00 bis 4.00 Uhr). **Linksseitenlage**. Berührung (der Lebergegend).
Besser	Frische Luft. **Trockenheit**, trockenes heißes Wetter. Zusammenkrümmen. Vormittags.
Gemüt	**Teilnahmslose**, frühzeitig fremdelnde Kinder, **ohne** die altersübliche Spontaneität. Traurigkeit/ Melancholie, besonders durch Musik.

Opium

▸ **Tab. 4.62** Opium.

	Symptome/Modalitäten
Leitsymptom	**Neugeborenenikterus** im Zusammenhang mit **Geburtstrauma**. Perinatal Kreislaufschock, Atemstörungen, Krampfanfälle. **Schleppende Regeneration.**
Auffallend	Warmblütig, **schwitzig**, heißer **roter** Kopf, **enge** Pupillen. **Schreckhaftigkeit**, **Zittrigkeit**, Neigung zu Konvulsionen. Neigung zu **Stuhlverhalt** in der frühen Säuglingszeit. Stuhlgang mit **kolikartigen** Schmerzen verbunden.
Möglicher Auslöser	Mütterliches **Trauma** oder **Schock** in der Schwangerschaft. Traumatische **Geburt**, Narkose. Verletzung. Schreck.
Schlechter	**Wärme, Hitze**; emotionale Erregung. Im und nach dem **Schlaf**.
Besser	**Bewegung**, Kälte, **frische Luft.**
Gemüt	Schreckhaft-erregbar, **unruhig** oder schläfrig, teilnahmslos.

Phosphorus

▸ **Tab. 4.63** Phosphorus.

	Symptome/Modalitäten
Leitsymptom	**Lebererkrankung** mit **Entkräftung**, **Erschöpfung**. **Hämolytischer Ikterus** (ABO-, Rhesus-Inkompabilität).
Auffallend	Plötzlicher **Kräfteverfall** der sonst so vitalen Kinder. **Blutungsneigung**: Epistaxis, Hämophilie, Petechien. Verlangen nach **kalten** Getränken.
Möglicher Auslöser	Überreizung, **Überanstrengung** (bereits geringfügige Ursachen). **Gewitter**. **Wetterwechsel**; große Hitze oder Kälte. Allergie.
Schlechter	**Abends, nachts.** Abdecken. **Linksseitenlage**. Nüchterner Magen. Überwärmte Räume, warme Getränke, **Licht.** Liegen. Menses.
Besser	**Kalte Anwendungen**, **frische kühle Luft**, kalte Getränke; **Essen**. **Ruhe und Schlaf**; Sanfte (Bauch-) Massage. Umarmen, Trost, emotionale Nähe, Körperkontakt.
Gemüt	**Offen**, mitfühlend, sensibel, auch **ängstlich**. In der Krankheit wandelt sich die Lebendigkeit in **Angst**, Rückzug und emotionale **Starre**. Verlangen nach **Beistand** und **Fürsorge.**

Podophyllum peltatum

▸ **Tab. 4.64** Podophyllum peltatum.

	Symptome/Modalitäten
Leitsymptom	**Träge Leberfunktion**. Neigung zur **Gelbsucht,** besonders im **Gesicht** und in den Skleren. Dabei **Durchfälle, explosionsartig**, besonders frühmorgens.
Auffallend	Neigung zu Gesichtsröte; Speichelfluss, Zahneindrücke. **Blähsucht** (besonders während Zahnung), Aufstoßen, Spucken. Will herumgetragen werden.
Möglicher Auslöser	**Zahnungszeit**; Sommerzeit (Hitze). Überanstrengung.
Schlechter	**Morgens**; heißes Wetter; saures Obst, Milch; **Zahnung.**
Besser	**Zusammenkrümmen; Massage** der Lebergegend (rechter Oberbauch), lokale Wärme. **Bauchlage**. Abends.
Gemüt	Sehr **reizbar**, **cholerisch**, aber auch ohnmächtige Schwäche.

Sepia succus

► **Tab. 4.65** Sepia succus.

	Symptome/Modalitäten
Leitsymp-tom	**Anhaltende** Gelbsucht (Icterus prolongatus), einhergehend mit **Mattigkeit**.
Auffallend	**Fehlende Rhythmik** in der Säuglingszeit, Trinkverweigerung und Essbegierde wechseln ab. Gedeihstörung. **Feucht-kalte** Hände und Füße → Wärmeverlangen. **Milchunverträglichkeit**: Erbrechen, Durchfall, Ekzem.
Möglicher Auslöser	Unsicher-ambivalente **Mutterbindung**, Wochenbettdepression, Stillstörungen. Alkoholismus (in der Familie). Misshandlung.
Schlechter	Morgens und abends, **Kälte, Nässe**, Zugluft. Erschütterung.
Besser	**Wärme**, Bettwärme, Druck; durch Essen; nach Schlaf; frische Luft; heftige **Bewegung**.
Gemüt	**Sensible**, **scheue** Kinder, die sich schnell **überreizt** fühlen. Häufig Ablehnung von **Zärtlichkeiten** oder Körperkontakt.

Sulfur

► **Tab. 4.66** Sulfur.

	Symptome/Modalitäten
Leitsymp-tom	Gelbsucht bei überbelasteter **Entgiftungsfunktion** der Leber (Arzneimittel, Narkotika, Umweltgifte, etc.). Bewährte Reaktions-und Ausleitarznei.
Auffallend	**Warmblütige**, plethorische Kinder, aktives, **kräftiges Temperament**, mit **Haltungs**- und **Muskelschwäche**. **Warme**, heiße **Füße** und Hände. **Schweißneigung**. **Milchunverträglichkeit**. Neigung zu übel riechender Diarrhöe, morgens verstärkt. Wunde, **rote Mund-** und **Afterregion**, Windeldermatitis. Milchschorf, Ekzeme, **trockene, empfindliche** Haut.
Möglicher Auslöser	Lebergängige Arzneien (Paracetamol, Erythromycin etc.) und Chemikalien. Unterdrückte Krankheiten; Überanstrengung; **Hitze**.
Schlechter	Vormittags (11.00 Uhr); **Milch**; Baden; **im Bett,** Ruhe, nachts, Vollmond; **Erhitzen,** geschlossene Räume.
Besser	Im Freien, **in Bewegung**, **trockenes warmes Wetter**; Rechtsseitenlage; Schwitzen.
Gemüt	Vitale, **willensstarke** Säuglinge, sind durchsetzungsfähig, zeigen den Eltern deutlich ihre **Bedürfnisse**, lassen sich aber **ablenken**. Sie können phasenweise auch **sehr reizbar** sein. Abneigung gegen Wasser.

4.2.2 Zahnungsbeschwerden

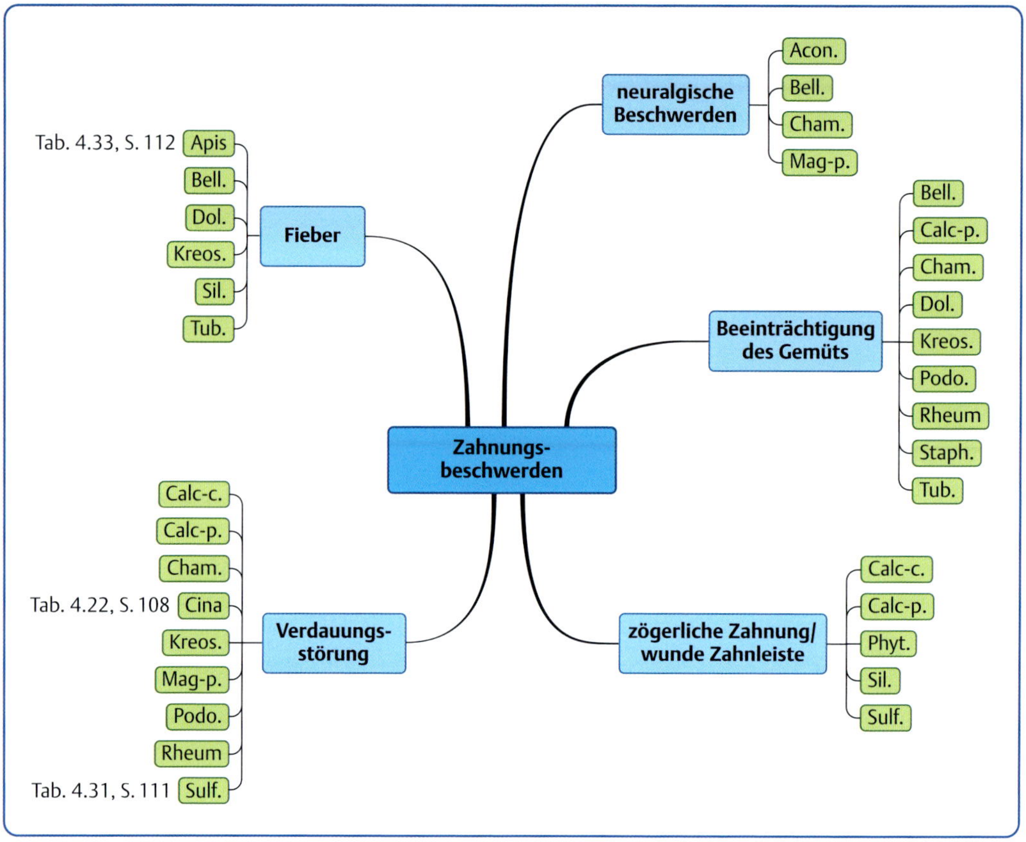

▶ **Abb. 4.3** Zahnungsbeschwerden.

Aconitum napellus

▶ **Tab. 4.67** Aconitum napellus.

	Symptome/Modalitäten
Leitsymptom	**Schlagartig** eintretende Unruhe- und Angstzustände. Beschwerliche Zahnung mit Durchfällen. Einseitige Wangenrötung.
Auffallend	Zahnfleisch **berührungsempfindlich**. Einschießende Schmerzen. Ausgeprägter **Durst**; Hitzegefühl. Bei Fieber: **trockene Hitze**; heißer, roter Kopf. Exaltiertes Kind, lehnt Berührung und Nähe ab.
Möglicher Auslöser	**Schlechtwetterfront**; kaltes, **stürmisches** Wetter (Ostwind). **Unterkühlung** (Baden, Fahrtwind). **Schreck** oder Schock.
Schlechter	**Kalte Getränke**, nachts, im Bett, Druck und **Berührung**; Aufregung.
Besser	**Warme** Getränke, **Ruhe**, im Freien.
Gemüt	Quälende **Ängstlichkeit** und quälende **Unruhe.**

Belladonna

► **Tab. 4.68** Belladonna.

	Symptome/Modalitäten
Leitsymptom	**Plötzlich** auftretende Schreiattacken, die abrupt wieder sistieren. **Übererregbarkeit**, mit Neigung zu **Muskelzuckungen**, Rucken. **Überstreckte**, hypertone **Körperhaltung**. Schweißausbrüche.
Auffallend	**Roter, heißer Kopf,** weite Pupillen, eher kühle Extremitäten. Ggf. begleitend: Fieber, Durchfall. Durstlosigkeit. **Wellenartig** wiederkehrende Schmerzen.
Möglicher Auslöser	Überreizung, Schlafmangel. Ruhestörung. Überhitzung. Zugluft, kühle Witterung, Unterkühlung (besonders des Kopfes).
Schlechter	**Nachmittags und nachts**. **Sinnesreize**, wie Berührung, Erschütterung, Geräusche, Licht. Zu viel Bewegung. **Ausziehen**, Wickeln.
Besser	**Ruhe**, **Bettruhe** mit leicht hochgelagertem Oberkörper (Kopfstütze), **Überstreckung**, wärmende, leichte **Bedeckung**.
Gemüt	Schreckhafte Säuglinge, mit Reizempfindlichkeit gegen Geräusche, Erschütterung, Licht. **Temperamentvoll**, **bewegungsaktiv. Schlagartiger** Wechsel zu heftigen **Schreiattacken** und **Raserei**.

Calcium carbonicum

► **Tab. 4.69** Calcium carbonicum.

	Symptome/Modalitäten
Leitsymptom	**Spät einsetzende** Zahnung, oft **anstrengend** und **beschwerlich**. Gereiztheit mit **Wimmern** und **Stöhnen** im Schlaf, reichlich **Kopfschweiße**, Neigung zu durchfälligen Stühlen.
Auffallend	**Rundlich-teigige, behäbig-gemütliche** Säuglinge mit großem Kopf, lange offenen Fontanellen, dickem Bäuchlein und langsamer motorischer Entwicklung. Während der Zahnung: Durchfall (sonst eher Verstopfung). (Die Nahrungsverarbeitung ist konstitutionell störanfällig). **Säuerliche Kopf-/Nackenschweiße.** Feucht-kühle Füße. Neigung zu **Konvulsionen**, Muskelkrämpfen.
Möglicher Auslöser	**Abkühlung**; **feuchte** Kälte (Baden). Zahnung. Überanstrengung.
Schlechter	Kälte. **Anstrengung**. Kleiderdruck. Milch.
Besser	**Trockenes, mildes** Sommerklima. Wärme, Massage. Liegen, Ruhe.
Gemüt	**Zufriedene, pflegeleichte** Säuglinge, aber auch **dickköpfig und störrisch.**

Calcium phosphoricum

▶ **Tab. 4.70** Calcium phosphoricum.

	Symptome/Modalitäten
Leitsymptom	**Beschwerliche, späte** und **langsame** Zahnung. **Jammerkinder** mit dem Hang zu **Unzufriedenheit**.
Auffallend	Blasse, **zarte** Kinder mit **schlaffer** Muskelkraft und **verzögerter** Entwicklung. Schweißneigung, kühle Nachtschweiße. Zahnung: **Unruhe**, krampfartige, fahrige Bewegungen, Zuckungen. Während der Zahnungszeit: verstärkt **Bauchkoliken**, durchfällige Stühle, Meteorismus.
Möglicher Auslöser	**Fehlende Erholungspausen, Überreizung**. Emotionale Übererregung.
Schlechter	**Wetterwechsel**; Zugluft; Kälte. **Milch**. Zu lange Ruhephasen.
Besser	**Sommerwärme**, trockenes Wetter. Ablenkung, neue Eindrücke. **Bewegung**. Massage. Im **Liegen.**
Gemüt	**Rasch unzufrieden**, jammerig mit **wechselhaften** Stimmungslagen. Schnell **gelangweilt**, aber auch überreizt.

Chamomilla

▶ **Tab. 4.71** Chamomilla.

	Symptome/Modalitäten
Leitsymptom	**Heftige Gereiztheit** wegen großer **Schmerzempfindlichkeit**. Lang anhaltende Schreiphasen und **großer Zorn** lassen Umgebung **verzweifeln**. Nur **Herumtragen** bessert vorübergehend.
Auffallend	**Hitzige**, **warmblütige,** durstige Säuglinge. Im Anfall: **schweißgebadet** mit **Zornesröte** im Gesicht. Zahnleiste rot und berührungsempfindlich. Im Anfall: **Abneigung gegen Berührung**/Nähe/Trost. Säuglinge, die sich mal zusammenkrümmen, mal überstrecken. Durchfälliger **Stuhl**, Farbe: „wie **gehackte gelbe Eier in grünem Spinat**", mit Geruch von **fauligen Eiern**; auch saure Stühle. **Wange einseitig** rot und heiß – die andere Wangenseite ist blass-kühl.
Möglicher Auslöser	**Zahnung**; Säuglings- und Kleinkindzeit. Überreizung, fehlende Erholung. Wut, Schreck. Kamillentee (Arzneimittelprüfung).
Schlechter	**Hitze**; abends, nachts. Ärger. Bettwärme, Zudecken. Berührung.
Besser	**Herumtragen**, -fahren, anschließend: Reizarmut. Warmes, feuchtes Wetter. **Nach Mitternacht** bis frühmorgens.
Gemüt	Eigenwillige, **reizbare,** übererregbare, **ungeduldige** Säuglinge.

Dolichos pruriens

▶ **Tab. 4.72** Dolichos pruriens.

	Symptome/Modalitäten
Leitsymptom	Wundes, **empfindliches**, **geschwollenes,** gerötetes Zahnfleisch. **Juckreiz** des Zahnfleisches verursacht **nervöse Unruhe**.
Auffallend	**Unruhe** und nervöse **Schlafstörungen** während der Zahnungszeit. Bedürfnis, das Zahnfleisch zu **reiben**, auf die eigene **Faust zu beißen**. Nahrungs- und **Trinkverweigerung** (schmerzhaftes Zahnfleisch). **Verdauungsstörungen** während der Zahnung, meist **Verstopfung**, aber auch wässrige Stühle. Neigung zu Konvulsionen (z. B. bei: Fieber, Erregung).

▶ **Tab. 4.72** Fortsetzung.

	Symptome/Modalitäten
Schlechter	Nachts. Auf der **rechten** Körperhälfte. Wärme.
Besser	Reiben, Massieren, Beißen.
Gemüt	**Sensible** Säuglinge, mit einer Tendenz zur **Ruhelosigkeit**. Während der Zahnung oft ängstlich und **klammernd**. Die Zahnungsbeschwerden können **qualvoll** erscheinen.

Kreosotum

▶ **Tab. 4.73** Kreosotum.

	Symptome/Modalitäten
Leitsymptom	Extreme **Reizbarkeit** und **Schreiunruhe** während der Zahnung. Dunkelrot **gestautes**, sehr **berührungsempfindliches** Zahnfleisch.
Auffallend	**Aashaft** riechende, **durchfällige** Stühle. Mundgeruch. Neigung zu **Erbrechen** unverdauter Nahrung. Schnell wachsende, ältlich aussehende Säuglinge. Tendenz zur Erschöpfung/Kräfteverfall.
Möglicher Auslöser	**Überessen**; Sommerzeit, **Zahnungszeit**.
Schlechter	Kälte. Liegen, **Ruhe**, **nachts**, morgens, Berührung.
Besser	**Wärme, Bewegung, Druck.**
Gemüt	Unzufriedene, **gereizte** Säuglinge. Veränderlicher Schlaf, phasenweise **sehr tief** und kaum erweckbar, auch **schreckhaftes Hochfahren** aus dem Schlaf.

Magnesium phosphoricum

▶ **Tab. 4.74** Magnesium phosphoricum.

	Symptome/Modalitäten
Leitsymptom	Einschießender Zahnschmerz besonders zur Schlafenszeit/nachts. **Nervöse Überreizung** und **Erschöpfung**. Kein Fieber.
Auffallend	Träge, schmächtige Säuglinge mit geringer Gewichtszunahme. **Schweißneigung** am gesamten Körper und Gesicht. Schreckhaftigkeit bei Berührung oder Geräuschen. Durchfallneigung während der Zahnungszeit.
Möglicher Auslöser	**Trennungssituation** (Inkubator, Heimkind). **Spannungen** in der Familie. Scheidungsfamilie. Zahnungszeit.
Schlechter	Rechte Seite; **Milch**; **nachts** (3.00 bis 4.00 Uhr); **Ruhe**, **Ablegen**. Kälte. Sanfte Berührung.
Besser	Moderate **Bewegung**. **Zusammenkrümmen**. **Fester Druck** und lokale **Wärme**. Trocken-warme Luft.
Gemüt	**Unruhige**, überreizte, ängstlich-**schreckhafte** Säuglinge. Zuwendung und Harmonie bessern.

Phytolacca decandra

► **Tab. 4.75** Phytolacca decandra.

	Symptome/Modalitäten
Leitsymptom	**Sehr empfindliche**, wunde Zahnleiste. Bedürfnis, auf etwas **Festes zu beißen**. Starker **Speichelfluss**. **Nächtliche Schlafstörungen**. Ruhelosigkeit.
Auffallend	Starke Schmerzen, bis in die Ohrregion hinein (Säuglinge fassen sich ans Ohr). Schlechter bei Bewegung.
Möglicher Auslöser	Feuchtigkeit, Kälte, feucht-kaltes Wetter.
Schlechter	**Nachts. Schlucken.** Heiße Getränke. Aufstehen, Bewegung.
Besser	**Kalte** Getränke. Ruhe. Wärme, trockenes Wetter. Linksseitenlage. Frische Luft.
Gemüt	Große **Schmerzempfindlichkeit**, **Wundheitsgefühl**, Ruhelosigkeit, Kräfteverfall.

Podophyllum peltatum

► **Tab. 4.76** Podophyllum peltatum.

	Symptome/Modalitäten
Leitsymptom	**Reizbarkeit** mit **Kopfrollen** und **Beißverlangen** sowie **Stuhlveränderungen** mit Durchfall und Meteorismus.
Auffallend	Neigung zu **Gesichtsröte**, **Speichelfluss**, Zahneindrücken. Während der Zahnung häufig **Blähsucht**. Aufstoßen, Spucken. Explosionsartige Durchfälle besonders **frühmorgens**. Unterschiedliche Stuhlfärbung. Will herumgetragen werden.
Möglicher Auslöser	**Zahnungszeit**; Sommerzeit (Hitze). Überanstrengung.
Schlechter	**Morgens**; heißes Wetter; saures Obst, Milch; **Zahnung.**
Besser	**Zusammenkrümmen. Massage** der Lebergegend (rechter Oberbauch), lokale Wärme. **Bauchlage**. Abends.
Gemüt	Sehr **reizbar**, **cholerisch**, aber auch ohnmächtige Schwäche.

Rheum palmatum

► **Tab. 4.77** Rheum palmatum.

	Symptome/Modalitäten
Leitsymptom	**Heftigste Schreianfälle** während der Zahnungszeit. Charakteristisch: **säuerliche Zahnungsdiarrhöe**.
Auffallend	„Sauer gestimmtes Kind, mit säuerlichem Geruch". Reichlich **saure Körperschweiße** und sauer riechender Durchfall. Gedeihstörung.
Möglicher Auslöser	Zahnung. Säuglingszeit. Unsichere Bindung, Trennungssituation.
Schlechter	**Nach** der Mahlzeit; **vor** und während dem **Stuhlgang. Entblößen.**
Besser	**Zusammenkrümmen.** Nach der Stuhlentleerung.
Gemüt	Kapriziöse, stimmungslabile, **mürrisch-reizbare** Säuglinge, die **häufig**, anhaltend und heftig **schreien** können.

Silicea terra

▶ **Tab. 4.78** Silicea terra.

	Symptome/Modalitäten
Leitsymptom	**Langwieriger, beschwerlicher** Zahndurchbruch.
Auffallend	Zierliche, schwächliche Säuglinge mit **großem Kopf,** vorgewölbtem Bäuchlein, dünnen Extremitäten, heller feiner Haut und faltigem „Greisengesicht“. **Gedeihstörung.** Neigung zu **kühl-schweißigen Füßen** (ätzend) und **Kopfschweiß**. **Fröstelig**, **kälteempfindlich** (besonders Füße und Kopf). Empfindliche Verdauung, unruhiges Trinkverhalten, wiederholt Brechreiz, Neigung zu **Milchunverträglichkeit.** Entwicklungsverzögerung, spätes Gehen und Sprechen.
Möglicher Auslöser	**Kälte**, feucht-kaltes Wetter, Wetterumschwung, **Zugluft. Impfung**. Überlastung der Verdauung oder des Nervensystems.
Schlechter	**Kaltes Wasser**, **Baden.** Milch. Nachts, morgens. Druck. Abdecken.
Besser	Sommer, warmes Wetter, **warmes Einhüllen**, Zimmerwärme.
Gemüt	**Anpassungsfähige** Säuglinge, **nachgiebig**, **brav** und friedlich. Dann aber auch: eigensinnig, stur, empfindlich-nervös.

Staphisagria

▶ **Tab. 4.79** Staphisagria.

	Symptome/Modalitäten
Leitsymptom	Stimmungsschwankung und **unruhiger Schlaf** in der Zahnungszeit. **Rhythmusumkehr**: nachts ruhelos, morgens reizbar, tags müde.
Auffallend	**Unruhe**, besonders **frühmorgens** sowie **während** der **Mahlzeit**. **Blähbauch**. Kopfschweiß. Zahnleiste eher blass.
Möglicher Auslöser	Seelische Belastungen in der Schwangerschaft oder um die Geburt. Emotionale **Verletzungen.** Operative Eingriffe.
Schlechter	Ärger. Nachts. Körperliche oder emotionale Verletzungen.
Besser	Wärme; Ruhe; **Zusammenkrümmen**; nach Frühstück.
Gemüt	Sensible, **leicht verletzliche**, stimmungslabile Säuglinge. Periodenweise heftige Wutanfälle, dabei zittrig und verkrampft.

Tuberculinum

▸ **Tab. 4.80** Tuberculinum.

	Symptome/Modalitäten
Leitsymptom	**Reizbarkeit** während der **Zahnungszeit** mit unruhigem Schlaf, **Schwitzen**, **Zahnungsdurchfällen** und **Zahnungsfieber**. Entweder **frühzeitige**, beschleunigte Zahnung und Allgemeinentwicklung – oder auch recht **späte**, beschwerliche Zahnung.
Auffallend	**Schlanke, grazile** Kinder, trotz guten Appetits. **Zwei Typen:** a) hagere, entwicklungsverzögerte Säuglinge. b) aufgeweckte, frühreife Babys mit früh einschießenden Zähnen. Schlaf in **zusammengerollter Haltung**, in Knie-Ellbogen-Lage. **Infekte** (Säuglingsrhinitis, Otitis) infolge der Zahnung.
Möglicher Auslöser	Zahnung. Überanstrengung, **Überreizung**. Wetterumschwung.
Schlechter	Geschlossene Räume, feucht-kalte Witterung, **Zahnung**. Nachts (2.00 bis 5.00 Uhr).
Besser	Frische warme Luft, im Freien, **Bewegung**.
Gemüt	Bedürfnis nach **Abwechslung** und neuen **Aktivitäten**. Kinder werden sonst **unzufrieden** und reagieren **zornig gereizt**.

4.2.3 Windeldermatitis/Windelsoor

Arsenicum album

▸ **Tab. 4.81** Arsenicum album.

	Symptome/Modalitäten
Leitsymptom	Ausbreitung des **Soorbefalls** auf **trockener, rauer** Haut. Brennen und Juckreiz. Trockene, **entzündlich gerötete**, auch aufgedunsene **Zunge**, aber auch **weiße Soorbeläge** der Zunge und der Mundschleimhaut.
Auffallend	**Zarte, unruhige** eher **kühle** Kinder, mit **Verlangen** nach **Nähe**, **Halt** und **Wärme**. Verlangen nach **häufigen kleinen Schlucken.** **Hochschrecken** aus dem Schlaf, besonders zwischen 0.00 und 2.00 Uhr. **Unruhiger Schlaf** mit Rucken der Glieder, des Kopfes. Neigung zu Ekzemen und Milchschorf. Neigung zu **Magen-Darm-Infektionen** mit Durchfall.
Möglicher Auslöser	Bedrohliche Erfahrung prä- oder perinatal; traumatische Geburt. Kälte; kalte Zugluft.
Schlechter	**Alleinsein, nachts** (0.00 bis 2.00 Uhr). **Kälte.** Frieren; Feuchtigkeit, Zugluft. Überreizung/ Überanstrengung.
Besser	Nähe eines Elternteils. Fester **Halt. Wärme**. Herumtragen. Frische Luft.
Gemüt	**Unsichere**, ruhelose Kinder, suchen **Halt** und **Nähe** in der Familie. **Rituale** und **feste Tagesabläufe** vermitteln Sicherheit.

Calcium carbonicum

▸ **Tab. 4.82** Calcium carbonicum.

	Symptome/Modalitäten
Leitsymptom	**Feuchte**, z. T. papulo-pustulöse **Windeldermatitis**, Mitbefall der Oberschenkel; **wenig beeinträchtigend**. Wiederkehrender Soorbefall des Magen-Darm-Traktes, der Haut und Mundschleimhaut. **Zunge** trocken, wund-rot oder weiß belegt.
Auffallend	Rundlich-teigige Physiognomie mit großem Kopf, weiter Fontanelle und aufgetriebenem Bauch. Behäbige, **gemütliche**, zufriedene Säuglinge, mit langsamer motorischer Entwicklung und später Zahnung. Milchschorf. **Schwitzen in Kopf-/Nackengegend**, besonders im Schlaf. **Feucht-kühle Füße.** Speicheln. Obstipationsneigung, aber auch Tendenz zu grünlichen, übel riechenden Durchfällen. Große Arznei bei körperlicher Schwäche des Säuglings (Psora).
Möglicher Auslöser	**Abkühlung**. **Feuchte** Kälte. Zahnung. Überanstrengung.
Schlechter	Kälte. **Anstrengung**. Kleiderdruck. Milch.
Besser	**Trockenes, mildes** Wetter, Sommerklima. **Wärme**. Bett, Ruhe.
Gemüt	**Zufriedene, pflegeleichte** Säuglinge, die aber auch **dickköpfig und störrisch** sein können.

Kreosotum

▸ **Tab. 4.83** Kreosotum.

	Symptome/Modalitäten
Leitsymptom	**Nässende, schorfende Windeldermatitis**, insbesondere zwischen Gesäßbacken und Schamlippen mit Ausbreitung zu den Oberschenkeln. **Reizender** Vaginalausfluss, scharfer Urin → Brennen und Jucken. **Hartnäckige**, ausgeprägte **Soorstomatitiden**.
Auffallend	**Reizbarkeit**. **Schreiunruhe** in der Säuglingszeit. Während Zahnung häufig Diarrhöe, sonst eher Stuhlverhalt. **Erbrechen** von unverdauter Nahrung lange nach der Mahlzeit. Schnell wachsende, schwächliche, runzelig aussehende Kinder.
Möglicher Auslöser	**Zahnungszeit**. Sommerzeit.
Schlechter	Kälte. Liegen. **Ruhe. Nachts**, morgens. Berührung. Überessen.
Besser	**Wärme. Bewegung.** Druck.
Gemüt	Unzufriedene, **gereizte** Säuglinge. Veränderlicher Schlaf, phasenweise **sehr tief** und kaum erweckbar, auch **schreckhaftes Hochfahren** aus dem Schlaf.

Lycopodium clavatum

▶ **Tab. 4.84** Lycopodium clavatum.

	Symptome/Modalitäten
Leitsymptom	**Wiederkehrende Windeldermatitis**, nässend, juckend. **Scharfer**, streng riechender, teilweise rötlicher **Urin**.
Auffallend	**Magere**, schwächliche Kinder mit **aufgetriebenem** Abdomen. Heißhungeranfälle. Obstipationsneigung. Unruhephasen ganztags, **frühabendlich** verstärkt. Warmer Körper mit kühlen, klebrig schwitzenden Füßen. **Längsfalten** auf der **Stirn** verleihen „greisenhaften" Ausdruck.
Möglicher Auslöser	Blähende **Nahrungsmittel**. Hitze. Innerliche **Anspannung,** Furcht, Schreck, Zorn.
Schlechter	Spätnachmittags bis in die **Abendstunden** (16.00 bis 20.00 Uhr). **Zimmerwärme**; Überessen; Kleiderdruck. Alleinsein.
Besser	**Frische Luft**. **Kleidung lockern**. Warme Getränke, **Bettwärme. Bewegung**. Aufstoßen, Blähungsabgang.
Gemüt	**Sanfte**, empfindliche, schüchterne (früh **fremdelnde**) Säuglinge, die enorm **reizbar** und **zornig** werden können. Besonders morgens möchten sie **Ruhe**, stets aber die **Nähe** einer vertrauten Person.

Mezereum

▶ **Tab. 4.85** Mezereum.

	Symptome/Modalitäten
Leitsymptom	**Glänzende**, feuerrote Windeldermatitis mit Absonderung **scharfer** Sekrete. **Häufig**: Bläschenbildung, Ulzerationen und Krustenbildung, heftiger Juckreiz oder Brennen.
Auffallend	Fröstelige, sehr kälteempfindliche Kinder. Übel riechender Stuhl und fötider Windabgang. Neigung zu Hautausschlägen, Kopfgneis. Juckreiz.
Möglicher Auslöser	Kälte. Zugluft. **Feuchtigkeit**.
Schlechter	Kälte. Luftzug; aber auch: Bettwärme; warmes Bad. Waschen. Feuchtigkeit. Impfung (Quecksilber).
Besser	Frische Luft. Einhüllen, Wärme. Föhnen.
Gemüt	Reizbare, streitsüchtige, empfindliche Kinder.

Nitricum acidum

▶ **Tab. 4.86** Nitricum acidum.

	Symptome/Modalitäten
Leitsymptom	Wundroter, nässender, z. T. **schorfender Windelsoor**. **Ausgeprägte** weiß-gelbliche **Soorstomatitis**. Landkartenzunge; Rezidivierende **Aphthen**.
Auffallend	**Fissuren und Risse** an den **Körperöffnungen** (Anus, Mund, Nase). Neigung zu Warzen. **Schlechte Gemütsverfassung** bei stechenden Schmerzen. Ausscheidungen (Stuhl, Schweiß, Urin) von üblem Geruch. Milchunverträglichkeit. **Schlafstörungen** (schlafen nur in Bewegung oder beim Fahren ein).
Möglicher Auslöser	Wetterumschwung, Temperaturveränderungen. **Kälte** oder **Hitze**.
Schlechter	Berührung, Erschütterung. Wetterumschwung, Temperaturveränderungen. Kälte oder Hitze. Nachts.

▶ **Tab. 4.86** Fortsetzung.

	Symptome/Modalitäten
Besser	Mildes Wetter. Warme Bedeckung. Heiße Anwendungen.
Gemüt	**Missmutige**, **streitsüchtige** Kinder. Sie widersprechen gerne, ertragen selbst keine **Widerrede**. Hypochondrische, pessimistische Grundstimmung. **Nachtragend**.

Rheum palmatum

▶ **Tab. 4.87** Rheum palmatum.

	Symptome/Modalitäten
Leitsymptom	Windeldermatitis, Soorstomatitis, säuerliche **Diarrhöe, Unruhe** während der **Zahnung**.
Auffallend	**Saure Schweiße** (bes. Gesicht, Kopf) und saurer, wund machender, grünlicher Durchfall. „**Sauer gestimmtes** Kind, mit **säuerlichem Geruch.**“ Unruhiger Schlaf. Gedeihstörung.
Möglicher Auslöser	**Zahnung**; Säuglingszeit. Kummer, unsichere Bindung. Trennungssituation.
Schlechter	Nach der Mahlzeit. Vor und während dem Stuhlgang. Entblößen.
Besser	Wärme. Einwickeln, Zudecken. Liegen. Zusammenkrümmen.
Gemüt	**Mürrisch-reizbare**, stimmungslabile Säuglinge, die häufig, **anhaltend** und heftig **schreien.**

4.2.4 Mundsoor

Borax veneta

▶ **Tab. 4.88** Borax veneta.

	Symptome/Modalitäten
Leitsymptom	**Schmerzhafter** Mundsoor: **weiße**, wuchernde Beläge. Aphthen. Mundschleimhaut rundherum **gerötet**, mit **Blutungsneigung**.
Auffallend	Magere, fahle, hitzeempfindliche Säuglinge. **Trinkverweigerung/Essunlust** aufgrund der **Schmerzen** (Stillkind schreit bei Kontakt mit der Brust). Grünliche, schleimige, stinkende **Durchfälle** (Zahnung, Obst). **Unruhe** vor dem Stuhlgang. Aphthen perianal. Angst vor **Abwärtsbewegungen** (Wiegen, Schaukeln, Hinlegen). **Erregbarkeit** (durch kleine Reize), **Furchtsamkeit**. **Geräuschempfindlichkeit**.
Möglicher Auslöser	**Überreizung**. **Lärm**. **Hitze**. Stillkinder, **Säuglingsalter**. Zahnung. Flugreisen.
Schlechter	**Abwärts-** oder Aufwärtsbewegungen. Plötzliche Geräusche. Morgens, vormittags (10.00 Uhr).
Besser	**Druck**. **Abends**. Bewegung im Freien.
Gemüt	**Sensible, schreckhafte** Säuglinge, die im Schlaf grundlos schreiend hochfahren. Angst vor Abwärtsbewegungen (Hinlegen).

Graphites naturalis

▸ **Tab. 4.89** Graphites naturalis.

	Symptome/Modalitäten
Leitsymptom	Windeldermatitis oder Mundsoor. Auf der **Zunge**: Bläschen, stellenweise auch dicker **weißer Belag**.
Auffallend	**Ulzera** an den Innenseiten der Lippen. **Speichelfluss**, besonders morgens und nachts. Honigartige, **klebrig-nässende Hautausschläge** bei **trockener**, **rissiger**, „ungesunder" **Haut**. Ekzeme, z. T. übel riechend. Seborrhoea capitis. Neigung zu **perianalen/perioralen Fissuren**. **Juckreiz**, besonders bei (Bett-)Wärme. Erkältungsneigung, **Fröstеligkeit**, **Obstipationsneigung**. **Dickliche**, blonde, in der Entwicklung **verlangsamte** Kinder. **Abneigung** gegen **Süßigkeiten**, Fleisch, Fisch. **Verlangen** nach **Hähnchen**, Ananas.
Möglicher Auslöser	Herbst, Winter, **Kälte**. Große Hitze (Hochsommer). Ängstlichkeit.
Schlechter	Kälte, nasskaltes Wetter, Zugluft. Hitze, Bettwärme. Anstrengung.
Besser	An der **frischen Luft** (Windelregion möglichst offen lassen). Berührung (allgemein). Essen. Dunkelheit.
Gemüt	**Schüchterne, weinerliche** Kinder mit geringem Selbstvertrauen, Lern- und Konzentrationsstörungen. **Ängstlich, unentschlossen**. Sie können auch **unruhig** und aufsässig werden.

Kalium chloricum

▸ **Tab. 4.90** Kalium chloricum.

	Symptome/Modalitäten
Leitsymptom	Bewährte **Soorarznei**. **Blutungsneigung** des Zahnfleisches. *Im Säuglingsalter:* ausgedehnte **grauweiße Beläge**. *Im Kindesalter:* Mundschleimhaut gerötet, geschwollen, ggf. ulzeriert. Mundgeruch. Schluckbeschwerden, Nahrungsverweigerung.
Auffallend	**Vermehrter Speichelfluss** (noch nicht bei Säuglingen). **Windeldermatitis**. Milchschorf. **Flüssige**, auch schleimig-blutige **Durchfälle**, Meteorismus.
Möglicher Auslöser	Quecksilberbelastung.
Schlechter	Kälte.
Gemüt	**Weinerlich, schüchtern,** aber auch **ängstlich**, eigensinnig und **reizbar**.

Information

Differenzialdiagnose (Kali-Salze)

Kalium muriaticum: weiße Beläge im Rachenraum und an der Zungenwurzel. Neigung zu Tonsillitis follicularis (käsige Ablagerungen auf Tonsillen), Otitis media, Tubenkatarrh bei zähem Schleim, Lymphadenitis colli. Stimmungslabilität.

Kalium sulfuricum: weiß-gelblicher Soor. Gehäuft obstruktive Bronchitiden mit lauten Rasselgeräuschen. Tendenz zur obstruktiven Bronchitis/Asthma. Weinerlichkeit.

Kalium bichromicum: Mundsoor (Schleimhaut und Zunge). Charakteristisch: fadenziehender Schleim, bei Rhinitis, Sinusitis, Asthma. Erkältungsneigung.

Kalium carbonicum: Stomatitis mit stechenden Schmerzen, entzündete Hautfalten. Große Erkältungsneigung, Neigung zu Atemwegsinfektionen, Asthma. Schlafstörungen, Ängste.

Kalium jodatum: Landkartenzunge, Stomatitis, Aphthen, Ulzera. HNO-/Atemwegsinfektionen mit zähem gelb-grünlichem Sekret. Warme Kinder mit ruhelosem, reizbarem Gemüt.

Medorrhinum

▶ **Tab. 4.91** Medorrhinum.

	Symptome/Modalitäten
Leitsymptom	**Weiß-bräunliche Soorbeläge** der Zunge, Lippen- und Wangenschleimhaut. Ulzera, z. T. Bläschen. **Früh** auftretende, hartnäckige, **feuerrote Windelausschläge.**
Auffallend	**Blasse, magere** Kinder mit **kümmerlichem** Gedeihen und **zögerlicher Entwicklung**. Charakteristisch: heiße Füße – kalte Nase. Neigung zur Ausbreitung des Pilzbefalls (intestinal). **Scharfer, fischartiger** Geruch in der Genitalregion. **Juckreiz**. Früh auftretende, **hartnäckige Infekte**/Ekzeme. Neigung zu **frühkindlichem Asthma** (im Wechsel mit Ekzemen).
Möglicher Auslöser	**Feuchte, kalte Witterung**. Allergie. Unsichere Bindungssituation.
Schlechter	Feuchtigkeit. Kälte. Stickige Räume; Hitze. Frühmorgens; **tagsüber**. Orangensaft.
Besser	**Frische Luft, Abdecken. Abends.** Bauchlage. **Meerklima**.
Gemüt	**Ruhelose**, leicht irritable, reizbare Säuglinge mit sprunghaften **Stimmungswechseln**. **Schreckhaftigkeit** und **Ängstlichkeit** im Dunkeln.

Mercurius solubilis

▶ **Tab. 4.92** Mercurius solubilis.

	Symptome/Modalitäten
Leitsymptom	Schwerer oder hartnäckiger **Soorbefall**. Schmutzig **grau-gelbe** Schleimhautbeläge im Rachenraum. **Entzündete**, geschwollene **Mundschleimhaut**, teilweise **blutige** Ulzera.
Auffallend	Frühzeitig auftretende **Windeldermatitis**, **glänzend rote Flecken**, insbesondere Leiste, Skrotum, Oberschenkel. Blasse, fröstelige Säuglinge mit schlaffem Grundtonus. **Zunge belegt** und aufgedunsen. Teilweise süßlich-fauliger Atem. Vermehrter Speichelfluss und schwitzige Haut. Infekte, Schleimhautentzündungen, Diarrhöe, bereits als Säugling. Neigung zu **übel riechenden**, **durchfälligen** Stühlen.
Möglicher Auslöser	**Extreme** Temperaturen (**Hitze oder Kälte**). Wetterwechsel. Verkühlung. Zugluft. Nasse Füsse.
Schlechter	**Bettwärme**. **Nachts**. Feucht-kalt. Schwitzen, Erhitzung.
Besser	**Lauwarme** Wickel; moderate Temperaturen; Ruhe.
Gemüt	Nervös-ruhelose oder teilnahmslos schläfrige Kinder. Ihre tiefen Gefühle offenbaren sich in intensiven Träumen nachts.

Muriaticum acidum

► **Tab. 4.93** Muriaticum acidum.

	Symptome/Modalitäten
Leitsymptom	**Ausgedehnter** Soor im Rahmen einer **Fiebererkrankung**. Schmerzhafte, **schorfbedeckte Ulzera** der Körperöffnungen (**Mund** und **perianal**). Die **Ruhelosigkeit** weicht einer zunehmenden **Schwäche**.
Auffallend	**Trockene** Schleimhäute, Landkartenzunge. **Bläuliche Zunge**. **Brennend-schmerzhafte**, tiefe **Ulzera, mit grauweißen** Belägen. Durchfällige Stühle, Neigung zu Rektalprolaps, Hämorrhoiden. **Fieber** schleichend, aber auch sehr hoch. Schwächezustand mit **Appetit- und Durstlosigkeit.** Kollapsgefahr.
Möglicher Auslöser	Sonne. Feuchtes Wetter, Meerklima.
Schlechter	Baden, Meer, **feuchtnasses** Wetter. **Berührung**. Nach dem Schlaf.
Besser	Wärme. Bewegung. **Nach** dem **Trinken**. Entblößen (bei Fieber).
Gemüt	**Kontaktscheue**, **fremdelnde** Kinder, die zurückgezogen still leiden, aber auch sehr verdrießlich und **reizbar** sein können. Hochgradige **Ruhelosigkeit** (schmerzbedingt).

Petroleum

► **Tab. 4.94** Petroleum.

	Symptome/Modalitäten
Leitsymptom	**Weiße Mundschleimhaut und Zunge,** besonders im Winter. Juckende, bläschenartige Windeldermatitis, besonders perianal.
Auffallend	Abmagerung und Gedeihstörung trotz guten Appetits. **Trockene, rissige**, z. T. aufgesprungene **Haut**, besonders an Nasen- und Mundwinkeln. Fissuren entwickeln z. T. nässende Ekzeme. **Juckreiz**, besonders tagsüber. Große Erkältungsneigung (im Winter); Durchfallneigung; Blasenreizung.
Möglicher Auslöser	**Winter**. Wetterumschwung.
Schlechter	**Im Winter**, Feuchtigkeit; **Kälte**. Gewitter. **Weißkohl**, Sauerkraut. Bewegung (Auto). Berührung. Anstrengung. Tagsüber.
Besser	Warme Luft; Trockenes Wetter; Sommer. (Nach) Essen. Nachts.
Gemüt	**Reizbar**, eigensinnig, kränkbar. Geringes Selbstwertgefühl, Unentschlossen, ängstlich. In der Schule Erwartungsängste.

Silicea terra

▶ **Tab. 4.95** Silicea terra.

	Symptome/Modalitäten
Leitsymptom	Mundschleimhautentzündung mit **weißen Belägen**.
Auffallend	**Untergewichtige** Säuglinge mit **großem Kopf**, aufgetriebenem **Froschbauch**, faltiger, **greisenhafter** Ausdruck. **Kühle Schweiße,** besonders an Füßen (ätzend) und Kopf (nachts). **Fröstelig**, **kälteempfindlich** (besonders Füße und Kopf). **Geräusch- und lärmempfindlich,** Trinken dadurch gestört. Neigung zu eitrigen **Infektionen** (Bindehaut-, Nabelentzündungen). Zahnungsbeschwerden → **Zahnungsdurchfälle**. Neigung zu **Verstopfung**. **Milchunverträglichkeit**. Entwicklungsverzögerung, spätes Gehen und Sprechen.
Möglicher Auslöser	**Kälte**, feucht-kaltes Wetter, Wetterumschwung, **Zugluft. Impfung**. Überlastung der Verdauung oder des Nervensystems.
Schlechter	**Kaltes Wasser**, **Baden.** Milch. Nachts, morgens. Druck. Abdecken.
Besser	Sommer, warmes Wetter, **warmes Einhüllen**, Zimmerwärme.
Gemüt	**Anpassungsfähige** Säuglinge, **nachgiebig**, **brav** und friedlich. Dann aber auch: eigensinnig, stur, empfindlich-nervös.

Sulfur

▶ **Tab. 4.96** Sulfur.

	Symptome/Modalitäten
Leitsymptom	**Grau-weiße Beläge** der Zunge und der Mundschleimhaut. **Hartnäckiger** oder **wiederkehrender** Soor. **Feuchte**, erythematöse **Windeldermatitis**. Darmmykose.
Auffallend	Wunde **rote Mund**- und **Afterregion**. Warmblütige Kinder, aktives, **kräftiges Temperament.** Warm-schwitzige **Füße** und Hände. Milchschorf, Ekzeme, trockene, empfindliche Haut. Neigung zu übel riechender Diarrhöe, morgens verstärkt. Ständiges **Trinkverlangen**. **Milchunverträglichkeit.**
Möglicher Auslöser	Unterdrückte Krankheiten. Überanstrengung. **Sonnenhitze**. Kälte. Wundliegen.
Schlechter	1 Stunde **vor** dem **Mittagessen** (11.00 Uhr). **Milch**. Baden. **Im Bett,** Ruhe. Nachts, Vollmond. **Erhitzen,** geschlossene Räume.
Besser	Im Freien, **in Bewegung**, **trockenes warmes Wetter**; Rechtsseitenlage; Schwitzen.
Gemüt	Vitale, **willensstarke** Kinder, sind durchsetzungsfähig. Sie können phasenweise auch **sehr reizbar** sein. Abneigung gegen Wasser.

Thuja occidentalis

► **Tab. 4.97** Thuja occidentalis.

	Symptome/Modalitäten
Leitsymptom	**Weißliche Soorbeläge**, besonders am **Zungenrand**. **Mundschleimhautentzündung**, ggf. Aphthen. Beißende oder juckende **Ulzera im Anal- und Genitalbereich.**
Auffallend	Zunge evtl. geschwollen; Zungenspitze schmerzhaft. **Fettige Haut**, vermehrtes **Schwitzen** (an unbedeckten Stellen). **Warzen**. Ekzeme, besonders an bekleideten Stellen. Gelb-grüne, **grüne Sekrete.** Langsame Entwicklung, späte Zahnung.
Möglicher Auslöser	**Nasskaltes Wetter**. **Impfung**. Vernachlässigung. Unsichere Bindung.
Schlechter	**Feuchte Kälte**. Hitze; Bettwärme. 3.00 Uhr / 15.00 Uhr.
Besser	**Wärme.** Einhüllen. **Frische Luft**. Bewegung.
Gemüt	**Scheue** Kinder mit geringem Selbstwertgefühl. Wirken angenehm ruhig, angepasst. Hängen sehr an ihren Eltern. Ausgeprägtes **Fremdeln**. Empfindlichkeit gegenüber **Musik**.

4.3
Fieber, grippale Infekte

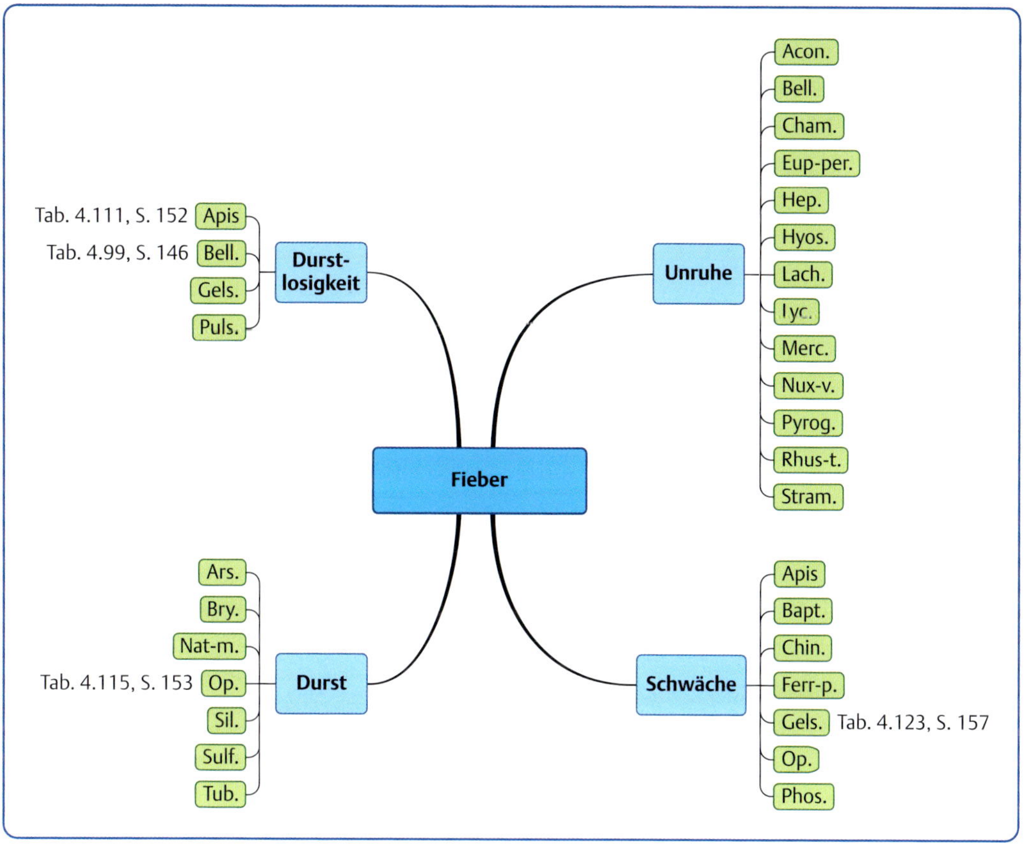

▶ **Abb. 4.4** Fieber.

Fieber mit Unruhe Kap. 4.3.1
- Aconitum napellus ▶ Tab. 4.98
- Belladonna ▶ Tab. 4.99
- Chamomilla ▶ Tab. 4.100
- Eupatorium perfoliatum ▶ Tab. 4.101
- Hepar sulfuris ▶ Tab. 4.102
- Hyoscyamus niger ▶ Tab. 4.103
- Lachesis muta ▶ Tab. 4.104
- Lycopodium clavatum ▶ Tab. 4.105
- Mercurius solubilis ▶ Tab. 4.106
- Nux vomica ▶ Tab. 4.107
- Pyrogenium ▶ Tab. 4.108
- Rhus toxicodendron ▶ Tab. 4.109
- Stramonium ▶ Tab. 4.110

Fieber mit einsetzender Schwäche Kap. 4.3.2
- Apis mellifica ▶ Tab. 4.111
- Baptisia tinctoria ▶ Tab. 4.112
- China officinalis ▶ Tab. 4.113
- Ferrum phosphoricum ▶ Tab. 4.114
- Gelsemium sempervirens ▶ Tab. 4.123
- Opium ▶ Tab. 4.115
- Phosphorus ▶ Tab. 4.116

Fieber mit Durst Kap. 4.3.3

- Arsenicum album ▶ Tab. 4.117
- Bryonia alba ▶ Tab. 4.118
- Natrium muriaticum ▶ Tab. 4.119
- Opium ▶ Tab. 4.115
- Phosphorus ▶ Tab. 4.116
- Silicea terra ▶ Tab. 4.120
- Sulfur ▶ Tab. 4.121
- Tuberculinum ▶ Tab. 4.122

Fieber mit Durstlosigkeit Kap. 4.3.4

- Apis mellifica ▶ Tab. 4.111
- Belladonna ▶ Tab. 4.99
- Gelsemium sempervirens ▶ Tab. 4.123
- Pulsatilla pratensis ▶ Tab. 4.124

4.3.1 Fieber mit Unruhe

Aconitum napellus

▶ **Tab. 4.98** Aconitum napellus.

	Symptome/Modalitäten
Leitsymptom	**Erststadium** des Fiebers, endet mit Eintritt der Schweißbildung. **Schlagartig** einsetzendes Fieber. **Rascher Anstieg / stürmischer Verlauf.**
Auffallend	Fieber in den Abendstunden bis weit in die Nacht hinein. **Trocken-heiße** Haut. Durst. **Rotes** Gesicht, das beim Aufsitzen erblasst. Typisch: **plötzlicher und heftiger** Krankheitsausbruch.
Möglicher Auslöser	Schlechtwetterfront, Sturm. Kälteeinbruch. (Ost-)Wind. Schreck, Schock. Sonnenhitze. Unterkühlung (Baden, Fahrtwind).
Schlechter	**Abend-** und Nachtstunden. Zimmerwärme. **Berührung**. Geräusche.
Besser	Frische Luft. **Ruhe**. Eintritt der **Schweißbildung**.
Gemüt	Mentale und körperlicher **Unruhe** bis zu hochgradiger **Erregung**, quälenden **Angstzuständen**.

Belladonna

▶ **Tab. 4.99** Belladonna.

	Symptome/Modalitäten
Leitsymptom	**Rasch** einsetzendes **hohes Fieber** mit **brennender Hitze,** Wechsel von **Frostschauern** und starken **Schweißausbrüchen**.
Auffallend	**Rotes** Gesicht, heißer, brennender Kopf, kühle Hände und Füße. **Durstlosigkeit. Weite Pupillen**. Schweißausbrüche. Heftig **pochende**, pulsierende oder **klopfende** (Kopf-)Schmerzen. **Muskelzuckungen**; Neigung zu Fieberkrämpfen. **Plötzlicher, heftiger Beginn** der Körper- oder Gemütssymptome. Reizempfindlichkeit, Schreckhaftigkeit, Angstzustände, traumreicher, störanfälliger Schlaf.
Möglicher Auslöser	**Feucht-kühle** Witterung, **Zugluft**, **Unterkühlung**; **nasser** Kopf. Haareschneiden. Überhitzung, **Sonnenhitze**.
Schlechter	**Rechtsseitigkeit**. Nachmittags und nachts. **Erschütterung**, **Berührung**, Bewegung. Licht, Geräusche, jegliche **Sinnesreize**.
Besser	**Ruhe**, Bettruhe. **Druck. Kühlende** (Kopf) auch wärmende (Extremitäten) **Umschläge**. Reizreduktion, Abdunkeln.
Gemüt	**Lebhafte, feinsinnige** Kinder, die zur **Überreizung der Sinne** (Licht, Geräusche, Berührung) und zur **Überempfindlichkeit** neigen. Sie sind oft ruhelos, hitzig, widerspenstig. Sie weinen leicht und haben einen **störanfälligen Schlaf**. Trost lehnen sie ab.

Chamomilla

▶ **Tab. 4.100** Chamomilla.

	Symptome/Modalitäten
Leitsymptom	Fieber mit **starker Erregung** des Gemüts und des Nervensystems. Häufig angezeigt bei Babys, Kleinkindern.
Auffallend	Große **Schmerzempfindlichkeit** (z. B. Zahnung, Otitis), Schreien. **Hitzige, warmblütige** Kinder. **Gesichtsröte.** **Durst**. Im Fieber-/Schreianfall **schweißgebadet**. Nachtschweiße. **Wange einseitig** rot und heiß – die andere Wangenseite ist blass und kühl. Durchfälliger **Stuhl**, Farbe „wie **gehackte gelbe Eier in grünem Spinat**“, mit Geruch von **fauligen Eiern**; auch: saure Stühle.
Möglicher Auslöser	**Kalte Luft**, Wind, Zugluft. Zahnung; Säuglings- und Kleinkindzeit. Überreizung, fehlende Erholung. Wut, Schreck.
Schlechter	**Hitze**; abends, nachts. Ärger. Bettwärme, Zudecken. Berührung.
Besser	Warmes, feuchtes Wetter. **Nach Mitternacht** bis frühmorgens. **Schaukeln,**Herumtragen, -fahren, anschließend: Reizarmut.
Gemüt	Eigenwillige, **reizbare,** übererregbare, **ungeduldige** Kleinkinder. Unzufriedene Grundstimmung mit Hang zur Ruhelosigkeit.

Eupatorium perfoliatum

▶ **Tab. 4.101** Eupatorium perfoliatum.

	Symptome/Modalitäten
Leitsymptom	Plötzlicher **Fieberschub** mit anfänglichem **Frostgefühl**. Heftigste **Knochen-** und **Gliederschmerzen**.
Auffallend	**Großer Durst** auf **kalte** Getränke, besonders im Froststadium. **Zerschlagenheitsgefühl** durch **rheumaartige** Gliederschmerzen. **Ruhelosigkeit**, Verlangen nach **Bewegung**, bessert aber nicht. Typische Arznei bei **Influenza**-Grippe. Übelkeit und galliges **Erbrechen** nach dem Trinken. Rotes Gesicht (im Fieber). Periodisch wiederkehrendes Fieber (über eine Woche).
Möglicher Auslöser	Kälte, Feuchtigkeit, Herbst. Grippe, Influenza.
Schlechter	**Frühmorgens, 6.00 Uhr bis 9.00 Uhr**. Nach dem Erwachen. Bewegung. Abdecken. Kälte, kalte Luft.
Besser	Galleerbrechen. Schwitzen. Wärme. Ruhe, Liegen. Nachts.
Gemüt	Stimmungslabilität, großes Bedürfnis nach Nähe, Beistand, Sicherheit in der Familie.

Hepar sulfuris

▶ **Tab. 4.102** Hepar sulfuris.

	Symptome/Modalitäten
Leitsymp-tom	Fieberzustände, bei bakteriellen, **eitrigen** Infekten (**Sepsisgefahr**). Intensive **Frostschauer**, ggf. im Wechsel mit Fieberhitze. **Hektisches Fieber** (Körpertemperaturschwankung in kurzer Zeit).
Auffallend	**Frösteligkeit.** Überempfindlichkeit gegen **Kälte**, **Zugluft**. **Schmerzempfindlichkeit. Stechende** Schmerzen/Splittergefühl. Warmblütig, schwitzt leicht (ohne Linderung). Saure Körpersekrete. Abszess- und Eiterungsneigung.
Möglicher Auslöser	**Winter**. Trockene **Kälte**, trockener, kühler Wind, **Luftzug**, Abdecken.
Schlechter	**Kälte.** Kalte Luft. Abdecken, Entblößen. Spät abends, nachts.
Besser	**Wärme,** Zimmerwärme, warme Umschläge**. Hitze**. **Einhüllen**.
Gemüt	Streitsüchtiger, aufbrausender Charakter. In der Krankheit: Niedergeschlagenheit und qualvolle Besorgnis. Reizbarkeit. Berührungs- und schmerzempfindlich.

Hyoscyamus niger

▶ **Tab. 4.103** Hyoscyamus niger.

	Symptome/Modalitäten
Leitsymp-tom	Fieber **schleichend**; in den **Abendstunden ansteigend**. Heftige **Fieberträume**, **Halluzinationen**, Wahrnehmungsstarre.
Auffallend	**Frost-** und **Kälteschauer**, ziehen von den Füßen zum **Rücken** hinauf. **Aktive, warmblütige** Kinder mit tendenziell **roter** Gesichtsfarbe. **Zuckungen**, Konvulsionen. Gefahr des **Fieberkrampfes**. **Sehr schreckhaft**, fahrige, **ruckartige** Bewegungen. **Ruhelosigkeit**, ungehemmte **Erregtheit** und **Geschwätzigkeit.** In fortgeschrittener Krankheit auch Trägheit, Apathie. Sprechfehler mit **Stottern/Stammeln**. **Geschwätzigkeit,** unpassender Inhalt, teils albern, teils unflätig.
Möglicher Auslöser	Emotionale Erregung. Schreck. Eifersucht. Kälte. Zahnung.
Schlechter	Berührung. Kälte. Schlaf. Liegen.
Besser	Bewegung. Wärme.
Gemüt	Ruhelose, **bewegungsaktive** Kinder. In der Krankheit sind sie **„wie von Sinnen“**: entweder **rasend** erregt, oder **apathisch** starr. Eifersucht und Misstrauen.

Lachesis muta

▶ **Tab. 4.104** Lachesis muta.

	Symptome/Modalitäten
Leitsymp-tom	**Hitzewallungen** und **Frost** im Wechsel, besonders im **Schlaf**. **Blutandrang** und Stauungshitze, **purpurrotes** Gesicht.
Auffallend	**Heiße**, brennende **Hände** und **Füße**. Starke **Schweißneigung**. Warmblütig. Entzündungen beginnen oft **links** mit Ausbreitung nach rechts. Gefahr des **septisch-eitrigen** Krankheitsverlaufes. Schlucken von Festem ist leichter als das Schlucken von Flüssigkeiten.

▶ **Tab. 4.104** Fortsetzung.

	Symptome/Modalitäten
Möglicher Auslöser	**Hitze, Sonne. Zugluft**. Warmes **schwüles** Wetter. Jahreszeitenwechsel, Frühling, Herbst.
Schlechter	**Leichte Berührung**, Druck. **Beengung** am Hals (enge Kragen). Im Raum. **Morgens.** Im **Schlaf**, nach dem Schlaf. Heiße Getränke.
Besser	**Kalte Getränke. Frische Luft.**
Gemüt	**Lebhafte, ruhelose** Kinder, **extrovertiert** und **redselig**, **eifersüchtig**. **Berührungs- und Druckempfindlichkeit** (bei leichtem Druck), Schwäche.

Lycopodium clavatum

▶ **Tab. 4.105** Lycopodium clavatum.

	Symptome/Modalitäten
Leitsymptom	Fieberanstieg, **nachmittags** (16.00 Uhr bis 20.00 Uhr). Schweißbildung. Wiederkehrendes Kälte- und Frostgefühl.
Auffallend	Geringer Durst, aber Verlangen nach **warmen Getränken**. Heißhungeranfälle. Verlangen nach **Süßigkeiten**. Neigung zu **gastrointestinalen** Beschwerden (Bauchschmerzen). Kälteempfindlich, aber Verlangen nach frischer Luft.
Möglicher Auslöser	Regenwetter, nasses, stürmisches Wetter, Wind.
Schlechter	**Spätnachmittags**, 16.00 bis 20.00 Uhr; kalte Getränke; Kleiderdruck; **morgens** nach dem **Erwachen**; Zimmerwärme.
Besser	**Warme Getränke** und Speisen. **Kühle Wickel.**
Gemüt	Schüchterne, ängstliche Kinder, in der Krankheit und zu Hause aber **herrisch,** trotzig, reizbar. Sie möchten ihre **Ruhe** haben – gleichzeitig aber stets die **Nähe** einer vertrauten Person. Mangel an Selbstvertrauen, Sorge sich zu blamieren, zu versagen.

Mercurius solubilis

▶ **Tab. 4.106** Mercurius solubilis.

	Symptome/Modalitäten
Leitsymptom	Fieber, besonders abends/**nachts** mit ausgeprägten **Schweißen**. **Unruhe**, Weinerlichkeit, **Reizbarkeit** im Fieber. **Schlaflosigkeit**. **Wechsel** von **Kälte**- und **Hitzegefühl**.
Auffallend	Typisch: **schwitzige Haut**, vermehrter **Speichelfluss**. **Zunge belegt, aufgedunsen**, seitliche **Zahneindrücke**. **Durst** auf kalte Getränke. Eiterneigung: grün-gelbe, ggf. blutige, übel riechende Sekrete. Blasse, erkältliche, **kälteempfindliche** Kinder.
Möglicher Auslöser	**Extreme** Temperaturen (**Hitze** oder **Kälte**). **Wetterwechsel** (Frühling, Herbst). Verkühlung. **Zugluft**.
Schlechter	**Bettwärme**. Schwitzen. **Nachts**. Nasse Füße. Verkühlung.
Besser	**Lauwarme** Wickel. Moderate Temperaturen. Ruhe. Morgens.
Gemüt	Nervös-ruhelose oder teilnahmslos schläfrige Kinder. Sie sind sensibel, z. T. widerspenstig, und suchen die Abwechslung (Konzentrations- und Gedächtnisschwäche). Intensive Träume.

Nux vomica

► **Tab. 4.107** Nux vomica.

	Symptome/Modalitäten
Leitsymptom	Rasch einsetzende, **trockene Hitze**, **heftige Frostschauer** und wiederkehrende Hitzewallungen mit **Schwitzen**. Fieberbeginn **vor-** oder nachmittags, Maximum abends/nachts.
Auffallend	**Empfindlich** gegen alle **Reize** (Berührung, Geräusche, Gerüche). Große **Schmerzsensibilität**. **Glieder**- und **Rückenschmerzen** im Bett. Ausgeprägte Frostschauer, wiederholt **Schüttelfrost**. Verlangen nach Zudecken. **Blasses** Gesicht, **marmorierte**, **bläuliche** Füße und Fingerspitzen. Verdauung ist mühsam**, angestrengtes** Pressen.
Möglicher Auslöser	**Kälte, Zugluft**, Herbst. Überessen. Schlafmangel. Überarbeitung. Aufregung. Zorn.
Schlechter	**Frühmorgens**. Frische Luft; Entblößen, **Abdecken**; Bewegung. Verärgerung.
Besser	**Wärme**, warme Getränke. Nach dem Stuhlgang. Feuchte Luft. Starker Druck. Einhüllen. Seitenlage. Ruhe, Schlaf.
Gemüt	Typisch ist die allgemeine **Reizbarkeit**; mit fortschreitender Krankheit eher Teilnahmslosigkeit, **Apathie**. Morgenmuffel.

Pyrogenium

► **Tab. 4.108** Pyrogenium.

	Symptome/Modalitäten
Leitsymptom	**Extrem hohes**, septisch-toxisches Fieber (bis 41 °C). Gliederschmerzen und Wundheitsgefühl. Starke Schwankungen der Körpertemperatur, **Frostschauer**.
Auffallend	**Pulsdiskrepanz**: relativ langsamer Puls im hohen Fieber. **Großer Durst** auf kleine Schlucke kalten Wassers. **Fauliger** Geruch des Stuhlgangs oder anderer Absonderungen. **Gliederschmerzen,** Zerschlagenheitsgefühl, Ruhelosigkeit. Findet keine schmerzfreie Lage im Bett, alles fühlt sich **zu hart** an.
Möglicher Auslöser	Eitrige Infektionen mit **septischem Verlauf**, Blutvergiftung.
Schlechter	**Kälte**, Feuchtigkeit, **Aufstehen** und Bewegung.
Besser	**Hitze**, heißes Bad; im Bett – mit ständigem Lagewechsel.
Gemüt	**Unruhe**, **Ängstlichkeit**, **Kältegefühl.** Deliriös erregt (geschwätzig). Fühlt sich, „als ob er ganz verstreut oder doppelt sei“.

Rhus toxicodendron

▶ **Tab. 4.109** Rhus toxicodendron.

	Symptome/Modalitäten
Leitsymptom	Fieber mit **Ruhelosigkeit** oder schmerzhafter **Steifheit.** Ausgelöst durch **nasskaltes Wetter**.
Auffallend	Gliederschmerzen, **Steifigkeit** und **Lähmungsgefühl**. **Unruhe,** stete Bewegung lindert Steifigkeit und Schmerzen. Typische **Hautreaktionen**: Röte, Fieberbläschen, Nesselsucht. Starker **Durst**.
Möglicher Auslöser	**Durchnässung. Kälte.** Kühles, regnerisches Wetter; Winter. Verkühlung. Zugluft, **Schwitzen**. **Überanstrengung**.
Schlechter	**Nässe, Kälte, Zugluft. Morgens und nachts** (nach Mitternacht). Baden, Nasser Kopf. Eiskalte Getränke. In **Ruhe**.
Besser	**Wärme:** heißes Bad, warme Anwendungen, warme Getränke, warmes, trockenes Wetter. Fortgesetzte Bewegung**.**
Gemüt	**Unruhe** und ängstliche Verzagtheit, besonders nachts, ständige **Lagewechsel** im Bett. „**Steifheit** des Gemüts" → Zurückhaltung der Gefühle, trotz innerer Unruhe.

Stramonium

▶ **Tab. 4.110** Stramonium.

	Symptome/Modalitäten
Leitsymptom	Plötzlicher, **intensiver Fieberanstieg**. **Angstzustände**, **Fieberträume,** Delirium. Auffahren im Schlaf. Muskelzuckungen, **Fieberkrämpfe** (auf Fieberplateau).
Auffallend	**Trockene Hitze** (bes. **Kopf**), im Wechsel mit **Frost** (Glieder). Starke **Schweißausbrüche** (lindern nicht). Zähneknirschen. **Hochrotes Gesicht**, eher kalte Extremitäten. Weite Pupillen, beschleunigter Puls, trockene Schleimhäute. Starker **Durst** (zwischen Hitze und Schweißstadium). Auffahren im Schlaf. **Halluzinationen**. Zähneknirschen. Plötzliche unkontrollierbare und heftige **Erregungszustände**. **Jäher Ausbruch** von Gewalt. **Ausgeprägtes Stottern**, bereits zu Beginn der Lautbildung.
Möglicher Auslöser	**Schreck**. Körperliches oder seelisches **Trauma**. Hitze. Sonnenstich. Dunkelheit.
Schlechter	**Dunkelheit**, dunkle, trübe Tage. **Nachts**. Alleinsein. Abdecken. Glänzende Gegenstände (Spiegel). Berührung.
Besser	Gesellschaft. **Licht**. Wärme.
Gemüt	Lebhafte, bewegungs- und **mitteilungsfreudige** Kinder. Leicht **schreckhaft** und **angstgeplagt**. **Wutanfälle**, mit Beißen, Schlagen.

4.3.2 Fieber mit einsetzender Schwäche

Apis mellifica

▸ **Tab. 4.111** Apis mellifica.

	Symptome/Modalitäten
Leitsymptom	**Abrupte**, heftige Fiebererkrankung in den Nachmittagsstunden.
Auffallend	Schmerzen **brennend** oder **stechend** (typisch: Kopf, Hals, Ohren). Schwellungen oder Ödeme (z. B. im Gesicht). **Durstlosigkeit** trotz Hitze. Reduzierte Miktion.
Möglicher Auslöser	Hitze. Insektenstich. Allergie. Feuchte Kälte.
Schlechter	**Wärme aller Art:** Zimmer-, Bettwärme, warmes Getränk. **Druck**. Abends. Rechtsseitig. Verärgerung; Kummer.
Besser	Kalte Anwendungen, **kühlende** Umschläge oder Bäder; kühle Getränke. **Frische Luft** (trockene Kälte).
Gemüt	Umtriebige, gesellige Kinder mit Hang zur Eifersucht und Wutausbrüchen. Ausgeprägter Familien- und Gemeinschaftssinn. In der Krankheit: **Jammerigkeit**; Schläfrigkeit, Apathie.

Baptisia tinctoria

▸ **Tab. 4.112** Baptisia tinctoria.

	Symptome/Modalitäten
Leitsymptom	Plötzlicher Fieberanstieg mit allgemeinem Wundheitsgefühl. **Schwäche** und **Verwirrtheit**, **Berauschtheit**, Geistestrübung.
Auffallend	Ausgeprägte **Grippesymptomatik**, Schmerzen im ganzen Körper. **Muskelschmerzen**: das Bett fühlt sich zu hart an. **Dunkelrote Schleimhäute**, belegte Zunge, rotes Gesicht. **Kraftlosigkeit**: kann sich nicht bewegen. Schläft im Gespräch ein. Magen-Darm-Grippe mit **übel riechendem Durchfall** und **fauligem Mundgeruch**.
Möglicher Auslöser	Nässe, Feuchtigkeit, Nebel. Feuchte Hitze. Kalter Wind.
Schlechter	Bewegung. Kalte Luft. Stickige Zimmerluft.
Besser	Ruhe, Trinken, frische Luft.
Gemüt	Ruhelos und verwirrt, wie **berauscht**. Gefühl eines geteilten Körpers, „als ob Körperteile getrennt, verstreut oder doppelt seien".

China officinalis

▸ **Tab. 4.113** China officinalis.

	Symptome/Modalitäten
Leitsymptom	Akutes Fieber mit **Schweißbildung** (bes. Gesicht, Nase, Oberlippe). **Wiederkehrende Fieberschübe** (alle 2 Tage / alle 7 Tage).
Auffallend	Fieber häufig in Kombination mit **Magen-Darm-Infekten**, Durchfällen, Gallesymptomen. Anämisch-**blasse**, **magere** Kinder (**rotes** Gesicht im Fieber). In der Krankheit: **Kraftlosigkeit/Schwäche**. **Berührungsempfindliche** Haut, allgemeine Reizempfindlichkeit (Lärm, Gerüche, etc.). **Schlaflosigkeit**.

▸ **Tab. 4.113** Fortsetzung.

	Symptome/Modalitäten
Möglicher Auslöser	Herbst. Magen-Darm-Infekte. Wind, Zugluft. Flüssigkeitsverlust.
Schlechter	**Leichte** Berührung, Kleiderdruck. Erschütterung. Lärm. Flüssigkeitsverlust (Durchfälle, Erbrechen). Abdecken. Kälte.
Besser	**Starker** Druck. (Zimmer-)**Wärme.** Frische Luft.
Gemüt	**Sensible**, leicht **erregbare** Kinder. In der Krankheit: **Kraftlosigkeit** gepaart mit **innerer Erregung,** Reizbarkeit.

Ferrum phosphoricum

▸ **Tab. 4.114** Ferrum phosphoricum.

	Symptome/Modalitäten
Leitsymptom	Rasch einsetzendes Fieber, selten über 40 °C hinaus. **Geringe Beeinträchtigung** des **Allgemeinbefindens**. Bewährt in der Frühphase von Erkältungsfieber im Kindesalter.
Auffallend	Kinder spielen **scheinbar unbeeinträchtigt** trotz hohen Fiebers. **Röte und Blässe** der Gesichtsfarbe gleichzeitig oder abwechselnd. Fieberverlauf, Ohren-, Kopfschmerzen treten **wellenförmig** auf. Bewährte Fieberarznei bei **ruhigen, braven, erkältlichen** oder infektanfälligen Kindern.
Möglicher Auslöser	**Jegliche** Entzündung oder Katarrh. Kalte Luft. Zahnungszeit. Sommerwärme.
Schlechter	Anstrengung, **Rechtsseitigkeit.** Erschütterung. Frühmorgens, nachmittags, nachts.
Besser	Kühle Umschläge. Frische Luft. **Ruhe** oder sanfte Bewegung.
Gemüt	**Ruhige, liebenswerte** Kinder mit geringer Beeinträchtigung durch die Krankheit; Abrupte Stimmungsschwankungen oder leichtgradige **nervöse Unruhe** und **Erschöpfbarkeit** im Krankheitsverlauf.

Opium

▸ **Tab. 4.115** Opium.

	Symptome/Modalitäten
Leitsymptom	**Hohes Fieber** mit **Schläfrigkeit** und stuporöser **Benommenheit**. Beginn mit **Schüttelfrost**, dann Hitze, begleitet von **Schweiß**. Septisches Fieber bei schweren Infektionen (Meningitis).
Auffallend	Intensiver **Durst**. **Reaktionsarme Pupillen** (geweitet oder eng). Blutandrang zum Kopf, **Gliedmaßen** eher **kühl**. Fieberverlauf: anhaltend hoch oder Wechselfieber. **Fieberdelir** mit euphorischen, übererregten Gedanken. **Steife** Gliedmaßen, **ophisthotone** Kopfhaltung. Zucken der Glieder. Gefahr von tonischen **Fieberkrämpfen**.
Möglicher Auslöser	Hitzschlag. Zustand nach Schock. Septische Infektion.
Schlechter	Im und nach dem **Schlaf**. **Wärme, Hitze**. Emotionale Erregung.
Besser	**Bewegung**. Abdecken. Kälte, **frische Luft**.
Gemüt	Phasenweise schreckhaft-erregbar oder euphorisch.Benommen, apathisch stuporös bis hin zum Koma.

Phosphorus

▸ **Tab. 4.116** Phosphorus.

	Symptome/Modalitäten
Leitsymptom	Variables Fieber (anfallsweise, hektisch, septisch). **Brennende** Hitze. Temperaturanstieg **abends**. Anfallsweise **Schwächegefühl**, Kraftlosigkeit, Apathie, Kollaps.
Auffallend	Abrupter **Wechsel** von Vitalität **zu** völliger **Erschöpfung**. **Frösteligkeit**/Kältegefühl, aber: frische Luft und kalte Getränke bessern. Kopfschmerz. **Hitze** steigt **den Rücken hinauf**. Neigung zu Fiebererythem, Epistaxis, Petechien.
Möglicher Auslöser	Überreizung, **Überanstrengung**, Überforderung. Überheben. Kaltes Wetter. Durchnässung. Aufziehen von **Gewitter**. Allergie.
Schlechter	**Wetterwechsel**. Große Hitze/Kälte. Überwärmte Räume, warme Getränke. **Licht.** Liegen, Menses. **Abends.** Nüchterner Magen.
Besser	**Kalte Anwendungen**, frische Luft, kalte Getränke. Rechtsseitenlage. **Ruhe und Schlaf**. Sanfte Massagen. Leichte Bewegung. Essen.
Gemüt	**Offen**, kommunikationsfreudig, mitfühlend und sensibel, auch **ängstlich**. In der Krankheit wandelt sich die Vitalität und **Ausstrahlungskraft** in **Verzagtheit, Rückzug** und **Reaktionsstarre**. Verlangen nach menschlichem **Beistand und Fürsorge**.

4.3.3 Fieber mit Durst

Arsenicum album

▸ **Tab. 4.117** Arsenicum album.

	Symptome/Modalitäten
Leitsymptom	**Hohes Fieber** in Schüben, mit **kühler Schweißbildung.** Im Krankheitsverlauf: besorgniserregende **Erschöpfung**.
Auffallend	Starker **Durst** auf häufige, **kleine Schlucke**. Der **Leib friert**, aber heißer Kopf, Verlangen nach **frischer Luft**. Vorangehendes **Froststadium**, anschließend brennende Hitze. **Hochschrecken** aus dem Schlaf, besonders zwischen 0.00 und 2.00 Uhr. Fieberhafte **Magen-Darm-Infektionen** mit Durchfall/Erbrechen.
Möglicher Auslöser	Kälte; kalte Zugluft. Kühles Bad. Frieren. Speiseeis. Überanstrengung. Kummer, Schreck. Trauma.
Schlechter	**Alleinsein, nachts** (0.00 bis 2.00 Uhr). **Kälte**. Frieren; Feuchtigkeit, Zugluft. Überanstrengung.
Besser	**Wärme**, warme Getränke. Frische Luft. Beruhigender Beistand, Nähe eines Elternteils. Fester **Halt**.
Gemüt	**Ängstliche**, ruhelose Kinder suchen **Halt** und **Nähe** in der Familie. **Zweifel** an der Genesung. **Rituale** und **feste Tagesabläufe** vermitteln Sicherheit.

Bryonia alba

▶ **Tab. 4.118** Bryonia alba.

	Symptome/Modalitäten
Leitsymptom	**Langsam** einsetzend, oft aber **hohes,** lang **anhaltendes** Fieber. Häufig vorangehende **Frostschauer.**
Auffallend	**Durst** auf **große Mengen** kühlen Wassers. **Trockene** Schleimhäute, trockene Lippen, trockener Husten. Stechende **Schmerzen** bereits durch **kleinste Bewegungen**. Neigung zur **Obstipation**. Kräftige, muskulöse Körperkonstitution, **reizbar**-cholerisch.
Möglicher Auslöser	**Nasskalte** Witterung, kühle **Winde**, Gewitter, Sturm. **Sommerhitze**, Wärme, Überhitzung. Zorn, **Verdruss.**
Schlechter	**Kleinste Bewegungen**/Erschütterungen. Berührung. **Wärme,** Hitze (warme Räume, heißes Wetter). Abkühlung **nach** Überhitzung. **Morgens** beim Aufstehen. Abends (21.00 Uhr).
Besser	**Ruhe**, bewegungsloses Liegen. Frische Luft**. Kühlung**, kühle Umschläge. **Flüssigkeit/Trinken**.
Gemüt	Die Kinder sehnen sich nach Sicherheit und Geborgenheit zu Hause, sind **launisch,** kapriziös, unzufrieden, evtl. redselig. In der Krankheit: **Reizbarkeit, Ruhebedürfnis**.

Natrium muriaticum

▶ **Tab. 4.119** Natrium muriaticum.

	Symptome/Modalitäten
Leitsymptom	Wiederkehrende **Fieberschübe**, bes. **vormittags** (9.00 bis 13.00 Uhr). Häufig klassischer **Fieberablauf**: Frost → Hitze → Schweiß.
Auffallend	**Kopfschmerzen** (rechtsbetont) und (brennender) **Durst**. Gesichtsröte durch Hitzewallungen. Neigung zu **Fieberbläschen**, Herpes, Aphthen. **Blauverfärbung** von Händen, Fingern, Lippen im **Froststadium**. **Fröstelige, magere** Kinder, trotz **guten** Appetits. Verlangen nach **Salz** – Abneigung gegen **Fett**.
Möglicher Auslöser	**Feuchtigkeit.** Winter. Wind, **Luftzug,** frische Luft. Allergie. Überanstrengung. Starke Gemütserregung, Kummer. Sommer.
Schlechter	**Hitze**, Sonne. Warmes Zimmer. **Mittagszeit** (9.00 bis 15.00 Uhr). Baden. Anstrengung. Aufenthalt am Meer (kann auch bessern). Trost.
Besser	Frische Luft, im Freien (bessert Gesamtstimmung). Kühle Bäder. Enge, festsitzende **Kleidung. Bandagen.** Massagen. Ruhe.
Gemüt	Die **hochsensiblen** Kinder kontrollieren ihre Gefühle, wirken **zurückhaltend** und **gefasst**, leiden **klaglos**. Nahestehenden gegenüber zeigen sie Emotionen. Zunehmend **Aversion** gegen **Trost**.

Silicea terra

▶ **Tab. 4.120** Silicea terra.

	Symptome/Modalitäten
Leitsymptom	Fieber gegen nachmittags und abends. **Hitzewallungen** im Wechsel mit **Frostschauern**.
Auffallend	Typisch: Fieber im Wechsel mit tiefen **Frostschauern**. **Durstigkeit**. Neigung zu eitrigen **Infektionen** (Atemwege, HNO-Bereich). **Lymphdrüsenschwellungen** und **Eiterneigung**. **Kühle Schweiße,** besonders an Füßen (ätzend) und Kopf (nachts). **Fröstelig**, **kälteempfindlich** (besonders Füße und Kopf). Neigung zu **Verstopfung. Milchunverträglichkeit**. **Blasse, zierliche** Kinder, **schlaffe** Muskulatur.
Möglicher Auslöser	**Kälte**, feucht-kaltes Wetter, Wetterumschwung, **Zugluft. Impfung**. Überlastung der Verdauung oder des Nervensystems.
Schlechter	**Kaltes Wasser**, **Baden.** Milch. Nachts, morgens. Druck. Abdecken.
Besser	**Wärme**. Sommerwetter, **warmes Einhüllen**, Zimmerwärme.
Gemüt	**Anpassungsfähige** Säuglinge, **nachgiebig, brav** und friedlich. Dann aber auch: eigensinnig, stur, empfindlich-nervös.

Sulfur

▶ **Tab. 4.121** Sulfur.

	Symptome/Modalitäten
Leitsymptom	Eher **gemächlicher** Temperaturanstieg, dafür tagelang **anhaltendes**, teilweise sehr **hohes** Fieber.
Auffallend	**Trockene Hitze**, heißer **Kopf**, **Hitzewallungen**. **Starker Durst** auf kalte Getränke; Verlangen nach Süßem. Wunde Körperöffnungen (Mund, Nase, Anus, Bindehäute, Ohren). Warm-schwitzige **Füße** und Hände. Warmblütige Kinder, aktives, **kräftiges Temperament.** Neigung zu übel riechender Diarrhöe, morgens verstärkt.
Möglicher Auslöser	Unterdrückte Krankheiten. Überanstrengung. **Sonnenhitze**. Kälte. Wundliegen.
Schlechter	1 Stunde **vor** dem **Mittagessen** (11.00 Uhr). **Milch**. Baden. **Im Bett,** Ruhe. Nachts, Vollmond. **Erhitzen,** geschlossene Räume.
Besser	Im Freien, **in Bewegung**, **trockenes warmes Wetter**; Rechtsseitenlage; Schwitzen.
Gemüt	Vitale, **willensstarke** Kinder, sind durchsetzungsfähig. Sie können phasenweise auch **sehr reizbar** sein. Abneigung gegen Wasser.

Tuberculinum

▶ **Tab. 4.122** Tuberculinum.

	Symptome/Modalitäten
Leitsymptom	Fieberanstieg **nachmittags** (17.00 Uhr bis 19.00 Uhr), abends. Reichliche Schweißbildung. Häufig stark **schwankendes**, „hektisches“ Fieber.
Auffallend	Kinder bei erstem Fieberanstieg oft **wenig beeinträchtigt**. **Durstigkeit**. **Erkältungsneigung**im Vorschulalter (Atemwegs-, HNO-Infekte). **Ruhelosigkeit** (besonders nachts). Häufig Wechsel der Symptome. Zartgliedrige, schlanke Kinder, mit langen **feinen Wimpern.** Verlangen nach **Geräuchertem** und (kalter) **Milch**.
Möglicher Auslöser	**Wetterumschwung**, **Feuchtigkeit**, Baden, **Kälte**. Anstrengung.
Schlechter	Kälte/Wetterwechsel, Zugluft, vor Gewitter. Nachts, morgens. **Geschlossene Räume**.
Besser	**Frische Luft**. Warmes, trockenes Wetter. Ruhige, anhaltende Bewegung.
Gemüt	Braucht Abwechslung, Aufmerksamkeit, ist lebhaft, reisefreudig. Auch: unzufrieden, launisch, ungehorsam. Nervöse Schwäche.

4.3.4 Fieber mit Durstlosigkeit

Gelsemium sempervirens

▶ **Tab. 4.123** Gelsemium sempervirens.

	Symptome/Modalitäten
Leitsymptom	Fieber mit **ausgeprägter Schwäche**, **Muskelzittern** Schwere, **lähmige Augenlider**. Schläfrigkeit.
Auffallend	**Rote Gesichtsfarbe**, weite Pupillen. **Durstlosigkeit,** gelblicher Zungenbelag. Frostschauer, Zittrigkeit im Wechsel mit Hitze. Dumpfe **Kopfschmerzen**, von hinten nach vorne ziehend. Gefühl, wie gelähmt zu sein (schwerer Kopf, schlaffe Augenlider).
Möglicher Auslöser	**Feucht-warme** (oder **feucht-kühle**) Wetterlage, **Föhn**, vor einem Gewitter. Emotionale Aufregung, **Prüfungen**.
Schlechter	**Frühling, Sommerhitze, vormittags.**
Besser	**Frische Luft. Ruhe** oder mäßige Bewegung. **Nachmittags**.
Empfindung	Müdigkeit, Lustlosigkeit, **Verlangen nach Ruhe**. Apathische **Gleichgültigkeit** hinsichtlich der Erkrankung.
Gemüt	**Offen**, kommunikationsfreudig, mitfühlend und sensibel, auch **ängstlich**. In der Krankheit wandelt sich die Vitalität und **Ausstrahlungskraft** in **Verzagtheit, Rückzug** und **Reaktionsstarre**. Verlangen nach menschlichem **Beistand und Fürsorge**.

Pulsatilla pratensis

► **Tab. 4.124** Pulsatilla pratensis.

	Symptome/Modalitäten
Leitsymptom	Fieber **veränderlich und wechselhaft** (hinsichtlich Temperaturhöhe und Begleitsymptomen).
Auffallend	**Durstlosigkeit**, trockene Lippen und Mund. Spärlicher Harn. **Weinerlichkeit**. **Frösteligkeit**. **Rote** Gesichtsfarbe im Fieber, allgemein eher blass. Milde, **dick-gelbliche**, nicht wund machende Sekrete.
Möglicher Auslöser	**Kaltes Wetter. Unterkühlung, nasse Füße**. Gewitter. Speiseeis. Heuschnupfen.
Schlechter	**Wärme**, warme Zimmerluft, Sonnenhitze. Frühjahr, Sommer. **Ruhe**, **Liegen**. Abends und nachts.
Besser	**Frische kühle Luft. Kühle** Umschläge. Ruhige, langsame Bewegung, Gehen. Sich **ausweinen**, Zuwendung.
Gemüt	Allgemein liebevolles, **sanft-schüchternes** Wesen. **Weinerlichkeit**, **Stimmungswechsel**, Ängste, Bedürfnis nach Nähe und **Trost**.

4.4 Kopfschmerzen

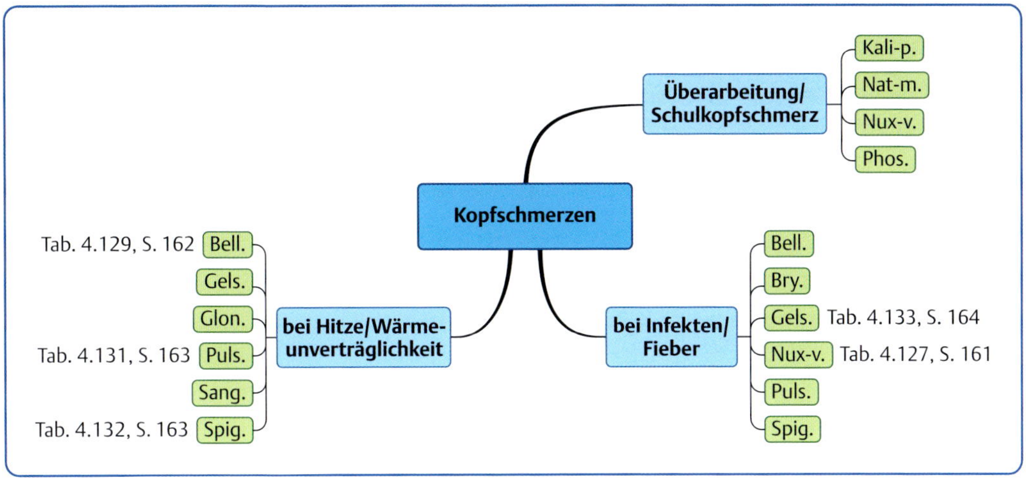

▸ **Abb. 4.5** Kopfschmerzen.

Kopfschmerz durch Überarbeitung/Schulkopfschmerz Kap. 4.4.1

- Kalium phosphoricum ▸ **Tab. 4.125**
- Natrium muriaticum ▸ **Tab. 4.126**
- Nux vomica ▸ **Tab. 4.127**
- Phosphorus ▸ **Tab. 4.128**

Kopfschmerz bei Infekten/Fieber Kap. 4.4.2

- Belladonna ▸ **Tab. 4.129**
- Bryonia alba ▸ **Tab. 4.130**
- Gelsemium sempervirens ▸ **Tab. 4.133**
- Nux vomica ▸ **Tab. 4.127**
- Pulsatilla pratensis ▸ **Tab. 4.131**
- Spigelia anthelmia ▸ **Tab. 4.132**

Kopfschmerz bei Hitze/Wärmeunverträglichkeit Kap. 4.4.3

- Belladonna ▸ **Tab. 4.129**
- Gelsemium sempervirens ▸ **Tab. 4.133**
- Glonoinum ▸ **Tab. 4.134**
- Pulsatilla pratensis ▸ **Tab. 4.131**
- Sanguinaria canadensis ▸ **Tab. 4.135**
- Spigelia anthelmia ▸ **Tab. 4.132**

4.4.1 Kopfschmerz durch Überarbeitung/Schulkopfschmerz

Kalium phosphoricum

► **Tab. 4.125** Kalium phosphoricum.

	Symptome/Modalitäten
Leitsymptom	Kopfschmerzen und Entkräftung, ausgelöst durch **geistige Erschöpfung**, **Überarbeitung**, **Sorgen**.
Auffallend	Die Kinder sind blässlich, **leicht erschöpfbar.** Bei Überarbeitung/**Überforderung** reagieren sie **nervös**, verlieren leicht die Selbstbeherrschung und neigen zu **Reizbarkeit**. Bei geistiger Überbelastung: Verwirrtheit, Gedächtnisschwäche, Nervosität.
Möglicher Auslöser	**Schulstress**; Übermüdung; Pubertät.
Schlechter	**Sorgen**, geringste Erregung, **geistige** oder körperliche **Anstrengung**. **Abkühlung**, kalte Luft, kalte Getränke.
Besser	Schlaf, **Erholung. Aufstehen.** Sanfte **Bewegung** ohne Anstrengung. Essen. **Wärme**.
Gemüt	**Pflichtbewusste**, bodenständige Kinder. Rasch **entkräftet**, scheu, eigenwillig. Bei **Geräuschen**, Licht, Berührung empfindlich, **schreckhaft**. Auch **reizbar**, **nervös**, ruhelos und **ängstlich**.

Natrium muriaticum

► **Tab. 4.126** Natrium muriaticum.

	Symptome/Modalitäten
Leitsymptom	**Bedeutsame Migräne- und Kopfschmerzarznei** im Kindesalter. Gefühl von **Hammerschlägen** auf die berstende Schädeldecke. Häufig mit Sehstörungen (Flimmern) und Erbrechen (Migräne).
Auffallend	**Schulkopfschmerzen**, vormittags ab 10.00 Uhr bis zum frühen Nachmittag (15.00 Uhr), besonders bei **Mädchen**, **verstärkt nach Augenanstrengung (Lesen)**, bei unverarbeitetem **Kummer/ Leistungsstress. Periodizität** der Kopfschmerzen. **Fröstelige, magere** Kinder. **Trockene** Schleimhäute, Lippen. Akneartige **Ekzeme** an der **Stirnhaargrenze**.
Möglicher Auslöser	**Augenanstrengung (Lesen)**. Enttäuschung, **unterdrückter Kummer/Stress**. Flüssigkeitsverlust. **Sonnenhitze**. Allergie.
Schlechter	**Hitze, Sonne.** Licht. **Mittagszeit** (10.00 bis 15.00 Uhr); Geräusche, Gerüche. Geringe Kopf- oder Augenbewegungen, Husten. Menses.
Besser	Frische Luft. Im Freien. Kühle Bäder. Kalte Umschläge. Fester **Druck** auf die Schädeldecke (**Kopfbandage**). **Liegen im Dunkeln**, in gut gelüftetem Raum. Ruhe. Massagen.
Gemüt	Die Kinder versuchen ihre **tiefen Gefühle zu kontrollieren**. Sie erscheinen **gefasst** und klaglos. Sporadische Gefühlsausbrüche, Kränkbarkeit. Zunehmende **Aversion gegenüber Trost**. Emotionale Traumata treffen sie tief und führen zu **Rückzug**.

Nux vomica

▸ **Tab. 4.127** Nux vomica.

	Symptome/Modalitäten
Leitsymptom	Kopfschmerzen mit **vielfältigen** Erscheinungsformen. **Spannungskopfschmerz**, **Migräne**, **sekundär** ausgelöst.
Auffallend	**Sehr schmerzempfindliche Kinder.** Überempfindlichkeit gegen **Berührung**, **Geräusche** und **Gerüche**. Einschlafstörung oder **Erwachen** zwischen 2.00 und 4.00 Uhr. **Langschläfer**, schwer erweckbar, **unausgeschlafen**, verkatert. Neigung zu **Magenverstimmung**, Obstipation
Möglicher Auslöser	**Kälte, Zugluft**, Herbst. Überarbeitung. Aufregung. Stimulanzien (Koffein). Schadstoffe. Überessen („Kater"). **Schlafmangel.** Ärger.
Schlechter	**Frühmorgens**. Frische Luft. Entblößen. Bewegung. Überanstrengung. Verärgerung. Geräusche, Gerüche, Licht. Essen. Kälte.
Besser	**Wärmeanwendungen**, Einhüllen. **Heiße Bäder** und Getränke. **Ruhe**, **Niederlegen**, Schlaf. Starker Druck. Seitenlage.
Gemüt	Innerer Drang, ein Ziel zu erreichen, **Konkurrenzverhalten**, Ehrgeiz. **Ungeduld**. **Reizbarkeit,** wenn etwas nicht gelingen will.

Phosphorus

▸ **Tab. 4.128** Phosphorus.

	Symptome/Modalitäten
Leitsymptom	Kopfschmerz variabel, z. B. brennend oder pochend. Häufig Augenbeteiligung (**Sehstörungen**, Flimmerskotom, Schwindel), häufig **Migräne**. Öfter **linksseitig**.
Auffallend	Abrupter **Wechsel** von Vitalität **zu** völliger **Erschöpfung**. Verlangen nach **kalten** Getränken. **Geruchsempfindlichkeit**. Möchte essen und trinken, **Nahrungskarenz** verschlimmert. Allgemein hochgewachsen, schlank und geschmackvoll gekleidet.
Möglicher Auslöser	Überreizung, **Überanstrengung**, Überforderung. Aufziehen von **Gewitter**. Kaltes Wetter. Durchnässung. Allergie.
Schlechter	Nüchterner Magen. **Wetterwechsel**. Große Hitze oder Kälte. Überwärmte Räume. **Licht**. Liegen. Menses. **Abends**.
Besser	**Kalte** Anwendungen. Frische, kühle Luft. Kalte Getränke. **Essen**. **Ruhe** und **Schlaf**. Sanfte Massage des Kopfes. Rechtsseitenlage.
Gemüt	**Offen**, kommunikationsfreudig, mitfühlend und sensibel, auch **ängstlich**. In der Krankheit wandelt sich die Vitalität und **Ausstrahlungskraft** in **Verzagtheit, Rückzug** und **Reaktionsstarre**. Verlangen nach menschlichem **Beistand und Fürsorge**.

4.4.2 Kopfschmerz bei Infekten/Fieber

Belladonna

▸ **Tab. 4.129** Belladonna.

	Symptome/Modalitäten
Leitsymptom	**Plötzlich** auftretende, **sehr intensive** kongestive Kopfschmerzen. Heftig **pochende, pulsierende** oder **klopfende** Kopfschmerzen.
Auffallend	Plötzlicher, heftiger Beginn. Gefühl eines Kopfdruckes von innen heraus. **Rechtsbetont**. **Rotes** Gesicht, heißer brennender Kopf, kühle Hände und Füße. **Weite Pupillen. Störanfälliger Schlaf**. Durstlosigkeit.
Möglicher Auslöser	**Feucht-kühle** Witterung, **Zugluft**, **Unterkühlung**; **nasser** Kopf, Haarwäsche, Haareschneiden. Auch: Überhitzung, **Sonnenhitze**.
Schlechter	**Rechtsseitigkeit**. Nachmittags und nachts. **Erschütterung, Berührung**, Bewegung. Licht, Geräusche u. a. **Sinnesreize. Vornüberbeugen** des Kopfes.
Besser	**Ruhe**, Bettruhe mit **hochgelagerter** Position. **Überstrecken** des Kopfes. **Druck** (Kopfbandage) und **kühlende** (ggf. auch wärmende) **Umschläge**. Reizreduktion, Abdunkeln.
Gemüt	**Lebhafte, feinsinnige** Kinder, die zu **Überreizung der Sinne** (Licht, Geräusche, Berührung) und zu **Überempfindlichkeit** neigen. Sie sind oft ruhelos, hitzig, widerspenstig und launisch. Sie weinen und schreien leicht. Trost lehnen sie ab.

Bryonia alba

▸ **Tab. 4.130** Bryonia alba.

	Symptome/Modalitäten
Leitsymptom	**Stechende** Kopfschmerzen bereits bei **geringster Bewegung** (z. B. Augenzwinkern, Kämmen). Erschütterung ist **unerträglich**. **Langsamer** Beginn im Rahmen eines Infektes, oder einer Migräne.
Auffallend	Große **Reizbarkeit**. **Trockene** Schleimhäute, trockene Lippen, trockener Husten. **Durst** auf **große Mengen** kühlen Wassers (in größeren Abständen). Neigung zu **Obstipation**. Kräftige, muskulöse Körperkonstitution, **reizbar**-cholerisch.
Möglicher Auslöser	**Nasskalte** Witterung. Kühle **Winde**. Gewitter, Sturm. **Sommerhitze**, Wärme, Überhitzung. Zorn, **Verdruss.**
Schlechter	**Kleinste Bewegungen** (z. B. Augenzwinkern, Kämmen), Berührung. **Wärme,** Hitze (warme Räume, heißes Wetter). Abkühlung **nach** Überhitzung. **Morgens** beim Aufstehen. Abends (21.00 Uhr).
Besser	**Ruhe**, bewegungsloses Liegen. Fester **Druck** (Kopfbandage). Flüssigkeit, Kalte Getränke. **Kühlung,** kühle Umschläge. **Frische Luft.**
Gemüt	Die Kinder sehnen sich nach Sicherheit und Geborgenheit zu Hause, sind **launisch,** kapriziös, unzufrieden, evtl. redselig. In der Krankheit: **Reizbarkeit, Ruhebedürfnis**.

Pulsatilla pratensis

▶ **Tab. 4.131** Pulsatilla pratensis.

	Symptome/Modalitäten
Leitsymptom	Kopfschmerzen sind variabel und **verändern ständig** ihre **Lokalisation** und ihren **Schmerzcharakter**. Charakteristisch sind die Modalitäten und Gemütssymptome.
Auffallend	**Gesichtsröte** während Kopfschmerz, im Allgemeinen eher blass. Durstlosigkeit. Frösteligkeit, Erkältungsneigung. Hitzeunverträglichkeit.
Möglicher Auslöser	Überanstrengung bei **Hitze, Sonne.** Auch: **Unterkühlung**, **nasse Füße**, Gewitter. Fettes, Speiseeis.
Schlechter	Nasskaltes Wetter, **Verkühlung**, nasse Füße. Überwärmte stickige Zimmerluft, Sonnenhitze. **Ruhe**. Liegen. Abends, nachts. Menses.
Besser	**Frische Luft**, **kalte Anwendungen**; **Bewegung**, Liegen mit hochgelagertem Kopf. Druck (**Kopfbandage**). Erbrechen. Zuwendung.
Gemüt	Liebevolles, **sanft-schüchternes** Wesen. **Weinerlichkeit**, **Stimmungsschwankungen**. Bedürfnis nach Nähe und **Trost**.

Spigelia anthelmia

▶ **Tab. 4.132** Spigelia anthelmia.

	Symptome/Modalitäten
Leitsymptom	Vom Hinterkopf aus nach vorne ziehende Kopfschmerzen. Schmerzmittelpunkt ist **linksbetont, linkes Auge**, linksseitige Gesichtsneuralgie.
Auffallend	**Stauungskopfschmerz**, aber auch **Migräne**. Kopfschmerzen im Rahmen von Sinusitis, Otitis. Kopfschmerzen pochend, brennend oder stechend, durchbohrend. Furcht vor **spitzen Gegenständen**. **Wurm**-, Darmparasitenbefall.
Möglicher Auslöser	**Rauch**, Tabak. **Sonne**. Kaltes, feuchtes, stürmisches, **regnerisches Wetter**, Wetterumschwung.
Schlechter	Morgens und vormittags (**nach Sonnenaufgang**). Im Freien. Wind. Bewegung, **Erschütterung**, **Lärm**, Bücken, Berührung.
Besser	Abends und nachts. Dunkelheit (nach Sonnenuntergang). **Wärme**, heißes Bad. Aber: **kalte Umschläge** am Kopf. **Liegen** mit Kopfhochlagerung. **Ruhe**. Augenschließen.
Gemüt	**Ernst**, verantwortungsbereit, **sorgenvoll**. Empfindlich bei Streitigkeiten, verträgt keinen Spaß.

4.4.3 Kopfschmerz bei Hitze/Wärmeunverträglichkeit

Gelsemium sempervirens

▸ **Tab. 4.133** Gelsemium sempervirens.

	Symptome/Modalitäten
Leitsymp-tom	**Dumpfe** Kopfschmerzen, von hinten nach vorne ziehend. **Benommenheit**, Schwere- und **Schwächegefühl**. **Lähmig** hängende **Augenlider**. **Zittrigkeit**.
Auffallend	**Rotes Gesicht**, große Pupillen. **Durstlosigkeit**. Gefühl, **wie gelähmt** zu sein. Bewährt bei Sommergrippe.
Möglicher Auslöser	**Feucht-warme** (oder feucht-kühle) Witterung. Hitze. **Schwüle** Wetterlage, **Föhn**. Emotionale Aufregung. Furcht, Schreck. **Prüfungen**.
Schlechter	**Emotionale Erregung** (Überraschung, Schreck), **Hitze**, Sommerhitze. **Vormittags** (10.00 Uhr). Anstrengung. Schaukeln.
Besser	**Frische Luft. Ruhe** oder mäßige Bewegung. **Nachmittags**.
Gemüt	Müdigkeit, Lustlosigkeit, **Verlangen nach Ruhe**. Bei Herausforderungen rasch erschöpft. Neigung zu **Selbstaufgabe** und Apathie.

Glonoinum

▸ **Tab. 4.134** Glonoinum.

	Symptome/Modalitäten
Leitsymp-tom	**Pulsierende**, **berstende** Kopfschmerzen. **Stauungskopfschmerz**. **Wellenartiges** Auftreten.
Auffallend	Kopfschmerz, aus der Körpermitte **aufsteigend**. Gefühl, als würde der **Schädel bersten**, als würden die Augen herausfallen. Während Kopfschmerz: **Schwitzen** und **starrer Blick**. **Warmblütige**, **plethorische** Kinder.
Möglicher Auslöser	**Überhitzung**, Hitzschlag, zu viel Sonne. Zu viel **Bewegung** (übertriebenes Reiten, Fahren, Bewegungssport).
Schlechter	**Hitze, Sonne**, heißes Wetter. **Warme** Raumluft. Bewegung. **Kopfschütteln**. **Druck** auf den Kopf (Kopfbandage). Liegen. Morgens und vormittags.
Besser	**Frische Luft**, Schattenplätze. **Kühle**, kalte Umschläge, **kaltes Waschen**. Abends und nachts. Aufsetzen.
Gemüt	**Sanguinisches** Temperament, nervöse Reizbarkeit. Während Kopfschmerz Verwirrtheit möglich.

Sanguinaria canadensis

▸ **Tab. 4.135** Sanguinaria canadensis.

	Symptome/Modalitäten
Leitsymptom	**Rechtsseitig** betonte Kopfschmerzen, ziehen **vom Nacken** aus **nach vorne** zum Auge hin. **Stauungskopfschmerz**, auch **Migräne** (wöchentliche Periodizität).
Auffallend	**Warmblütig**. **Gesichtsröte** und Hitzewallungen während der Kopfschmerzen. Kopfschmerzen pochend oder **brennend**. Erbrechen bei Kopfschmerzen. Magenbrennen.
Möglicher Auslöser	**Sonne**, **Hitze**, Erschütterung, Allergie.
Schlechter	Morgens (**nach Sonnenaufgang**) und vormittags. Sonne, Licht. Lärm. Gerüche. Berührung. Erschütterung.
Besser	Abends und nachts. Dunkelheit (nach Sonnenuntergang). **Nach Schlaf**. **Nach Erbrechen**, **nach Aufstoßen/Windabgang** (Flatus). Nach Wasserlassen. Fester Druck.
Gemüt	Reizbar, mürrisch, sorgenvoll. Bedürfnis, gehalten zu werden.

4.5
Augenerkrankungen

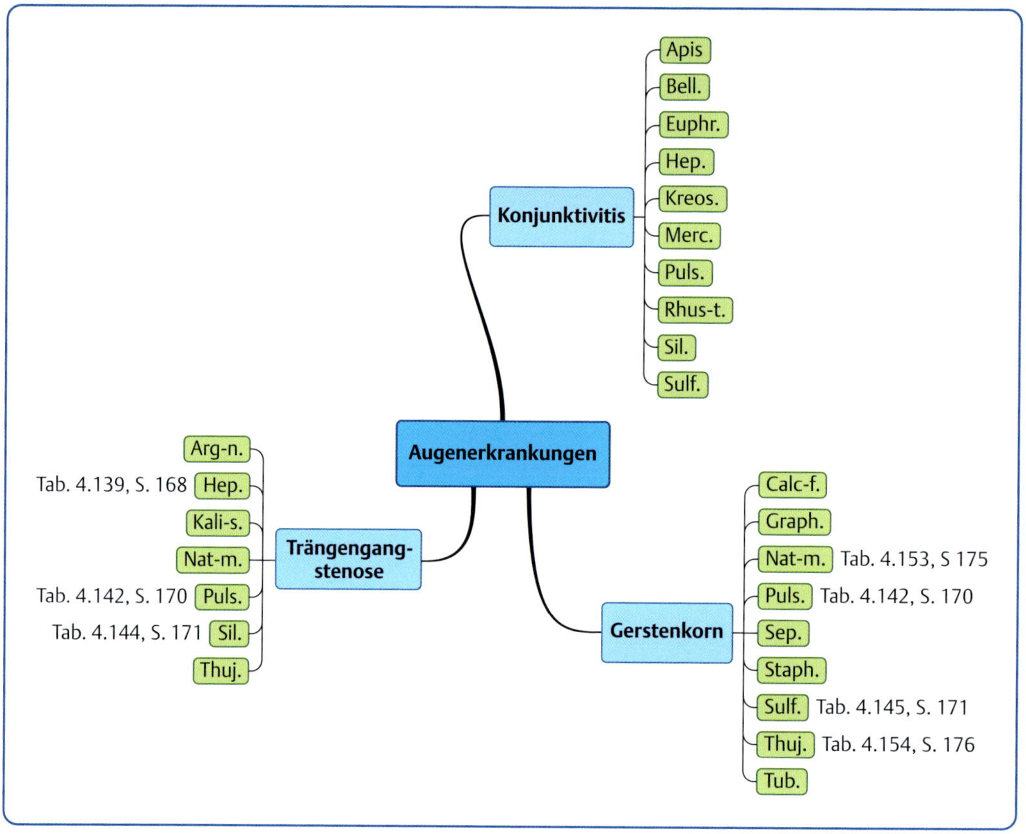

▶ **Abb. 4.6** Augenerkrankungen.

Konjunktivitis Kap. 4.5.1
- Apis mellifica ▶ Tab. 4.136
- Belladonna ▶ Tab. 4.137
- Euphrasia officinalis ▶ Tab. 4.138
- Hepar sulfuris ▶ Tab. 4.139
- Kreosotum ▶ Tab. 4.140
- Mercurius solubilis ▶ Tab. 4.141
- Pulsatilla pratensis ▶ Tab. 4.142
- Rhus toxicodendron ▶ Tab. 4.143
- Silicea terra ▶ Tab. 4.144
- Sulfur ▶ Tab. 4.145

Gerstenkorn/Hagelkorn Kap. 4.5.2
- Calcium fluoricum ▶ Tab. 4.146
- Graphites naturalis ▶ Tab. 4.147
- Natrium muriaticum ▶ Tab. 4.153
- Pulsatilla pratensis ▶ Tab. 4.142
- Sepia succus ▶ Tab. 4.148
- Staphisagria ▶ Tab. 4.149
- Sulfur ▶ Tab. 4.145
- Thuja occidentalis ▶ Tab. 4.154
- Tuberculinum ▶ Tab. 4.150

Tränengangstenose/Säuglingskonjunktivitis Kap. 4.5.3
- Argentum nitricum ▶ Tab. 4.151
- Hepar sulfuris ▶ Tab. 4.139
- Kalium sulfuricum ▶ Tab. 4.152
- Natrium muriaticum ▶ Tab. 4.153
- Pulsatilla pratensis ▶ Tab. 4.142
- Silicea terra ▶ Tab. 4.144
- Thuja occidentalis ▶ Tab. 4.154

4.5.1 Konjunktivitis

Apis mellifica

▶ **Tab. 4.136** Apis mellifica.

	Symptome/Modalitäten
Leitsymptom	Tränen „heiß", nicht wund machend. **Stechende** oder **brennende** Schmerzen. Bewährt auch bei Conjunctivitis **allergica** / Insektenstichen.
Auffallend	**Schwellung**/Ödeme der Bindehäute und Augenlider. Plötzlicher Beginn. **Durstlosigkeit** trotz Hitze und trockenen Schleimhäuten. Rechtsseitig betont. Reduzierte Miktion.
Möglicher Auslöser	Hitze. Kummer. Insektenstich. Allergie.
Schlechter	**Wärme**, Zimmerwärme. Warmes Getränk. Enge Kleidung, **Druck**. Abends. Nachmittagsstunden. Ärger.
Besser	**Kälte:** kühle Bäder, Augenspülungen oder Umschläge, **kühle** Getränke. **Frische Luft**. **Ruhe**.
Gemüt	Umtriebige, gesellige Kinder mit Hang zu Eifersucht und Wutausbrüchen. Ausgeprägter Familien- und Gemeinschaftssinn. In der Krankheit: **Jammerigkeit**; Müdigkeit.

Belladonna

▶ **Tab. 4.137** Belladonna.

	Symptome/Modalitäten
Leitsymptom	**Akut einsetzende** Augenentzündung. **Rötung, Hitze, Brennen**.
Auffallend	**Photophobie** (Sonne, Licht). Schmerzen bei Augen- oder Kopfbewegungen. Plötzlicher, heftiger Beginn. Gefühl eines Kopfdruckes von innen heraus. **Rechtsbetont**. **Rotes** Gesicht, heißer, brennender Kopf, kühle Hände und Füße. **Weite Pupillen. Störanfälliger Schlaf.** Durstlosigkeit. Bewährt auch bei Optikus-Neuritis, Glaukomschmerz (adjuvant).
Möglicher Auslöser	**Feucht-kühle** Witterung, **Zugluft**, **Unterkühlung**; **nasser** Kopf, Haarwäsche, Haareschneiden. Auch: Überhitzung, **Sonnenhitze**.
Schlechter	**Rechtsseitigkeit**. Nachmittags und nachts. **Erschütterung, Berührung**, Bewegung. Licht, Geräusche, u. a. **Sinnesreize**. **Vornüberbeugen** des Kopfes.
Besser	**Ruhe**, Bettruhe mit **hochgelagerter** Position. **Überstrecken** des Kopfes. **Druck** (Kopfbandage) und **kühlende** (ggf. auch wärmende) **Umschläge**. Reizreduktion, Abdunkeln.
Gemüt	**Lebhafte, feinsinnige** Kinder, die zu **Überreizung der Sinne** (Licht, Geräusche, Berührung) und zu **Überempfindlichkeit** neigen. Sie sind oft ruhelos, hitzig, widerspenstig und launisch. Sie weinen und schreien leicht. Trost lehnen sie ab.

Euphrasia officinalis

▸ **Tab. 4.138** Euphrasia officinalis.

	Symptome/Modalitäten
Leitsymptom	Tränenfluss **reichlich** und **reizend.** Bindehautentzündungen **und** Conjunctivitis allergica.
Auffallend	Augenlider **brennen** oder **jucken** und **schwellen.** Tränensekrete scharf, **wund machend**. Nasensekret hingegen mild, dünnflüssig. **Lichtempfindlichkeit**. Husten nur tagsüber, mit viel Schleim.
Möglicher Auslöser	**Wind**. Kalte Zugluft. Heuschnupfen. Rauch.
Schlechter	**Luftzug**, Wind. Feuchtigkeit. Wärme. Stickige **Zimmerluft**. Abends und morgens. Lichtreize, **Sonnenlicht**. Im Bett.
Besser	**Frische Luft** (Windstille). Nachts. Dunkelheit. Blinzeln. Liegen.
Gemüt	Schweigsam, Abneigung zu antworten, träge Stimmung. Ggf. Stottern.

Hepar sulfuris

▸ **Tab. 4.139** Hepar sulfuris.

	Symptome/Modalitäten
Leitsymptom	**Eitrige** Bindehautentzündung. Stechende **Augenschmerzen**, Berührungsempfindlichkeit.
Auffallend	Beginn akut, **über Nacht** (auch infolge eines Katarrhs). **Schmutzig-gelbes**, ggf. stinkendes Augensekret. **Frösteligkeit**. Überempfindlichkeit gegen **Kälte**, **Zugluft**. **Schmerzempfindlichkeit**. **Stechende** Schmerzen/Splittergefühl. Warmblütig, schwitzt leicht (ohne Linderung). Saure Körpersekrete. Abszess- und Eiterungsneigung (Periorbitalphlegmone).
Möglicher Auslöser	**Winter.** Trockene **Kälte**, trockener kühler Wind, **Luftzug**, Abdecken.
Schlechter	**Kälte.** Kalte Luft. Abdecken, Entblößen. Spät abends, nachts.
Besser	**Wärme,** Zimmerwärme, warme Umschläge**. Hitze**. **Einhüllen.**
Gemüt	Streitsüchtiger, aufbrausender Charakter. In der Krankheit: Niedergeschlagenheit und qualvolle Besorgnis. Reizbarkeit. Berührungs- und schmerzempfindlich.

Kreosotum

▸ **Tab. 4.140** Kreosotum.

	Symptome/Modalitäten
Leitsymptom	Bindehautentzündung mit **scharfem, beißendem Tränenfluss**. **Rote, geschwollene** Augenlider (wie nach **Weinen**).
Auffallend	**Juckreiz** und **Hitzegefühl** am Auge. **Lichtempfindlichkeit**. Unwillkürliches **Lidzucken**. Morgendliche **Lidverklebungen**. Bildung von **Gerstenkörnern**. Absonderungen sind **übel riechend**, scharf, brennend. Stuhlverhalt, Anstrengung beim Absetzen des Stuhlgangs. Fauliger **Mundgeruch**. Neigung zu **Karies**. Schnelles Wachstum.
Möglicher Auslöser	**Sommerzeit**, **Zahnungszeit**. Menses.
Schlechter	**Augenreiben**. Liegen. **Ruhe. Nachts**, morgens. Berührung. Überessen. **Kälte**. Waschen mit **kaltem Wasser**.
Besser	**Wärme. Bewegung**. Druck. Nach dem Schlaf.
Gemüt	Unzufriedene, **gereizte** Kinder. Veränderlicher Schlaf, phasenweise **sehr tief** und kaum erweckbar, auch **schreckhaftes Hochfahren** aus dem Schlaf.

Mercurius solubilis

▸ **Tab. 4.141** Mercurius solubilis.

	Symptome/Modalitäten
Leitsymptom	Konjunktivitis mit **eitriger** Absonderung (linksbetont). **Grünlich-gelbe, reizende** Augensekrete. **Stechende** Schmerzen. **Reizung** und Rötung des Augenlides.
Auffallend	Trockenes, **schuppendes** Ekzem der **Lidränder**. Verklebung der Augenlider. Mundgeruch. Faulig riechende Mundschleimhaut. Zunge belegt und aufgedunsen. **Zahneindrücke** am Zungenrand. **Speichelfluss** vermehrt. **Feuchte, schwitzige Haut** (besonders nachts und morgens). Blasse, erkältliche, **kälteempfindliche** Kinder.
Möglicher Auslöser	**Extreme** Temperaturen (**Hitze oder Kälte**). Wetterwechsel. Verkühlung. Zugluft. Nasse Füße. Aufenthalt in Feuernähe.
Schlechter	**Bettwärme. Nachts**. Feucht-kalt. Schwitzen, Erhitzung.
Besser	**Lauwarme** Wickel; moderate Temperaturen; Ruhe.
Gemüt	Nervös-ruhelose oder teilnahmslos schläfrige Kinder. Ihre tiefen Gefühle offenbaren sich in intensiven Träumen nachts.

Pulsatilla pratensis

▶ **Tab. 4.142** Pulsatilla pratensis.

	Symptome/Modalitäten
Leitsymptom	Augensekrete **gelblich,** dickflüssig, **mild,** nicht reizend. Augenlider **verkleben** nachts.
Auffallend	Erkältungssymptome **veränderlich**. Häufig **rechtsbetont**. Augenjucken. Tränenfluss veränderlich (flüssig – mild – rahmig). **Tags**: Sekret fließend. **Nachts**: Augenlid verklebt / Nase verstopft. **Paradox:** frische Luft verschlimmert Augentränen/Fließschnupfen, bessert aber die Allgemeinsymptomatik und das Wohlbefinden. **Säuglingskonjunktivitis** bei **Tränengangstenose**. Bewährt sowohl bei Allergie als auch bei Infektion. **Gelblicher Zungenbelag**, gelblicher, rahmiger Schleim. **Durstlosigkeit**, trockene Lippen und Mund. **Frösteligkeit. Hitzeunverträglichkeit.**
Möglicher Auslöser	**Übermäßiger Genuss** von fetten Speisen, Speiseeis, Fleisch. **Kaltes Wetter. Unterkühlung, nasse Füße. Hitze.** Heuschnupfen.
Schlechter	**Wärme**, warme Zimmerluft, Sonnenhitze. Frühjahr, Sommer. **Ruhe**, **Liegen**. Abends und nachts.
Besser	**Frische Luft**. **Kühle** Umschläge. Kalte Getränke. Ruhige, langsame Bewegung, Gehen. Sich **ausweinen**, Zuwendung.
Gemüt	Allgemein liebevolles, **sanft-schüchternes** Wesen. **Weinerlichkeit**, **Stimmungswechsel**, Ängste, Bedürfnis nach Nähe und **Trost**.

Rhus toxicodendron

▶ **Tab. 4.143** Rhus toxicodendron.

	Symptome/Modalitäten
Leitsymptom	**Schmerzen** bei jeder **Augenbewegung** / bei angestrengtem Sehen. Brennen, Juckreiz, Berührungsschmerz der **Augenregion**. **Gerötete**, geschwollene Augenlider.
Auffallend	Ursache: **Nasskaltes Wetter** / Unterkühlung im Schwimmbad. Starke Lichtempfindlichkeit. Gefahr der **Orbital-/Periorbitalphlegmone** (wichtige Arznei!). Oberlider **wie gelähmt**, schwer zu öffnen (*Gels.*). Am Unterlid **Gerstenkorn** oder Ulzerationen. Heißer Tränenfluss, oder eitriger Ausfluss. Starker **Durst**, Verlangen nach **kalten Getränken**, kalter Milch. Typische **Hautreaktionen**: Fieberbläschen, Nesselsucht.
Möglicher Auslöser	**Durchnässung**. **Kälte**. Regnerisches Wetter; Winter. Verkühlung. Zugluft, Schwitzen. Überanstrengung. Schwimmbadkonjunktivitis.
Schlechter	**Nässe, Kälte, Zugluft**. **Morgens und nachts** (nach Mitternacht). Baden. Nasser Kopf. Eiskalte Getränke. In **Ruhe**.
Besser	**Wärme:** warme Bauchauflagen, warme Getränke, warmes, trockenes Wetter. Zusammenkrümmen. Fortgesetzte Bewegung.
Gemüt	**Unruhe** und ängstliche Verzagtheit, besonders nachts, ständige **Lagewechsel** im Bett. „**Steifheit** des Gemüts“ → Zurückhaltung der Gefühle, trotz innerer Unruhe.

Silicea terra

▶ **Tab. 4.144** Silicea terra.

	Symptome/Modalitäten
Leitsymptom	**Eitrige Konjunktivitis**: schmerzlos, gelbe Sekrete. **Säuglingskonjunktivitis** mit verlegten Tränengängen.
Auffallend	Schwellung und **Rötung** des Tränenganges. Sekretstau am **inneren Augenwinkel.** **Kühle Schweiße,** besonders an Füßen (ätzend) und Kopf (nachts). **Fröstelig**, **kälteempfindlich** (besonders Füße und Kopf). **Durstigkeit. Milchunverträglichkeit.** **Lymphdrüsenschwellungen** und **Eiterneigung**. **Blasse, zierliche** Kinder, **schlaffe** Muskulatur. **Angst vor spitzen** Gegenständen, Spritzen.
Möglicher Auslöser	**Kälte**, feucht-kaltes Wetter, Wetterumschwung, **Zugluft. Impfung**. Überlastung der Verdauung oder des Nervensystems.
Schlechter	**Kaltes Wasser**, **Baden.** Milch. Nachts, morgens. Druck. Abdecken.
Besser	**Wärme**. Sommerwetter, **warmes Einhüllen**, Zimmerwärme.
Gemüt	**Anpassungsfähige** Säuglinge, **nachgiebig**, **brav** und friedlich. Dann aber auch: eigensinnig, stur, empfindlich-nervös.

Sulfur

▶ **Tab. 4.145** Sulfur.

	Symptome/Modalitäten
Leitsymptom	Eitrige Konjunktivitis, linksbetont. **Lidrandentzündung** (Blepharitis). Rötung, Brennen der Augen und der Lidränder.
Auffallend	Gefühl von **Sand** unter den Lidern. Fremdkörpergefühl. **Verschleppter** Krankheitsverlauf (nach Vorbehandlung). Viel **Durst**. Sporadische **Heißhungeranfälle**. Warmblütige Kinder, aktives, **kräftiges Temperament**. Warm-schwitzige **Füße** und Hände. **Gerötetes** wundes Genitale, auch **After-** und **Mundregion**. **Trockene Haut** und Haare. Frühmorgendlicher Durchfall, breiartig, stinkend.
Möglicher Auslöser	Unterdrückte Krankheitsverläufe. Überanstrengung. **Sonnenhitze**. Kälte. Nässe.
Schlechter	1 Stunde **vor dem Mittagessen** (11.00 Uhr vormittags). **Milch. Im Bett**. Nachts. Warme, geschlossene Räume. **Hitze** aller Art.
Besser	Im Freien, frische Luft. In **Bewegung**. Trockenes warmes Wetter. Rechtsseitenlage. Schwitzen.
Gemüt	Vitale, **willensstarke** Kinder, sind selbstbezogen, durchsetzungsfähig, unordentlich, vergesslich. Sie können phasenweise auch **sehr reizbar** sein, zweifelnd und ängstlich. Abneigung gegen Wasser.

4.5.2 Gerstenkorn/Hagelkorn

Calcium fluoricum

▸ **Tab. 4.146** Calcium fluoricum.

	Symptome/Modalitäten
Leitsymptom	**Harte** Gerstenkörner, Hagelkörner, subkutane Lidzysten.
Auffallend	Neigung zu **bindegewebigen Verhärtungen**, z. B. Ganglion, Fibrom, Exostosen, Drüsenverhärtungen etc. Infektanfälligkeit im HNO-Bereich. Karies/Zahnschmelzdefekte. Schweißneigung (übel riechend). Überstreckbare, verletzungsanfällige Gelenke. Klein gewachsene Kinder, mit heller, durchschimmernder Haut. Gemächliche Entwicklung. Verspätete, beschwerliche Zahnung.
Möglicher Auslöser	Kälte, Nässe, Zugluft. Überanstrengung/Überforderung. Bindungsunsicherheit.
Schlechter	**Kälte, Nässe, Zugluft**, Wetterumschwung. Ruhe. Beginn einer Bewegung (*Rhus tox.*).
Besser	Hitze, **warme Umschläge**. Augenlider fest zusammenkneifen.
Gemüt	**Unternehmungslustige** Kinder mit schneller Auffassungsgabe, jedoch **Mangel an** Ausgeglichenheit, zielgerichteter Konzentration und Disziplin. Sicherheitsbedürfnis, Ängstlichkeit, Pessimismus.

Graphites naturalis

▸ **Tab. 4.147** Graphites naturalis.

	Symptome/Modalitäten
Leitsymptom	Gerstenkorn, besonders am **Unterlid**. Rezidivneigung. **Lidekzeme/-fissuren** am äußeren Augenwinkel.
Auffallend	**Lichtempfindlichkeit.** Augentränen bei Sonnenlicht. **Verlegte Tränengänge**. Säuglingskonjunktivitis. **Speichelfluss**, besonders morgens und nachts. Honigartige, **klebrig-nässende Hautausschläge** bei **trockener**, **rissiger**, „ungesunder" Haut. Neigung zu **perianalen/perioralen Fissuren**. **Juckreiz**, besonders bei (Bett-)Wärme. Erkältungsneigung, **Frösteligkeit, Obstipationsneigung**. **Dickliche**, blonde, in der Entwicklung **verlangsamte** Kinder. **Verlangen** nach **Hähnchen**, Ananas.
Möglicher Auslöser	Herbst, Winter, **Kälte**. Große Hitze (Hochsommer). **Kummer**. Ängstlichkeit.
Schlechter	Kälte; nasskaltes Wetter, Zugluft. Hitze, Bettwärme. Anstrengung. Nachts. Süßes, Fettes.
Besser	Im Freien. An der **frischen Luft**. Berührung (allgemein). Essen. Dunkelheit.
Gemüt	**Schüchterne, weinerliche** Kinder mit geringem Selbstvertrauen, Lern- und Konzentrationsstörungen. **Ängstlich, unentschlossen**. Sie können auch **unruhig** und aufsässig werden.

Sepia succus

▶ **Tab. 4.148** Sepia succus.

	Symptome/Modalitäten
Leitsymptom	Gerstenkörner, Hagelkörner, mit Rezidivneigung.
Auffallend	Wundheit, Brennen, Rauheitsgefühl (wie Sand) in den Augen. Augenlider gerötet, juckend; schwer und herabhängend. Konjunktivitis im **Sommer** / bei Hitze; auch bei kühler Zugluft. Schlanke, agile Kinder. **Feucht-kalte** Hände und Füße. **Infektanfälligkeit** der Hals-Nasen-Ohren- und Harnwegsregion. Trockene, juckende **Ekzeme** (besonders im Winter, Frühling). Verstopfung, nicht selten von einer **Enuresis** begleitet. Esslust und Appetitlosigkeit im Wechsel. Geruchsempfindlich.
Möglicher Auslöser	Emotionale Verletzung. **Pubertät**. **Milch**. Kälte, Nässe. Zugluft, Wind. Auch: Sommer, heißes Wetter. Verärgerung, Erschütterung.
Schlechter	Gehen im kalten Wind. **Kälte, Nässe**, Zugluft. Meeresluft. **Morgens** und abends. Erschütterung. Linke Seite. **Milch, fette** Speisen.
Besser	**Wärme**, Bettwärme. Druck. Nach dem Schlaf. Alleinsein. **Essen** (Süßes, Saures). **Bewegung** (z. B. Tanz, Reiten). Frische Luft.
Gemüt	Sensibel, **verletzlich**. **Weinen**, durch Trost **nicht zu beruhigen**. **Hadern** mit der eigenen gesellschaftlichen und sexuellen Rolle. Fühlen sich durch Zärtlichkeit und Körperkontakt häufig bedrängt.

Staphisagria

▶ **Tab. 4.149** Staphisagria.

	Symptome/Modalitäten
Leitsymptom	**Akute** oder **chronische** Gerstenkörner, Hagelkörner, Lidtumoren. Lokalisation: am **Oberlid**, **linksbetont**. Sehr **berührungsempfindlich**.
Auffallend	Gerstenkorn eitert nicht, bricht nicht auf. **Harter Knoten** bleibt. **Fremdkörpergefühl**/Druckschmerz im Oberlid. **Juckreiz** der Lidränder. Augenbrennen (z. B. nach Anstrengung). **Tränenfluss** (heiße Tränen) – jedoch Trockenheitsgefühl am Auge. Unbewältigte innere Spannungen → Nägelbeißen, Tic-Störungen. Diarrhöe, auch nach Aufregung. Neigung zu Gerstenkörnern, Zahnkaries, Hautleiden. Vorliebe für Süßigkeiten und (kalte) Milch.
Möglicher Auslöser	**Kälte**. Seelische Belastung. Emotionale oder körperliche Verletzung; stille Entrüstung, **Demütigung**. **Nötigung**. Quecksilber.
Schlechter	**Kälte**. Nachts (vermehrte Miktion). Berührung, sexuelle Überbeanspruchung. Nach **operativen** Eingriffen, körperliche oder emotionale **Verletzungen.** Enttäuschungen, stiller Ärger.
Besser	Wärme. Ruhe. Zusammengekauertes Liegen auf der Seite.
Gemüt	Sensible, **leicht verletzliche,** stimmungslabile Kinder. Brav und angepasst, um Kummer zu vermeiden. Sporadisch heftige Wutanfälle, dabei zittrig und verkrampft.

Tuberculinum

▶ **Tab. 4.150** Tuberculinum.

	Symptome/Modalitäten
Leitsymptom	Gerstenkörner, Hagelkörner, Lidrandekzeme, besonders **rechtsseitig** und mit **Rezidivneigung**.
Auffallend	Konjunktivitis mit ödematöser Schwellung der Augenlider. **Infektanfälligkeit**; **Erkältungsneigung** (beim Wetterumschwung). Zartgliedrige, schlanke Kinder mit langen **feinen Wimpern**. Nachtschweiß. Reizbarkeit nach dem Erwachen. Schläft in **Knie-Ellbogen-Lage**. Verlangen nach **Geräuchertem** und (kalter) **Milch**.
Möglicher Auslöser	Zahnung. Überanstrengung, Überreizung. **Wetterumschwung**, **Feuchtigkeit**, Baden, **Kälte**.
Schlechter	**Geschlossene Räume**. Feucht-kalte Witterung, **Zahnung**. Nachts (2.00 bis 5.00 Uhr).
Besser	Warmes, trockenes Wetter. Frische Luft, im Freien, Bewegung.
Gemüt	Braucht **Abwechslung**, Aufmerksamkeit, ist lebhaft, reisefreudig. Auch: **unzufrieden**, launisch, ungehorsam. Nervöse Schwäche.

4.5.3 Tränengangstenose/ Säuglingskonjunktivitis

Argentum nitricum

▶ **Tab. 4.151** Argentum nitricum.

	Symptome/Modalitäten
Leitsymptom	Heftige Konjunktivitis mit **Schwellung** der Bindehaut/Augenlider. **Innerer Augenwinkel** gerötet. Lidrandentzündungen/-geschwüre. **Berührungsempfindlichkeit** in der Periorbitalregion.
Auffallend	Bewährt bei hartnäckiger **Säuglingskonjunktivitis**. Lichtempfindlichkeit. Reichlich eitriges Sekret. **Morgendliche Verklebung** der Lider. Sehr **warmblütig,** frische kühle Luft bessert. Reichlich **übel riechende Blähungen**, explosives Aufstoßen. Stühle durchfällig, **zerhackt** und **grün** verfärbt (gelber Stuhl wird in der Windel grün). Verschlimmerung durch Muttermilch.
Möglicher Auslöser	Süßigkeiten (während der Stillzeit). Geburtstrauma, Abtreibungsbestrebungen. Aufregung, Schreck. Überreizung. Hitze.
Schlechter	**Nachts**. Licht. **Geräusche. Alleinsein**. Enge Kleidung. Nach dem Essen. **Zucker, Süßes**. **Wärme**, warmes Bad.
Besser	Im Freien, kühle Luft. Kühle Anwendungen. Bewegung. Fester Druck, auch Bandagen. Aufstoßen.
Gemüt	**Hellwache**, kontaktfreudige, **stimmungslabile** Kinder. Ausgeprägte Ängste, z. B. vor dem Alleinsein, Höhenangst, Erwartungsangst.

Kalium sulfuricum

► **Tab. 4.152** Kalium sulfuricum.

	Symptome/Modalitäten
Leitsymptom	**Eitrige** Konjunktivitis, besonders im **Neugeborenenalter**. An den Lidrändern **dünne, gelbe Krusten**.
Auffallend	Reichlich Tränenflüssigkeit, klebrig, wässrig oder gelblich. Verstopfter Tränengang. Hartnäckige Rhinitis, Sinusitis, **verstopfte Nase**. Schnarchen. Bronchitis mit viel Schleimrasseln, Pfeifen. Warmblütige Kinder. Kalte Hände und Füße in der Krankheit.
Möglicher Auslöser	Abkühlung/Unterkühlung. Beschwerlicher/traumatischer Geburtsvorgang.
Schlechter	Wärme, **warme Zimmerluft**. **Abends**.
Besser	**Kühle Luft**. Bewegung.
Gemüt	Neugierige, lebhafte, auch recht schüchterne Kinder. In den Abendstunden weinerlich, stimmungslabil, schlagartig auch **reizbar**. Ängste und **Schreckhaftigkeit** bereits durch Kleinigkeiten. Ablehnung von Trost. Bewegung und frische Luft bessern.

Natrium muriaticum

► **Tab. 4.153** Natrium muriaticum.

	Symptome/Modalitäten
Leitsymptom	Steter **Tränenfluss** (auch Schleim) durch **verstopfte Nasengänge**. **Augentränen,** besonders an der **frischen**, **windigen Luft**. Reichlich **dünnes,** gallertartiges **Nasensekret**.
Auffallend	Schleim- oder Eiterabsonderung bei Druck auf den Tränengang. Gerstenkorn im Augenwinkel, rechtsseitig betont. Strabismus **divergens** / Sehstörungen bei **angestrengtem Sehen**. **Paradox:** Frische Luft bessert Gesamtstimmung. **Aber:** Tränenfluss und verstopfte Nase an frischer, windiger Luft verstärkt. **Magere** Kinder, trotz **gutem** Appetit und üppiger Nahrung. **Frösteligkeit**. **Trockene** Schleimhäute, Lippen. Akneartige **Ekzeme** an der **Stirnhaargrenze**. Verlangen nach **Salz** – Abneigung gegen **Fett**.
Möglicher Auslöser	**Kummer**, Enttäuschung; **Flüssigkeitsverlust**. Viel Lesen / angestrengtes Sehen.
Schlechter	**Hitze**, **Sonne**. Licht. **Mittagszeit** (10.00 bis 15.00 Uhr); Geräusche, Gerüche. Geringe Kopf- oder Augenbewegungen, Husten. Menses.
Besser	Frische Luft. Im Freien. Kühle Bäder. Kalte Umschläge. Fester **Druck**. **Liegen im Dunkeln**. Ruhe. Massagen.
Gemüt	Überempfindlich-sensibel; **kränkbar**; traurig-deprimiert, aber auch hysterisch weinend; ablehnend gegenüber Trost.

Thuja occidentalis

▸ **Tab. 4.154** Thuja occidentalis.

	Symptome/Modalitäten
Leitsymptom	Neugeborenen-/**Säuglingskonjunktivitis**. Blutrote oder bläulich **rote Skleren** (Skleritis). **Gerstenkörner** und schmerzhafte Lidrandtumoren.
Auffallend	Nächtliches **Verkleben** der Augenlider durch grün-gelbe Sekrete. Tränenfluss, verstärkt an der frischen Luft. Schwere Augenlider. Schwindel beim Schließen der Augen. Hartnäckiges, **gelb-grünes** Nasensekret. Kinder rasch **erschöpft**, mit **ermüdbarer** Muskulatur. **Schweißneigung** im Gesicht und an unbedeckten Körperstellen. **Warzen**. Ekzeme, besonders an bekleideten Stellen.
Möglicher Auslöser	**Nasskaltes Wetter**. **Impfung**. Vernachlässigung. Unsichere Bindung. **Chlamydien**. Allergie.
Schlechter	**Feuchte Kälte**. Hitze; Bettwärme. 3.00 Uhr / 15.00 Uhr. Linksseitig. Grelles Licht.
Besser	**Wärme**, Zimmerwärme, warmes **Einhüllen**; Berührung.
Gemüt	**Scheue** Kinder mit geringem Selbstwertgefühl. Wirken angenehm ruhig, angepasst. Hängen sehr an ihren Eltern. Ausgeprägtes **Fremdeln**. Empfindlichkeit gegenüber **Musik**.

4.6 Hals-Nasen-Ohren-Erkrankungen

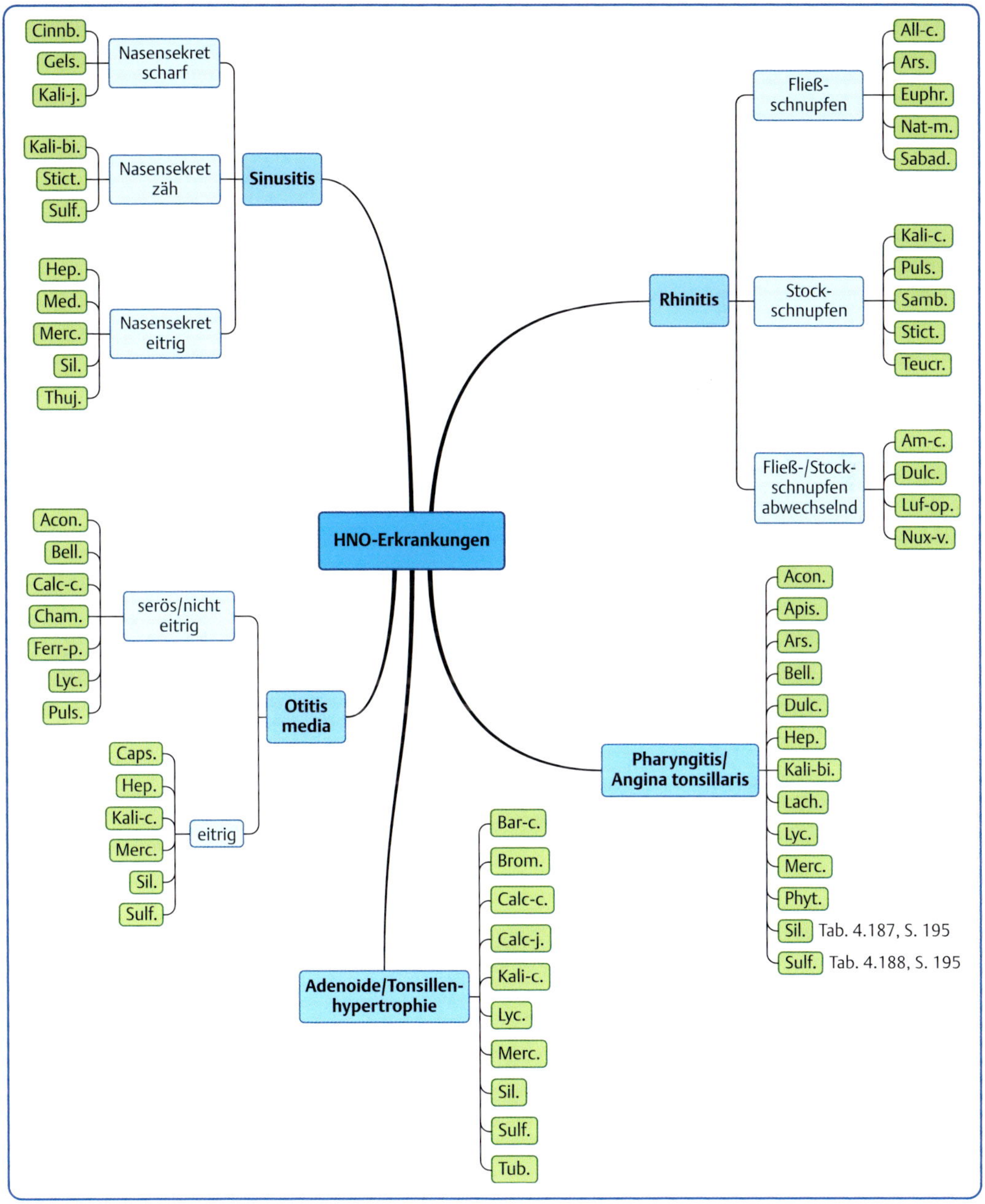

▶ **Abb. 4.7** HNO-Erkrankungen.

Rhinitis Kap. 4.6.1, Fließschnupfen
- Allium cepa ▶ Tab. 4.155
- Arsenicum album ▶ Tab. 4.156
- Euphrasia officinalis ▶ Tab. 4.157
- Natrium muriaticum ▶ Tab. 4.158
- Sabadilla officinalis ▶ Tab. 4.159

Rhinitis, Stockschnupfen
- Kalium carbonicum ▶ Tab. 4.160
- Pulsatilla pratensis ▶ Tab. 4.161
- Sambucus nigra ▶ Tab. 4.162
- Sticta pulmonaria ▶ Tab. 4.163
- Teucrium marum verum ▶ Tab. 4.164

Rhinitis, Fließ-/Stockschnupfen abwechselnd
- Ammonium carbonicum ▶ Tab. 4.165
- Dulcamara ▶ Tab. 4.166
- Luffa operculata ▶ Tab. 4.167
- Nux vomica ▶ Tab. 4.168

Pharyngitis, Angina tonsillaris Kap. 4.6.2
- Aconitum napellus ▶ Tab. 4.169
- Apis mellifica ▶ Tab. 4.170
- Arsenicum album ▶ Tab. 4.171
- Belladonna ▶ Tab. 4.172
- Dulcamara ▶ Tab. 4.173
- Hepar sulfuris ▶ Tab. 4.174
- Kalium bichromicum ▶ Tab. 4.175
- Lachesis muta ▶ Tab. 4.176
- Lycopodium clavatum ▶ Tab. 4.177
- Mercurius solubilis ▶ Tab. 4.178
- Phytolacca decandra ▶ Tab. 4.179
- Silicea terra ▶ Tab. 4.187
- Sulfur ▶ Tab. 4.188

Adenoide, Tonsillenhypertrophie Kap. 4.6.3
- Barium carbonicum ▶ Tab. 4.180
- Bromium ▶ Tab. 4.181
- Calcium carbonicum ▶ Tab. 4.182
- Calcium jodatum ▶ Tab. 4.183
- Kalium carbonicum ▶ Tab. 4.184
- Lycopodium clavatum ▶ Tab. 4.185
- Mercurius solubilis ▶ Tab. 4.186
- Silicea terra ▶ Tab. 4.187
- Sulfur ▶ Tab. 4.188
- Tuberculinum ▶ Tab. 4.189

Otitis media Kap. 4.6.4, Seröse, nicht eitrige Otitis
- Aconitum napellus ▶ Tab. 4.190
- Belladonna ▶ Tab. 4.191
- Calcium carbonicum ▶ Tab. 4.192
- Chamomilla ▶ Tab. 4.193
- Ferrum phosphoricum ▶ Tab. 4.194
- Lycopodium clavatum ▶ Tab. 4.195
- Pulsatilla pratensis ▶ Tab. 4.196

Otitis media, Eitrige Otitis
- Capsicum annuum ▶ Tab. 4.197
- Hepar sulfuris ▶ Tab. 4.198
- Kalium carbonicum ▶ Tab. 4.199
- Mercurius solubilis ▶ Tab. 4.200
- Silicea terra ▶ Tab. 4.201
- Sulfur ▶ Tab. 4.202

Sinusitis Kap. 4.6.5, Scharfes Nasensekret
- Cinnabaris ▶ Tab. 4.203
- Gelsemium sempervirens ▶ Tab. 4.204
- Kalium jodatum ▶ Tab. 4.205

Sinusitis, Zähes Nasensekret
- Kalium bichromicum ▶ Tab. 4.206
- Sticta pulmonaria ▶ Tab. 4.207
- Sulfur ▶ Tab. 4.208

Sinusitis, Eitriges Nasensekret
- Hepar sulfuris ▶ Tab. 4.209
- Medorrhinum ▶ Tab. 4.210
- Mercurius solubilis ▶ Tab. 4.211
- Silicea terra ▶ Tab. 4.212
- Thuja occidentalis ▶ Tab. 4.213

4.6.1 Rhinitis

Fließschnupfen

Allium cepa

▶ **Tab. 4.155** Allium cepa.

	Symptome/Modalitäten
Leitsymptom	**Fließschnupfen reizend,** reichlich, wässrig. **Tränenfluss** ebenfalls reichlich, aber mild und **nicht reizend**.
Auffallend	Fließschnupfen **wund machend**. Naseneingang, Philtrum, Oberlippe **gerötet**. **Häufiges Niesen**, Kratzen im Larynx und **Heiserkeit**. Bewährtes Erkältungsmittel. Otitis. Husten als trockener **Kitzelhusten** oder auch **erstickender** Husten mit **Schleimrasseln**.
Möglicher Auslöser	**Feucht-kaltes Wetter**. Nasse Füße. Nordostwind. Frühjahr. Singen. **Heuschnupfen.** Influenza.
Schlechter	Geschlossene Räume, **warme Zimmerluft**. Abends.
Besser	**Frische Luft**; kühle Raumluft. Baden. Bewegung.
Gemüt	Desinteressierte, **gleichgültige**, **schläfrige** Kinder, Gähnen. Konzentrationsstörungen in der Schule nehmen nachmittags zu.

Arsenicum album

▶ **Tab. 4.156** Arsenicum album.

	Symptome/Modalitäten
Leitsymptom	**Dünner**, **beißender** Fließschnupfen, dabei **verstopfte** Nase. Ggf. **scharfer Tränenfluss**, im Verlauf **brennende Lidränder**. **Schwellung** der Augenlider.
Auffallend	**Nase wund-rot**. Nasenschleimhaut **brennt** und **blutet**. Häufiger **Niesreiz,** ohne Erleichterung. **Durst** auf häufige, kleine Schlucke. **Unruhiger Schlaf** mit Hochschrecken zwischen 0.00 und 2.00 Uhr. **Zarte** Kinder mit **Verlangen** nach **Nähe**, **Halt** und **Wärme**. Neigung zu **Schwäche** und Kaltschweißigkeit.
Möglicher Auslöser	Kühles Bad; Frieren; Speiseeis; Verkühlung. Überhitzt mit Schweiß. Überanstrengung; Allergie.
Schlechter	**Kälte, kalte Getränke**. Morgens. Nach Mitternacht (0.00 bis 3.00 Uhr), Nachmittag (12.00 bis 14.00 Uhr).
Besser	**Wärme**, warme Getränke. Frische Luft. Nähe eines Elternteils.
Gemüt	**Innere Unruhe** und Besorgnis um die Genesung. **Ängstlichkeit**, Frösteligkeit, **Kältegefühl.** Verlangen nach festem **Ordnungssystem**, familiärer **Sicherheit**, Materiellem („geizig“).

Euphrasia officinalis

▸ **Tab. 4.157** Euphrasia officinalis.

	Symptome/Modalitäten
Leitsymptom	**Nasensekret mild**, reichlich, dünnflüssig. Tränenfluss **reichlich** und **reizend**.
Auffallend	**Augenentzündung** mit Brennen, Juckreiz. Lichtempfindlichkeit. Verkleben der Lider. Tränensekrete scharf, **wund machend**. Husten nur tagsüber, mit viel Schleim. Morgendlicher Auswurf/Würgereiz. Kryptorchismus.
Möglicher Auslöser	**Wind**. Kalte Zugluft. Heuschnupfen. Rauch.
Schlechter	**Luftzug**, Wind. Feuchtigkeit. Wärme. Stickige **Zimmerluft**. Abends und morgens. Lichtreize, Sonnenlicht. Im Bett.
Besser	**Frische Luft** (Windstille). Nachts. Dunkelheit. Liegen.
Gemüt	Schweigsam, Abneigung zu antworten, träge Stimmung. Ggf. Stottern.

Natrium muriaticum

▸ **Tab. 4.158** Natrium muriaticum.

	Symptome/Modalitäten
Leitsymptom	Nasensekret **reichlich**, **dünn,** gallertartig. Verschlimmerung an der **frischen, windigen Luft**.
Auffallend	**Augentränen** mit Schnupfen einhergehend. **Niesreiz**, besonders zu Beginn der Erkältung. Stockschnupfen und Borkenbildung im weiteren Verlauf. **Heuschnupfen:** viel wässriges Sekret aus Nase und Augen. **Paradox:** Verstopfte Nase an frischer, windiger Luft verstärkt. **Aber:** Frische Luft bessert Gesamtstimmung. **Magere** Kinder, trotz **gutem** Appetit und üppiger Nahrung. **Frösteligkeit**. **Trockene** Schleimhäute, Lippen. Akneartige **Ekzeme** an der **Stirnhaargrenze**. Verlangen nach **Salz** – Abneigung gegen **Fett**.
Möglicher Auslöser	Wind. Unbedeckter Kopf. **Allergie,** Kummer. **Flüssigkeitsverlust**.
Schlechter	**Hitze**, **Sonne.** Licht. **Mittagszeit** (10.00 bis 15.00 Uhr); Geräusche, Gerüche. Geringe Kopf- oder Augenbewegungen, Husten. Menses.
Besser	Frische Luft. Im Freien. Kühle Bäder. Kalte Umschläge. Fester **Druck**. Liegen im Dunkeln. Ruhe. Massagen.
Gemüt	Überempfindlich-sensibel; **kränkbar**; traurig-deprimiert, aber auch hysterisch weinend; ablehnend gegenüber Trost.

Sabadilla officinalis

▶ **Tab. 4.159** Sabadilla officinalis.

	Symptome/Modalitäten
Leitsymptom	Fließschnupfen reichlich, **wässrig, nicht reizend.** **Niesattacken stark** und **anfallsartig**.
Auffallend	Augen gerötet, **brennen** und **tränen**. Nasenbohren. Halsschmerzen. Kloßgefühl im Hals. **Frostigkeit**. Kein Durst. Hitzegefühl während Erkältung (besonders im Kopfbereich). Kopfschmerzen und Schwindel (Schulmädchen).
Möglicher Auslöser	**Katarrhalischer** Infekt oder Allergie. **Heuschnupfen**. Kälte.
Schlechter	Kühle Zugluft. Pollen. Vor Mitternacht. Gerüche.
Besser	Wärme/Hitze: warme Umschläge, warme Speisen und Getränke; warme Räume. Einhüllen.
Gemüt	Sehr fantasievolle Kinder, die sich Krankheiten gerne auch mal einbilden. Sorgen, Ängste und Schreckhaftigkeit.

Stockschnupfen

Kalium carbonicum

▶ **Tab. 4.160** Kalium carbonicum.

	Symptome/Modalitäten
Leitsymptom	**Dickflüssiger**, gelblich-**weißer** Schnupfen. Nasenlöcher **rot,** entzündlich-ulzeriert, brennen.
Auffallend	Neigung zu **Nasenbluten**. Neigung zu **Sinusitis**. Nase im **warmen** Zimmer **verstopft**, an der **frischen** Luft **frei**. **Harter Husten** mit stechenden Schmerzen, besonders nachts und frühmorgens. Stirnkopfschmerzen, von der Nasenwurzel ausgehend. Große Kälteempfindlichkeit, **Frostigkeit**, Erkältungsneigung. **Erkältungen** und **stechende** Schmerzen führen zu nächtlichem Erwachen. **Alles ist nachts schlimmer**.
Möglicher Auslöser	**Zugluft, Kälte**, Winter; Überanstrengung.
Schlechter	**Nachts** (1.00 bis 4.00 Uhr). **Berührung**. Zugluft. Kälte.
Besser	**Warmes Wetter**; tagsüber, frische Luft, Bewegung.
Gemüt	Ernsthafte, gewissenhafte Kinder, wirken scheu und introvertiert. Auch unzufrieden, **reizbar** (Familienkreis), **überempfindlich** (Berührung, Schmerz), **schreckhaft**, voller **Ängste** und Einbildungen.

Pulsatilla pratensis

▸ **Tab. 4.161** Pulsatilla pratensis.

	Symptome/Modalitäten
Leitsymptom	Mildes, **gelblich** rahmiges, nicht reizendes Nasensekret. Bewährt bei Allergie und Infektion.
Auffallend	Erkältungssymptome **veränderlich**: Tagsüber: Fließschnupfen – nachts: verstopft. Im Freien: Fließschnupfen – drinnen: verstopft. **Paradox:** frische Luft verschlimmert Fließschnupfen, bessert aber die Allgemeinsymptomatik und das Wohlbefinden. Geruchsverlust. **Durstlosigkeit**, trockene Lippen und Mund. **Fröstеligkeit**. **Hitzeunverträglichkeit**.
Möglicher Auslöser	**Übermäßiger Genuss** von fetten Speisen, Speiseeis, Fleisch. **Kaltes Wetter**. **Unterkühlung**, **nasse Füße**. **Hitze**. Heuschnupfen.
Schlechter	**Wärme**, warme Zimmerluft, Sonnenhitze. Frühjahr, Sommer. **Ruhe**, **Liegen**. Abends und nachts.
Besser	**Frische Luft. Kühle** Umschläge. Kalte Getränke. Ruhige, langsame Bewegung, Gehen. Sich **ausweinen**, Zuwendung.
Gemüt	Allgemein liebevolles, **sanft-schüchternes** Wesen. **Weinerlichkeit**, **Stimmungswechsel**, Ängste, Bedürfnis nach Nähe und **Trost**.

Sambucus nigra

▸ **Tab. 4.162** Sambucus nigra.

	Symptome/Modalitäten
Leitsymptom	**Verstopfte Nase** bei trockenem Schnupfen. Nächtliche **Mundatmung**. **Säuglingsschnupfen** mit Trinkstörung und **Schlafstörung**.
Auffallend	Plötzliches Erwachen durch **nächtliche Erstickungsanfälle**. Zyanose. Schnarchende, **pfeifende** Atmung (behinderte Ausatmung). Hohle, **trocken-heisere Hustenanfälle**. Starkes **Schwitzen** während des Katarrhs.
Möglicher Auslöser	Trockene, **kalte Luft**. **Schreck**, Angst.
Schlechter	Trockene, kalte Luft. **Flachliegen**. Ruhe. Mitternacht.
Besser	**Aufsitzen im Bett**; warmes Einhüllen. Bewegung.
Gemüt	Nächtliche Angst, Schreckhaftigkeit, ruheloser Schlaf.

Sticta pulmonaria

▶ **Tab. 4.163** Sticta pulmonaria.

	Symptome/Modalitäten
Leitsymptom	**Starke Verstopfung** der Nase. Ständiger Drang, Nase zu **schnäuzen**, ohne Erfolg.
Auffallend	**Trockenes, borkiges** Nasensekret. Krustenbildung. Brennen der Augen. Trockene Schleimhäute. Großer Durst. **Absteigende Erkältung**. Stockschnupfen entwickelt sich zur **Sinusitis, Rhinobronchitis**/Bronchiolitis. **Kitzelhusten**; nächtlicher Reizhusten oder Niesreiz. Neigung zu **Nasennebenhöhlenentzündung**. Druck-/Verstopfungsgefühl an der **Nasenwurzel** und der Stirn.
Möglicher Auslöser	Kälte. Wetterumschwung. Temperaturveränderung. Katarrh.
Schlechter	Kalte Luft. Nachts. Liegen.
Besser	**Frische Luft.**
Gemüt	Bedürfnis zu reden. Gefühl zu schweben. Gedankenverwirrung; geistige Trägheit, Konzentrationsschwäche.

Teucrium marum verum

▶ **Tab. 4.164** Teucrium marum verum.

	Symptome/Modalitäten
Leitsymptom	**Trockener**, **chronischer** Schnupfen. Nasenverstopfung, besonders **rechts**.
Auffallend	Häufiges **Reiben der Nase**. **Kribbel-Gefühl** im Nasenloch. Neigung zu **chronischen** Katarrhen, **Adenoiden**, Nasenpolypen (besonders rechts). Geruchsverlust. Angezeigt bei Unwirksamkeit bisheriger Arzneimittel. Hungergefühl, besonders abends/nachts. Jucken des Anus, bei Spulwurmbefall.
Möglicher Auslöser	**Herbst, Wetterumschwung**.
Schlechter	**Feuchtigkeit, Kälte**. Abends, nachts. Nach dem Stillen.
Besser	Im Freien. Schwitzen.
Gemüt	Reizbarkeit, nervöse Erregung. Zarte, empfindliche Kinder.

Fließ-/Stockschnupfen abwechselnd

Ammonium carbonicum

▶ **Tab. 4.165** Ammonium carbonicum.

	Symptome/Modalitäten
Leitsymptom	Schnupfen **tagsüber scharf**, **wässrig**; **nachts** hingegen **verstopfte Nase**.
Auffallend	Aufwachen durch **nächtliche Luftnot**. Niesen frühmorgens beim Erwachen. Ausgeprägte **Frostigkeit** und **Erkältungsneigung**. **Übergewichtige**, pastöse Kinder mit **geringem Antrieb**/Vitalität. **Blasses**, aufgedunsenes Gesicht mit bläulichen Lippen. Abneigung gegen Waschen.
Möglicher Auslöser	Kälte. Nässe. Feucht-kalte Witterung. stürmisches Wetter.
Schlechter	**Nachts** (3.00 bis 4.00 Uhr). Warme, stickige Raumluft. Körperliche Anstrengung. Waschen.
Besser	Frische Luft bei **trockener** Witterung. Druck.
Gemüt	**Erschöpfung** und geringe Vitalität. **Müde, träge**, schlapp, weinerlich, schwermütig, auch leicht beleidigt, reizbar, eigensinnig.

Dulcamara

▶ **Tab. 4.166** Dulcamara.

	Symptome/Modalitäten
Leitsymptom	**Durchnässung** verursacht Schnupfen/Erkältung.
Auffallend	Nasensekret stockend oder auch dünnflüssig. Durst. **Überempfindlichkeit** gegen kühle **Feuchtigkeit/Nässe**. **Lokale Wärme** und warme Luft **bessern**.
Möglicher Auslöser	**Feuchtigkeit**, **Durchnässung**. **Herbstdurchfälle**. Feucht-kühle Wohnräume. Zahnung. **Unterkühlung** nach Überhitzung.
Schlechter	**Durchnässung** (auch: nach dem Baden); **nasse**, kalte oder **wechselhafte** Witterung (z. B. kalte Nächte nach heißen Sommertagen).
Besser	**Wärme, warme Anwendungen**. Trockenes Wetter. Bewegung.
Gemüt	**Stimmungsschwankungen**: phlegmatisch, träge, niedergeschlagen – andererseits: ruhelos, **eigensinnig-reizbar**, **herrisch**.

Luffa operculata

▶ **Tab. 4.167** Luffa operculata.

	Symptome/Modalitäten
Leitsymptom	**Stockschnupfen** oder Fließschnupfen. **Variable** Krankheitszeichen. Eitrige **oder** allergische Rhinitis.
Auffallend	Meist trockene Nasenschleimhaut mit Krusten-, Borkenbildung. Häufiger, stechender Niesreiz. Juckreiz der Nase. Nasensekret klar, weiß oder gelb. Großer Durst. Guter Appetit. Trockener Hals. Trockene, brennende Augen. Krampfartiger Husten. Im Verlauf: Sinusitis. **Stirnkopfschmerzen** dumpf, nach hinten in den Nacken ziehend.
Möglicher Auslöser	Allergie. Pollen.
Schlechter	Kälte. Staub. Nebel. Trockene, **stickige Zimmerluft**. Morgens.
Besser	**Im Freien.**
Gemüt	Müdigkeit. Ermattung, Antriebslosigkeit. Konzentrationsmangel.

Nux vomica

▶ **Tab. 4.168** Nux vomica.

	Symptome/Modalitäten
Leitsymptom	**Verstopfte,** gereizte Nase **nachts**, im Bett. **Fließschnupfen** tagsüber – morgendlicher **Niesreiz**. **Nasenverstopfung** verstärkt an der **frischen Luft**.
Auffallend	**Typisch**: **Verstopfung** der Nase **nachts** und an der **frischen Luft**, teilweise einseitig. Gelegentlicher **Niesreiz** heftig, erfolglos. **Heuschnupfen**: verstopfte Nase, Niesen und quälender **Juckreiz**. **Empfindlich** gegen Reize: geruchsempfindlich, schmerzsensibel. Verlangen nach Zudecken. **Blasses** Gesicht, **marmorierte** bläuliche Füße und Fingerspitzen. Neigung zu **Erkältungskrankheiten**. **Säuglingsschnupfen**.
Möglicher Auslöser	**Überessen**. Infekte. **Kälte**, **Zugluft**, Herbst. **Schlafmangel**, **Stressbelastung**, Ausschweifungen. Zorn.
Schlechter	Morgens. Ärger. Nach üppigem Mahl. Vor dem Stuhlgang. Druck. Frische Luft. Entblößen, **Abdecken**. **Abkühlung**. Bewegung.
Besser	**Wärmeanwendungen**, Einhüllen. **Warme** Getränke. Nach dem Stuhlgang. **Ruhe**, **Niederlegen**, Schlaf. Starker Druck. Seitenlage.
Gemüt	**Hoher Aktivitätsgrad**, Ruhelosigkeit, **Reizbarkeit** und **Wutausbrüche**, wenn etwas nicht gelingen will. **Empfindlich gegen jegliche Reize**, wie Berührung, Geräusche oder Gerüche.

4.6.2 Pharyngitis, Angina tonsillaris

Aconitum napellus

▶ **Tab. 4.169** Aconitum napellus.

	Symptome/Modalitäten
Leitsymptom	**Abrupt** einsetzende Halsschmerzen. Bewährtes **Erstmittel**.
Auffallend	**Durst** auf Kaltes. **Schluckschmerzen**, brennend, unerträglich. Trockene Schleimhäute. **Trocken-heiße** Haut. **Rotes** Gesicht, das beim Aufsitzen erblasst. Typisch: **plötzlicher und heftiger** Krankheitsausbruch.
Möglicher Auslöser	Schlechtwetterfront, Sturm. **Kälteeinbruch. (Ost-)Wind**. Schreck, Schock. Sonnenhitze. Unterkühlung (Baden, Fahrtwind).
Schlechter	**Abend-** und Nachtstunden. Zimmerwärme. Berührung. Geräusche.
Besser	Frische Luft. **Ruhe**. Eintritt der Schweißbildung.
Gemüt	Mentale und körperlicher **Unruhe** bis zu hochgradiger **Erregung**, quälenden **Angstzuständen**.

Apis mellifica

▶ **Tab. 4.170** Apis mellifica.

	Symptome/Modalitäten
Leitsymptom	Heftig **stechende** oder **brennende** Halsschmerzen. Rachenring und Uvula hellrot, **ödematös** angeschwollen.
Auffallend	**Durstlosigkeit** trotz Hitze und trockenen Schleimhäuten. Häufig rechtsseitig betonter Entzündungsherd. Schmerzen **brennend** oder **stechend** (typisch: Kopf, Hals, Ohren). Schwellungen oder Ödeme (z. B. im Gesicht). Reduzierte Miktion.
Möglicher Auslöser	Hitze. Insektenstich. Allergie. Feuchte Kälte.
Schlechter	**Wärme aller Art:** Zimmer-, Bettwärme, warmes Getränk. **Druck**. Kleiderdruck (Hals). Abends. Rechtsseitig. Verärgerung; Kummer.
Besser	Kalte Anwendungen, **kühlende** Umschläge oder Bäder; kühle Getränke. **Frische Luft** (trockene Kälte).
Gemüt	Umtriebige, gesellige Kinder mit Hang zur Eifersucht und Wutausbrüchen. Ausgeprägter Familien- und Gemeinschaftssinn. In der Krankheit: **Jammerigkeit**; Schläfrigkeit, Apathie.

Arsenicum album

▶ **Tab. 4.171** Arsenicum album.

	Symptome/Modalitäten
Leitsymptom	**Brennende Halsschmerzen** (rechtsbetont). **Glasige, geschwollene** Rachenschleimhaut. **Wässrige Bläschen** oder hellrote Ulzerationen im Rachen.
Auffallend	**Durst** auf häufige, **kleine Schlucke**. **Unruhiger Schlaf** mit Hochschrecken zwischen 0.00 und 2.00 Uhr. **Zarte** Kinder mit **Verlangen** nach **Nähe**, **Halt** und **Wärme**. Frost und brennende Hitze im Wechsel. Neigung zu **Schwäche** und **Kaltschweißigkeit**.
Möglicher Auslöser	Kühles Bad; Frieren; Speiseeis; Verkühlung. Überhitzt mit Schweiß. Überanstrengung; Allergie.
Schlechter	**Kälte, kalte Getränke**. Morgens. Nach Mitternacht (0.00 bis 3.00 Uhr), Nachmittag (12.00 bis 14.00 Uhr).
Besser	**Wärme**, warme Getränke. Frische Luft. Nähe eines Elternteils.
Gemüt	**Innere Unruhe** und Besorgnis um die Genesung. **Ängstlichkeit**, Frösteligkeit, **Kältegefühl.** Verlangen nach festem **Ordnungssystem**, familiärer **Sicherheit**, Materiellem („geizig“).

Belladonna

▶ **Tab. 4.172** Belladonna.

	Symptome/Modalitäten
Leitsymptom	Starke **Schluckschmerzen**. **Akuter** Beginn. **Leuchtend roter** Rachen. Rote, geschwollene Tonsillen.
Auffallend	**Hauptmittel** bei Halsentzündung/Tonsillitis/Scharlach. Heftig **brennende** Schmerzen. Beschwerden **rechtsbetont**. **Durstlosigkeit**. **Rotes** Gesicht, heißer brennender Kopf, kühle Hände und Füße. **Weite Pupillen**. Schweißausbrüche. Frostschauer, Schweißausbrüche, Muskelzuckungen.
Möglicher Auslöser	**Feucht-kühle** Witterung, **Zugluft**, **Unterkühlung**; **nasser** Kopf. Haareschneiden. Überhitzung, **Sonnenhitze**.
Schlechter	**Rechtsseitigkeit**. Nachmittags und nachts. **Erschütterung, Berührung**, Bewegung. Licht, Geräusche, jegliche **Sinnesreize**.
Besser	**Ruhe**, Bettruhe. **Druck. Kühlende** (Kopf), auch wärmende (Extremitäten) **Umschläge**. Reizreduktion, Abdunkeln.
Gemüt	**Lebhafte, feinsinnige** Kinder, die zur **Überreizung der Sinne** (Licht, Geräusche, Berührung) und zur **Überempfindlichkeit** neigen. Sie sind oft ruhelos, hitzig, widerspenstig. Sie weinen leicht und haben einen **störanfälligen Schlaf**. Trost lehnen sie ab.

Dulcamara

▸ **Tab. 4.173** Dulcamara.

	Symptome/Modalitäten
Leitsymptom	Stark **gerötete, geschwollene** Mundschleimhaut. Einzelne, schmerzhafte Ulzerationen.
Auffallend	**Auslösesituation**: **Unterkühlung** oder **Durchnässung**. Vermehrte Speichel- und Schleimbildung. Allgemeine **Überempfindlichkeit** bei **Feuchtigkeit/Nässe**. **Lokale Wärme** (Auflagen, Rotlicht) und warme Luft **bessern**.
Möglicher Auslöser	**Durchnässung, wechselnde Witterung**. Feucht-kaltes Wetter, Herbst. Feucht-kühle Räume. Unterkühlung nach Hitze. Zahnung.
Schlechter	**Durchnässung** (auch **Baden**); **nasse**, kalte, **wechselhafte** Witterung (z. B. kalte Nächte nach heißen Sommertagen). Nachts.
Besser	**Wärme, warme Anwendungen**. Trockenes Wetter. Bewegung.
Gemüt	**Stimmungsschwankungen**: phlegmatisch, träge, niedergeschlagen – andererseits: ruhelos, **eigensinnig-reizbar**, **herrisch**.

Hepar sulfuris

▸ **Tab. 4.174** Hepar sulfuris.

	Symptome/Modalitäten
Leitsymptom	**Eitrige** Halsentzündung oder Tonsillitis. **Schmutzig-graue**, stinkende Beläge.
Auffallend	**Heftig stechende** Halsschmerzen. Große Schmerzempfindlichkeit. **Splittergefühl** beim Schlucken, mit Ausstrahlung in die Ohrregion. Beginn akut, **über Nacht** (auch infolge eines Katarrhs). **Frösteligkeit**. Überempfindlichkeit gegen **Kälte**, **Zugluft**. Warmblütig, schwitzt leicht (ohne Linderung). Saure Körpersekrete. Abszess- und Eiterungsneigung.
Möglicher Auslöser	**Winter.** Trockene **Kälte**, trockener kühler Wind, **Luftzug**, Abdecken.
Schlechter	**Kälte.** Kalte Luft. Abdecken, Entblößen. Spät abends, nachts.
Besser	**Wärme,** Zimmerwärme, warme Umschläge**. Hitze. Einhüllen.**
Gemüt	Streitsüchtiger, aufbrausender Charakter. In der Krankheit: Niedergeschlagenheit und qualvolle Besorgnis. Reizbarkeit. Berührungs- und schmerzempfindlich.

Kalium bichromicum

▸ **Tab. 4.175** Kalium bichromicum.

	Symptome/Modalitäten
Leitsymptom	**Brennende Halsschmerzen**, insbesondere Schluckschmerzen. **Rote**, aufgedunsene Rachenwand mit **Ulzerationen** oder **Bläschen**.
Auffallend	Ausstrahlende **Schmerzstiche** in Richtung der Ohren. **Fäden ziehender** Schleim, glasig oder auch gelb-grünlich. **Hustenanfälle frühmorgens** und beim Erwachen. Metallisch klingender, **zäh-klebriger** Husten. Fröstеligkeit, Erkältungsneigung.
Möglicher Auslöser	**Kälte**. Sommerhitze. Warmes, feuchtes Wetter. Herbst. Frühling.
Schlechter	**Kälte,** auch heißes Sommerwetter. **Feuchtigkeit**. Hinlegen. Morgens 2.00 bis 5.00 Uhr und beim **Aufstehen**. Entkleiden.
Besser	**Wärme**. Frische Luft. Aufsitzen. Bewegung. Druck. Expektoration.
Gemüt	Träge, zurückgezogen, teilnahmslos, tatenlos. Liebt gewohnte Rhythmen.

Lachesis muta

▸ **Tab. 4.176** Lachesis muta.

	Symptome/Modalitäten
Leitsymptom	**Hochgradige** oder fortgeschrittene Halsentzündung. Rachen und Tonsillen **dunkelrot** bis **violett.** Tendenz zu **septisch-eitrigem** Krankheitsverlauf.
Auffallend	**Linksseitigkeit**: beginnt oft links mit Ausbreitung nach rechts. Rachen/Tonsillen geschwollen. **Kloßgefühl** und **Einschnürungsgefühl** im Hals. Schlucken fester Speisen ist leichter als Schlucken von Flüssigkeiten. **Heiße**, brennende **Hände** und **Füße**. Starke **Schweißneigung**. Warmblütig.
Möglicher Auslöser	**Hitze, Sonne. Zugluft**. Warmes, **schwüles** Wetter. Jahreszeitenwechsel, Frühling, Herbst.
Schlechter	**Leichte Berührung**, Druck. **Beengung** am Hals (enge Kragen). Im Raum. **Morgens**. Im **Schlaf**, nach dem Schlaf. Heiße Getränke.
Besser	**Kalte Getränke**. **Schlucken** (bessert nur kurzzeitig). **Frische Luft**.
Gemüt	**Lebhafte**, **ruhelose** Kinder, **extrovertiert** und **redselig**, **eifersüchtig**. **Berührungs- und Druckempfindlichkeit** (bei leichtem Druck), Schwäche.

Lycopodium clavatum

▶ **Tab. 4.177** Lycopodium clavatum.

	Symptome/Modalitäten
Leitsymptom	**Geschwollene** Tonsillen **ulzeriert** oder **eitrig**. Stechen, **Kloßgefühl** im Hals. Wundheits- und **Schluckschmerzen**.
Auffallend	Auch: **chronisch vergrößerte** Gaumenmandeln. Schmerzen beginnen rechts und strahlen nach links aus. Kälteempfindlich, aber Verlangen nach frischer Luft. Geringer Durst, trotz Trockenheitsgefühl des Halses. Verlangen nach **warmen Getränken**. Heißhungeranfälle. Verlangen nach **Süßigkeiten**.
Möglicher Auslöser	Regenwetter. Nasses, stürmisches Wetter. Wind. Innerliche **Anspannung**. Hitze.
Schlechter	**Spätnachmittags** (16.00 bis 20.00 Uhr). Kalte Getränke. Kleiderdruck. **Morgens** nach dem **Erwachen**. Zimmerwärme.
Besser	**Warme Getränke**/Speisen. Kühle Wickel. Bewegung. Flatulenz.
Gemüt	Schüchterne, ängstliche Kinder, in der Krankheit und zu Hause aber **herrisch,** trotzig, reizbar. Sie möchten ihre **Ruhe** haben – gleichzeitig aber stets die **Nähe** einer vertrauten Person. Mangel an Selbstvertrauen, Sorge sich zu blamieren, zu versagen.

Mercurius solubilis

▶ **Tab. 4.178** Mercurius solubilis.

	Symptome/Modalitäten
Leitsymptom	Grauweiße Beläge an Tonsillen/Rachenwand. **Schleimhautulzerationen**. Brennen, Schluckschmerzen.
Auffallend	**Zunge belegt** und **aufgedunsen**. **Zahneindrücke** am Zungenrand. **Übel riechender** Atem. **Speichelfluss** vermehrt (besonders nachts). **Nacht- und Morgenschweiße** (ohne Erleichterung). Blasse, fröstelige Kinder mit schlaffem Grundtonus. Infekte, Schleimhautentzündungen. Durst auf **kalte** Getränke; beständiges **Hungergefühl.**
Möglicher Auslöser	Extreme Temperaturen (**Hitze** oder **Kälte**). Zugluft. Wetterwechsel (Frühling, Herbst). Klimaschwankungen.
Schlechter	**Bettwärme**. Nachts. Seitenlage (besonders rechts).
Besser	Im Sitzen, **hockend** oder in Rückenlage mit angezogenen Knien. **Lauwarme** Wickel. Moderate Temperaturen. Ruhe.
Gemüt	Zurückhaltende, nervös-ruhelose, erschöpfte, schläfrige Kinder. Bedürfnis nach Abwechslung; zerstreut, mit Gedächtnisschwäche.

Phytolacca decandra

▶ **Tab. 4.179** Phytolacca decandra.

	Symptome/Modalitäten
Leitsymptom	**Dunkelroter Rachenring** (seitlich und am Gaumensegel). Starke brennende Schmerzen, ziehen in die Ohren hinein.
Auffallend	**Stechende Schluckschmerzen** zu den **Ohren** ausstrahlend. Wundheitsgefühl im Hals. Gefühl der Einschnürung oder einer **glühenden Kugel** im Hals. Heißer Kopf, kühler Körper. Harte, schmerzhafte Halslymphknoten. Seitenstrangangina, Peritonsillarabszess.
Möglicher Auslöser	Feuchtigkeit, Kälte, feucht-kaltes Wetter.
Schlechter	**Schlucken**. **Heiße Getränke** (können nicht geschluckt werden). Aufstehen. Bewegung.
Besser	**Kalte** Getränke. Ruhe. Wärme, trockenes Wetter. Linksseitenlage. Frische Luft.
Gemüt	Große **Schmerzempfindlichkeit**, **Wundheitsgefühl**, Ruhelosigkeit, Kräfteverfall.

4.6.3 Adenoide, Tonsillenhypertrophie

Barium carbonicum

▶ **Tab. 4.180** Barium carbonicum.

	Symptome/Modalitäten
Leitsymptom	**Chronisch geschwollene** Adenoide und **Tonsillen**. Neigung zu Erkältungen und Katarrhen des Nasen-Rachen-Raumes.
Auffallend	Tonsillen berühren sich fast – „kissing tonsils“. **Lymphatismus**: Lymphdrüsengewebe und regionale Lymphknoten neigen zu chronischen Schwellungen. **Langsame körperliche Entwicklung**, Wachstumsverzögerung. Gemächliche Auffassungsgabe. Mentale Entwicklungsverzögerung. Pastöser, teigiger Gesichtsausdruck mit offenstehendem Mund. Große, harte **Halslymphknoten**. Hörminderung. Trockener Schnupfen, trockener Mund, ggf. trockener Husten. Übel riechende Fußschweiße. Verstopfung.
Möglicher Auslöser	**Kälte**. **Feuchte** Witterung. Kalte, feuchte Füße.
Schlechter	Zimmerhitze. Warme Speisen. Nachts, morgens. Gesellschaft.
Besser	Kalte Speisen und Getränke. **Warme Umschläge**, warme Atmosphäre. Bewegung. Alleinsein.
Gemüt	**Schüchtern, Mangel an Selbstvertrauen**, Kummer aus geringem Anlass, Abneigung gegen fremde Personen, feige, schüchtern. Gedächtnisschwäche, Unentschlossenheit.

Bromium

▸ **Tab. 4.181** Bromium.

	Symptome/Modalitäten
Leitsymptom	Tonsillenhypertrophie. Chronisch **geschwollenes Lymphgewebe**. Fleckige Rötung der Rachenhinterwand.
Auffallend	**Harte**, geschwollene **Halslymphknoten**. **Linksseitigkeit** der Beschwerden. Kitzeln im Hals. Heiserkeit. Rauer, bellender Husten. Trockener, krampfhafter Krupphusten. Schluck Wasser bessert. Typische Sommererkältung: Abkühlung nach Erhitzung. Dickliche, warmblütige Kinder mit zarter, heller Haut. Lymphatismus. Parotitis.
Möglicher Auslöser	**Hitze. Sommer**. Verkühlung bei Hitze, Baden im Freien. Zugluft.
Schlechter	**Wärme**, warmes, feuchtes Wetter, Zimmerwärme. Überhitzung. Ruhe. Milch. Staub. Tabak, Rauch. Erste Nachthälfte.
Besser	**Meeresluft**. Bewegung. Kalte Getränke.
Gemüt	Behäbige, unzufriedene, launenhafte Kinder mit Unsicherheit und Konzentrationsstörungen. Nachts und im Dunkeln haben sie Angst.

Calcium carbonicum

▸ **Tab. 4.182** Calcium carbonicum.

	Symptome/Modalitäten
Leitsymptom	**Wiederkehrende Hals- und Mandelentzündungen.** Ausgeprägte **Erkältungsneigung**.
Auffallend	Chronisch geschwollene **Halslymphknoten**. Infektanfälligkeit. **Lymphatismus**: Lymphdrüsengewebe und regionale Lymphknoten sind chronisch geschwollen. **Rotes Gesicht**, ansonsten blässliche, empfindliche Haut. Neigung zu **schwitzen**, besonders am **Hinterkopf** und Nacken. **Rundlich-teigiger Gesichtsausdruck** mit prallen Lippen. Verzögerte statomotorische Entwicklung: Sitzen, Stehen, Laufen. Neigung zu Verstopfung. Vorliebe für **Süßigkeiten** und **Eier**.
Möglicher Auslöser	**Kalte** oder **feuchte** Witterung. **Baden.** Regenwetter. Überanstrengung. Zahnung.
Schlechter	Anstrengung. Kälte, Wasser. Milch. Nach Mitternacht, morgens.
Besser	Trockenheit. **Wärme**; warmes, trockenes Wetter. Ruhe. Berührung.
Gemüt	Gemütliches, etwas träges, schutzbedürftiges Kind. Ängstlich, dickköpfig. Abneigung gegen Anstrengung/Schularbeiten.

Calcium jodatum

▸ **Tab. 4.183** Calcium jodatum.

	Symptome/Modalitäten
Leitsymptom	**Dreimandelhyperplasie**. Vergrößerte Tonsillen, Adenoide, regionales Lymphdrüsengewebe.
Auffallend	Zerklüftete Tonsillen. Reichlicher, **gelblicher Schleim**. **Schlaffe**, eher **magere** Kinder. Erkältungsneigung. Ähnlichkeit mit Calcium carbonicum, aber **weniger pastös.** Reichlich **Körperschweiße**.
Möglicher Auslöser	**Zugluft. Kälte oder feuchte Witterung**. Wetterumschwung. Baden. Überanstrengung.
Schlechter	Anstrengung. Wasser. Kälte, aber auch: Wärme, Bettwärme.
Besser	**Frische** Luft. **Trockenes** Wetter.
Gemüt	Sehr verantwortungsbewusste, verschlossene und schnell entmutigte Kinder. Sie machen sich Sorgen um ihre Familie.

Kalium carbonicum

▸ **Tab. 4.184** Kalium carbonicum.

	Symptome/Modalitäten
Leitsymptom	**Stechende** Halsschmerzen. **Schluckschmerzen**. Neigung zu Anginen und Erkältung.
Auffallend	Nase im **warmen** Zimmer **verstopft** / an der **frischen** Luft **frei**. **Harter Husten** mit stechenden Schmerzen. **Schweißneigung** am Oberkörper. Stirnkopfschmerzen, von der Nasenwurzel ausgehend. Große Kälteempfindlichkeit, **Frostigkeit**, Erkältungsneigung. Verlangen nach **Süßigkeiten**. Dicklicher Habitus. **Erkältungen** und **stechende** Schmerzen führen zu nächtlichem Erwachen. **Alles ist nachts schlimmer**.
Möglicher Auslöser	**Zugluft, Kälte**, Winter; Überanstrengung.
Schlechter	**Nachts** (1.00 bis 4.00 Uhr). **Berührung**. Zugluft. Kälte.
Besser	**Warmes Wetter**; tagsüber, frische Luft, Bewegung.
Gemüt	Ernsthafte, gewissenhafte Kinder, wirken scheu und introvertiert. Auch unzufrieden, **reizbar** (Familienkreis), **überempfindlich** (Berührung, Schmerz), **schreckhaft**, voller **Ängste** und Einbildungen.

Lycopodium clavatum

▸ **Tab. 4.185** Lycopodium clavatum.

	Symptome/Modalitäten
Leitsymptom	Hals-/Mandelentzündung **rechtsbetont** oder rechts beginnend. Tonsillen mit **Ulzerationen** oder **weiß-gelblichen** Membranen.
Auffallend	Auch: chronische Mandelentzündungen / vergrößerte Tonsillen. Schluckschmerzen (Sticheln); Wundheits-/Kloßgefühl im Hals. Schmerzen beginnen rechts und strahlen nach links aus. Kälteempfindlich, aber Verlangen nach frischer Luft. Geringer Durst, trotz Trockenheitsgefühl des Halses. Verlangen nach **warmen Getränken.** Heißhungeranfälle. Verlangen nach **Süßigkeiten**.
Möglicher Auslöser	Regenwetter. Nasses, stürmisches Wetter. Wind. Innerliche **Anspannung**. Hitze.
Schlechter	**Spätnachmittags**, 16.00 bis 20.00 Uhr. Kalte Getränke. Kleiderdruck. **Morgens** nach dem **Erwachen**. Zimmerwärme.
Besser	**Warme Getränke**/Speisen. Kühle Wickel. Bewegung. Flatulenz.
Gemüt	Schüchterne, ängstliche Kinder, in der Krankheit und zu Hause aber **herrisch,** trotzig, reizbar. Sie möchten ihre **Ruhe** haben – gleichzeitig aber stets die **Nähe** einer vertrauten Person. Mangel an Selbstvertrauen, Sorge sich zu blamieren, zu versagen.

Mercurius solubilis

▸ **Tab. 4.186** Mercurius solubilis.

	Symptome/Modalitäten
Leitsymptom	Grauweiße Beläge an Tonsillen/Rachenwand. **Schleimhautulzerationen.** Brennen, Schluckschmerzen.
Auffallend	**Zunge belegt** und **aufgedunsen. Zahneindrücke** am Zungenrand. **Übel riechender** Atem. **Speichelfluss** vermehrt (besonders nachts). **Nacht- und Morgenschweiße** (ohne Erleichterung). Blasse, fröstelige Kinder mit schlaffem Grundtonus. Infekte, Schleimhautentzündungen. Durst auf **kalte** Getränke; beständiges **Hungergefühl.**
Möglicher Auslöser	Extreme Temperaturen (**Hitze** oder **Kälte**). Zugluft. Wetterwechsel (Frühling, Herbst). Klimaschwankungen.
Schlechter	**Bettwärme**. Nachts. Seitenlage (besonders rechts).
Besser	Im Sitzen, **hockend** oder in Rückenlage mit angezogenen Knien. **Lauwarme** Wickel. Moderate Temperaturen. Ruhe.
Gemüt	Zurückhaltende, nervös-ruhelose, erschöpfte, schläfrige Kinder. Bedürfnis nach Abwechslung; zerstreut, mit Gedächtnisschwäche.

Silicea terra

▶ **Tab. 4.187** Silicea terra.

	Symptome/Modalitäten
Leitsymptom	**Eitrige** Halsentzündung. **Stechende** Halsschmerzen. Wundheits-, Kloßgefühl.
Auffallend	Gelb-grüne Schleimstraße an der Rachenhinterwand. **Gehäuft eitrige Infekte** der Atemwege und im HNO-Bereich. **Kühle Schweiße,** besonders an Füßen (ätzend) und Kopf (nachts). **Fröstelig**, **kälteempfindlich** (besonders Füße und Kopf). **Durstigkeit. Milchunverträglichkeit.** **Lymphdrüsenschwellungen** und **Eiterneigung**. **Blasse**, **zierliche Kinder**, **schlaffe** Muskulatur. **Angst vor spitzen** Gegenständen, Spritzen.
Möglicher Auslöser	**Kälte**, feucht-kaltes Wetter, Wetterumschwung, **Zugluft**. **Impfung**. Überlastung des Verdauungs- oder des Nervensystems.
Schlechter	**Kaltes Wasser**, **Baden**. Milch. Nachts, morgens. Druck. Abdecken.
Besser	**Wärme**. Sommerwetter, **warmes Einhüllen**, Zimmerwärme.
Gemüt	**Anpassungsfähige** Säuglinge, **nachgiebig**, **brav** und friedlich. Dann aber auch: eigensinnig, stur, empfindlich-nervös.

Sulfur

▶ **Tab. 4.188** Sulfur.

	Symptome/Modalitäten
Leitsymptom	**Brennende Halsschmerzen.** **Eiterneigung.**
Auffallend	Wundheits- und Trockenheitsgefühl im Hals. **Protrahierter Verlauf**, wenn **Vorbehandlung nicht geholfen hat**. Viel **Durst**. Sporadische **Heißhungeranfälle**. Warmblütige Kinder, aktives, **kräftiges Temperament.** Warm-schwitzige **Füße** und Hände. **Hitzegefühl.** Heiße **Füße** werden unter der Decke hervorgestreckt. **Gerötetes**, wundes Genitale, auch **After-** und **Mundregion**. **Trockene** Haut und Haare. Frühmorgendlicher Durchfall, breiartig, stinkend. Verlangen nach Süßigkeit, Saurem und Pikantem.
Möglicher Auslöser	Unterdrückte Krankheitsverläufe. Überanstrengung. **Sonnenhitze**. Kälte. Nässe.
Schlechter	1 Stunde **vor dem Mittagessen** (11.00 Uhr vormittags). **Milch. Im Bett**. Nachts. Warme geschlossene Räume. **Hitze** aller Art.
Besser	Im Freien, frische Luft. In **Bewegung.** Trockenes, warmes Wetter. Rechtsseitenlage. Schwitzen.
Gemüt	Vitale, **willensstarke** Kinder, sind selbstbezogen, durchsetzungsfähig, unordentlich, vergesslich. Sie können phasenweise auch **sehr reizbar** sein, zweifelnd und ängstlich. Abneigung gegen Wasser.

Tuberculinum

▸ **Tab. 4.189** Tuberculinum.

	Symptome/Modalitäten
Leitsymptom	Wiederkehrende Halsschmerzen. **Chronisch vergrößerte Tonsillen/Adenoide; Halslymphknoten** zahlreich **geschwollen**.
Auffallend	Kinder anfangs **wenig beeinträchtigt**. **Durstigkeit**. **Erkältungsneigung** im Vorschulalter (Atemwegs-, HNO-Infekte). **Ruhelosigkeit** (besonders nachts). Nachtschweiße. Zartgliedrige, schlanke Kinder, mit langen **feinen Wimpern**. Verlangen nach **Geräuchertem** und (kalter) **Milch**.
Möglicher Auslöser	**Wetterumschwung**, **Feuchtigkeit**, Baden, **Kälte**. Anstrengung. Aufregung. Erziehungskonflikt. Familiäre Belastungen.
Schlechter	Kälte/Wetterwechsel, Zugluft, vor Gewitter. Nachts, morgens. **Geschlossene Räume**.
Besser	**Frische Luft**. Warmes, trockenes Wetter. Ruhige, anhaltende Bewegung.
Gemüt	Braucht Abwechslung, Aufmerksamkeit, ist lebhaft, reisefreudig. Auch: unzufrieden, launisch, ungehorsam. Nervöse Schwäche.

4.6.4 Otitis media

Seröse, nicht eitrige Otitis

Aconitum napellus

▸ **Tab. 4.190** Aconitum napellus.

	Symptome/Modalitäten
Leitsymptom	**Plötzlich** einsetzende, **heftige** Ohrenschmerzen (linksbetont). **Erstmittel**. Auslöser: **Wind** oder **Kälte**einbruch.
Auffallend	Ohrenschmerzen in den Abendstunden bis in die Nacht hinein. **Trocken-heiße** Haut. Durst. **Rotes** Gesicht, das beim Aufsitzen erblasst. Typisch: **plötzlicher und heftiger** Krankheitsausbruch.
Möglicher Auslöser	Schlechtwetterfront, Sturm. Kälteeinbruch. (Ost-)Wind. Schreck, Schock. Sonnenhitze. Unterkühlung (Baden, Fahrtwind).
Schlechter	**Abend-** und Nachtstunden. Zimmerwärme. **Berührung**. Geräusche.
Besser	Frische Luft. **Ruhe**. Eintritt der **Schweißbildung**.
Gemüt	Mentale und körperlicher **Unruhe** bis zu hochgradiger **Erregung**, qualenden **Angstzuständen**.

Belladonna

▸ **Tab. 4.191** Belladonna.

	Symptome/Modalitäten
Leitsymptom	**Plötzliche**, heftig **klopfende** oder pulsierende Ohrenschmerzen. Rechtsbetont. **Schreien/Unruhe** im Kleinkindesalter mit **Überstreckung**.
Auffallend	**Rotes** Gesicht, heißer, brennender Kopf, kühle Hände und Füße. **Durstlosigkeit. Weite Pupillen.** Schweißausbrüche. Heftig **pochende**, pulsierende oder **klopfende** (Kopf-)Schmerzen. **Muskelzuckungen**; Neigung zu Fieberkrämpfen. **Plötzlicher, heftiger Beginn** der Körper- oder Gemütssymptome. Reizempfindlichkeit, Schreckhaftigkeit, Angstzustände, traumreicher, störanfälliger Schlaf.
Möglicher Auslöser	**Feucht-kühle** Witterung, **Zugluft**, **Unterkühlung**; **Nasser** Kopf. Haareschneiden. Überhitzung, **Sonnenhitze**.
Schlechter	**Rechtsseitigkeit**. Nachmittags und nachts. **Erschütterung, Berührung**, Bewegung. Licht, Geräusche, jegliche **Sinnesreize**.
Besser	**Ruhe**, Bettruhe. **Druck**. **Kühlende** (Kopf) auch wärmende (Extremitäten) **Umschläge**. Reizreduktion, Abdunkeln.
Gemüt	**Lebhafte, feinsinnige** Kinder, die zur **Überreizung der Sinne** (Licht, Geräusche, Berührung) und zu **Überempfindlichkeit** neigen. Sie sind oft ruhelos, hitzig, widerspenstig. Sie weinen leicht und haben einen **störanfälligen Schlaf**. Trost lehnen sie ab.

Calcium carbonicum

▸ **Tab. 4.192** Calcium carbonicum.

	Symptome/Modalitäten
Leitsymptom	Stechende oder pulsierende Ohrenschmerzen.
Auffallend	Neigung zu **rezidivierenden Otitiden**. **Infektanfälligkeit**: Erkältungen führen leicht zu Otitis, Tonsillitis. **Lymphatismus**: chronische Lymphdrüsen-/Lymphknotenschwellung. **Rotes Gesicht**, ansonsten blässliche, empfindliche Haut. Neigung zu **schwitzen**, besonders am **Hinterkopf** und Nacken. **Rundlich-teigiger Gesichtsausdruck** mit prallen Lippen. Verzögerte statomotorische Entwicklung: Sitzen, Stehen, Laufen. Neigung zu Verstopfung. Vorliebe für **Süßigkeiten** und **Eier.**
Möglicher Auslöser	**Kalte** oder **feuchte** Witterung. Wetterumschwung. **Baden.** Regenwetter. Überanstrengung. Zahnung.
Schlechter	Anstrengung. Kälte, Wasser. Milch. Nach Mitternacht, morgens.
Besser	Trockenheit. **Wärme**; warmes, trockenes Wetter. Ruhe. Berührung.
Gemüt	Überwiegend **in sich ruhend und zufrieden**, aber **auch dickköpfig, störrisch.** Ängstlich, Abneigung gegen Anstrengung.

Chamomilla

▶ **Tab. 4.193** Chamomilla.

	Symptome/Modalitäten
Leitsymptom	**Sehr schmerzhafte**, berührungsempfindliche Otitis. **Wellenartige** Schmerzattacken. Kinder versteifen sich dabei.
Auffallend	Große **Schmerzempfindlichkeit** (z. B. Zahnung, Otitis), Schreien. **Hitzige, warmblütige** Kinder. **Gesichtsröte**. **Durst**. Im Fieber-/Schreianfall **schweißgebadet**. Nachtschweiße. **Wange einseitig** rot und heiß – die andere Wangenseite ist blass-kühl. Durchfälliger **Stuhl**, Farbe „wie **gehackte gelbe Eier in grünem Spinat**", mit Geruch von **fauligen Eiern**; auch: saure Stühle.
Möglicher Auslöser	**Kalte Luft**, Wind, Zugluft. Zahnung; Säuglings- und Kleinkindzeit. Überreizung, fehlende Erholung. Wut, Schreck.
Schlechter	**Hitze**; abends, nachts. Ärger. Bettwärme, Zudecken. Berührung.
Besser	Warmes, feuchtes Wetter. **Nach Mitternacht** bis frühmorgens. **Herumtragen**, -fahren, anschließend: Reizarmut.
Gemüt	Eigenwillige, **reizbare,** übererregbare, **ungeduldige** Kleinkinder. Unzufriedene Grundstimmung mit Hang zur Ruhelosigkeit.

Ferrum phosphoricum

▶ **Tab. 4.194** Ferrum phosphoricum.

	Symptome/Modalitäten
Leitsymptom	Mittelohrentzündung mit **langsamem, mildem** Beginn. **Geringe Beeinträchtigung** des **Allgemeinbefindens**. Häufig **rechtsbetont**.
Auffallend	Ohrenschmerzen und Fieber treten **wellenförmig** auf. Kinder spielen **scheinbar unbeeinträchtigt** trotz des Fiebers. **Röte und Blässe** der Gesichtsfarbe gleichzeitig oder abwechselnd. Bewährte Fieberarznei bei **ruhigen, braven, erkältlichen** oder infektanfälligen Kindern.
Möglicher Auslöser	**Jegliche** Entzündung oder Katarrh. Kalte Luft. Zahnungszeit. Sommerwärme.
Schlechter	Anstrengung, **Rechtsseitigkeit.** Erschütterung. Frühmorgens, nachmittags, nachts.
Besser	Kühle Umschläge. Frische Luft. **Ruhe** oder sanfte Bewegung.
Gemüt	**Ruhige, liebenswerte** Kinder mit geringer Beeinträchtigung durch die Krankheit. Abrupte Stimmungsschwankungen oder leichtgradige **nervöse Unruhe** und **Erschöpfbarkeit** im Krankheitsverlauf.

Lycopodium clavatum

▸ **Tab. 4.195** Lycopodium clavatum.

	Symptome/Modalitäten
Leitsymptom	Otitis media, rechtsbetont (beginnt meist rechts). Rezidivneigung/Anfälligkeit für HNO-Infektionen.
Auffallend	Auch: **chronisch vergrößerte** Gaumenmandeln. Schmerzen beginnen rechts und strahlen nach links aus. Kälteempfindlich, aber Verlangen nach frischer Luft. Geringer Durst, trotz Trockenheitsgefühl des Halses. Verlangen nach **warmen Getränken**. Heißhungeranfälle. Verlangen nach **Süßigkeiten**.
Möglicher Auslöser	Regenwetter. Nasses, stürmisches Wetter. Wind. Innerliche **Anspannung**. Hitze.
Schlechter	**Spätnachmittags**, 16.00 bis 20.00 Uhr. Kalte Getränke. Kleiderdruck. **Morgens** nach dem **Erwachen**. Zimmerwärme.
Besser	**Warme Getränke**/Speisen. Kühle Wickel. Bewegung. Flatulenz.
Gemüt	Schüchterne, ängstliche Kinder, in der Krankheit und zu Hause aber **herrisch,** trotzig, reizbar. Sie möchten ihre **Ruhe** haben – gleichzeitig aber stets die **Nähe** einer vertrauten Person. Mangel an Selbstvertrauen, Sorge sich zu blamieren, zu versagen.

Pulatilla pratensis

▸ **Tab. 4.196** Pulsatilla pratensis.

	Symptome/Modalitäten
Leitsymptom	Mittelschwere, **wechselnde Schmerzen/Beschwerden**. Milder, **gelblicher, rahmiger Ausfluss** (Ohren, Nase, Augen). Mit Erkältung einhergehende Ohrenentzündung. **Rechts** beginnend.
Auffallend	Empfindung eines **verstopften** oder berstenden Ohres. Mitleiderregende **Weinerlichkeit**. **Durstlosigkeit**, trockene Lippen und Mund. **Frösteligkeit**. **Rote** Gesichtsfarbe im Fieber, allgemein eher blass. Milde, **dick-gelbliche**, nicht wund machende Sekrete.
Möglicher Auslöser	**Kaltes Wetter. Unterkühlung, nasse Füße.** Gewitter. Speiseeis. Heuschnupfen.
Schlechter	**Wärme**, warme Zimmerluft, Sonnenhitze. Frühjahr, Sommer. **Ruhe**, **Liegen**. Abends und nachts.
Besser	**Frische kühle Luft. Kühle** Umschläge. Ruhige, langsame Bewegung, Gehen. Sich **ausweinen**, Zuwendung.
Gemüt	Allgemein liebevolles, **sanft-schüchternes** Wesen. **Weinerlichkeit**, **Stimmungswechsel**, Ängste, Bedürfnis nach Nähe und **Trost**.

Eitrige Otitis

Capsicum annuum

▶ **Tab. 4.197** Capsicum annuum.

	Symptome/Modalitäten
Leitsymptom	**Sehr schmerzhafte** Ohrenentzündung. Rote, **berührungsempfindliche** Ohren. **Druckempfindlichkeit**/Schwellung **retroaurikulär** (Mastoiditis).
Auffallend	Eiterung/Trommelfellperforation. Bewährt bei **anhaltendem,** eitrigem **Ohrausfluss**. **Durst**. Trockenheitsgefühl im Hals. **Frösteligkeit**/Schaudern (z. B. nach Trinken, bei Krankheit). Schweißneigung. **Schlaffes, träges, plethorisches** Kind. Verlangen nach stark **Gewürztem** (Pfeffer) / Stimulanzien.
Möglicher Auslöser	**Kälte**. Geringer **Luftzug**. **Feuchtigkeit**. Baden.
Schlechter	Kälte; geringer Luftzug; Feuchtigkeit; Baden.
Besser	Hitze; warmes, trockenes Wetter.
Gemüt	Behäbig, verdrießlich, reizbar, launisch. Schwermut, Heimweh.

Hepar sulfuris

▶ **Tab. 4.198** Hepar sulfuris.

	Symptome/Modalitäten
Leitsymptom	**Stechende** Ohrenschmerzen. Große Berührungsempfindlichkeit. Beginn **häufig nachts**, akut – oder infolge eines Ohrenkatarrhs. **Eiterbildung** im Mittelohr.
Auffallend	**Splittergefühl,** Ausstrahlung in die Ohrregion. Bei Perforation: schmutzig-gelber, stinkender Ohrausfluss. Beginn akut, **über Nacht**. (Auch infolge eines Katarrhs.) **Frösteligkeit**. Überempfindlichkeit gegen **Kälte**, **Zugluft**. Warmblütig, schwitzt leicht (ohne Linderung). Saure Körpersekrete. Abszess- und Eiterungsneigung.
Möglicher Auslöser	**Winter**. Trockene **Kälte**, trockener, kühler Wind, **Luftzug**, Abdecken.
Schlechter	**Kälte**. Kalte Luft. Abdecken, Entblößen. Spät abends, nachts.
Besser	**Wärme,** Zimmerwärme, warme Umschläge. **Hitze**. **Einhüllen**.
Gemüt	Streitsüchtiger, aufbrausender Charakter. In der Krankheit: Niedergeschlagenheit und qualvolle Besorgnis. Reizbarkeit. Berührungs- und schmerzempfindlich.

Kalium carbonicum

▶ **Tab. 4.199** Kalium carbonicum.

	Symptome/Modalitäten
Leitsymptom	**Stechen, Knacken**, Knistern, Dröhnen im Ohr. **Chronische Otitis** media mit **seromukösem** Paukensekret.
Auffallend	Neigung zu chronischem Tubenkatarrh (trübes Trommelfell). Nase im **warmen** Zimmer **verstopft** / an der **frischen** Luft **frei**. Hörminderung. **Harter Husten** mit stechenden Schmerzen. **Schweißneigung** am Oberkörper. Stirnkopfschmerzen, von der Nasenwurzel ausgehend. Große Kälteempfindlichkeit, **Frostigkeit**, Erkältungsneigung. Verlangen nach **Süßigkeiten**. Dicklicher Habitus. **Erkältungen** und **stechende** Schmerzen führen zu nächtlichem Erwachen. **Alles ist nachts schlimmer**.
Möglicher Auslöser	**Zugluft, Kälte**, Winter; Überanstrengung.
Schlechter	**Nachts** (1.00 bis 4.00 Uhr). **Berührung**. Zugluft. Kälte.
Besser	**Warmes Wetter**; tagsüber, frische Luft, Bewegung.
Gemüt	Ernsthafte, gewissenhafte Kinder, wirken scheu und introvertiert. Auch unzufrieden, **reizbar** (Familienkreis), **überempfindlich** (Berührung, Schmerz), **schreckhaft**, voller **Ängste** und Einbildungen.

Mercurius solubilis

▶ **Tab. 4.200** Mercurius solubilis.

	Symptome/Modalitäten
Leitsymptom	**Stechende Ohrenschmerzen. Eiterneigung.** **Grün-gelbes** (ggf. blutiges), stinkendes Ohrensekret (linksbetont).
Auffallend	**Übel riechende** Absonderungen. **Übel riechender** Atem. **Zunge belegt** und **aufgedunsen**. **Zahneindrücke** am Zungenrand. **Speichelfluss** vermehrt (besonders nachts). **Nacht- und Morgenschweiße** (ohne Erleichterung). Blasse, fröstelige Kinder mit schlaffem Grundtonus. Infekte, Schleimhautentzündungen. Durst auf **kalte** Getränke; beständiges **Hungergefühl**.
Möglicher Auslöser	Extreme Temperaturen (**Hitze** oder **Kälte**). Zugluft. Wetterwechsel (Frühling, Herbst). Klimaschwankungen.
Schlechter	**Bettwärme**. Nachts. Seitenlage (besonders rechts).
Besser	Im Sitzen, **hockend** oder in Rückenlage mit angezogenen Knien. **Lauwarme** Wickel. Moderate Temperaturen. Ruhe.
Gemüt	Zurückhaltende, nervös-ruhelose, erschöpfte, schläfrige Kinder. Bedürfnis nach Abwechslung; zerstreut, mit Gedächtnisschwäche.

Silicea terra

▸ **Tab. 4.201** Silicea terra.

	Symptome/Modalitäten
Leitsymptom	Wiederkehrende, **subakut** stechende **Ohrenschmerzen.** Verstopfungsgefühl, Knacken oder Dröhnen im Ohr. Gelb-grüner, eitriger Ausfluss.
Auffallend	**Gehäuft eitrige Infekte** der Atemwege und im HNO-Bereich. **Kühle Schweiße,** besonders an Füßen (ätzend) und Kopf (nachts). **Fröstelig, kälteempfindlich** (besonders Füße und Kopf). **Durstigkeit. Milchunverträglichkeit.** **Lymphdrüsenschwellungen** und **Eiterneigung**. **Blasse, zierliche** Kinder, **schlaffe** Muskulatur. **Angst vor spitzen** Gegenständen, Spritzen.
Möglicher Auslöser	**Kälte**, feucht-kaltes Wetter, Wetterumschwung, **Zugluft**. **Impfung**. Überlastung des Verdauungs- oder des Nervensystems.
Schlechter	**Kaltes Wasser**, **Baden.** Milch. Nachts, morgens. Druck. Abdecken.
Besser	**Wärme**. Sommerwetter, **warmes Einhüllen**, Zimmerwärme.
Gemüt	**Anpassungsfähige** Säuglinge, **nachgiebig**, **brav** und friedlich. Dann aber auch: eigensinnig, stur, empfindlich-nervös.

Sulfur

▸ **Tab. 4.202** Sulfur.

	Symptome/Modalitäten
Leitsymptom	Druck, Schmerzen, Blubbern im Ohr. **Chronische** Otitis. Stark gerötete Ohren. Bei Perforation: **übel riechendes** Sekret.
Auffallend	**Protrahierter Verlauf**, wenn **Vorbehandlung nicht geholfen hat**. Viel **Durst**. Sporadische **Heißhungeranfälle**. Warmblütige Kinder, aktives, **kräftiges Temperament**. **Schweißausbrüche**. Warm-schwitzige **Füße** und Hände. **Hitzegefühl.** Heiße **Füße** werden unter der Decke hervorgestreckt. **Gerötetes**, wundes Genitale, auch **After-** und **Mundregion**. **Trockene Haut** und Haare. Frühmorgendlicher Durchfall, breiartig, stinkend. Verlangen nach Süßigkeit, Saurem und Pikantem.
Möglicher Auslöser	Unterdrückte Krankheitsverläufe. Überanstrengung. **Sonnenhitze**. Kälte. Nässe.
Schlechter	1 Stunde **vor dem Mittagessen** (11.00 Uhr vormittags). **Milch. Im Bett**. Nachts. Warme, geschlossene Räume. **Hitze** aller Art.
Besser	Im Freien, frische Luft. In **Bewegung.** Trockenes, warmes Wetter. Rechtsseitenlage. Schwitzen.
Gemüt	Vitale, **willensstarke** Kinder, sind selbstbezogen, durchsetzungsfähig, unordentlich, vergesslich. Sie können phasenweise auch **sehr reizbar** sein, zweifelnd und ängstlich. Abneigung gegen Wasser.

4.6.5 Sinusitis

Scharfes Nasensekret

Cinnabaris

▶ **Tab. 4.203** Cinnabaris.

	Symptome/Modalitäten
Leitsymptom	**Kopfschmerzen** mit **Völlegefühl** (besonders an der **Stirn**). Scharfes, gelbes Nasensekret. **Druckgefühl** über der knöchernen **Nasenwurzel**.
Auffallend	Große **Berührungsempfindlichkeit** über den Nebenhöhlen. Retronasale Schleimstraße. **Zunge belegt**, **aufgedunsen** mit seitlichen Zahneindrücken. Große **Lichtempfindlichkeit** bei begleitender Augenentzündung.
Schlechter	Feuchtigkeit. Sommer. Berührung. Nachts. Rechtsseitenlage. Bücken.
Besser	Frische Luft. Ruhe. Sonnenschein.
Gemüt	**Mürrisch**, möchte **allein sein**. Geräuschempfindlich, **Schlafstörungen**.

Gelsemium sempervirens

▶ **Tab. 4.204** Gelsemium sempervirens.

	Symptome/Modalitäten
Leitsymptom	**Dünne, scharfe** Nasensekrete. **Druck** und Völlegefühl an der **Nasenwurzel**. Rhinolalie. **Stechende Kopfschmerzen** im Gesichts-/Stirnbereich. Schmerzhafte **Augäpfel**.
Auffallend	**Rote Gesichtsfarbe**, weite Pupillen. **Durstlosigkeit**, gelblicher Zungenbelag. Frostschauer, Zittrigkeit, Wechsel mit Hitze. Dumpfe **Kopfschmerzen**, von hinten nach vorne ziehend. Gefühl, wie gelähmt zu sein (schwerer Kopf, schlaffe Augenlider).
Möglicher Auslöser	**Feucht-warme** (oder **feucht-kühle**) Wetterlage, **Föhn**, vor einem Gewitter. Emotionale Aufregung, **Prüfungen**.
Schlechter	**Frühling, Sommerhitze, vormittags.**
Besser	**Frische Luft. Ruhe** oder mäßige Bewegung. **Nachmittags**.
Gemüt	Müdigkeit, Lustlosigkeit, **Verlangen nach Ruhe**. Apathische **Gleichgültigkeit** hinsichtlich der Erkrankung.

Kalium jodatum

▶ **Tab. 4.205** Kalium jodatum.

	Symptome/Modalitäten
Leitsymptom	**Reichlich** scharfer, **gelb-grünlicher Schnupfen.** **Stirnhöhlen** schmerzhaft, Druck bessert. Druckgefühl an der Nasenwurzel.
Auffallend	Ständige Erkältungsneigung bei feuchter Witterung. Chronische Sinusitis. Neigung zu **Nasenbluten.** Neigung zu Stomatitis, Aphthen, Ulzera. Landkartenzunge. **Warme**, magere Kinder, möchten nicht zugedeckt werden. Außerordentlich **ruhelos**, ständig aktiv. Häufiger Stuhlgang/Wasserlassen.
Möglicher Auslöser	**Nässe**. Regenwetter. **Feuchte** Witterung. Allergie.
Schlechter	Hitze. **Feuchtigkeit**. Meeresluft. **Wetterumschwung**. Warme **stickige Räume**. Ruhe. Nachts. Milch.
Besser	**Kalte Luft, frische Luft.** Bewegung.
Gemüt	Große Abneigung gegen **Berührung/Erschütterung** (beim Fahren). Kinder sind reizbar, aufbrausend, beschimpfen ihre Familie.

Zähes Nasensekret

Kalium bichromicum

▶ **Tab. 4.206** Kalium bichromicum.

	Symptome/Modalitäten
Leitsymptom	**Fäden ziehender** Schleim, glasig oder auch gelb-grünlich. Druckgefühl (oder Schmerz) an der Nasenwurzel.
Auffallend	Nase verstopft. Rhinolalie, **Mundatmung**. Evtl. stechende Halsschmerzen, **Schmerzstiche** in Richtung Ohr. **Niesen** oder **Hustenanfälle frühmorgens** und beim Erwachen. Metallisch klingender, **zäh-klebriger** Husten. Frösteligkeit, Erkältungsneigung.
Möglicher Auslöser	**Kälte.** Sommerhitze. Warmes, feuchtes Wetter. Herbst. Frühling.
Schlechter	**Kälte**, auch heißes Sommerwetter. **Feuchtigkeit**. Hinlegen. Morgens 2.00 bis 5.00 Uhr und beim **Aufstehen**. Entkleiden.
Besser	**Wärme**. Frische Luft. Aufsitzen. Bewegung. Druck. Expektoration
Gemüt	Träge, zurückgezogen, teilnahmslos, tatenlos. Liebt gewohnte Rhythmen.

Sticta pulmonaria

▶ **Tab. 4.207** Sticta pulmonaria.

	Symptome/Modalitäten
Leitsymptom	**Starke Verstopfung** der Nase. **Trockenes**, **borkiges** Nasensekret. Ständiger Drang, Nase zu **schnäuzen,** ohne Erfolg.
Auffallend	Druck-/Verstopfungsgefühl an der Nasenwurzel und der Stirn. Brennen der Augen. Trockene Schleimhäute. Großer Durst. **Absteigende Erkältung**. Stockschnupfen entwickelt sich zur **Sinusitis, Rhinobronchitis**/Bronchiolitis. **Kitzelhusten**; nächtlicher Reizhusten/Niesreiz. **Dumpfe Kopfschmerzen.**
Möglicher Auslöser	Kälte. Wetterumschwung. Temperaturveränderung. Katarrh.
Schlechter	Kalte Luft. Nachts. Liegen.
Besser	**Frische Luft.**
Gemüt	Bedürfnis zu reden. Gefühl zu schweben. Gedankenverwirrung; geistige Trägheit, Konzentrationsschwäche.

Sulfur

▶ **Tab. 4.208** Sulfur.

	Symptome/Modalitäten
Leitsymptom	**Dickes, gelbes**, oft übel riechendes Nasensekret, ggf. blutig tingiert. **Gerötete**, **verstopfte** Nase. Brennende **Schleimhautgeschwüre**. Chronische Rhinitis.
Auffallend	Drückende, pochende Kopfschmerzen. **Protrahierter Verlauf**, wenn **Vorbehandlung nicht geholfen hat.** Viel **Durst**. Sporadische **Heißhungeranfälle**. Warmblütige Kinder, aktives, **kräftiges Temperament**. Warm-schwitzige **Füße** und Hände. **Hitzegefühl**. Heiße **Füße** werden unter der Decke hervorgestreckt. **Gerötetes**, wundes Genitale, auch **After-** und **Mundregion**. **Trockene Haut** und Haare. Frühmorgendlicher Durchfall, breiartig, stinkend. Verlangen nach Süßigkeiten, Saurem und Pikantem.
Möglicher Auslöser	Unterdrückte Krankheitsverläufe. Überanstrengung. **Sonnenhitze**. Kälte. Nässe.
Schlechter	1 Stunde **vor dem Mittagessen** (11.00 Uhr vormittags). **Milch. Im Bett**. Nachts. Warme, geschlossene Räume. **Hitze** aller Art.
Besser	Im Freien, frische Luft. In **Bewegung.** Trockenes, warmes Wetter. Rechtsseitenlage. Schwitzen.
Gemüt	Vitale, **willensstarke** Kinder, sind selbstbezogen, durchsetzungsfähig, unordentlich, vergesslich. Sie können phasenweise auch **sehr reizbar** sein, zweifelnd und ängstlich. Abneigung gegen Wasser.

Eitriges Nasensekret

Hepar sulfuris

▸ **Tab. 4.209** Hepar sulfuris.

	Symptome/Modalitäten
Leitsymptom	Sehr **schmerzhafte Sinusitis**, besonders bei **Berührung**. Dickes, **eitriges Sekret** aus verstopfter Nase.
Auffallend	**Heftig stechende** Halsschmerzen. Große Schmerzempfindlichkeit. **Splittergefühl** beim Schlucken, mit Ausstrahlung in die Ohrregion. Beginn akut, **über Nacht**. (Auch infolge eines Katarrhs.) **Fröstelighkeit**. Überempfindlichkeit gegen **Kälte**, **Zugluft**. **Warm**, **schwitzig** (ohne Linderung). Saure Körpersekrete. Abszess- und Eiterungsneigung.
Möglicher Auslöser	**Winter**. Trockene **Kälte**, trockener kühler Wind, **Luftzug**, Abdecken.
Schlechter	**Kälte**. Kalte Luft. Abdecken, Entblößen. Spät abends, nachts.
Besser	**Wärme**, Zimmerwärme, warme Umschläge**. Hitze**. **Einhüllen**.
Gemüt	Streitsüchtiger, aufbrausender Charakter. In der Krankheit: Niedergeschlagenheit und qualvolle Besorgnis. Reizbarkeit. Berührungs- und schmerzempfindlich.

Medorrhinum

▸ **Tab. 4.210** Medorrhinum.

	Symptome/Modalitäten
Leitsymptom	Dickes, **schmutzig-gelbes** oder graues Sekret. Bandförmig drückende Kopfschmerzen. **Druckgefühl** hinter den Augen.
Auffallend	**Chronischer** Schnupfen. Ausdehnung in die **Nasennebenhöhlen**. **Blasse**, **magere Kinder**, **kümmerliches** Wachstum/**Gedeihen**. **Zögerliche Entwicklung.** **Heiße Füße**, Kinder lieben **Barfußlaufen**. **Früh** auftretende, **hartnäckige** Infekte mit dicken, gelben Sekreten. Neigung zu **frühkindlichem Asthma** (im Wechsel mit Ekzemen). Neigung zu **Mundsoor** und intestinalem Pilzbefall. Tendenz zu **Hautleiden**, Impetigo, Intertrigo, Warzen, Ekzeme, häufig mit **Juckreiz**.
Möglicher Auslöser	**Feuchte, kalte Witterung**. Allergie. Unsichere Bindungssituation.
Schlechter	Feuchtigkeit. Kälte. Stickige Räume. Hitze. Frühmorgens. **Tagsüber**. Orangensaft.
Besser	**Baden** in lauwarmem Wasser. **Meerklima**. **Frische Luft.** Abdecken. **Reiben.** Abends.
Gemüt	**Sehr ruhelose**, leicht irritable, reizbare Säuglinge mit sprunghaften **Stimmungswechseln**. Ausgeprägte **Schreckhaftigkeit** und **Ängstlichkeit** im Dunkeln.

Mercurius solubilis

▶ **Tab. 4.211** Mercurius solubilis.

	Symptome/Modalitäten
Leitsymptom	**Sinusitis** im Verlauf einer Erkältung. **Dickflüssiges, grün-gelbes**, reizendes Nasensekret. Stirnhöhlenentzündung.
Auffallend	**Zunge belegt** und **aufgedunsen**. **Zahneindrücke** am Zungenrand. **Übel riechender** Atem. **Speichelfluss** vermehrt (besonders nachts). **Nacht- und Morgenschweiße** (ohne Erleichterung). Blasse, fröstelige Kinder mit schlaffem Grundtonus. Infekte, Schleimhautentzündungen. Durst auf **kalte** Getränke; beständiges **Hungergefühl**.
Möglicher Auslöser	Extreme Temperaturen (**Hitze** oder **Kälte**). Zugluft. Wetterwechsel (Frühling, Herbst). Klimaschwankungen.
Schlechter	**Bettwärme**. Nachts. Seitenlage (besonders rechts).
Besser	Im Sitzen, **hockend** oder in Rückenlage mit angezogenen Knien. **Lauwarme** Wickel. Moderate Temperaturen. Ruhe. Morgens.
Gemüt	Zurückhaltende, nervös-ruhelose, erschöpfte, schläfrige Kinder. Bedürfnis nach Abwechslung; zerstreut, mit Gedächtnisschwäche.

Silicea terra

▶ **Tab. 4.212** Silicea terra.

	Symptome/Modalitäten
Leitsymptom	**Trockenheitsgefühl** der Nase. **Berührungsempfindlichkeit** der Nase. Chronische Entzündung der Kiefer- und Stirnhöhlen. Schmerzhaftes Hämmern und **Pochen** über der **Stirn**.
Auffallend	Gelb-grüne Schleimstraße an der Rachenhinterwand. **Gehäuft eitrige Infekte** der Atemwege und im HNO-Bereich. **Kühle Schweiße,** besonders an Füßen (ätzend) und Kopf (nachts). **Fröstelig, kälteempfindlich** (besonders Füße und Kopf). **Durstigkeit. Milchunverträglichkeit.** **Lymphdrüsenschwellungen** und **Eiterneigung**. **Blasse**, **zierliche Kinder**, **schlaffe** Muskulatur. **Angst vor spitzen** Gegenständen, Spritzen.
Möglicher Auslöser	**Kälte**, feucht-kaltes Wetter, Wetterumschwung, **Zugluft**. **Impfung**. Überlastung des Verdauungs- oder des Nervensystems.
Schlechter	**Kaltes Wasser**, **Baden.** Milch. Nachts, morgens. Druck. Abdecken.
Besser	**Wärme**. Sommerwetter, **warmes Einhüllen**, Zimmerwärme.
Gemüt	**Anpassungsfähige** Säuglinge, **nachgiebig**, **brav** und friedlich. Dann aber auch: eigensinnig, stur, empfindlich-nervös.

Thuja occidentalis

▶ **Tab. 4.213** Thuja occidentalis.

	Symptome/Modalitäten
Leitsymptom	**Gelb-grünes** Nasensekret oder trockene, verschorfte Nasenhöhle. Schmerzhafter Druck an der Nasenwurzel. **Bohrende Stirn**- oder Schläfenkopfschmerzen, besonders linksseitig.
Auffallend	Chronischer Katarrh. Beißende, fischartig riechende Sekrete im Genitalbereich. Kinder rasch **erschöpft**, mit **ermüdbarer** Muskulatur. **Schweißneigung** im Gesicht und an unbedeckten Körperstellen. **Warzen**. Ekzeme, besonders an bekleideten Stellen.
Möglicher Auslöser	**Nasskaltes Wetter**. **Impfung**. Vernachlässigung. Unsichere Bindung.
Schlechter	**Feuchte Kälte**. Hitze; Bettwärme. 3.00 Uhr / 15.00 Uhr. Linksseitig.
Besser	**Wärme**, Zimmerwärme, warmes **Einhüllen**; Berührung.
Gemüt	**Scheue** Kinder mit geringem Selbstwertgefühl. Wirken angenehm ruhig, angepasst. Hängen sehr an ihren Eltern. Ausgeprägtes **Fremdeln**. Empfindlichkeit gegenüber **Musik**.

4.7
Atemwegserkrankungen

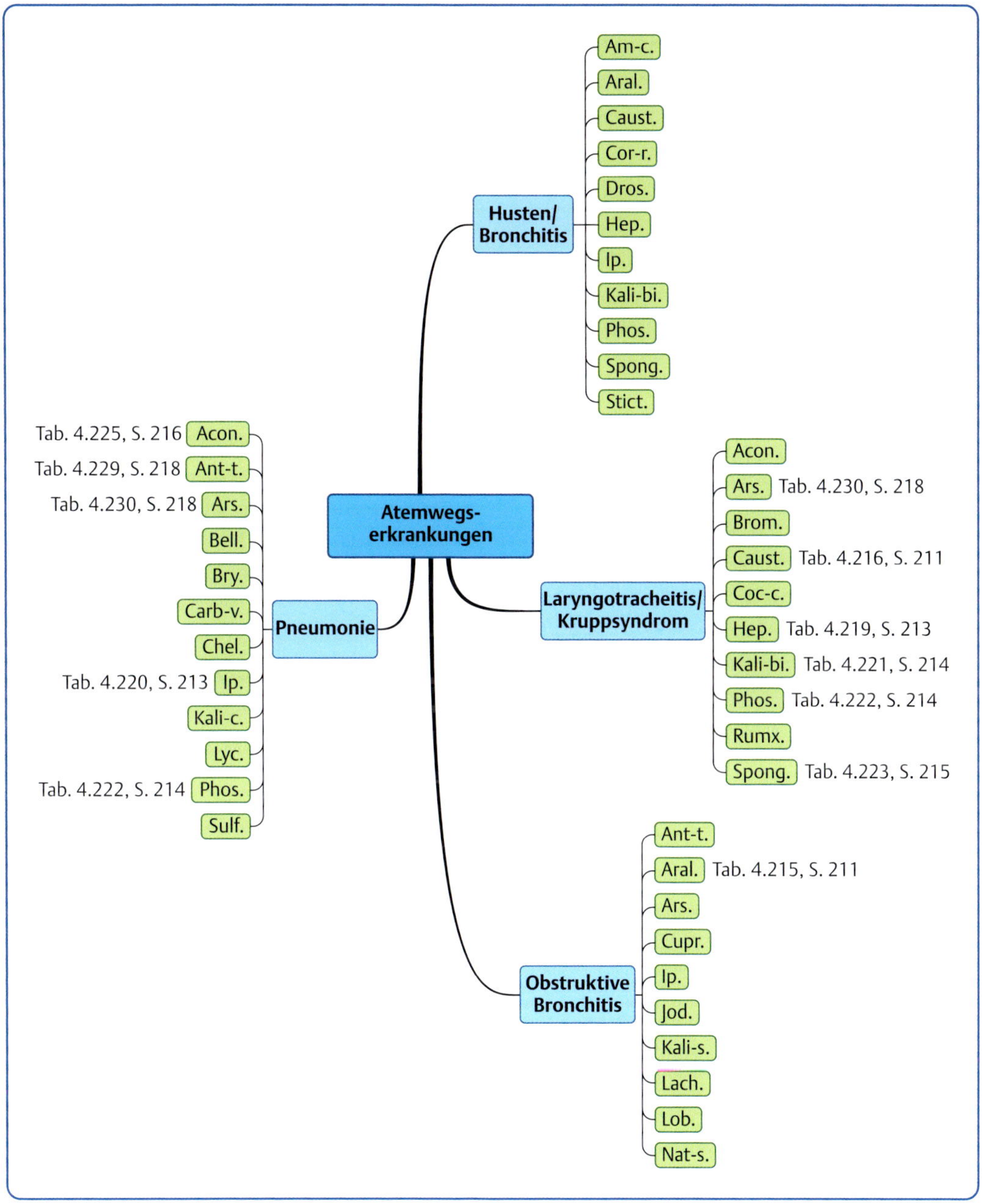

▶ **Abb. 4.8** Atemwegserkrankungen.

Husten/Bronchitis Kap. 4.7.1

- Ammonium carbonicum ▶ Tab. 4.214
- Aralia racemosa ▶ Tab. 4.215
- Causticum Hahnemanni ▶ Tab. 4.216
- Corallium rubrum ▶ Tab. 4.217
- Drosera rotundifolia ▶ Tab. 4.218
- Hepar sulfuris ▶ Tab. 4.219
- Ipecacuanha ▶ Tab. 4.220
- Kalium bichromicum ▶ Tab. 4.221
- Phosphorus ▶ Tab. 4.222
- Spongia tosta ▶ Tab. 4.223
- Sticta pulmonaria ▶ Tab. 4.224

Laryngotracheitis/Kruppsyndrom Kap. 4.7.2

- Aconitum napellus ▶ Tab. 4.225
- Arsenicum album ▶ Tab. 4.230
- Bromium ▶ Tab. 4.226
- Causticum Hahnemanni ▶ Tab. 4.216
- Coccus cacti ▶ Tab. 4.227
- Hepar sulfuris ▶ Tab. 4.219
- Kalium bichromicum ▶ Tab. 4.221
- Phosphorus ▶ Tab. 4.222
- Rumex crispus ▶ Tab. 4.228
- Spongia tosta ▶ Tab. 4.223

Obstruktive Bronchitis, Asthma bronchiale Kap. 4.7.3

- Antimonium tartaricum ▶ Tab. 4.229
- Aralia racemosa ▶ Tab. 4.215
- Arsenicum album ▶ Tab. 4.230
- Cuprum metallicum ▶ Tab. 4.231
- Ipecacuanha ▶ Tab. 4.232
- Jodum purum ▶ Tab. 4.233
- Kalium sulfuricum ▶ Tab. 4.234
- Lachesis muta ▶ Tab. 4.235
- Lobelia inflata ▶ Tab. 4.236
- Natrium sulfuricum ▶ Tab. 4.237

Pneumonie Kap. 4.7.4

- Aconitum napellus ▶ Tab. 4.225
- Antimonium tartaricum ▶ Tab. 4.229
- Arsenicum album ▶ Tab. 4.230
- Belladonna ▶ Tab. 4.238
- Bryonia alba ▶ Tab. 4.239
- Carbo vegetabilis ▶ Tab. 4.240
- Chelidonium majus ▶ Tab. 4.241
- Ipecacuanha ▶ Tab. 4.220
- Kalium carbonicum ▶ Tab. 4.242
- Lycopodium clavatum ▶ Tab. 4.243
- Phosphorus ▶ Tab. 4.222
- Sulfur ▶ Tab. 4.244

4.7.1 Husten/Bronchitis

Ammonium carbonicum

▶ **Tab. 4.214** Ammonium carbonicum.

	Symptome/Modalitäten
Leitsymptom	**Trockener Husten** mit **Kurzatmigkeit** bis zur Atemnot. Feucht-**schleimige Rasselgeräusche** über der Brust.
Auffallend	Aufwachen durch die **Luftnot** spät **nachts**. Niesen frühmorgens beim Erwachen. Tagsüber **wässriger** Schnupfen; **nachts** hingegen **verstopfte Nase**. Ausgeprägte **Frostigkeit** und **Erkältungsneigung**. **Übergewichtige**, pastöse Kinder mit **geringem Antrieb**/Vitalität. **Blasses**, aufgedunsenes Gesicht mit bläulichen Lippen. Abneigung gegen Waschen.
Möglicher Auslöser	Kälte. Nässe. Feucht-kalte Witterung. Stürmisches Wetter.
Schlechter	**Nachts** (3.00 bis 4.00 Uhr). Warme, stickige Raumluft. Körperliche Anstrengung. Waschen.
Besser	Frische Luft bei **trockener** Witterung. Druck.
Gemüt	**Erschöpfung** und geringe Vitalität. **Müde, träge**, schlapp, weinerlich, schwermütig, auch leicht beleidigt, reizbar, eigensinnig.

Aralia racemosa

▶ **Tab. 4.215** Aralia racemosa.

	Symptome/Modalitäten
Leitsymptom	**Trockener Kitzelhusten**, mit Fließschnupfen und Niesreiz. Im Liegen/nachts: **asthmatischer Krampfhusten.**
Auffallend	**Luftzug** führt zu wässrigem Schnupfen, Niesen, Hustenreiz. **Jede Erkältung** entwickelt sich zum Husten und Kurzatmigkeit. Fremdkörpergefühl im Hals. Brennendes Wundheitsgefühl hinter dem Brustbein. **Engegefühl** in der Brust. Nachtschweiß.
Möglicher Auslöser	**Zugluft**. Frühling. Heuschnupfen.
Schlechter	**Luftzug**. Einige Zeit nach dem Hinlegen, nach dem **Einschlafen**. In der **Nachtmitte**.
Besser	Liegen mit erhöhtem Oberkörper.
Gemüt	In der Krankheit: ängstlich, schlaflos.

Causticum Hahnemanni

▶ **Tab. 4.216** Causticum Hahnemanni.

	Symptome/Modalitäten
Leitsymptom	**Trockener Reiz- und Kitzelhusten**. Räusper-Tic. Heiserkeit. Besserung durch **kalte Getränke**.
Auffallend	**Unproduktiver** Husten mit wenig Auswurf. Gefühl von **Schleim in der Brust**, der sich **nicht löst**. **Wundheitsgefühl** in den Atemwegen. Kitzelnder Husten. **Späte Entwicklung** des Laufens, des Sprechens, des Schreibens. **Lymphatische**, träge und **fröstelige** Kinder. Charakteristisch sind ihre **Empathie** und ihr Gerechtigkeitssinn. Verlangen nach Geräuchertem, Abneigung gegen Süßes.
Möglicher Auslöser	**Kummer**. **Kälte,** kalter, trockener Wind. Zugluft. Baden. Extreme Temperaturen. Temperaturwechsel (von draußen nach drinnen).
Schlechter	**Kälte**. Wetterumschwung. Baden. **Liegen**. Nächtliche Bettwärme. Abends *und* 3.00 bis 4.00 Uhr. Dunkelheit. Aufregung.
Besser	**Nässe, Regenwetter**. Ruhe. Wärme, warmes Bett, warmes Wetter. Kleine Schlucke kalten Wassers (bei Reizhusten).
Gemüt	**Sensible**, **mitfühlende** Kinder mit großen Idealen und Abneigung gegen Ungerechtigkeit. Sie haben **viele Ängste**, besonders vor der **Dunkelheit**, dem **Alleinsein**, vor Hunden. Sie suchen Halt.

Corallium rubrum

▸ **Tab. 4.217** Corallium rubrum.

	Symptome/Modalitäten
Leitsymptom	**Heftige, krampfartige** Hustenstöße, in rascher Folge hintereinander, wie **Maschinengewehrsalven**. Besonders **nachts**. Hustenanfälle bis zur **Erschöpfung**.
Auffallend	Im Hustenanfall: **Blutstauung** zum Kopf. Gesichtsfarbe **hochrot** bis bläulich. Empfindlich gegen Inspiration von **kalter Luft**. **Absteigende** Atemwegserkrankung. Räusperzwang durch reichlich **Sekretbildung** retronasal. Empfindlich bei **Temperaturschwankungen**. **Luftschnappen** im Anfall. **Pertussis**. Neigung zu **Nasenbluten**.
Möglicher Auslöser	**Temperaturschwankungen**, große Kälte oder Hitze. **Einatmen kalter Luft**.
Schlechter	Wechsel von warmen in kalte Räume. **Nachts, frühmorgens**. Abdecken.
Besser	**Zudecken** von Nase und Mund (Schal, Bettdecke, etc.).
Gemüt	Fühlt sich unsicher, nervös, ohne Sicherheit. In der Krankheit: launisch, verdrießlich, jammerig.

Drosera rotundifolia

▸ **Tab. 4.218** Drosera rotundifolia.

	Symptome/Modalitäten
Leitsymptom	**Quälende** Hustenanfälle, **sobald man sich hinlegt**. Verschlimmerung **nach Mitternacht** (0.00 bis 2.00 Uhr). **Tagsüber wenig** Husten.
Auffallend	**Rasch aufeinander** folgende, **krampfartige** Hustenstöße. Hustenanfälle **tief klingend**, bellend heiser, aber auch rasselnd, ohne produktive Schleimlösung. **Brustschmerzen**. **Brechreiz** bei unproduktivem Husten. Keuchhusten. **Kräftige**, aber **fröstelige** Kinder, die **stark schwitzen** (Extremitäten kühl).
Möglicher Auslöser	Keuchhusten, Masern. Trennungssituation. Aufregung, emotionale Belastungen.
Schlechter	**Hinliegen**. Ruhe. **Nach Mitternacht** (0.00 Uhr bis 2.00 Uhr). **Trinken**. **Wärme. Reize** wie Lachen, Singen, Weinen, Sprechen.
Besser	**Aufsitzen** im Bett. **Frische Luft**, Kälte. Druck. **Bewegung**.
Gemüt	Tuberkulinische Kinder, sehr unruhig, eigensinnig, misstrauisch. Angst vor dem Alleinsein, fühlen sich gequält.

Hepar sulfuris

▸ **Tab. 4.219** Hepar sulfuris.

	Symptome/Modalitäten
Leitsymptom	**Abends**/erste **Nachthälfte**: trockener, **heiser-bellender** Husten. **Frühmorgens**: schleimig-rasselnd, teilweise **pfeifende** Hustenanfälle.
Auffallend	**Kruppöser Husten** mit **Schleimrasseln**. Zähe, sich **schlecht lösende** Sekrete mit Eiterungsneigung. Beginn akut, **über Nacht**. (Auch infolge eines Katarrhs.) Asthma bronchiale mit Erstickungsanfällen. Stechende Brustschmerzen, mit Ausstrahlung in andere Regionen. **Frösteligkeit**. Überempfindlichkeit gegen **Kälte**, **Zugluft**. Warmblütig, schwitzt leicht (ohne Linderung). Saure Körpersekrete.
Möglicher Auslöser	**Winter**. Trockene **Kälte**, trockener kühler Wind, **Luftzug**, Abdecken.
Schlechter	**Kälte**. Kalte Luft. Abdecken, Entblößen. Spät abends, nachts.
Besser	**Wärme**, Zimmerwärme, warme Umschläge. **Hitze**. **Einhüllen**.
Gemüt	Streitsüchtiger, aufbrausender Charakter. In der Krankheit: Niedergeschlagenheit und qualvolle Besorgnis. Reizbarkeit. Berührungs- und schmerzempfindlich.

Ipecacuanha

▸ **Tab. 4.220** Ipecacuanha.

	Symptome/Modalitäten
Leitsymptom	**Unstillbarer**, heftiger Husten mit Erstickungsgefühl und Brechreiz. **Grobes Rasseln** in der Brust (*Cave:* Bronchopneumonie).
Auffallend	Frösteligkeit. Absteigende Erkältung. **Zunge** ist meist **rosafarben**, feucht und **ohne Belag**. Reichlich Speichel- und **Schleimbildung** trotz **Durstlosigkeit**. Pummelige, schwächliche Kinder mit vermehrter **Schweißbildung**. Krampfartige Atembeschwerden mit Würgen (obstruktive Bronchitis, Bronchiolitis, Asthma, Pertussis).
Möglicher Auslöser	Hyperreagibles Bronchialsystem. Sommerzeit. **Hitze**. **Feuchtigkeit**, **feuchtes Wetter** (Herbst, Sommer). Feucht-warme Winde.
Schlechter	Trockenes und feuchtes Wetter. Hitze und Kälte. Geringste Bewegung. Überessen. Fettes, Speiseeis. Zimmerluft.
Besser	**Frische** Luft. Trinken. **Ruhe**. Liegen. Druck.
Gemüt	Launische, unzufriedene Kinder, mit zunehmender **Reizbarkeit** in der Krankheit.

Kalium bichromicum

▸ **Tab. 4.221** Kalium bichromicum.

	Symptome/Modalitäten
Leitsymptom	Metallisch klingender, **zäh-klebriger** Husten – **schwer löslich.** **Frühmorgendliche Erstickungsanfälle** mit Schleimwürgen.
Auffallend	Husten oft in Verbindung mit **Sinusitis.** Abwechselnd **schmerzhafte Stiche** im Hustenanfall. Hustenattacken **frühmorgens** und beim Erwachen. **Rote**, aufgedunsene Rachenwand mit **Ulzerationen** oder **Bläschen**. **Fäden ziehender** Schleim, glasig oder auch gelb-grünlich. Fröstеligkeit, Erkältungsneigung.
Möglicher Auslöser	**Kälte**. Sommerhitze. warmes feuchtes Wetter. Herbst. Frühling.
Schlechter	**Kälte**, auch heißes Sommerwetter. **Feuchtigkeit**. Hinlegen. Morgens (2.00 bis 5.00 Uhr) und beim **Aufstehen**. Entkleiden.
Besser	**Wärme**. Frische Luft. Aufsitzen. Bewegung. Druck. Expektoration.
Gemüt	Träge, zurückgezogen, teilnahmslos, tatenlos. Liebt gewohnte Rhythmen.

Phosphorus

▸ **Tab. 4.222** Phosphorus.

	Symptome/Modalitäten
Leitsymptom	Trockener, **harter** Husten (der sich später löst), besonders **abends**. **Kitzelhusten**. Heiserkeit. Husten quälend schmerzhaft oder **keuchend**, **erstickend**.
Auffallend	Erkältungsneigung, absteigend in die Atemwege. **Jede Erkältung führt zu Husten**. Gefahr der Pneumonie. Auslöser: **kalte Luft**. Husten bei Wechsel **von warmer Zimmerluft in kühle** Frischluft. In der Krankheit abrupter **Wechsel** von Vitalität **zu Erschöpfung**. Allgemein hochgewachsen, schlank und geschmackvoll gekleidet. Verlangen nach **kalten** Getränken. **Geruchsempfindlichkeit**.
Möglicher Auslöser	Überreizung, **Überanstrengung**, Überforderung. **Kälte**. Kaltes Wetter. Durchnässung. Aufziehen von **Gewitter**. Allergie.
Schlechter	**Wetterwechsel**. Große Hitze/Kälte. Überwärmte Räume, warme Getränke. **Licht**. Liegen, Menses. **Abends**. Nüchterner Magen.
Besser	**Kalte** Anwendungen. Frische Luft. Kalte Getränke. Rechtsseitenlage. **Ruhe** und **Schlaf**. Sanfte Massagen. Leichte Bewegung. Essen.
Gemüt	**Offen**, kommunikationsfreudig, mitfühlend und sensibel, auch **ängstlich**. In der Krankheit wandelt sich die Vitalität und **Ausstrahlungskraft** in **Verzagtheit**, **Rückzug** und **Reaktionsstarre**. Verlangen nach menschlichem **Beistand und Fürsorge**.

Spongia tosta

▶ **Tab. 4.223** Spongia tosta.

	Symptome/Modalitäten
Leitsymptom	**Bellender**, **trockener** Husten, Seehund-Gebell. Verstärkt im **Liegen** und **vor Mitternacht**.
Auffallend	Ängstliches **Hochfahren aus** dem **Schlaf** mit **Erstickungsgefühl**. Hauptmittel bei **Krupphusten**. Absteigende Erkältung. Rau **sägendes** Atemgeräusch. Giemender Husten mit erschwerter **Inspiration**. **Trockene** Schleimhäute, **Heiserkeit**, kein Schleimrasseln. Schwächliche, **blasse, magere** Kinder. Tuberkulinische Diathese.
Möglicher Auslöser	**Trockener, kalter** Wind. Plötzlicher Witterungswechsel. Ängste. Aufwachen aus dem Schlaf.
Schlechter	Trockene, **kalte Luft**. Vor und während der **Mitternachtsstunden**. Bewegung. Sprechen, Singen.
Besser	**Wärme**, **warme Speisen und Getränke**. **Stillen**. Aufrechtsitzen, **Vorbeugen** des Oberkörpers und des Kopfes. **Kopftieflage**.
Gemüt	Furchtsame, schreckhafte Kinder, suchen **Halt** und Trost bei der Mutter. Aufschrecken aus Schlaf, panische **Angst** zu **ersticken**.

Sticta pulmonaria

▶ **Tab. 4.224** Sticta pulmonaria.

	Symptome/Modalitäten
Leitsymptom	Trockener, harter Husten. **Kitzelhusten**. Schlaflosigkeit durch **nächtlichen** Reizhusten.
Auffallend	**Erkältung absteigend**, entwickelt sich zu Husten/**Bronchitis**. **Kitzelhusten**; nächtlicher Reizhusten. Verstopfte Nase, Krusten/Borken. Schnäuzen ohne Erfolg. **Niesreiz**. Augenbrennen. Frostigkeit, Erkältungsneigung. Druck-/Verstopfungsgefühl an der **Nasenwurzel** und der Stirn. Neigung zu Nasennebenhöhlenentzündung.
Möglicher Auslöser	Kälte. Wetterumschwung. Temperaturveränderung. Katarrh. Masern. Heuschnupfen.
Schlechter	Kalte Luft. **Nachts**. **Hinlegen**.
Besser	**Frische Luft**.
Gemüt	Bedürfnis zu reden. Gefühl zu schweben. Gedankenverwirrung; geistige Trägheit, Konzentrationsschwäche.

4.7.2 Laryngotracheitis/Kruppsyndrom

Aconitum napellus

▸ **Tab. 4.225** Aconitum napellus.

	Symptome/Modalitäten
Leitsymptom	**Abends** / aus Schlaf heraus: **plötzlich** einsetzender **harter**, heiserer, **trocken-bellender** Husten. Nach **Kälteeinbruch** oder **kaltem** (Ost-)**Wind**. **Erstmittel**, in den ersten 24 Stunden.
Auffallend	**Plötzlicher, heftiger** Krankheitsausbruch, besonders spätabends. **Erstickungsgefühl** und **große ängstliche Unruhe**. **Durst** auf Kaltes. Trockene Schleimhäute. **Trocken-heiße** Haut. **Rotes** Gesicht, das beim Aufsitzen erblasst.
Möglicher Auslöser	Schlechtwetterfront, Sturm. **Kälteeinbruch. (Ost-)Wind**. Schreck, Schock. Sonnenhitze. Unterkühlung (Baden, Fahrtwind).
Schlechter	**Abend-** und Nachtstunden. Zimmerwärme. Berührung. Geräusche.
Besser	Frische Luft. **Ruhe**. Eintritt der Schweißbildung.
Gemüt	Mentale und körperlicher **Unruhe** bis zu hochgradiger **Erregung**, quälenden **Angstzuständen**.

Bromium

▸ **Tab. 4.226** Bromium.

	Symptome/Modalitäten
Leitsymptom	**Rauer, bellender** Husten. Tockener, krampfhafter **Krupphusten**. Typische **Sommererkältung**: Abkühlung nach Erhitzung. Kitzeln im Hals. Heiserkeit.
Auffallend	Schluck Wasser bessert. Kälte-, Wundheits-, Fremdkörpergefühl im Kehlkopfbereich. Anfangs: Fließschnupfen, Niesreiz, Wundsein am Naseneingang. **Harte**, geschwollene **Halslymphknoten**. Lymphatismus. Neigung zu Drüsenschwellungen, **Parotitis**, Hodenschwellung. Dickliche, warmblütige Kinder mit zarter, heller Haut.
Möglicher Auslöser	Sommer, **Sonnenhitze**, **Abkühlung nach Überhitzung**. **Staub**, Feinstaub. Tabakrauch. Allergie.
Schlechter	Erste Nachthälfte: **abends** bis **Mitternacht**. Kalte Luft, die der Wärme folgt. Eintreten in warmes Zimmer. Milch.
Besser	**Meeresluft**. Bewegung. Kalte Getränke.
Gemüt	Aktive Kinder, die zu Reizbarkeit und Unzufriedenheit neigen. Während des Krupphustens wollen sie getragen werden. Nachts und im Dunkeln haben sie Angst.

Coccus cacti

▶ **Tab. 4.227** Coccus cacti.

	Symptome/Modalitäten
Leitsymptom	Plötzliche, **heftige Hustenattacken** mit **Würgereiz**. **Stauungsröte** im Gesicht.
Auffallend	Reichlich **Fäden ziehender** Bronchialschleim, schwer abzuhusten. Anfangs: **Kitzelhusten.** Gefühl eines Haares/Krümels/Schleimpfropfes im Kehlkopf. Keuchender Husten, der sich an der kühlen Luft bessert. Paradox: Auslöser Winterluft / Hustenreiz bessert sich an kühler Luft. Bewährt bei: **Krupphusten,** langwierigen Bronchialkatarrhen, **Pertussis**.
Möglicher Auslöser	**Winter**. Kühle Luft. Tabakrauch. Anstrengung.
Schlechter	**Wärme**, **Zimmerwärme**. Warmwerden im Bett. Hinlegen, vor Mitternacht. **Frühmorgens** (6.00 Uhr), beim Erwachen. Tabakluft.
Besser	**Frische Luft**, kalte Luft. Aufsetzen. Trinken von kaltem Wasser.
Gemüt	Lebhaft, redselig, aber auch besorgt, reizbar, nervös.

Rumex crispus

▶ **Tab. 4.228** Rumex crispus.

	Symptome/Modalitäten
Leitsymptom	**Kitzelhusten**. Quälender, **trockener** Reizhusten. Hustenreiz, ausgelöst durch **kalte Luft**.
Auffallend	Extreme **Empfindlichkeit** gegen das **Einatmen von kalter Luft**. Trockener, **spasmoider** Husten beim **Wechsel aus warmem** Zimmer in die **kalte Luft** und auch umgekehrt. Zäher, **festsitzender** Schleim im Kehlkopfbereich. **Katarrh,** anfangs mit reichlich **dünnem** Sekret. zunehmend **zäh-klebrig** (Räusper-/Kitzelhusten). Frösteligkeit, Erkältungsneigung. Diarrhöe frühmorgens.
Möglicher Auslöser	Kälteeinbruch. Temperaturveränderungen der Luft.
Schlechter	**Kalte Luft**. Gegen Mitternacht (**23.00 Uhr**). **Hinlegen**. Erwachen. Entkleiden. Sprechen. Äußerer Druck auf Kehlkopf/Trachea.
Besser	**Bedecken** von **Mund** und **Nase** (Schal, Bettdecke etc.). Wärme. Konstante Temperatur.
Gemüt	**Ruhelosigkeit**, besonders abends. Anschein der **Teilnahmslosigkeit** durch Konzentration auf die eigene Atmung.

4.7.3 Obstruktive Bronchitis/Asthma bronchiale

Antimonium tartaricum

▶ **Tab. 4.229** Antimonium tartaricum.

	Symptome/Modalitäten
Leitsymptom	**Kurzatmigkeit** und **nächtliche Erstickungsanfälle.** **Feucht rasselnder** Husten, ohne Expektoration.
Auffallend	Beschleunigte, keuchende Atmung mit verlängerter Exspiration. Laute fein- bis mittelblasige **Rasselgeräusche**, tastbar über dem Thorax. Massenhaft **zäher**, gelblicher **Bronchialschleim**. Würgereiz durch vergeblichen Husten (ohne Schleimauswurf). Auffallend: **Bauchatmung** und **Nasenflügeln**. **Schwäche**, **Kaltschweißigkeit**, **Atemnot**. Dick **weiß** belegte **Zunge**.
Möglicher Auslöser	**Feucht-kühle** Witterung. **Herbst** und **Frühling**. Überhitzung. Zorn.
Schlechter	**Nachts** (3.00 bis 4.00 Uhr). Morgens. **Hinlegen**. **Milch**. Hitze. **Warme Zimmerluft**. Warme Getränke.
Besser	**Frische** Luft. **Aufsitzen**. Auswurf.
Gemüt	**Schüchterne**, **weinerliche** Kinder, die sich **ungern untersuchen oder** auch nur **anschauen** lassen. Sie **klammern** sich an die Mutter. In der Krankheit schlecht gelaunt, besonders nach dem Erwachen.

Arsenicum album

▶ **Tab. 4.230** Arsenicum album.

	Symptome/Modalitäten
Leitsymptom	In den **Nachtstunden** zunehmende Hustenanfälle, **asthmatische Atmung** mit Höhepunkt **nach Mitternacht**. Große **Angst** und **Unruhe** durch **Erstickungsgefühl**.
Auffallend	Kinder wollen **sich aufsetzen**, suchen elterlichen **Beistand**. Periodisch **wiederkehrender** asthmatischem Husten, nachts. Husten trocken, hart – oder auch feucht-rasselnd. **Durst** auf häufige, kleine **Schlucke**. **Unruhiger Schlaf** mit Hochschrecken zwischen 0.00 und 2.00 Uhr. Bei fortgeschrittener Krankheit: **Schwäche** und Kaltschweißigkeit. **Zarte** Kinder mit **Verlangen** nach **Nähe**, **Halt** und **Wärme**.
Möglicher Auslöser	Feuchte Witterung. **Verkühlung**. Kühles Bad. Frieren. Speiseeis. Überhitzt mit Schweiß. Überanstrengung. Allergie. Kummer.
Schlechter	**Kälte, kalte Getränke**. Morgens. Nach Mitternacht (0.00 bis 3.00 Uhr), Nachmittag (12.00 bis 14.00 Uhr).
Besser	**Wärme. Warme Getränke**. Frische warme Luft. Aufsitzen. Gesellschaft, Nähe eines Elternteils. Fester **Halt**.
Gemüt	**Innere Unruhe** und Besorgnis um die Genesung. **Ängstlichkeit**, Frösteligkeit, **Kältegefühl.** Verlangen nach Halt in der Familie.

Cuprum metallicum

▶ **Tab. 4.231** Cuprum metallicum.

	Symptome/Modalitäten
Leitsymptom	Heftige krampfartige Hustenanfälle. Asthmatisches Einschnürungsgefühl, **Atemnot**, Erstickungsanfälle. **Stauungsröte** im Gesicht und in den Bindehäuten. Keuchhusten.
Auffallend	Schlagartiger Beginn, Ende 1–3 Stunden später. Lautes Schleimrasseln, das sich schwer löst. Mit Hustenattacken **zuckt** oder **versteift** sich der ganze **Körper**. **Fäusteln,** Daumen/Finger verkrampfen während Atemnotanfälle. Spastische Hustenkrämpfe (Asthma, Pertussis) mit Dyspnoe. **Zyanose**. Neigung zu Erbrechen, Bauchkoliken, Konvulsionen.
Möglicher Auslöser	Reizende Dämpfe. Schreck, Ärger. Erschöpfung. Schlafmangel. Hitze. Unterdrückung.
Schlechter	Zunehmend nachts. Einatmen von kalter Luft. Temperaturwechsel von warm nach kalt und kalt nach warm. Bewegung. Lachen. Überstreckung des Oberkörpers.
Besser	Kaltes Wasser trinken. Liegen.
Gemüt	Überempfindliche, impulsive Kinder, die schlagen und toben oder sich zurückziehen und verweigern. Abneigung, berührt oder getragen zu werden. Ein festes Regelwerk gibt ihnen Sicherheit.

Ipecacuanha

▶ **Tab. 4.232** Ipecacuanha.

	Symptome/Modalitäten
Leitsymptom	**Unstillbarer**, heftiger Husten mit Erstickungsgefühl und Brechreiz. **Grobes Rasseln** in der Brust (*Cave:* Bronchopneumonie).
Auffallend	Frösteligkeit. Absteigende Erkältung. **Zunge** ist meist **rosafarben**, feucht und **ohne Belag**. Reichlich Speichel- und **Schleimbildung** trotz **Durstlosigkeit**. Pummelige, schwächliche Kinder mit vermehrter **Schweißbildung**. Krampfartige Atembeschwerden mit Würgen, (obstruktive Bronchitis, Bronchiolitis, Asthma, Pertussis).
Möglicher Auslöser	Hyperreagibles Bronchialsystem. Sommerzeit. **Hitze**. **Feuchtigkeit**, **feuchtes Wetter** (Herbst, Sommer). Feucht-warme Winde.
Schlechter	Trockenes und feuchtes Wetter. Hitze und Kälte. Geringste Bewegung. Überessen. Fettes, Speiseeis. Zimmerluft.
Besser	**Frische** Luft. Trinken. **Ruhe.** Liegen. Druck.
Gemüt	Launische, unzufriedene Kinder mit zunehmender **Reizbarkeit** in der Krankheit.

Jodum purum

▶ **Tab. 4.233** Jodum purum.

	Symptome/Modalitäten
Leitsymptom	**Allergisch-asthmatischer** Husten. **Engegefühl** in **Brust**- und **Kehlkopfbereich**. Heiserer, **trocken-kruppöser** Kitzelhusten.
Auffallend	**Bronchialasthma** mit anfallsartiger **Kruppsymptomatik**. **Erstickungsgefühl** und **Angst** während der Hustenattacken. **Brennende Brustschmerzen** und **wund machende Sekrete**. **Warme**, bewegungsaktive, schlanke Kinder, die **viel schwitzen**. Dünne, magere Kinder, trotz großen Appetits. Ständiges **Hungergefühl**, bereits kurz nach der letzten Mahlzeit. Großer **Bewegungsdrang**, möchte laufend beschäftigt werden.
Möglicher Auslöser	**Hitze**. Warme, stickige Luft. **Allergie** (Sommer, Herbst). Mangelnde Zuwendung. Langeweile. Deprivation.
Schlechter	**Warme**, geschlossene Räume. Warme Umschläge. **Nachts**. **Ruhe**. Hinlegen. Berührung, Druck. Anstrengung. Fasten.
Besser	**Bewegung im Freien**. **Frische Luft**. Kühle Anwendungen. Kühlendes Bad. Aufrechtliegen/Aufsitzen.
Gemüt	Tag und Nacht **ruhelose**, **bewegungsaktive** Kinder. Ruhe scheinen sie als **angsterregend** zu empfinden.

Kalium sulfuricum

▶ **Tab. 4.234** Kalium sulfuricum.

	Symptome/Modalitäten
Leitsymptom	Husten **grobblasig** rasselnd/**asthmatisch**, verstärkt nachts. Reichlich gelbes Bronchialsekret, kann schwer abgehustet werden.
Auffallend	Erkältung mit reichlichen, gelben Schleimabsonderungen. Neigung zu Tubenmittelohrkatarrh, Sinubronchitis. **Warmblütig**, **Schwitzneigung**, dabei kühle Extremitäten. Verlangen nach frischer Luft. Abneigung gegen Eier; Verlangen nach Süßigkeiten.
Möglicher Auslöser	Sinusitis, Adenoide, Allergie. Abkühlung/Unterkühlung.
Schlechter	Wärme, **warme Zimmerluft**. **Abends** und nachts.
Besser	Frische, kühle Luft, im Freien. Bewegung.
Gemüt	Neugierige, lebhafte, auch recht schüchterne Kinder. In den Abendstunden weinerlich, stimmungslabil, schlagartig auch **reizbar**. Ängste und **Schreckhaftigkeit** bereits durch Kleinigkeiten. Ablehnung von Trost. Bewegung und frische Luft bessern.

Lachesis muta

▶ **Tab. 4.235** Lachesis muta.

	Symptome/Modalitäten
Leitsymptom	**Trockener**, **kitzelnder** Reizhusten. **Erstickungsgefühl/Einschnürungsgefühl** im Hals / in der Brust. **Dunkelrote bis violette Gesichtsverfärbung (Zyanose).**
Auffallend	Plötzliches Auftreten **aus dem Schlaf** heraus. Kehlkopf und Hals äußerst empfindlich gegen Druck und Berührung (z. B. Rollkragen). Wiederkehrendes Verlangen nach tiefen Atemzügen (Seufzeratmung). Zäher, schwer löslicher Schleim. Schlucken fester Speisen ist leichter als das Schlucken von Flüssigkeiten. **Heiße**, brennende **Hände** und **Füße**. Starke **Schweißneigung**. Warmblütig.
Möglicher Auslöser	**Hitze**, **Sonne. Zugluft**. Warmes, **schwüles** Wetter. Jahreszeitenwechsel, Frühling, Herbst. **Stickige** Luft, Raucherluft. **Eifersucht** (z. B. Asthma nach der Geburt eines Geschwisters).
Schlechter	**Leichte Berührung**, Druck. **Beengung** am Hals (enge Kragen). Im Raum. **Morgens.** Im **Schlaf**, nach dem Schlaf. Heiße Getränke. Warme, **stickige Zimmerluft**. Säuren.
Besser	**Kühlung**, **kalte Getränke**. **Frische Luft**. Warme Brustumschläge. Aufsitzen.
Gemüt	**Lebhafte**, **ruhelose** Kinder, **extrovertiert** und **redselig**, **eifersüchtig**. **Berührungs- und Druckempfindlichkeit** (bei leichtem Druck), Schwäche.

Lobelia inflata

▶ **Tab. 4.236** Lobelia inflata.

	Symptome/Modalitäten
Leitsymptom	**Krampfartiger**, kruppöser **Husten** mit **Kurzatmigkeit**. **Atemnot** (bei geringem Auskultationsbefund).
Auffallend	**Nächtliche Atemkrise**. Hals wie eingeschnürt. **Beklemmungsgefühl** in der Brust. Hysterische **Panik**. Tachykardie, Schweißausbruch, Übelkeit/Erbrechen. Elends- und Leeregefühl im Magen, strahlt bis in die Brust hinein. **Fäden ziehender** Schleim im Rachen. Gefühl von feinen Stichen im Körper. Tuberkulinische Konstitution.
Möglicher Auslöser	**Raucherluft**. Kälteeinwirkung, **kalte Zugluft**. Temperaturveränderung. Kaltes Baden. **Nasse Füße**.
Schlechter	Bewegung. Anstrengung. Nach dem Schlaf. **Tabakrauch**.
Besser	**Wärme**.
Gemüt	In der Krankheit: **große Ängstlichkeit**, **hypochondrische Hysterie** (Todesangst), Panik wegen der Luftnot.

Natrium sulfuricum

▶ **Tab. 4.237** Natrium sulfuricum.

	Symptome/Modalitäten
Leitsymptom	**Feucht-rasselnder asthmatischer** Husten, ausgelöst **durch Feuchtigkeit**. Atemnot.
Auffallend	**Asthmaanfälle** im Rahmen von Erkältungen, stets ausgelöst durch feuchte Umgebung. **Reichlich Sekretionen** von **gelber** oder **grün-gelber** Farbe. Warmblütig. Neigung zu Leberbeschwerden, Koliken, Flatulenz. Verlangen nach **warmer Milch**, Eis und **kalten Getränken**. Abneigung gegen Joghurt. Spätes Laufenlernen. Sykotisches Miasma.
Möglicher Auslöser	**Feuchte Witterung**. **Nebel**. Feucht-warmes Wetter, Regenwetter. Feuchte Wohnung. Frühling. **Seeluft**. Heuschnupfen.
Schlechter	**Feuchtigkeit**. Kleiderdruck. Spätabends. Kalte Getränke. **Nachts** (3.00 bis 4.00 Uhr).
Besser	Frische Luft. **Trockenheit**, trockenes **warmes** Wetter. Zusammenkrümmen. Fester Druck. Bewegung. Aufsitzen. Vormittags.
Gemüt	**Verschlossene**, **stoisch** gefasste Kinder, **ohne** die altersübliche Spontanität/Impulsivität. Traurigkeit und Melancholie, besonders durch Musik.

4.7.4 Pneumonie

Belladonna

▶ **Tab. 4.238** Belladonna.

	Symptome/Modalitäten
Leitsymptom	**Harter**, krampfartiger, trockener **Husten**. **Plötzlicher**, **heftiger** Krankheitsbeginn mit **hohem Fieber** (> 39 °C). Schmerzhafte Hustenstöße.
Auffallend	**Rotes** Gesicht, heißer brennender Kopf, kühle Hände und Füße. **Durstlosigkeit**. **Weite Pupillen**. **Schweißausbrüche**. Reizempfindlichkeit, Schreckhaftigkeit, Angstzustände, traumreicher, störanfälliger Schlaf.
Möglicher Auslöser	**Feucht-kühle** Witterung, **Zugluft**, **Unterkühlung**; **nasser** Kopf. Haareschneiden. Überhitzung, **Sonnenhitze**.
Schlechter	**Rechtsseitigkeit**. Nachmittags und nachts. **Erschütterung, Berührung**, Bewegung. Licht, Geräusche, jegliche **Sinnesreize**.
Besser	**Ruhe**, Bettruhe. **Druck. Kühlende** (Kopf) auch wärmende (Extremitäten) **Umschläge**. Reizreduktion, Abdunkeln.
Gemüt	**Lebhafte, feinsinnige** Kinder, die zur **Überreizung der Sinne** (Licht, Geräusche, Berührung) neigen. Sie sind ruhelos, hitzig, weinen leicht, haben einen **störanfälligen Schlaf**. Trost lehnen sie ab.

Bryonia alba

▶ **Tab. 4.239** Bryonia alba.

	Symptome/Modalitäten
Leitsymptom	**Trockener**, **schmerzhafter** Husten. **Pleuraschmerzen** durch **tiefe Atemzüge / kleinste Bewegungen**.
Auffallend	**Trockene** Schleimhäute, trockene Lippen, trockener Husten. Hohes, **anhaltendes Fieber**. **Durst** auf **große Mengen** kühlen Wassers. Stechende **Schmerzen** bereits durch **kleinste Bewegungen**. Neigung zur **Obstipation**. Kräftige, muskulöse Körperkonstitution, **reizbar**-cholerisch.
Möglicher Auslöser	**Nasskalte** Witterung, kühle **Winde**, Gewitter, Sturm. **Sommerhitze**, Wärme, Überhitzung. Zorn, **Verdruss.**
Schlechter	**Kleinste Bewegungen**/Erschütterungen. Berührung. **Wärme,** Hitze (warme Räume, heißes Wetter). Abkühlung **nach** Überhitzung. **Morgens** beim Aufstehen. Abends (21.00 Uhr).
Besser	**Ruhe**, bewegungsloses Liegen. Frische Luft. **Kühlung**, kühle Umschläge. **Flüssigkeit/Trinken.**
Gemüt	Die Kinder sehnen sich nach Sicherheit und Geborgenheit, sind **launisch,** unzufrieden, evtl. redselig. **Reizbarkeit, Ruhebedürfnis**.

Carbo vegetabilis

▶ **Tab. 4.240** Carbo vegetabilis.

	Symptome/Modalitäten
Leitsymptom	**Schwere** asthmatische Atembeschwerden mit **Atemnot**. Husten in **heftigen Anfällen**, ggf. **Brennen** in der Brust. **Zyanose**.
Auffallend	**Verlangen** nach **frischer Luft**, nach **Zufächeln** von **kühler Luft**. Kalter Atem, **kühle** Extremitäten, kühle Schweiße, Frostigkeit. **Schwäche**, **Vitalitätsverlust**, Trägheit, Apathie. **Ausgelaugt** nach schwerer Atemwegserkrankung. Erschöpfungs- und Schwächezustand.
Möglicher Auslöser	Überanstrengung. **Wetterumschwung. Warmes, feuchtes Wetter**. Heiße Luft (Feuer). Sommerwetter, Sonne.
Schlechter	**Im Liegen**. **Abends und vor Mitternacht**. **Schwüles**, **feucht-warmes** Wetter. Abkühlung. Kleiderdruck. Bewegung.
Besser	**Aufsitzen**. **Frische, kühle Luft**. **Gefächelt** werden. Abdecken. Füße hochlagern. Morgens.
Gemüt	**Große Angst**, anfangs ruhelos, im weiteren Verlauf schlaff, **lähmig-träge** und gleichgültig. **Nächtliche Panikanfälle**, Angst vor der Dunkelheit / allein ins Bett zu gehen.

Chelidonium majus

► **Tab. 4.241** Chelidonium majus.

	Symptome/Modalitäten
Leitsymptom	**Quälender**, krampfartiger Husten, **Schleimrasseln** in der Brust. Zäher Schleim, reichlich Auswurf morgens und im Verlauf. Kurze, schnelle Atmung, **Nasenflügeln**, **Erstickungsgefühl**. Besser durch **Aufsitzen und Vornüberbeugen**.
Auffallend	**Stechende** Schmerzen, ziehen von rechter Schulter nach vorne. Ggf. Kombination von **Leber-** und **Atemwegserkrankung**. **Rotes** Gesicht, Hitzegefühl bis in die Hände. **Gelbverfärbung** des Zungenbelages und der Skleren. In der Krankheit: abgeschlagen, schwach, mangelhaftes Gedeihen. Durst auf **warme Getränke**.
Möglicher Auslöser	**Wetterumschwung**. Nord-Ost-**Wind**.
Schlechter	**16.00 Uhr** nachmittags. **Früh am Morgen** 4.00 Uhr. Zimmerwärme. Berührung.
Besser	Alleinsein. **Anziehen der Beine**, **Vornüberbeugen**. Warme Getränke, Speisen. Heißes Bad.
Gemüt	Reizbare, unbeherrschte, streitsüchtige Kinder. Wechsel zwischen Melancholie und Selbstherrlichkeit. Schwarz-Weiß-Denken.

Kalium carbonicum

► **Tab. 4.242** Kalium carbonicum.

	Symptome/Modalitäten
Leitsymptom	**Erstickender Husten** mit Würgereiz. **Keuchende**, **pfeifende** Atmung.
Auffallend	Reichlich **Schleimrasseln** in der Brust, **schwer** abzuhusten. **Stechende Schmerzen** in der Brust. **Alles verschlimmert sich** nachts: Ruhelosigkeit, panische **Angstattacken**, vermehrt **Hustenattacken** (2.00 bis 4.00 Uhr). Morgens und tagsüber **Unausgeschlafenheit**, **Schwäche**. **Schreckhafte Berührungsempfindlichkeit**, Kitzeligkeit. **Frostige**, kälteempfindliche, magere Kinder.
Möglicher Auslöser	**Winter, Kälte, Zugluft. Erschöpfung**. Trennungstrauma. Überanstrengung; **Überforderung** (Schule, Eltern).
Schlechter	**Nachts** (1.00 bis 4.00 Uhr). **Berührung**. Zugluft. Kälte.
Besser	**Wärme**. Warmes Wetter. Trockene, warme, frische Luft. Tagsüber. **Aufrecht sitzen, vornüber gebeugter** Oberkörper. **Zuwendung**, **Geborgenheit** durch Familie. Bewegung. Schaukeln, Wiegen.
Gemüt	Ernsthafte, gewissenhafte Kinder, scheu und introvertiert. Unzufrieden, **reizbar** (im Familienkreis), **überempfindlich** (z. B. Berührung, Schmerz), **schreckhaft**, voller **Ängste** und Einbildungen.

Lycopodium clavatum

▸ **Tab. 4.243** Lycopodium clavatum.

	Symptome/Modalitäten
Leitsymptom	**Hackender**, hohler, **tief sitzender** Kitzelhusten. Husten tagsüber lockerer, nachts kruppös, erstickend. **Verschlechterung** zwischen **16.00** und **20.00** Uhr.
Auffallend	**Fortgeschrittenes Stadium** einer Pneumonie. Heftige Hustenanfälle mit reichlich **Auswurf** von gelbem Schleim. **Nasenflügeln**. Lippenzyanose. Schweißneigung, Nachtschweiße. **Rechtsseitigkeit**: rechter Unterlappen. Schmerzen in der Lebergegend. Kälteempfindlich, aber Verlangen nach frischer Luft. Geringer Durst, trotz Trockenheitsgefühl des Halses. Verlangen nach **warmen Getränken**.
Möglicher Auslöser	Regenwetter. Nasses, stürmisches Wetter. Wind. Innerliche **Anspannung**. Hitze.
Schlechter	**Spätnachmittags**, (16.00 bis 20.00 Uhr). Kalte Getränke. Kleiderdruck. **Morgens** nach dem **Erwachen**. Zimmerwärme.
Besser	**Warme Getränke**/Speisen. Kühle Wickel. Bewegung. Flatulenz.
Gemüt	Schüchterne, ängstliche Kinder, zu Hause aber **herrisch,** trotzig, reizbar. Sie möchten **Ruhe** – gleichzeitig die **Nähe** einer vertrauten Person. Mangel an Selbstvertrauen, Sorge, sich zu blamieren.

Sulfur

▸ **Tab. 4.244** Sulfur.

	Symptome/Modalitäten
Leitsymptom	Trockener, **krampfartiger** Husten **nachts**. Tagsüber lockeres **Schleimrasseln** über der Brust. Kurzatmigkeit/Erstickungsgefühl **nachts** und im stickigem Raum.
Auffallend	**Protrahierter Verlauf**, wenn **Vorbehandlung nicht geholfen** hat. Viel **Durst**. Sporadische **Heißhungeranfälle**. Warmblütige Kinder, aktives, **kräftiges Temperament**. **Schweißausbrüche**. **Warm-schwitzige Füße** und Hände. **Hitzegefühl.** Heiße **Füße** werden unter der Decke hervorgestreckt. **Gerötetes**, wundes Genitale, auch **After-** und **Mundregion**. **Trockene Haut** und Haare. Frühmorgendlicher Durchfall.
Möglicher Auslöser	Unterdrückte Krankheitsverläufe. Überanstrengung. **Sonnenhitze**. Kälte. Nässe. Feuchtes Wetter, Baden.
Schlechter	**Hitze** aller Art. Warmes geschlossenes Zimmer. Bettwärme. Nachts. Spät vormittags (11.00 bis 12.00 Uhr). **Kühles** Wetter.
Besser	Im Freien, frische Luft. In **Bewegung.** Trockenes, warmes Wetter. Rechtsseitenlage. Schwitzen.
Gemüt	Vitale, **willensstarke** Kinder, sind selbstbezogen, durchsetzungsfähig, unordentlich, vergesslich. Sie können phasenweise auch **sehr reizbar** sein, zweifelnd und ängstlich. Abneigung gegen Wasser.

4.8
Magen-Darm-Erkrankungen

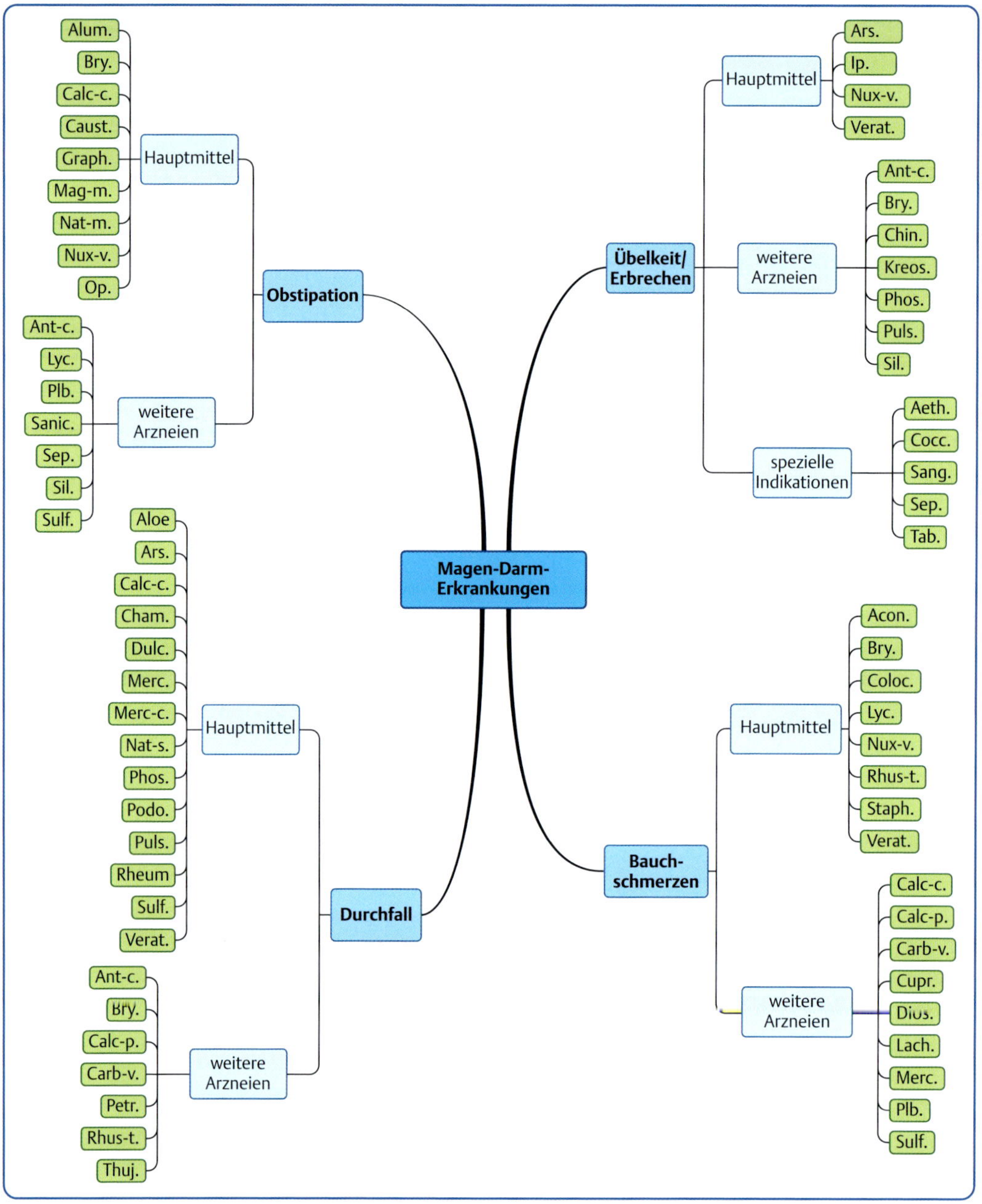

▶ **Abb. 4.9** Magen-Darm-Erkrankungen.

Übelkeit/Erbrechen Kap. 4.8.1, Hauptmittel
- Arsenicum album ▶ Tab. 4.245
- Ipecacuanha ▶ Tab. 4.246
- Nux vomica ▶ Tab. 4.247
- Veratrum album ▶ Tab. 4.248

Übelkeit/Erbrechen, Weitere Arzneien
- Antimonium crudum ▶ Tab. 4.249
- Bryonia alba ▶ Tab. 4.250
- China officinalis ▶ Tab. 4.251
- Kreosotum ▶ Tab. 4.252
- Phosphorus ▶ Tab. 4.253
- Pulsatilla pratensis ▶ Tab. 4.254
- Silicea terra ▶ Tab. 4.255

Übelkeit/Erbrechen, Spezielle Indikationen
- Aethusa cynapium ▶ Tab. 4.256
- Cocculus indicus ▶ Tab. 4.257
- Sanguinaria canadensis ▶ Tab. 4.258
- Sepia succus ▶ Tab. 4.259
- Tabacum ▶ Tab. 4.260

Bauchschmerzen Kap. 4.8.2, Hauptmittel
- Aconitum napellus ▶ Tab. 4.261
- Bryonia alba ▶ Tab. 4.262
- Colocynthis ▶ Tab. 4.263
- Lycopodium clavatum ▶ Tab. 4.264
- Nux vomica ▶ Tab. 4.265
- Rhus toxicodendron ▶ Tab. 4.266
- Staphisagria ▶ Tab. 4.267
- Veratrum album ▶ Tab. 4.268

Bauchschmerzen, Weitere Arzneien
- Calcium carbonicum ▶ Tab. 4.269
- Calcium phosphoricum ▶ Tab. 4.270
- Carbo vegetabilis ▶ Tab. 4.271
- Cuprum metallicum ▶ Tab. 4.272
- Dioscorea villosa ▶ Tab. 4.273
- Lachesis muta ▶ Tab. 4.274
- Mercurius solubilis ▶ Tab. 4.275
- Plumbum metallicum ▶ Tab. 4.276
- Sulfur ▶ Tab. 4.277

Durchfall Kap. 4.8.3, Hauptmittel
- Aloe socotrina ▶ Tab. 4.278
- Arsenicum album ▶ Tab. 4.279
- Calcium carbonicum ▶ Tab. 4.280
- Chamomilla ▶ Tab. 4.281
- Dulcamara ▶ Tab. 4.282
- Mercurius corrosivus ▶ Tab. 4.283
- Mercurius solubilis ▶ Tab. 4.284
- Natrium sulfuricum ▶ Tab. 4.285
- Phosphorus ▶ Tab. 4.286
- Podophyllum peltatum ▶ Tab. 4.287
- Pulsatilla pratensis ▶ Tab. 4.288
- Rheum palmatum ▶ Tab. 4.289
- Sulfur ▶ Tab. 4.290
- Veratrum album ▶ Tab. 4.291

Durchfall, Weitere Arzneien
- Antimonium crudum ▶ Tab. 4.292
- Bryonia alba ▶ Tab. 4.293
- Calcium phosphoricum ▶ Tab. 4.294
- Carbo vegetabilis ▶ Tab. 4.295
- Petroleum ▶ Tab. 4.296
- Rhus toxicodendron ▶ Tab. 4.297
- Thuja occidentalis ▶ Tab. 4.298

Obstipation Kap. 4.8.4, Hauptmittel
- Alumina ▶ Tab. 4.299
- Bryonia alba ▶ Tab. 4.300
- Calcium carbonicum ▶ Tab. 4.301
- Causticum Hahnemanni ▶ Tab. 4.302
- Graphites naturalis ▶ Tab. 4.303
- Magnesium muriaticum ▶ Tab. 4.304
- Natrium muriaticum ▶ Tab. 4.305
- Nux vomica ▶ Tab. 4.306
- Opium ▶ Tab. 4.307

Obstipation, Weitere Arzneien
- Antimonium crudum ▶ Tab. 4.308
- Lycopodium clavatum ▶ Tab. 4.309
- Plumbum metallicum ▶ Tab. 4.310
- Sanicula aqua ▶ Tab. 4.311
- Sepia succus ▶ Tab. 4.312
- Silicea terra ▶ Tab. 4.313
- Sulfur ▶ Tab. 4.314

4.8.1 Übelkeit/Erbrechen

Hauptmittel

Arsenicum album

▶ **Tab. 4.245** Arsenicum album.

	Symptome/Modalitäten
Leitsymptom	**Anhaltende** Übelkeit, **wiederholtes** Erbrechen. Zunehmende **Schwäche** und **Erschöpfung**.
Auffallend	Verlangen nach **häufigen kleinen Schlucken**, kurz darauf wieder **Erbrechen** – besonders bei kalten Getränken. Andauerndes Erbrechen und Durchfall in **häufigen**, **kleineren** Portionen. **Brennendes** Gefühl nach Erbrechen in Speiseröhre/Rachen. **Unruhiger Schlaf** mit Hochschrecken zwischen 0.00 und 2.00 Uhr. **Zarte** Kinder mit **Verlangen** nach **Nähe**, **Halt** und **Wärme**.
Möglicher Auslöser	**Verdorbene** Lebensmittel. Kälte, **kalte Getränke**. Frieren. Speiseeis. Überhitzt mit Schweiß. Überanstrengung. Allergie. Feuchtigkeit.
Schlechter	Nach Mitternacht (0.00 bis 3.00 Uhr), Nachmittag (12.00 bis 14.00 Uhr). Abends.
Besser	**Wärme**, warme Getränke, frische, warme Luft. Bedürfnis, sich einzuhüllen. Beruhigender Beistand, Nähe eines Elternteils/Mitmenschen.
Gemüt	Kinder verlangen nach **Halt** in der Familie, elterlichen Beistand und materielle Werte (Geiz). **Innere Unruhe** / Besorgnis um die Genesung. Verlassen **ängstlich** das Bett. Frösteligkeit, **Kältegefühl**.

Ipecacuanha

▶ **Tab. 4.246** Ipecacuanha.

	Symptome/Modalitäten
Leitsymptom	**Hartnäckige** Übelkeit mit Brechreiz, scheint sich nicht zu bessern. Starke **Beeinträchtigung** aufgrund der Übelkeit.
Auffallend	**Zunge** ist meist **rosafarben**, feucht und **ohne Belag**. Nach dem Erbrechen wird **keine Erleichterung** empfunden. Reichlich **Schleim**-/**Speichelbildung** trotz **Durstlosigkeit**. Erbrechen, ausgelöst durch einen **Hustenreiz**. Blutbeimengung im Erbrochenen. Frösteligkeit. Pummelige, schwächliche Kinder mit vermehrter Schweißbildung.
Möglicher Auslöser	Unverträgliche Nahrungsmittel. Magen-Darm-Infekt. Sommerzeit. **Hitze**. **Feuchtigkeit, feuchtes Wetter** (Herbst, Sommer).
Schlechter	Trockenes und feuchtes Wetter. Hitze und Kälte. Geringste Bewegung. Überessen. Fettes, Speiseeis. Zimmerluft.
Besser	**Frische** Luft. Trinken. **Ruhe**. Liegen. Druck.
Gemüt	Launische, unzufriedene Kinder mit zunehmender **Reizbarkeit** in der Krankheit.

Nux vomica

▶ **Tab. 4.247** Nux vomica.

	Symptome/Modalitäten
Leitsymptom	**Krampfartiger** Würgereiz. **Anstrengendes** Erbrechen. Anfallsweise **Bauchkrämpfe**. **Schwallartiges** Erbrechen.
Auffallend	**Vergebliches** Würgen ohne Erbrechen. Stuhlgang ist mühsam, **angestrengtes** Pressen. **Empfindlich** gegen alle **Reize** (Berührung, Geräusche, Gerüche). Große **Schmerzsensibilität**. Neigung zu **Erkältung/Magen-Darm-Infekten**.
Möglicher Auslöser	Überessen. **Schwer verdauliche** Kost. **Kälte**, **Zugluft**, Herbst. Schlafmangel. Überarbeitung. Aufregung. Zorn.
Schlechter	**Frühmorgens**. Frische Luft; Entblößen, **Abdecken**; Bewegung. Verärgerung.
Besser	**Wärme**, warme Getränke. Nach dem Stuhlgang. Feuchte Luft. Starker Druck. Einhüllen. Seitenlage. Ruhe, Schlaf.
Gemüt	Typisch ist die allgemeine **Reizbarkeit**, mit fortschreitender Krankheit eher Teilnahmslosigkeit, **Apathie**. Morgenmuffel.

Veratrum album

▶ **Tab. 4.248** Veratrum album.

	Symptome/Modalitäten
Leitsymptom	**Simultanes** Auftreten von Erbrechen und Durchfall. Schwere Gastroenteritis mit zunehmendem **Kräfteverlust**.
Auffallend	Schwallartiges Erbrechen. **Reichlich** wässrige Diarrhöe. **Kaltschweißige** Haut, insbesondere auf der Stirn. **Frostigkeit**, Kälte. Beunruhigender **Schwächezustand**. **Ruhelosigkeit** mit ständig sich **wiederholenden Aktivitäten**, ohne Ziel. **Frühreife** Entwicklung: ernsthaft, intellektuell, auch altklug. Verlangen nach **kühlem** Getränk, Abneigung gegen warmes Essen. Verlangen nach Saurem (Obst), Salzigem.
Möglicher Auslöser	Gastroenteritis; Lebensmittelvergiftung. Schreck. Überstimulation. Anstrengung. Kälte.
Schlechter	Feuchtes Wetter. Frühling, Herbst. Anstrengung. Kalte Getränke.
Besser	**Wärme**; warmes Zudecken. Heiße Getränke. Liegen.
Gemüt	Ehrgeizige Kinder, die zu Prahlerei, Vortäuschungen neigen. Ausgeprägte **Ruhelosigkeit**, später auch **Apathie**, Teilnahmslosigkeit.

Weitere Arzneien

Antimonium crudum

▶ **Tab. 4.249** Antimonium crudum.

	Symptome/Modalitäten
Leitsymptom	**Heftiges**, **langwieriges Erbrechen**, das kaum erleichtert. Dagegen geringfügige Übelkeit.
Auffallend	**Dicker**, **weißer Zungenbelag**. **Abneigung** gegen Berührung. **Hastiger** Esser. Neigung zu Verdauungsstörungen. Übergewicht. Verlangen nach **Saurem**, welches nicht gut vertragen wird. Probleme mit Nägeln (spalten sich) und Haut (Hornhaut).
Möglicher Auslöser	Schwer verdauliche, fette Speisen. **Überessen.** Emotionale **Verstimmungen**, Kummer. **Überhitzen**.
Schlechter	Kälte, kaltes Bad. **Sommerhitze**. Hitze. Wärmelampe.
Besser	**Ruhe**, Liegen. Milde Wärme, warmes Baden. Frische Luft.
Gemüt	Schlecht gelaunt, verdrießlich, weinerlich. Lehnt Körperkontakt ab. Möchte in **Ruhe** gelassen werden. Auch: romantisch, sentimental.

Bryonia alba

▶ **Tab. 4.250** Bryonia alba.

	Symptome/Modalitäten
Leitsymptom	Übelkeit, die schon bei **kleinen Bewegungen** zum Erbrechen führt.
Auffallend	**Trockenheit** der Schleimhäute und der Lippen. **Starker Durst**, Verlangen nach **Flüssigkeit in großen Mengen**. Schmutziger, **grau-brauner Zungenbelag**. **Stechende** Schmerzen, bei **geringfügigen** Bewegungen.
Möglicher Auslöser	**Sommerwetter**. Überreizung, Ärger, Schlafmangel. Überessen. Nahrungsunverträglichkeit.
Schlechter	Bereits geringfügige Bewegung, Aufsetzen (im Bett); am Morgen. Hitze. Genuss von Früchten, Weißkohl. Kalte Getränke.
Besser	Trinken, **Ruhe**. Kühle Luft. Dunkles Zimmer. Sanfter **Druck.** Hockstellung oder in Bauchlage.
Gemüt	Warmblütige, **launische, reizbare** Kinder, die rasch aus dem Takt geraten. Sie verlangen nach **Ruhe**.

China officinalis

▶ **Tab. 4.251** China officinalis.

	Symptome/Modalitäten
Leitsymptom	**Periodisch wiederkehrendes** Erbrechen.
Auffallend	**Schwächezustand** durch Flüssigkeitsverlust. Trotz körperlicher **Mattigkeit** innere Erregung und Überempfindlichkeit der Sinne, Überreizung. **Schlaflosigkeit**. **Geringer Appetit**, „schlechter" Esser. Abmagerung. Zunehmende **Diarrhöe**, schaumig-gelbliche, unverdaute Stühle. Ausgeprägte Blähungen, aufgetriebener Bauch.

▶ **Tab. 4.251** Fortsetzung.

	Symptome/Modalitäten
	Periodisch wiederkehrende **Fieberschübe**, Schweißbildung.
Möglicher Auslöser	Herbst. Magen-Darm-Infekte, Lebensmittelvergiftung. Zugluft.
Schlechter	**Leichte** Berührungen, Kleiderdruck. Kuhmilch, Obst. Flüssigkeitsverlust (Durchfälle, Erbrechen). Abdecken. Kälte.
Besser	**Starker** Druck. Zusammenkrümmen. **Wärme**. Liegen. Frische Luft.
Gemüt	**Sensible**, leicht **erregbare** Kinder. In der Krankheit: **Kraftlosigkeit** gepaart mit **innerer Erregung**, Reizbarkeit.

Kreosotum

▶ **Tab. 4.252** Kreosotum.

	Symptome/Modalitäten
Leitsymptom	Erbrechen von **unverdauter** Nahrung (süßlicher Geschmack) noch **lange nach** der Mahlzeit.
Auffallend	Fauliger **Mundgeruch**. Absonderungen sind **übel riechend**, scharf, brennend. Stuhlverhalt, Anstrengung beim Absetzen des Stuhlgangs. Neigung zu **Karies**. Schnelles Wachstum.
Möglicher Auslöser	**Sommerzeit**, **Zahnungszeit**. Menses.
Schlechter	Kälte. Liegen. **Ruhe**. **Nachts**, morgens. Berührung. Überessen.
Besser	**Wärme**. **Bewegung**. Druck.
Gemüt	Unzufriedene, **gereizte** Kinder. Veränderlicher Schlaf, phasenweise **sehr tief** und kaum erweckbar, auch **schreckhaftes Hochfahren** aus dem Schlaf.

Phosphorus

▶ **Tab. 4.253** Phosphorus.

	Symptome/Modalitäten
Leitsymptom	Übelkeit und Erbrechen bei Gastroenteritis.
Auffallend	Verlangen nach **kalten Getränken**, die aber erbrochen werden. Möchte essen und trinken, Nahrungskarenz verschlimmert. **Geruchsempfindlichkeit**. Plötzlicher **Kräfteverlust** der sonst so vitalen Kinder. Allgemein hochgewachsen, schlank und geschmackvoll gekleidet.
Möglicher Auslöser	Überreizung, **Überanstrengung** (bereits geringfügige Ursachen). **Gewitter**. **Wetterwechsel**; große Hitze oder Kälte. Allergie.
Schlechter	**Abends**, **nachts.** Abdecken. **Linksseitenlage**. Nüchterner Magen. Überwärmte Räume, warme Getränke. **Licht.** Liegen. Menses.
Besser	Kalte Anwendungen. Frische, kühle Luft. **Essen**. **Ruhe.** **Schlaf**. Sanfte (Bauch-)Massage. Umarmen, Trost. Körperkontakt.
Gemüt	**Offen**, mitfühlend, sensibel, auch **ängstlich**. In der Krankheit wandelt sich die Lebendigkeit in **Angst**, Rückzug und emotionale **Starre**. Verlangen nach **Beistand** und **Fürsorge**.

Pulsatilla pratensis

▸ **Tab. 4.254** Pulsatilla pratensis.

	Symptome/Modalitäten
Leitsymptom	Erbrechen nach **schwer verdaulichen, fetten** Speisen. Empfindlicher Magen, Verdauungsbeschwerden.
Auffallend	**Gelblicher Zungenbelag**, gelblicher, rahmiger Schleim. **Durstlosigkeit**, trockene Lippen und Mund. **Frösteligkeit**. **Hitzeunverträglichkeit**. **Wechselhafte** Symptome: **Stuhlgang** mal fester, mal weicher.
Möglicher Auslöser	**Übermäßiger Genuss** von fetten Speisen, Eis, Fleisch. **Kaltes Wetter**. **Unterkühlung**, **nasse Füße**. **Hitze**.
Schlechter	**Wärme**, warme Zimmerluft, Sonnenhitze. Frühjahr, Sommer. **Ruhe**, **Liegen**. Abends und nachts.
Besser	**Frische Luft**. **Kühle** Umschläge. Kalte Getränke. Ruhige, langsame Bewegung, Gehen. Sich **ausweinen**, Zuwendung.
Gemüt	Allgemein liebevolles, **sanft-schüchternes** Wesen. **Weinerlichkeit**, **Stimmungswechsel**, Ängste, Bedürfnis nach Nähe und **Trost**.

Silicea terra

▸ **Tab. 4.255** Silicea terra.

	Symptome/Modalitäten
Leitsymptom	Erbrechen von Getränken aller Art, Erbrechen von **Muttermilch**.
Auffallend	**Durstigkeit**. **Kühle Schweiße,** besonders an Füßen (ätzend) und Kopf (nachts). **Fröstelig**, **kälteempfindlich** (besonders Füße und Kopf). Neigung zu **Verstopfung**. **Milchunverträglichkeit**. **Lymphdrüsenschwellungen** und **Eiterneigung**. **Blasse**, **zierliche** Kinder, **schlaffe** Muskulatur. **Angst vor spitzen** Gegenständen, Spritzen.
Möglicher Auslöser	**Kälte**, feucht-kaltes Wetter, Wetterumschwung, **Zugluft**. **Impfung**. Überlastung der Verdauung oder des Nervensystems.
Schlechter	**Kaltes Wasser**, **Baden**. Milch. Nachts, morgens. Druck. Abdecken.
Besser	**Wärme**. Sommerwetter, **warmes Einhüllen**, Zimmerwärme.
Gemüt	**Anpassungsfähige** Säuglinge, **nachgiebig**, **brav** und friedlich. Dann aber auch: eigensinnig, stur, empfindlich-nervös.

Spezielle Indikationen

Aethusa cynapium

▸ **Tab. 4.256** Aethusa cynapium.

	Symptome/Modalitäten
Leitsymptom	**Quälendes Säuglingserbrechen** bis zur völligen **Erschöpfung**. Diarrhöe und Bauchkrämpfe.
Auffallend	Auswurf von **geronnener** Milch. **Milchunverträglichkeit**. **Hungergefühl** nach Erbrechen → **beschleunigter Nahrungsrhythmus** → erneutes Erbrechen.

▸ **Tab. 4.256** Fortsetzung.

	Symptome/Modalitäten
Möglicher Auslöser	**Überreizung** bzw. **Überforderung** des empfindlichen Nerven- und Verdauungssystems. Milchunverträglichkeit. Zahnung.
Schlechter	Milch. **Zu häufige** Mahlzeiten. Hitze. Dentition. Abends.
Besser	Im **Freien**, in **Bewegung**. Ruhe, beruhigende **Ansprache**.
Gemüt	Große **Unruhe**; **Überanstrengung** und Überreizung führen zu tiefgreifender **Erschöpfung**. Ärger, **Frustration** und Angst.

Cocculus indicus

▸ **Tab. 4.257** Cocculus indicus.

	Symptome/Modalitäten
Leitsymptom	**Reiseübelkeit**. Erbrechen durch **Schwindel** und Benommenheit. Ursache: Autofahrt, Schiffsreise, „Seekrankheit“.
Auffallend	Schwindel bereits beim **Anblick von bewegten** Gegenständen. Übelkeit durch Gerüche. Vermehrter **Speichelfluss** vor dem Erbrechen. **Taubheit** in Händen oder Füßen, wie eingeschlafen. Schlafstörungen. Zähneknirschen. Langsame Auffassung.
Möglicher Auslöser	Autofahrt, Schiffsreise. Migräne. Hirntumor.
Schlechter	Schlafmangel. Aufstehen, **Bewegung**; Körperliche oder emotionale Belastung. Essen, Trinken. Kälte. Frische Luft, im Freien.
Besser	Still Liegen/Sitzen. Warmes Zimmer.
Gemüt	Liebe, schüchterne Kinder, mit Verantwortungsbewusstsein und Sorgen um die Familie. Vorwürfe treffen sie sehr hart.

Sanguinaria canadensis

▸ **Tab. 4.258** Sanguinaria canadensis.

	Symptome/Modalitäten
Leitsymptom	Erbrechen **bei Kopfschmerz**/Migräne.
Auffallend	Das Erbrechen ist **scharf**, brennend, **bitter**, gallig. Erbrechen bessert den Kopfschmerz. **Rechts** betonte Kopfschmerzen ziehen vom Nacken nach vorne. Kopfschmerzen pochend oder **brennend**. **Warmblütig**. **Gesichtsröte** und Hitzewallungen. Magenbrennen.
Möglicher Auslöser	**Sonne**, **Hitze**, Erschütterung, Allergie.
Schlechter	Morgens (**nach Sonnenaufgang**) und vormittags. **Sonne**. Licht. Lärm. Gerüche. Berührung. Erschütterung.
Besser	Abends und nachts. Dunkelheit (nach Sonnenuntergang). **Nach Schlaf**. Nach Wasserlassen. Fester Druck. Frische Luft.
Gemüt	Reizbar, mürrisch, sorgenvoll. Bedürfnis, gehalten zu werden.

Sepia succus

▶ **Tab. 4.259** Sepia succus.

	Symptome/Modalitäten
Leitsymptom	**Leeregefühl** des Magens führt zu **schlimmer** Übelkeit.
Auffallend	**Morgendliche Übelkeit**. Reiseübelkeit. Übelkeit bereits beim **Denken an** Nahrung. Starke **Geruchsempfindlichkeit**. **Heißhunger** und Appetitlosigkeit wechseln abrupt. Schlanke, agile Kinder. **Kühl-schwitzige** Hände und Füße. Empfindlich gegen Hitze und Kälte.
Möglicher Auslöser	**Pubertät**. **Menses**. Ambivalente Mutterbindung. Familiärer Alkoholismus. Verärgerung, **Erschütterung**. Kälte, Nässe. Auch: Sommer, heißes Wetter.
Schlechter	**Morgens**, vor dem Frühstück. Gerüche. Kälte, Nässe, Zugluft.
Besser	**Durch Essen**, besonders **saure** Speisen. **Bewegung** (z. B. Tanz, Reiten). **Wärme**, Bettwärme. Frische Luft.
Gemüt	Sensibel, **verletzlich**. **Weinen**, durch Trost **nicht** zu **beruhigen**. **Hadern** mit der eigenen gesellschaftlichen und sexuellen Rolle. Fühlen sich durch Zärtlichkeit und Körperkontakt häufig bedrängt.

Tabacum

▶ **Tab. 4.260** Tabacum.

	Symptome/Modalitäten
Leitsymptom	Plötzlich **extreme Übelkeit** und enormer Brechreiz. **Viel Spucken**, starke **Speichelbildung**.
Auffallend	Plötzliches oder periodisches Auftreten. **Blässe**, **kalter Schweiß**, Herzklopfen, Schwäche bis zum **Kreislaufschock**. Übelkeit beim **Öffnen der Augen**, bei **geringster Bewegung**. Rissige Lippen, Landkartenzunge. Kraftlosigkeit. Neigung zur Ohnmacht.
Möglicher Auslöser	Reisekrankheit. Tabakrauch.
Schlechter	Bereits **geringfügige** Bewegung. Reiten. Hitze.
Besser	**Augen schließen**. Frische Luft, im Freien. **Abdecken** des **Bauches**.
Gemüt	Schüchterne, launische Kinder mit geringem Selbstwertgefühl. Fühlen sich „**sterbensübel**“, schwach und elend. **Angstattacken**.

4.8.2 Bauchschmerzen

Hauptmittel

Aconitum napellus

▶ **Tab. 4.261** Aconitum napellus.

	Symptome/Modalitäten
Leitsymptom	**Schlagartig** beginnende heftige Bauchschmerzen.
Auffallend	Stechende, **kolikartige** Bauchschmerzen.

▶ **Tab. 4.261** Fortsetzung.

	Symptome/Modalitäten
	Bauchdecke gespannt und **berührungsempfindlich**. Ausgeprägter **Durst**. Hitzegefühl. Bei Fieber: **trockene Hitze**, heißer, roter Kopf.
Möglicher Auslöser	Schlechtwetterfront, Sturm, Kälteeinbruch, (Ost-)Wind; Schreck, Schock; Sonnenhitze. Unterkühlung (Baden, Fahrtwind).
Schlechter	**Kalte Getränke**. **Abend-** und Nachtstunden. Zimmerwärme. **Berührung**. Geräusche. Aufregung.
Besser	**Warme** Getränke, **Ruhe**, im Freien.
Gemüt	Mentale und körperlicher **Unruhe** bis zu hochgradiger **Erregung**, quälenden **Angstzuständen**.

Bryonia alba

▶ **Tab. 4.262** Bryonia alba.

	Symptome/Modalitäten
Leitsymptom	Allmählich zunehmende, **stechende** Bauchschmerzen. Verstärkung bei bereits **geringfügigen Bewegungen**.
Auffallend	**Trockenheit** der Schleimhäute und der Lippen. **Starker Durst**, Verlangen nach **Flüssigkeit in großen Mengen**. Schmutziger, **grau-brauner Zungenbelag**. **Stechende** Schmerzen, bei **geringfügigen** Bewegungen.
Möglicher Auslöser	**Sommerwetter**. Überreizung, Ärger, Schlafmangel. Überessen. Nahrungsunverträglichkeit.
Schlechter	Bereits geringfügige Bewegung, Aufsetzen (im Bett); am Morgen. Hitze.
Besser	Trinken (**kühle Getränke**). **Ruhe**. Kühle Luft. Dunkles Zimmer. Sanfter **Druck.** Hockstellung oder in Bauchlage.
Gemüt	Warmblütige, **launische**, **reizbare** Kinder, die rasch aus dem Takt geraten. Sie verlangen nach **Ruhe**.

Colocynthis

▶ **Tab. 4.263** Colocynthis.

	Symptome/Modalitäten
Leitsymptom	**Kolikartige** Bauchschmerzen, die sich typischerweise durch **Zusammenkrümmen**, **Wärme** und **Druck** auf den Bauch **bessern**.
Auffallend	Heftige, **schneidende** Bauchkrämpfe führen zu Wut, Schreien. Kind windet sich vor Schmerzen. Krämpfe. Unwillkürliches **Zusammenkauern**, **Hockstellung**, Bauchlage. Gebeugte Haltung, die Hände auf den Bauch gelegt. Anschließend Taubheitsgefühl. **Wärme** und starker **Druck** auf den Bauch **bessern**. Häufiger, unverdauter, schaumiger Durchfall.
Möglicher Auslöser	Zugluft, Erkältung, Ärger. Magen-Darm-Infektion.
Schlechter	**Nachts**. Aufregung. Ärger. Nach dem Essen. Rückwärtsbeugen. Sanfte Berührung mit fehlendem Druck auf dem Bauch.
Besser	**Gekrümmte** Haltung. **Druck** auf das schmerzhafte Bauchareal. Wärme, **warme Bauchwickel**. Frische Luft. Nach Stuhlgang.
Gemüt	Starke **Reizbarkeit**, Zorn, Angst und **Unruhe** besonders während der Krampfattacken.

Lycopodium clavatum

► **Tab. 4.264** Lycopodium clavatum.

	Symptome/Modalitäten
Leitsymptom	Akute Bauchschmerzen mit **Blähungen** und Luftaufstoßen.
Auffallend	**Aufgetriebenes, druckempfindliches** Abdomen. Heißhungeranfälle. Verlangen nach **Süßigkeiten**. Rasches Völlegefühl. Durst, Verlangen nach **warmen Getränken**. Schmerzen beginnen rechts und strahlen nach links aus. Kälteempfindlich, aber Verlangen nach frischer Luft.
Möglicher Auslöser	Regenwetter. Nasses, stürmisches Wetter. Wind. **Blähende** Nahrungsmittel. Innerliche **Anspannung**. Hitze.
Schlechter	**Spätnachmittags**, 16.00 bis 20.00 Uhr. Kalte Getränke. Kleiderdruck. **Morgens** nach dem **Erwachen**. Zimmerwärme. Überessen.
Besser	**Warme Getränke**/Speisen. Kühle Wickel. Bewegung. Flatulenz.
Gemüt	Schüchterne, ängstliche Kinder, in der Krankheit und zu Hause aber **herrisch,** trotzig, reizbar. Sie möchten ihre **Ruhe** haben – gleichzeitig aber stets die **Nähe** einer vertrauten Person. Mangel an Selbstvertrauen, Sorge sich zu blamieren, zu versagen.

Nux vomica

► **Tab. 4.265** Nux vomica.

	Symptome/Modalitäten
Leitsymptom	Akute und wiederkehrende Bauchschmerzen und Bauchkrämpfe, **verschiedenartige Verdauungsstörungen** (Hauptmittel).
Auffallend	Verdauung ist mühsam, **angestrengtes** Pressen. Unregelmäßige, zum Teil auch retrograde Peristaltik. **Empfindlich** gegen alle **Reize** (Berührung, Geräusche, Gerüche). Große **Schmerzsensibilität**. Verlangen nach Zudecken. **Blasses** Gesicht, **marmorierte**, **bläuliche** Füße und Fingerspitzen. Neigung zu **Magen-Darm-Erkrankungen** und **Erkältung**.
Möglicher Auslöser	**Überessen**; **schwer verdauliche** Kost. Magen-Darm-Infektionen. **Kälte**, **Zugluft**, Herbst. **Schlafmangel**, **Stressbelastung**, Ausschweifungen. Zorn.
Schlechter	Morgens. Ärger. Nach üppigem Mahl. Vor dem Stuhlgang. Druck. Frische Luft. Entblößen, **Abdecken**. **Abkühlung**. Bewegung.
Besser	**Wärmeanwendungen**, Einhüllen. **Warme** Getränke. Nach dem Stuhlgang. **Ruhe**, **Niederlegen**, Schlaf. Starker Druck. Seitenlage.
Gemüt	**Hoher Aktivitätsgrad**, Ruhelosigkeit, **Reizbarkeit** und **Wutausbrüche**, wenn etwas nicht gelingen will. **Empfindlich gegen jegliche Reize**, wie Berührung, Geräusche oder Gerüche.

Rhus toxicodendron

▶ **Tab. 4.266** Rhus toxicodendron.

	Symptome/Modalitäten
Leitsymp-tom	Bauchschmerzen, im Rahmen von Magen-Darm-Infektionen.
Auffallend	**Unruhe**, stete Bewegung lindert Schmerzen. Fühlt sich in keiner Position wohl. Starker **Durst**. Verlangen nach **kalten Getränken**, kalter Milch. Mesenteriale Lymphadenitis. Typische **Hautreaktionen**: Röte, Fieberbläschen, Nesselsucht.
Möglicher Auslöser	**Durchnässung**. **Kälte**. Kühles, regnerisches Wetter; Winter. Verkühlung. Zugluft, **Schwitzen**. **Überanstrengung**.
Schlechter	**Nässe**, **Kälte**, **Zugluft**. **Morgens und nachts** (nach Mitternacht). Baden. Nasser Kopf. Eiskalte Getränke. In **Ruhe**.
Besser	**Wärme**: warme Bauchauflagen, warme Getränke, warmes, trockenes Wetter. Zusammenkrümmen. Fortgesetzte Bewegung.
Gemüt	**Unruhe** und ängstliche Verzagtheit, besonders nachts, ständige **Lagewechsel** im Bett. „**Steifheit** des Gemüts“ → Zurückhaltung der Gefühle, trotz innerer Unruhe.

Staphisagria

▶ **Tab. 4.267** Staphisagria.

	Symptome/Modalitäten
Leitsymp-tom	Bauchschmerzen verschiedener Art. Koliken, Tenesmen. Blähbauch, Flatulenz.
Auffallend	Typisch aufgetriebener, geblähter Bauch. Vorliebe für Süßigkeiten und (kalte) Milch. Diarrhöe, auch nach Aufregung. Neigung zu Gerstenkorn, Zahnkaries, Hautleiden. Unbewältigte innere Spannungen → Nägelbeißen, Tic-Störungen. Unterdrückte Emotionen. Seelisches Trauma.
Möglicher Auslöser	**Kälte**. Seelische Belastung. Emotionale oder körperliche Verletzung; stille Entrüstung, **Demütigung**. **Nötigung**. Quecksilber.
Schlechter	**Kälte**. Nachts (vermehrte Miktion). Berührung, sexuelle Überbeanspruchung. Nach **operativen** Eingriffen, körperliche oder emotionale **Verletzungen**. Enttäuschungen, stiller Ärger.
Besser	Wärme. Ruhe. Zusammengekauertes Liegen auf der Seite.
Gemüt	Sensible, **leicht verletzliche**, stimmungslabile Kinder. Brav und angepasst, um Kummer zu vermeiden. Sporadisch heftige Wutanfälle, dabei zittrig und verkrampft.

Veratrum album

▸ **Tab. 4.268** Veratrum album.

	Symptome/Modalitäten
Leitsymptom	Abrupte **heftige Bauchkrämpfe** und Leibschmerzen. Bedrohliches Krankheitsbild mit zunehmender **Entkräftung**. **Simultanes** Auftreten von Erbrechen und Durchfall.
Auffallend	Schwallartiges Erbrechen. **Reichlich** wässrige Diarrhöe. **Kühler Schweiß**, insbesondere auf der Stirn. **Frostigkeit**, Kälte. Facies hypogastrica: aschfahles Gesicht, eingesunkene Augen. Beunruhigender **Schwächezustand**. Kollapsgefahr. Verlangen nach **kühlem** Getränk, Abneigung gegen warmes Essen. Verlangen nach Saurem (Obst), Salzigem.
Möglicher Auslöser	Gastroenteritis; Lebensmittelvergiftung. Schreck. Kälte.
Schlechter	Feuchtes Wetter. Frühling, Herbst. Anstrengung. Kalte Getränke.
Besser	**Wärme**; warmes Zudecken. Heiße Getränke. Liegen.
Gemüt	Ehrgeizige Kinder, die zu Prahlerei, Vortäuschungen neigen. Ausgeprägte **Ruhelosigkeit**, später auch **Apathie**, Teilnahmslosigkeit.

Weitere Arzneien

Calcium carbonicum

▸ **Tab. 4.269** Calcium carbonicum.

	Symptome/Modalitäten
Leitsymptom	Der Bauch ist **aufgetrieben**, gebläht, schmerzhaft. Die Bauchdecke ist gespannt bis hart.
Auffallend	**Rotes Gesicht**, ansonsten blässliche, empfindliche Haut. Neigung zu **schwitzen**, besonders am **Hinterkopf** und Nacken. **Rundlich-teigiger Gesichtsausdruck** mit prallen Lippen. Verzögerte statomotorische Entwicklung: Sitzen, Stehen, Laufen. Neigung zu Verstopfung. Vorliebe für **Süßigkeiten** und **Eier.**
Möglicher Auslöser	**Kalte** oder **feuchte** Witterung. **Baden**. Regenwetter. Überanstrengung. Zahnung.
Schlechter	Anstrengung. Kälte, Wasser. Milch. Nach Mitternacht, morgens.
Besser	Trockenheit. **Wärme**; warmes, trockenes Wetter. Ruhe. Berührung.
Gemüt	Gemütliches, etwas **träges**, schutzbedürftiges Kind. Ängstlich, **dickköpfig**. Abneigung gegen Anstrengung/Schularbeiten.

Calcium phosphoricum

▸ **Tab. 4.270** Calcium phosphoricum.

	Symptome/Modalitäten
Leitsymptom	Krampfartige Bauchschmerzen bei eher **eingefallener, schlaffer Bauchdecke**, asthenische Kinder.
Auffallend	Bauch- oder Kopfschmerzen gestresster **Schulkinder.** Zarte, **blasse, asthenische**, meist hochgewachsene Kinder. **Störanfälliges Knochenwachstum** mit spätem Fontanellenschluss, **Rachitisdisposition**, verzögerter Frakturheilung, **Skolioseneigung**. Gemächliche statomotorische Entwicklung: zögerliche Kopfkontrolle des Säuglings, **spätes Laufenlernen**.
Möglicher Auslöser	**Wetterumschwung**. Kälte. Nässe. Winter. Pubertät. **Anstrengung**; **Überreizung**; emotionale Anspannung. Langes **Sitzen**.
Schlechter	**Wetterumschwung**. **Kälte**. **Nässe**. **Zugluft**; Kalte Getränke; Pubertät; Früchte, Fruchtsäfte.
Besser	**Sommerklima**, trockenes, warmes Wetter. **Warme Anwendungen**. Ablenkung, neue Eindrücke. Im Liegen. **Bewegung**. Massage.
Gemüt	**Offen**, **mitfühlend extrovertiert**, aber auch **unzufrieden**, **gelangweilt** mit **wechselhaften** Stimmungen. Missmutig, jammerig.

Carbo vegetabilis

▸ **Tab. 4.271** Carbo vegetabilis.

	Symptome/Modalitäten
Leitsymptom	Kolikartige Leibschmerzen bei **starken Blähungen.**
Auffallend	Enorm **aufgeblähter Bauch**. **Kalte** Extremitäten, kühle Schweiße. Stinkende Stühle, **übel riechende** Winde. Erschöpfungs- und Schwächezustand. Möchte **frische Luft** und **nicht zugedeckt** werden. Schlimmer: abends, nachts, in stickigen Räumen.
Möglicher Auslöser	Überessen, fette Nahrung (Milch). Verdorbene Milch. Magen-Darm-Infektion, Rekonvaleszenz. **Schwüles, feucht-warmes** Wetter.
Schlechter	**Liegen**, nachts, Dunkelheit, beim Alleinsein. **Zimmerwärme**.
Besser	**Luftaufstoßen** und **Windabgang**. **Kühle, frische Luft**. **Zusammenkrümmen**. Hockstellung. Festhalten, Herumtragen.
Gemüt	Träge, kraftlose, nähebedürftige Kinder. Ihre **ängstliche Unruhe** und **große Reizbarkeit** ist nachts in der **Dunkelheit** verstärkt.

Cuprum metallicum

▶ **Tab. 4.272** Cuprum metallicum.

	Symptome/Modalitäten
Leitsymp-tom	Abruptes Auftreten unerträglicher **Bauchkrämpfe**.
Auffallend	Angespannter, **berührungsempfindlicher** Bauch. **Wechsel** zwischen **Zusammenkrümmen** und **Überstrecken**. Zittern und **Zuckungen** der Muskulatur. Hastige Trinkversuche. **Spritzende** Durchfälle. **Erbrechen**, ausgelöst durch kleine Bewegungen (wie **Schluckauf**). Frieren und Frösteln, **Kaltschweißigkeit**, Gesicht zyanotisch.
Möglicher Auslöser	Sommerhitze. Überanstrengung, **Überreizung**, **Schlafmangel**. Wut, Schreck. Pylorusstenose. Unterdrückte Ausschläge.
Schlechter	Heißes Klima. Sanfte Berührung. Aufregung. Bewegung.
Besser	**Warme**, **feste Bauchwickel**. **Still liegen**. Schwitzen.
Gemüt	Während der Schmerzattacken sehr **unruhige**, **heftig schreiende**, **ängstlich** gereizte Kinder.

Dioscorea villosa

▶ **Tab. 4.273** Dioscorea villosa.

	Symptome/Modalitäten
Leitsymp-tom	Heftige **kolikartige** Schmerzen, die unvermittelt **wandern**, durch den Körper „schießen“. Besser durch Überstrecken.
Auffallend	Schmerzen **strahlen** von der Bauchgegend in andere Körperteile **aus**. Erleichterung bei **Streckung/Zurückbiegen**. Keine Besserung durch Stuhlgang. Schwache Verdauung mit Blähsucht. Stuhlgang bessert nicht. Erleichterung beim **Aufrichten** und in der frischen Luft.
Möglicher Auslöser	„Empfindlicher“ Magen, Überessen.
Schlechter	**Zusammenkrümmen**, Hockstellung, Liegen. **Trinken**, Tee.
Besser	**Ausstrecken**, Aufrichten, **Rückwärtsneigen**. **Bewegung**. Fester Druck. Frische Luft.
Gemüt	Nervös reizbare oder auch müde wirkende Kinder.

Lachesis muta

▶ **Tab. 4.274** Lachesis muta.

	Symptome/Modalitäten
Leitsymp-tom	**Starke** Schmerzhaftigkeit und Berührungsempfindlichkeit. **Akutes Abdomen**. Klopfender, hämmernder Schmerz.
Auffallend	Probleme mit dem **Schluckakt**, besonders bei Flüssigkeiten und Leerschlucken (Speichel). **Trinkverweigerung**. Lippenschlecken mit der Zunge, feines Zittern der Zungenspitze. **Magere**, **schlanke** Kinder. Neigung zu Zyanose (Blaufärbung). Engegefühl: verweigert enge Rollkragen, beengende Kleidung. Empfindlich gegen **leichte Berührung** – starker Druck bessert.

► **Tab. 4.274** Fortsetzung.

	Symptome/Modalitäten
Möglicher Auslöser	**Frühlings-**/Sommerwärme; unreifes **Obst**. Mangelnde Zuwendung. Schreck, Kummer. **Überreizung**.
Schlechter	**Kleiderdruck**; Beengung am Hals. **Schlaf** und morgens nach dem Schlaf. **Hitze**, Sommer. **Zimmerwärme**.
Besser	Festes wird besser geschluckt als Flüssiges. **Frische Luft**. Im Freien. Nach Ausscheidung/Luftaufstoßen. Kalte Getränke. Nachmittags und abends. Druck.
Gemüt	Aufgeschlossene Kinder mit **leidenschaftlichem** Gefühlsausdruck und impulsiven **Stimmungswechseln.** Sie sind **eifersüchtig** und schnell **überreizt**.

Mercurius solubilis

► **Tab. 4.275** Mercurius solubilis.

	Symptome/Modalitäten
Leitsymptom	Bauchschmerzen, Blähungen und **schmerzhafte** Durchfälle.
Auffallend	Vermehrter **Speichelfluss** und **schwitzige** Haut, besonders **nachts**. Mundgeruch. Faulig riechende Mundschleimhaut. Zunge belegt und aufgedunsen. **Zahneindrücke** am Zungenrand. Blasse, fröstelige Kinder mit schlaffem Grundtonus. Infekte, Schleimhautentzündungen. Durst auf **kalte** Getränke; beständiges **Hungergefühl.**
Möglicher Auslöser	Extreme Temperaturen (**Hitze** oder **Kälte**). Zugluft. Wetterwechsel (Frühling, Herbst). Klimaschwankungen.
Schlechter	**Bettwärme**. Nachts. Seitenlage (besonders rechts).
Besser	Im Sitzen, **hockend** oder in Rückenlage mit angezogenen Knien. **Lauwarme** Wickel. Moderate Temperaturen. Ruhe.
Gemüt	Zurückhaltende, nervös-ruhelose, erschöpfte, schläfrige Kinder. Bedürfnis nach Abwechslung; zerstreut, mit Gedächtnisschwäche.

Plumbum metallicum

► **Tab. 4.276** Plumbum metallicum.

	Symptome/Modalitäten
Leitsymptom	**Allmählich** aufziehende, heftig **bohrende** Bauschmerzen mit Darmkrämpfen. **Schmerzausstrahlung** in alle Körperregionen.
Auffallend	Plötzliche Bauchkrämpfe, wie durch einschießende Blitze. **Besserung** durch **festen Druck**, Bauchmassagen, **Wärme**. Habituelle **Verstopfung**. **Schmerzen** vor dem Stuhlabgang. **Schluckstörung** von fester Nahrung. **Magere**, **fröstelige** Kinder mit geringem Appetit.
Möglicher Auslöser	**Überanstrengung**, zu viel Gesellschaft. Bleihaltiges Wasser.
Schlechter	Anstrengung, Bewegung, im Freien. **Ausstrecken** der Beine. **Nachts**, Liegen **im Bett.** Bei Jungen.
Besser	**Zusammenkrümmen**. **Druck und Massage**. Wärme.
Gemüt	Ruhige, **erschöpfbare**, schweigsame, **zurückgezogene** Kinder, die zu **nervöser Unruhe** und **Schreckhaftigkeit** neigen.

Sulfur

▶ **Tab. 4.277** Sulfur.

	Symptome/Modalitäten
Leitsymptom	**Große** Berührungs- und Schmerzempfindlichkeit der Bauchdecke. Brennender, schmerzhafter Kot.
Auffallend	Viel **Durst**. Sporadische **Heißhungeranfälle**. Warmblütige Kinder, aktives, **kräftiges Temperament**. Warm-schwitzige **Füße** und Hände. **Hitzegefühl**. Heiße **Füße** werden unter der Decke hervorgestreckt. **Gerötetes**, wundes Genitale, auch **After-** und **Mundregion**. **Trockene Haut** und Haare. Frühmorgendlicher Durchfall, breiartig, stinkend. Verlangen nach Süßigkeit, Saurem und Pikantem.
Möglicher Auslöser	Unterdrückte Krankheitsverläufe. Überanstrengung. **Sonnenhitze**. Kälte. Nässe.
Schlechter	1 Stunde **vor dem Mittagessen** (11.00 Uhr vormittags). **Milch**. **Im Bett**. Nachts. Warme, geschlossene Räume. **Hitze** aller Art.
Besser	Im Freien, frische Luft. In **Bewegung**. Trockenes, warmes Wetter. Rechtsseitenlage. Schwitzen.
Gemüt	Vitale, **willensstarke** Kinder, sind selbstbezogen, durchsetzungsfähig, unordentlich, vergesslich. Sie können phasenweise auch **sehr reizbar** sein, zweifelnd und ängstlich. Abneigung gegen Wasser.

4.8.3 Durchfall

Hauptmittel

Aloe socotrina

▶ **Tab. 4.278** Aloe socotrina.

	Symptome/Modalitäten
Leitsymptom	Akut: **wässrig-spritzender** Durchfall, begleitet von **Blähungen**. Subakut: Breiiger Stuhl mit Schleimauflagerung und übel riechenden Winden.
Auffallend	**Brennende** Schmerzen im Rektum. Rumoren und Gurgeln im Darm. **Plötzlich einsetzender** Stuhldrang. Beim Entweichen von Darmgasen **unfreiwilliger Stuhlabgang**. Diarrhöe auf jegliche **emotionale Erregung**. Schwäche, **Kräfteverlust**. **Phlegmatische** Kinder, die viel Zeit im Sitzen verbringen.
Möglicher Auslöser	**Sommer-Diarrhöe**. Obst, Säuren.
Schlechter	**Frühmorgends**. Sommer. **Hitze**.
Besser	Zusammengekrümmt oder in Bauchlage. **Frische Luft**. **Abends**.
Gemüt	Launische, eigensinnige, streitsüchtige Kinder. Behäbig, langsame Entwicklung. Ängste.

Arsenicum album

▸ **Tab. 4.279** Arsenicum album.

	Symptome/Modalitäten
Leitsymptom	Durchfall in **häufigen, kleineren** Portionen. Durchfall **brennend**, faulig riechend, von dunkelgrüner Farbe. Zunehmende **Schwäche und Erschöpfung**. Kalte Extremitäten.
Auffallend	Verlangen nach **häufigen kleinen Schlucken**, ggf. kurz darauf wieder **Erbrechen** – besonders bei kalten Getränken. **Brennendes** Gefühl nach Erbrechen in Speiseröhre/Rachen. **Unruhiger Schlaf** mit Hochschrecken zwischen 0.00 und 2.00 Uhr. **Zarte** Kinder mit **Verlangen** nach **Nähe**, **Halt** und **Wärme**.
Möglicher Auslöser	**Verdorbene** Lebensmittel / Lebensmittelvergiftung. Speiseeis.
Schlechter	Nach Mitternacht (0.00 bis 3.00 Uhr), mittags (12.00 bis 14.00 Uhr). Kalte Getränke.
Besser	Warme Getränke, **Wärme** auf den Bauch. Nähe eines Elternteils.
Gemüt	**Innere Unruhe** und Besorgnis um die Genesung; **Ängstlichkeit** (auch vor der Krankheit), Frösteligkeit, **Kältegefühl**.

Calcium carbonicum

▸ **Tab. 4.280** Calcium carbonicum.

	Symptome/Modalitäten
Leitsymptom	**Unverdaute**, unangenehm riechende, **großvolumige** Durchfälle. Verschleierte Symptomatik bei vorbestehender Verstopfung.
Auffallend	Durchfall wird wegen der vorbestehenden Obstipation schwer entleert, daher aufgetriebener Leib mit **stechenden Schmerzen**. Der Bauch ist **aufgetrieben**, gebläht, schmerzhaft. **Rotes Gesicht**, ansonsten blässliche, empfindliche Haut. Neigung zu **schwitzen**, besonders am **Hinterkopf** und Nacken. **Rundlich-teigiger Gesichtsausdruck** mit prallen Lippen. Verzögerte statomotorische Entwicklung: Sitzen, Stehen, Laufen. Neigung zu Verstopfung. Vorliebe für **Süßigkeiten** und **Eier**.
Möglicher Auslöser	**Kalte** oder **feuchte** Witterung. Wetterumschwung. **Baden.** Regenwetter. Überanstrengung. Zahnung.
Schlechter	Anstrengung. Kälte, Wasser. Milch. Nach Mitternacht, morgens.
Besser	Trockenheit. **Wärme**; warmes, trockenes Wetter. Ruhe. Berührung.
Gemüt	Überwiegend **in sich ruhend und zufrieden**, aber **auch dickköpfig**, **störrisch**. Ängstlich, Abneigung gegen Anstrengung.

Chamomilla

▶ **Tab. 4.281** Chamomilla.

	Symptome/Modalitäten
Leitsymptom	Gelber oder grasgrüner, zerhackter scharfer **Durchfall** mit Geruch von **fauligen Eiern**, oder saure Stühle.
Auffallend	Bauchschmerzen **kolikartig**, Kinder machen sich dabei **steif**. Besserung nach Stuhlentleerung. **Hitzige**, **warmblütige**, durstige Kinder. Nachtschweiße. Im Anfall **schweißgebadet** mit **Zornesröte** im Gesicht. Abneigung gegen Berührung/Nähe/Trost. **Wange einseitig** rot und heiß – andere Wangenseite ist blass-kühl.
Möglicher Auslöser	Infektiöse Gastroenteritis; **Zahnung**; Säuglings- und Kleinkindzeit. Überreizung. Wut. Kamillentee (Arzneimittelprüfung).
Schlechter	**Hitze**. Bettwärme, Zudecken. Ärger. Abends, nachts. Berührung.
Besser	**Herumtragen**, -fahren, im Anschluss völlige Reizarmut. Warmes, feuchtes Wetter. Nach Mitternacht bis frühmorgens.
Gemüt	Ausgesprochen **reizbar, übererregbar**, extrem **ungeduldig**; Beschwerden werden **sofort** und bitterlich beklagt.

Dulcamara

▶ **Tab. 4.282** Dulcamara.

	Symptome/Modalitäten
Leitsymptom	Gelblicher bis grünlicher Durchfall; z. T. schleimig. Ausgelöst durch **Durchnässung** / **wechselnde Witterung**.
Auffallend	**Überempfindlichkeit** gegen kühle **Feuchtigkeit**/**Nässe**. **Lokale Wärme** und warme Luft **bessern**. Teilweise Enteritis mit **brennenden** Schmerzen.
Möglicher Auslöser	**Feuchtigkeit**, **Durchnässung**. **Herbstdurchfälle**. Feucht-kühle Wohnräume. Zahnung. **Unterkühlung** nach Überhitzung.
Schlechter	**Durchnässung** (auch: nach dem Baden); **nasse**, kalte oder **wechselhafte** Witterung (z. B. kalte Nächte nach heißen Sommertagen)
Besser	**Wärme, warme Anwendungen**. Trockenes Wetter. Bewegung.
Gemüt	**Stimmungsschwankungen**: phlegmatisch, träge, niedergeschlagen – andererseits: ruhelos, **eigensinnig-reizbar**, **herrisch**.

Mercurius corrosivus

▶ **Tab. 4.283** Mercurius corrosivus.

	Symptome/Modalitäten
Leitsymptom	Heftig schmerzende und **brennende** Diarrhöe. Heiße, **blutig schleimige** oder wässrige, stinkende Durchfälle.
Auffallend	Schneidende **Tenesmen** in der Rektalregion. Keine Besserung nach dem Stuhlabgang. Beständig anhaltender Stuhldrang. **Schweiße** und vermehrte **Speichelbildung**, besonders **nachts**. Seitliche **Zahneindrücke** auf der geschwollenen Zunge.
	Herbstdurchfälle. Wechselnde Temperaturen. Klimaschwankungen.

► **Tab. 4.283** Fortsetzung.

	Symptome/Modalitäten
Möglicher Auslöser	
Schlechter	Nachts. Kälte (besonders nach heißen Tagen). Fette Nahrung. **Herbst**.
Besser	**Lauwarme** Wickel; moderate Temperaturen; Ruhe.
Gemüt	Nervös-ruhelose oder teilnahmslos schläfrige Kinder. Ihre tiefen Gefühle offenbaren sich in intensiven Träumen nachts.

Mercurius solubilis

► **Tab. 4.284** Mercurius solubilis.

	Symptome/Modalitäten
Leitsymptom	**Schmerzhafte** Durchfälle, grünlich, schleimig, blutig.
Auffallend	Starke **Schweißneigung**, besonders **nachts**. Vermehrte **Speichelbildung**. Faulig riechende Geschwüre der Mundschleimhaut/Haut. Mundgeruch. Durst auf **kalte** Getränke. Beständiges **Hungergefühl**. Frösteln beim Stuhlgang.
Möglicher Auslöser	**Extreme** Temperaturen (**Hitze oder Kälte**). Wetterwechsel. Verkühlung. Zugluft. Nasse Füße.
Schlechter	Feuchtes Wetter. Seitenlage (besonders rechts). **Nachts**. Warmes Zimmer, Bettwärme. Schwitzen.
Besser	Im Sitzen, **hockend** oder in Rückenlage mit angezogenen Knien. Ruhe.
Gemüt	Unsicher zurückhaltend, misstrauisch. Die Unruhe weicht der Erschöpfung.

Natrium sulfuricum

► **Tab. 4.285** Natrium sulfuricum.

	Symptome/Modalitäten
Leitsymptom	Gelbliche, wässrige, auch schaumige Durchfälle, besonders **morgens** oder unmittelbar nach dem Essen. **Bauchkoliken**.
Auffallend	**Flatulenz**. Windabgang kann zu unfreiwilliger Stuhlentleerung führen. Große Stuhlmengen. Verlangen nach **warmer Milch**, Eis und **kalten Getränken**. Abneigung gegen Joghurt. Spätes Laufenlernen. **Hydrogenoide** Konstitution.
Möglicher Auslöser	**Feuchte Witterung**. **Nebel**. Feucht-warmes Wetter. Regenwetter. Feuchte Wohnung. Frühling. **Seeluft**.
Schlechter	**Feuchtigkeit**. Kleiderdruck. Spätabends. Kalte Getränke. Obst.
Besser	Frische Luft. **Trockenheit**, trockenes, **warmes** Wetter. Zusammenkrümmen. Vormittags. Fester Druck. Bewegung.
Gemüt	Traurig, **melancholisch**, insbesondere durch Musik. Wortkarg, **emotional unbeteiligt**, lehnt Ansprache ab.

Phosphorus

▸ **Tab. 4.286** Phosphorus.

	Symptome/Modalitäten
Leitsymptom	**Schmerzlose**, übel riechende Durchfälle und Blähungen. Stühle farblos **wässrig**, häufig weißliche **Schleimbeimengungen**; auch: blutig.
Auffallend	**Erschöpfender Schwächezustand** nach der Stuhlentleerung. Verlangen nach **kalten Getränken**, die aber erbrochen werden. Möchte essen und trinken, Nahrungskarenz verschlimmert. **Geruchsempfindlichkeit**. Plötzlicher **Kräfteverlust** der sonst so vitalen Kinder. Allgemein hochgewachsen, schlank und geschmackvoll gekleidet.
Möglicher Auslöser	Überreizung, **Überanstrengung** (bereits geringfügige Ursachen). **Gewitter**. **Wetterwechsel**; große Hitze oder Kälte. Allergie.
Schlechter	**Abends, nachts.** Abdecken. **Linksseitenlage**. Nüchterner Magen. Überwärmte Räume, warme Getränke, **Licht**. Liegen. Menses.
Besser	Kalte Anwendungen. Frische, kühle Luft. **Essen**. **Ruhe. Schlaf**. Sanfte (Bauch-)Massage. Umarmen, Trost. Körperkontakt.
Gemüt	**Offen**, mitfühlend, sensibel, auch **ängstlich**. In der Krankheit wandelt sich die Lebendigkeit, in **Angst**, Rückzug und emotionale **Starre**. Verlangen nach **Beistand** und **Fürsorge**.

Podophyllum peltatum

▸ **Tab. 4.287** Podophyllum peltatum.

	Symptome/Modalitäten
Leitsymptom	**Übel riechende**, **wässrige** Durchfälle von **großer Menge**. **Stuhl** spritzt explosionsartig heraus. Meteorismus. Stuhlfärbung grünlich-schaumig, auch weißlich oder entfärbt.
Auffallend	Die Analregion ist **wund**, brennend. Neigung zur **Gesichtsröte**, **Speichelfluss**, Zahneindrücken. Während der Zahnung häufig **Blähsucht**. Aufstoßen, Spucken. Explosionsartige Durchfälle, besonders **frühmorgens**. Unterschiedliche Stuhlfärbung. Neigung zu **Analprolaps** während der Diarrhöe (bereits ab dem frühen Säuglingsalter).
Möglicher Auslöser	**Zahnungszeit**; Sommerzeit (Hitze). Überanstrengung.
Schlechter	**Morgens**; heißes Wetter; saures Obst, Milch; **Zahnung**.
Besser	**Zusammenkrümmen**. **Massage** der Lebergegend (rechter Oberbauch, Lokale Wärme. **Bauchlage**. Abends.
Gemüt	Sehr **reizbar**, **cholerisch**, aber auch ohnmächtige Schwäche.

Pulsatilla pratensis

▶ **Tab. 4.288** Pulsatilla pratensis.

	Symptome/Modalitäten
Leitsymptom	Durchfälle von ständig **wechselnder Symptomatik** hinsichtlich Färbung und Konsistenz (kein Stuhl gleicht dem anderen).
Auffallend	**Gelblicher Zungenbelag**, gelblicher, rahmiger Schleim. **Durstlosigkeit**, trockene Lippen und Mund. **Frösteligkeit**. **Hitzeunverträglichkeit**. **Wechselhafte** Symptome: **Stuhlgang** mal fester, mal weicher.
Möglicher Auslöser	**Übermäßiger Genuss** von fetten Speisen, Eis, Fleisch. **Kaltes Wetter**. **Unterkühlung**, **nasse Füße**. **Hitze**.
Schlechter	**Wärme**, warme Zimmerluft, Sonnenhitze. Frühjahr, Sommer. **Ruhe**, **Liegen**. Abends und nachts.
Besser	**Frische Luft. Kühle** Umschläge. Kalte Getränke. Ruhige, langsame Bewegung, Gehen. Sich **ausweinen**, Zuwendung.
Gemüt	Allgemein liebevolles, **sanft-schüchternes** Wesen. **Weinerlichkeit**, **Stimmungswechsel**, Ängste, Bedürfnis nach Nähe und **Trost**.

Rheum palmatum

▶ **Tab. 4.289** Rheum palmatum.

	Symptome/Modalitäten
Leitsymptom	**Sauer riechende** Diarrhöe, häufig von **Koliken** begleitet.
Auffallend	**Säuerlich** riechende **Schweiße** und Körperausdünstung. **Nabelkoliken,** besonders nach der Mahlzeit und **vor** dem Stuhlgang. **Sauer gestimmtes Kind**, **mit säuerlichem Geruch**. Reichlich kühle Schweiße. Neigung zur Durchfall. Gedeihstörung.
Möglicher Auslöser	Zahnung; Säuglingszeit. Kummer, unsichere Bindung. Trennungssituation. Unreifes Obst.
Schlechter	**Nach** der Mahlzeit. **Vor** und während des **Stuhlgangs**. **Entblößen**.
Besser	**Zusammenkrümmen**. Nach der Stuhlentleerung.
Gemüt	**Mürrisch-reizbare**, stimmungslabile Säuglinge, die häufig, **anhaltend** und heftig **schreien**.

Sulfur

▶ **Tab. 4.290** Sulfur.

	Symptome/Modalitäten
Leitsymptom	Durchfälle **frühmorgens** (gegen 6.00 Uhr). Häufig sehr **übel riechend** (z. T. Geruch nach faulen Eiern). Brennender, schmerzhafter Kot, bei **wundem**, juckendem Anus.
Auffallend	Viel **Durst**. Sporadische **Heißhungeranfälle**. Warmblütige Kinder, aktives, **kräftiges Temperament**. Warm-schwitzige **Füße** und Hände. **Hitzegefühl**. Heiße **Füße** werden unter der Decke hervorgestreckt. **Gerötetes**, wundes Genitale, auch **After-** und **Mundregion**. **Trockene Haut** und Haare. Frühmorgendlicher Durchfall, breiartig, stinkend. Verlangen nach Süßigkeit, Saurem und Pikantem.
Möglicher Auslöser	Unterdrückte Krankheitsverläufe. Überanstrengung. **Sonnenhitze**. Kälte. Nässe.
Schlechter	1 Stunde **vor dem Mittagessen** (11.00 Uhr vormittags). **Milch**. **Im Bett**. Nachts. Warme, geschlossene Räume. **Hitze** aller Art.
Besser	Im Freien, frische Luft. In **Bewegung**. Trockenes, warmes Wetter. Rechtsseitenlage. Schwitzen.
Gemüt	Vitale, **willensstarke** Kinder, sind selbstbezogen, durchsetzungsfähig, unordentlich, vergesslich. Sie können phasenweise auch **sehr reizbar** sein, zweifelnd und ängstlich. Abneigung gegen Wasser.

Veratrum album

▶ **Tab. 4.291** Veratrum album.

	Symptome/Modalitäten
Leitsymptom	**Reichliche, wässrige**, geruchsarme Durchfälle. Bauchkoliken. **Simultanes** Auftreten von Erbrechen und Durchfall. Bedrohliches Krankheitsbild mit zunehmender **Entkräftung**.
Auffallend	Schwallartiges Erbrechen. **Reichlich** wässrige Diarrhöe. **Kühler Schweiß**, insbesondere auf der Stirn. **Frostigkeit**, Kälte. Facies hypogastrica: aschfahles Gesicht, eingesunkene Augen. Beunruhigender **Schwächezustand**. Kollapsgefahr. Verlangen nach **kühlem** Getränk, Abneigung gegen warmes Essen. Verlangen nach Saurem (Obst), Salzigem.
Möglicher Auslöser	Gastroenteritis; Lebensmittelvergiftung. Schreck. Kälte.
Schlechter	Feuchtes Wetter. Frühling, Herbst. Anstrengung. Kalte Getränke.
Besser	**Wärme**; warmes Zudecken. Heiße Getränke. Liegen.
Gemüt	Ehrgeizige Kinder, die zu Prahlerei, Vortäuschungen neigen. Ausgeprägte **Ruhelosigkeit**, später auch **Apathie**, Teilnahmslosigkeit.

Weitere Arzneien

Antimonium crudum

▶ **Tab. 4.292** Antimonium crudum.

	Symptome/Modalitäten
Leitsymptom	**Wässrige** Durchfälle **im Wechsel** mit harten **Stuhlklumpen**. Abgang von **Gasen** und **Schleim**.
Auffallend	**Dicker, weißer Zungenbelag**. **Abneigung** gegen Berührung. **Hastiger** Esser. Neigung zu Verdauungsstörungen. Übergewicht. Verlangen nach **Saurem**, welches nicht gut vertragen wird. Probleme mit Nägeln (spalten sich) und Haut (Hornhaut).
Möglicher Auslöser	Schwer verdauliche, fette Speisen. **Überessen**. Emotionale **Verstimmungen**, Kummer. **Überhitzen**.
Schlechter	Kälte, kaltes Bad. **Sommerhitze**. Hitze. Wärmelampe.
Besser	**Ruhe**, Liegen. Milde Wärme, warmes Baden. Frische Luft.
Gemüt	Schlecht gelaunt, verdrießlich, weinerlich. Lehnt Körperkontakt ab. Möchte in **Ruhe** gelassen werden. Auch: romantisch, sentimental.

Bryonia alba

▶ **Tab. 4.293** Bryonia alba.

	Symptome/Modalitäten
Leitsymptom	Durchfälle bei heißer Sommerwitterung.
Auffallend	**Trockenheit** der Schleimhäute und der Lippen. **Starker Durst**, Verlangen nach **Flüssigkeit in großen Mengen**. Schmutziger, **grau-brauner Zungenbelag**. **Stechende** Schmerzen, bei **geringfügigen** Bewegungen.
Möglicher Auslöser	**Sommerwetter**. Überreizung, Ärger, Schlafmangel. Überessen. Nahrungsunverträglichkeit.
Schlechter	Bereits geringfügige Bewegung, Aufsetzen (im Bett); am Morgen. Hitze. Genuss von Früchten, Weißkohl. Kalte Getränke.
Besser	Trinken, **Ruhe**. Kühle Luft. Dunkles Zimmer. Sanfter **Druck.** Hockstellung oder in Bauchlage.
Gemüt	Warmblütige, **launische, reizbare** Kinder, die rasch aus dem Takt geraten. Sie verlangen nach **Ruhe**.

Calcium phosphoricum

▶ **Tab. 4.294** Calcium phosphoricum.

	Symptome/Modalitäten
Leitsymptom	Unverdaute grünlich-schleimige Durchfälle. Krampfartige Bauchschmerzen. Abgang von fötiden Gasen.
Auffallend	Bauch- oder Kopfschmerzen gestresster **Schulkinder**. Zarte, **blasse, asthenische**, meist hochgewachsene Kinder. **Störanfälliges Knochenwachstum** mit spätem Fontanellenschluss, **Rachitisdisposition**, verzögerter Frakturheilung, **Skolioseneigung**. Gemächliche statomotorische Entwicklung: zögerliche Kopfkontrolle des Säuglings, **spätes Laufenlernen**.
Möglicher Auslöser	**Wetterumschwung**. Kälte. Nässe. Winter. Pubertät. **Anstrengung**; **Überreizung**; emotionale Anspannung. Langes **Sitzen.**
Schlechter	**Wetterumschwung**. **Kälte**. **Nässe**. **Zugluft**; kalte Getränke; Pubertät; Früchte, Fruchtsäfte.
Besser	**Sommerklima**, trockenes, warmes Wetter. **Warme Anwendungen**. Ablenkung, neue Eindrücke. Im Liegen. **Bewegung**. Massage.
Gemüt	**Offen**, **mitfühlend extrovertiert**, aber auch **unzufrieden**, **gelangweilt** mit **wechselhaften** Stimmungen. Missmutig, jammerig.

Carbo vegetabilis

▶ **Tab. 4.295** Carbo vegetabilis.

	Symptome/Modalitäten
Leitsymptom	Heftige, **übel riechende** Durchfälle. Abgang von reichlichen, **fötiden Darmgasen**.
Auffallend	Stühle sind scharf-ätzend, aashafter Geruch, **übel riechende** Winde. Enorm **aufgeblähter Bauch**. Kolikartige Leibschmerzen. **Kalte** Extremitäten, kühle Schweiße. Erschöpfungs- und Schwächezustand. Möchte **frische Luft** und **nicht zugedeckt** werden. Schlimmer: abends, nachts, in stickigen Räumen.
Möglicher Auslöser	Überessen, fette Nahrung (Milch). Verdorbene Milch. Magen-Darm-Infektion, Rekonvaleszenz.
Schlechter	**Liegen**, nachts, Dunkelheit, beim Alleinsein. **Zimmerwärme**.
Besser	**Luftaufstoßen** und **Windabgang**. **Kühle, frische Luft**. **Zusammenkrümmen**. Hockstellung. Festhalten, Herumtragen.
Gemüt	Träge, kraftlose, nähebedürftige Säuglinge. Ihre **ängstliche Unruhe** und **große Reizbarkeit** ist nachts in der **Dunkelheit** verstärkt.

Petroleum

▸ **Tab. 4.296** Petroleum.

	Symptome/Modalitäten
Leitsymptom	Wässrige, explosionsartige Durchfälle **nur tagsüber**. Auftreten im **Winter**.
Auffallend	Diarrhöe mit gesteigertem Hungergefühl. Abmagerung und Gedeihstörung trotz guten Appetits. **Trockene, rissige**, z. T. aufgesprungene **Haut**, besonders an: Nasen- und Mundwinkeln. Fissuren entwickeln z. T. nässende Ekzeme. **Juckreiz**, besonders tagsüber. Große Erkältungsneigung (im Winter); Durchfallneigung; Blasenreizung.
Möglicher Auslöser	**Winter**. Wetterumschwung.
Schlechter	**Im Winter**, Feuchtigkeit; **Kälte**. Gewitter. **Weißkohl**, Sauerkraut. Bewegung (Auto). Berührung. Anstrengung. Tagsüber.
Besser	Warme Luft. Trockenes Wetter. Sommer. (Nach) Essen. Nachts.
Gemüt	**Reizbar**, eigensinnig, kränkbar. Geringes Selbstwertgefühl, Unentschlossen, ängstlich. In der Schule Erwartungsängste.

Rhus toxicodendron

▸ **Tab. 4.297** Rhus toxicodendron.

	Symptome/Modalitäten
Leitsymptom	Breiige, gelbliche Durchfälle, auch schleimig, blutig. Kolikartige **Leibschmerzen**.
Auffallend	**Unruhe**, stete Bewegung lindert Schmerzen. Fühlt sich in keiner Position wohl. Starker **Durst**. Verlangen nach **kalten Getränken**, kalter Milch. **Mesenteriale Lymphadenitis**. Typische **Hautreaktionen**: Röte, Fieberbläschen, Nesselsucht.
Möglicher Auslöser	**Durchnässung**. **Kälte**. Kühles, regnerisches Wetter; Winter. Verkühlung. Zugluft, **Schwitzen**. **Überanstrengung**.
Schlechter	**Nässe**, **Kälte**, **Zugluft**. **Morgens und nachts** (nach Mitternacht). Baden. Nasser Kopf. Eiskalte Getränke. In **Ruhe**.
Besser	**Wärme**: warme Bauchauflagen, warme Getränke, warmes, trockenes Wetter. Zusammenkrümmen. Fortgesetzte Bewegung.
Gemüt	**Unruhe** und ängstliche Verzagtheit, besonders nachts, ständige **Lagewechsel** im Bett. „**Steifheit** des Gemüts" → Zurückhaltung der Gefühle, trotz innerer Unruhe.

Thuja occidentalis

▸ **Tab. 4.298** Thuja occidentalis.

	Symptome/Modalitäten
Leitsymptom	Schwallartige Durchfälle, mit **Darmkollern** und **gurgelnden** Verdauungsgeräuschen, vor allem **morgens nach dem Frühstück**.
Auffallend	Kinder rasch **erschöpft**, mit **ermüdbarer** Muskulatur. **Schweißneigung** im Gesicht und an unbedeckten Körperstellen. **Warzen**. Ekzeme, besonders an bekleideten Stellen. Beißende, fischartig riechende Sekrete im Genitalbereich. Gelbgrüne, **grüne Sekrete** (Nase, HNO).
Möglicher Auslöser	**Nasskaltes Wetter**. **Impfung**. Überessen, insbesondere **Fettes**, **Zwiebeln**. Vernachlässigung.
Schlechter	**Feuchte Kälte**. Hitze; Bettwärme. 3.00 Uhr / 15.00 Uhr. Linksseitig.
Besser	**Wärme**, Zimmerwärme, warmes **Einhüllen**; Berührung.
Gemüt	**Scheue** Kinder mit geringem Selbstwertgefühl. Wirken angenehm ruhig, angepasst. Hängen sehr an ihren Eltern. Ausgeprägtes **Fremdeln**. Empfindlichkeit gegenüber **Musik**.

4.8.4 Obstipation

Hauptmittel

Alumina

▸ **Tab. 4.299** Alumina.

	Symptome/Modalitäten
Leitsymptom	Verstopfung **ohne** Stuhldrang. **Harte, knotige Stühle.** Stuhl geht schwer ab, erfordert starkes Pressen.
Auffallend	Untätigkeit des Darmes / der Peristaltik. **Trockene** Schleimhäute und trockene Haut. **Juckreiz**, besonders im Bett. **Magere**, **zarte**, **schwächliche** Kleinkinder mit dickem Bäuchlein. Bewährt bei Mädchen in der Pubertät. Verwirrte Gedanken. Langsames Handeln und Begreifen, aber: innere Hast.
Möglicher Auslöser	Stärkehaltige Nahrung, **Kartoffeln**. Industrielle Babynahrung. Anstrengung.
Schlechter	**Wärme**. **Warmes Zimmer**, Bettwärme, beim morgendlichen Erwachen. Trockenes Wetter.
Besser	**Frische Luft**. **Abends**. **Mäßige Bewegung**. Mäßige Temperaturen. Feuchtes Wetter. Mildes Sommerwetter. Warme Getränke.
Gemüt	Kinder mit **mangelndem Identitätsgefühl**, leiden unter **Verwirrtheitszuständen**. Simmungsschwankungen, schwach, matt.

Bryonia alba

▶ **Tab. 4.300** Bryonia alba.

	Symptome/Modalitäten
Leitsymptom	Sehr **trockene, großkalibrige** Stuhlbrocken von **dunkler** Farbe. Daneben bei heißer Witterung und Fruchtspeisen auch Durchfall.
Auffallend	Spärlicher, harter Stuhldrang. Pressen ist beschwerlich. Verstopfung von Stillkindern und während der Zahnungszeit. **Trockenheit** der Schleimhäute und der Lippen. **Starker Durst**, Verlangen nach **Flüssigkeit in großen Mengen**. Schmutziger, **grau-brauner Zungenbelag**. **Stechende** Schmerzen bei **geringfügigen** Bewegungen.
Möglicher Auslöser	**Sommerwetter**. Überreizung, Ärger. Schlafmangel. Überessen. Nahrungsunverträglichkeit.
Schlechter	Bereits geringfügige Bewegung, Aufsetzen (im Bett). Am Morgen. Hitze. Kalte Getränke.
Besser	Trinken, **Ruhe**. Kühle Luft. Dunkles Zimmer. Sanfter **Druck**. Hockstellung oder in Bauchlage.
Gemüt	Warmblütige, **launische**, **reizbare** Kinder, die rasch aus dem Takt geraten. Sie verlangen nach **Ruhe**.

Calcium carbonicum

▶ **Tab. 4.301** Calcium carbonicum.

	Symptome/Modalitäten
Leitsymptom	Konstitutionelle **Verstopfungsneigung** von klein auf. Kein(e) oder **kaum Krankheitsgefühl**/Beschwerden.
Auffallend	Der Bauch ist aufgetrieben. **Rotes Gesicht**, ansonsten blässliche, empfindliche Haut. Neigung zu **schwitzen**, besonders am **Hinterkopf** und Nacken. **Rundlich-teigiger Gesichtsausdruck** mit prallen Lippen. Verzögerte statomotorische Entwicklung: Sitzen, Stehen, Laufen. Vorliebe für **Süßigkeiten** und **Eier**.
Möglicher Auslöser	**Kalte** oder **feuchte** Witterung. **Baden**. Regenwetter. Überanstrengung. Zahnung.
Schlechter	Anstrengung. Kälte, Wasser. Milch. Nach Mitternacht, morgens.
Besser	Trockenheit. **Wärme**; warmes, trockenes Wetter. Ruhe. Berührung.
Gemüt	Gemütliches, etwas **träges**, schutzbedürftiges Kind. Ängstlich, **dickköpfig**. Abneigung gegen Anstrengung/Schularbeiten.

Causticum Hahnemanni

▶ **Tab. 4.302** Causticum Hahnemanni.

	Symptome/Modalitäten
Leitsymptom	Stuhldrang und Pressen sind mühsam, nicht selten **erfolglos**. **Engkalibriger** Stuhl von weicher oder harter Konsistenz.
Auffallend	Stuhl häufig mit **Schleimauflagerungen**. Stuhlentleerung erscheint **im Stehen** erleichtert. Allgemeine **Ängstlichkeit** (auch vor dem Stuhlgang). Im Kindesalter Obstipation oft kombiniert mit **Enuresis**. Gefühl lähmiger Versteifung → ständiger Bewegungsdrang. **Späte Entwicklung** des Laufens, des Sprechens, des Schreibens. **Lymphatische**, träge und **fröstelige** Kinder. Charakteristisch sind ihre **Empathie** und ihr Gerechtigkeitssinn. In der Krankheit: Neigung zur **Schwäche**, zur Erschöpfung. Verlangen nach Geräuchertem, Abneigung gegen Süßes.
Möglicher Auslöser	**Kummer**. **Kälte**, kalter, trockener Wind. Zugluft. Baden. Extreme Temperaturen. Temperaturwechsel (von draußen nach drinnen).
Schlechter	**Kälte**. Wetterumschwung. Baden. **Liegen**. Nächtliche Bettwärme. Abends *und* 3.00 bis 4.00 Uhr. Dunkelheit. Aufregung.
Besser	**Nässe**, **Regenwetter**. Ruhe. Wärme, warmes Bett, warmes Wetter. Kleine Schlucke kalten Wassers (bei Reizhusten).
Gemüt	**Sensible**, **mitfühlende** Kinder, mit großen Idealen und Abneigung gegen Ungerechtigkeit. Sie haben **viele Ängste**, besonders vor der **Dunkelheit**, dem **Alleinsein**, vor Hunden. Sie suchen Halt.

Graphites naturalis

▶ **Tab. 4.303** Graphites naturalis.

	Symptome/Modalitäten
Leitsymptom	Obstipation mit **hartem**, **großvolumigem** Stuhl; Schleimauflagerungen.
Auffallend	**Speichelfluss**, besonders morgens und nachts. Honigartige, **klebrig-nässende Hautausschläge** bei **trockener**, **rissiger**, „ungesunder" **Haut**. Ekzeme, z. T. übel riechend. Seborrhoea capitis. Neigung zu **perianalen/perioralen Fissuren**. **Juckreiz**, besonders bei (Bett-)Wärme. Erkältungsneigung, **Fröstelígkeit**, **Obstipationsneigung**. **Dickliche**, blonde, in der Entwicklung **verlangsamte** Kinder. **Abneigung** gegen **Süßigkeiten**, Fleisch, Fisch. **Verlangen** nach **Hähnchen**, Ananas.
Möglicher Auslöser	Herbst, Winter, **Kälte**. Große Hitze (Hochsommer). **Kummer**. Ängstlichkeit.
Schlechter	Kälte; nasskaltes Wetter, Zugluft. Hitze, Bettwärme. Anstrengung. Nachts. Süßes, Fettes.
Besser	Im Freien. An der **frischen Luft**. Berührung (allgemein). Essen. Dunkelheit.
Gemüt	**Schüchterne**, **weinerliche** Kinder mit geringem Selbstvertrauen, Lern- und Konzentrationsstörungen. **Ängstlich**, **unentschlossen**. Sie können auch **unruhig** und aufsässig werden.

Magnesium muriaticum

▶ **Tab. 4.304** Magnesium muriaticum.

	Symptome/Modalitäten
Leitsymptom	Trockene, **krümelige oder schafskotartige** Stühle. Ggf. schleimige, blutige Auflagerungen.
Auffallend	**Trägheit** der Verdauung. Leberleiden. Aufgetriebenes Abdomen. **Blähungen**, (säuerliches) Aufstoßen. Durst. Frösteligkeit, aber gerne an der frischen Luft. Geräuschempfindlichkeit. Verlangsamte, erschwerte Zahnung.
Möglicher Auslöser	Verstopfung in der **Neugeborenen**-/Zahnungszeit. Baden im Meer. Salzige Speisen.
Schlechter	**Milch**. Hinlegen. Nachts. Augen schließen. Warmes Zimmer. Sanfte **Berührung**.
Besser	**Fester Druck** und lokale Wärme. **Zusammenkrümmen**. Mäßige **Bewegung**; **frische Luft**.
Gemüt	Verantwortungsbewusste, sehr **harmoniebedürftige** Kinder, leiden unter dem Streit ihrer Umgebung (Eltern), versuchen zu schlichten. **Angst** nachts im Liegen, daher **ruhelos** im Bett.

Natrium muriaticum

▶ **Tab. 4.305** Natrium muriaticum.

	Symptome/Modalitäten
Leitsymptom	**Zerbröckelnder**, **trockener** Stuhl. Verstopfung auch bei weicher Stuhlkonsistenz. Defäkationsschmerzen bei **wundem**, **rissigem After**.
Auffallend	**Magere** Kinder, trotz **guten** Appetits und üppiger Nahrung. **Frösteligkeit**. **Trockene** Schleimhäute, Lippen. Akneartige **Ekzeme** an der **Stirnhaargrenze**. Verlangen nach **Salz** – Abneigung gegen **Fett**.
Möglicher Auslöser	Enttäuschung, **unterdrückter Kummer**. **Sonnenhitze**. Allergie. **Flüssigkeitsverlust**. Überessen von Fett, Brot, Salz, Saurem.
Schlechter	**Hitze**, **Sonne**. Licht. **Mittagszeit** (10.00 bis 15.00 Uhr); Geräusche, Gerüche. Geringe Kopf- oder Augenbewegungen, Husten. Menses.
Besser	Frische Luft. Im Freien. Kühle Bäder. Kalte Umschläge. Fester **Druck**. **Liegen im Dunkeln**. Ruhe. Massagen.
Gemüt	Die Kinder versuchen, ihre **tiefen Gefühle zu kontrollieren**. Sie erscheinen **gefasst** und klaglos. Sporadische Gefühlsausbrüche, Kränkbarkeit. Zunehmende **Aversion gegenüber Trost**. Emotionale Traumata treffen sie tief und führen zu **Rückzug**.

Nux vomica

▶ **Tab. 4.306** Nux vomica.

	Symptome/Modalitäten
Leitsymptom	Häufiger, aber **erfolgloser Stuhldrang**. **Mühsames, sehr anstrengendes Pressen**. Spastische Obstipation.
Auffallend	Geringe Peristaltik; Retroperistaltik → Aufstoßen, Würgereiz. Verdauung ist mühsam, **angestrengtes** Pressen. **Empfindlich** gegen alle **Reize** (Berührung, Geräusche, Gerüche). Große **Schmerzsensibilität**. Verlangen nach Zudecken. **Blasses** Gesicht, **marmorierte**, **bläuliche** Füße und Fingerspitzen. Neigung zu **Erkältungskrankheiten**.
Möglicher Auslöser	**Überessen**; **schwer verdauliche** Kost. Magen-Darm-Infektionen. **Kälte**, **Zugluft**, Herbst. **Schlafmangel**, **Stressbelastung**, Ausschweifungen. Zorn.
Schlechter	Morgens. Ärger. Nach üppigem Mahl. Vor dem Stuhlgang. Druck. Frische Luft. Entblößen, **Abdecken**. **Abkühlung**. Bewegung.
Besser	**Wärmeanwendungen**, Einhüllen. **Warme** Getränke. Nach dem Stuhlgang. **Ruhe**, **Niederlegen**, Schlaf. Starker Druck. Seitenlage.
Gemüt	**Hoher Aktivitätsgrad**, Ruhelosigkeit, **Reizbarkeit** und **Wutausbrüche**, wenn etwas nicht gelingen will. **Empfindlich gegen jegliche Reize** wie Berührung, Geräusche oder Gerüche.

Opium

▶ **Tab. 4.307** Opium.

	Symptome/Modalitäten
Leitsymptom	**Hartnäckige** Verstopfung bei geringem Stuhldrang. **Kleinkalibriger**, **harter**, knotiger Stuhl. Stuhlgang mit **kolikartigen** Schmerzen verbunden.
Auffallend	Verstopfung in der **Neugeborenen-** und frühen Säuglingszeit (nach schwerer Entbindung). Gefahr eines (paralytischen) Darmverschlusses. Auch flüssig-schaumiger Stuhl möglich. Intensiver **Durst**. **Reaktionsarme Pupillen** (geweitet oder eng). Blutandrang zum Kopf, Extremitäten eher **kühl**. Schreckhaftigkeit, Zittrigkeit, Zucken der Glieder. **Steife** Gliedmaßen.
Möglicher Auslöser	Hitzschlag. Zustand nach Schock. Schreck. Traumatische Geburt. Septische Infektion
Schlechter	Im und nach dem **Schlaf**. **Wärme, Hitze**. Emotionale Erregung.
Besser	**Bewegung**. Abdecken. Kälte, **frische Luft**.
Gemüt	Phasenweise schreckhaft-erregbar oder euphorisch. Benommen, apathisch stuporös bis hin zum Koma.

Weitere Arzneien

Antimonium crudum

▶ **Tab. 4.308** Antimonium crudum.

	Symptome/Modalitäten
Leitsymptom	Verstopfung **abwechselnd** mit Durchfall.
Auffallend	**Dicker**, **weißer Zungenbelag**. **Abneigung** gegen Berührung. **Hastiger** Esser. Neigung zu Verdauungsstörungen. Übergewicht. Verlangen nach **Saurem**, welches nicht gut vertragen wird. Probleme mit Nägeln (spalten sich) und Haut (Hornhaut).
Möglicher Auslöser	Schwer verdauliche, fette Speisen. **Überessen.** Emotionale **Verstimmungen**, Kummer. **Überhitzen**.
Schlechter	Kälte, kaltes Bad. **Sommerhitze.** Hitze. Wärmelampe.
Besser	**Ruhe**, Liegen. Milde Wärme, warmes Baden. Frische Luft.
Gemüt	Schlecht gelaunt, verdrießlich, weinerlich. Lehnt Körperkontakt ab. Möchte in **Ruhe** gelassen werden. Auch: romantisch, sentimental.

Lycopodium clavatum

▶ **Tab. 4.309** Lycopodium clavatum.

	Symptome/Modalitäten
Leitsymptom	Stuhl erst **engkalibrig**, **sandartig** hart, dann weich, dünn. Vergeblicher, **beschwerlicher Stuhldrang**.
Auffallend	**Aufgetriebenes**, **druckempfindliches** Abdomen (Blähungen). Heißhungeranfälle. Verlangen nach **Süßigkeiten**. Rasches Völlegefühl. Durst, Verlangen nach **warmen Getränken**. Schmerzen beginnen rechts und strahlen nach links aus. Kälteempfindlich, aber Verlangen nach frischer Luft.
Möglicher Auslöser	Regenwetter, nasses, stürmisches Wetter, Wind. **Blähende** Nahrungsmittel. Innerliche **Anspannung**. Hitze.
Schlechter	**Spätnachmittags**, (16.00 bis 20.00 Uhr), kalte Getränke; Kleiderdruck; **morgens** nach dem **Erwachen**; Zimmerwärme. Überessen.
Besser	**Warme Getränke**/Speisen. Kühle Wickel. Bewegung. Flatulenz.
Gemüt	Schüchterne, ängstliche Kinder. Zu Hause oder in der Krankheit **herrisch,** trotzig, reizbar. Sie möchten ihre **Ruhe** haben – gleichzeitig aber stets die **Nähe** einer vertrauten Person. Mangel an Selbstvertrauen, Sorge sich zu blamieren, zu versagen.

Plumbum metallicum

▶ **Tab. 4.310** Plumbum metallicum.

	Symptome/Modalitäten
Leitsymptom	Habituelle **Verstopfung** → **Erbrechen kotähnlichen** Inhalts. Dunkler, klumpiger, schafskotartiger Stuhl.
Auffallend	Verstopfung beeinträchtigt Allgemeinbefinden, z. B. **bohrende** Kopf-, Bauchschmerzen. **Besserung** durch **festen Druck**, Bauchmassagen, **Wärme**. **Schmerzen** vor dem Stuhlabgang. **Schluckstörung** von fester Nahrung. Empfindung, der Nabel würde nach innen eingezogen. **Magere**, **fröstelige** Kinder mit geringem Appetit.
Möglicher Auslöser	**Überanstrengung**, zu viel Gesellschaft. Bleihaltiges Wasser.
Schlechter	Anstrengung, Bewegung, im Freien. **Ausstrecken** der Beine. **Nachts**, Liegen **im Bett**. Bei Jungen.
Besser	**Druck und Reiben** der schmerzhaften Bauchgegend. Hockstellung. Wärme.
Gemüt	**Schweigsam**, **schreckhaft**. Geistige **Erschöpfung**. Langsame Auffassung und schwaches Gedächtnis.

Sanicula aqua

▶ **Tab. 4.311** Sanicula aqua.

	Symptome/Modalitäten
Leitsymptom	Starke Obstipation. Zäher, großvolumiger Stuhl, trockene Kotbrocken. Fauliger oder **käsiger Geruch**.
Auffallend	Sehr **angestrengter**, sogar **schmerzhafter** Stuhlgang. Starke **Schweiße** am **Hinterkopf**, Kopfkissen nass. Schwitzige Füße, ätzend, käsig riechend. **Frostigkeit,** trotzdem Verlangen sich zu entblößen. **Magere**, untergewichtige Kinder mit **aufgetriebenem Bauch**. Brennender oder krampfartiger **Schmerz** in der Rektalregion. **Druckempfindlicher** Bauch.
Möglicher Auslöser	**Überreizung**; Erschütterung.
Schlechter	**Essen**, Trinken. Spätabends (21.00 bis 24.00 Uhr). Dunkelheit. Zimmerwärme. **Bewegung**, Fahren, Abwärtsbewegung. **Berührung**.
Besser	Wärme. Frische Luft. Erbrechen. **Ruhe**. Liegen. Herumtragen.
Gemüt	Sehr reizbare, **eigensinnige** Kinder, die **Abwechslung** suchen, aber auch schnell **überreizt** und **überstimuliert** sind. **Berührung** ertragen sie **schlecht**, besser fühlen sie sich **allein im Bett**.

Sepia succus

▶ **Tab. 4.312** Sepia succus.

	Symptome/Modalitäten
Leitsymptom	Großvolumige, harte Stühle. Geringer Stuhldrang und unvollständige Stuhlentleerung.
Auffallend	Verstopfung nicht selten von einer **Enuresis** begleitet. Schlanke, agile Kinder**. Feucht**-kalte Hände und Füße. Infektanfälligkeit der Hals-Nasen-Ohren- und Harnwegsregion. Trockene, juckende **Ekzeme** (besonders im Winter, Frühling). Esslust und Appetitlosigkeit im Wechsel. Geruchsempfindlich.
Möglicher Auslöser	Emotionale Verletzung. **Pubertät**. **Milch**. Kälte, Nässe. Zugluft, Wind. Auch: Sommer, heißes Wetter. Verärgerung, Erschütterung.
Schlechter	Gehen im kalten Wind. **Kälte**, **Nässe**, Zugluft. Meeresluft. **Morgens** und abends. Erschütterung. Linke Seite. **Milch**, **fette** Speisen.
Besser	**Wärme**, Bettwärme. Druck. Nach dem Schlaf. Alleinsein. **Essen** (Süßes, Saures). **Bewegung** (z. B. Tanz, Reiten). Frische Luft.
Gemüt	Sensibel, **verletzlich**. **Weinen**, durch Trost **nicht** zu **beruhigen**. **Hadern** mit der eigenen gesellschaftlichen und sexuellen Rolle. Fühlen sich durch Zärtlichkeit und Körperkontakt häufig bedrängt.

Silicea terra

▶ **Tab. 4.313** Silicea terra.

	Symptome/Modalitäten
Leitsymptom	**Stuhlverstopfung** durch geringen Stuhldrang. **Anstrengendes Stuhlpressen**, harte Kotballen.
Auffallend	Stuhl schlüpft beim Pressen immer wieder zurück. **Kühle Schweiße,** besonders an Füßen (ätzend) und Kopf (nachts). **Fröstelig**, **kälteempfindlich** (besonders Füße und Kopf). **Durstigkeit**. **Milchunverträglichkeit**. **Lymphdrüsenschwellungen** und **Eiterneigung**. **Blasse**, **zierliche** Kinder, **schlaffe** Muskulatur. **Angst vor spitzen** Gegenständen, Spritzen.
Möglicher Auslöser	**Kälte**, feucht-kaltes Wetter, Wetterumschwung, **Zugluft**. **Impfung**. Überlastung der Verdauung oder des Nervensystems.
Schlechter	**Kaltes Wasser**, **Baden**. Milch. Nachts, morgens. Druck. Abdecken.
Besser	**Wärme**. Sommerwetter, **warmes Einhüllen**, Zimmerwärme.
Gemüt	**Anpassungsfähige** Säuglinge, **nachgiebig**, **brav** und friedlich. Dann aber auch: eigensinnig, stur, empfindlich-nervös.

Sulfur

▶ **Tab. 4.314** Sulfur.

	Symptome/Modalitäten
Leitsymptom	Habituelle Obstipation. Schmerzhafter Kot wird zurückgehalten.
Auffallend	Viel Durst. Sporadische Heißhungeranfälle. Warmblütige Kinder, aktives, **kräftiges Temperament**. Warm-schwitzige **Füße** und Hände. **Hitzegefühl**. Heiße **Füße** werden unter der Decke hervorgestreckt. **Gerötetes**, wundes Genitale, auch **After-** und **Mundregion**. Trockene Haut und Haare. Frühmorgendlicher Durchfall, breiartig, stinkend. Verlangen nach Süßigkeit, Saurem und Pikantem.
Möglicher Auslöser	Unterdrückte Krankheitsverläufe. Überanstrengung. **Sonnenhitze**. Kälte. Nässe.
Schlechter	1 Stunde **vor dem Mittagessen** (11.00 Uhr vormittags). **Milch**. **Im Bett**. Nachts. Warme, geschlossene Räume. **Hitze** aller Art.
Besser	Im Freien, frische Luft. In **Bewegung**. Trockenes, warmes Wetter. Rechtsseitenlage. Schwitzen.
Gemüt	Vitale, **willensstarke** Kinder, sind selbstbezogen, durchsetzungsfähig, unordentlich, vergesslich. Sie können phasenweise auch **sehr reizbar** sein, zweifelnd und ängstlich. Abneigung gegen Wasser.

4.9
Urogenitalerkrankungen

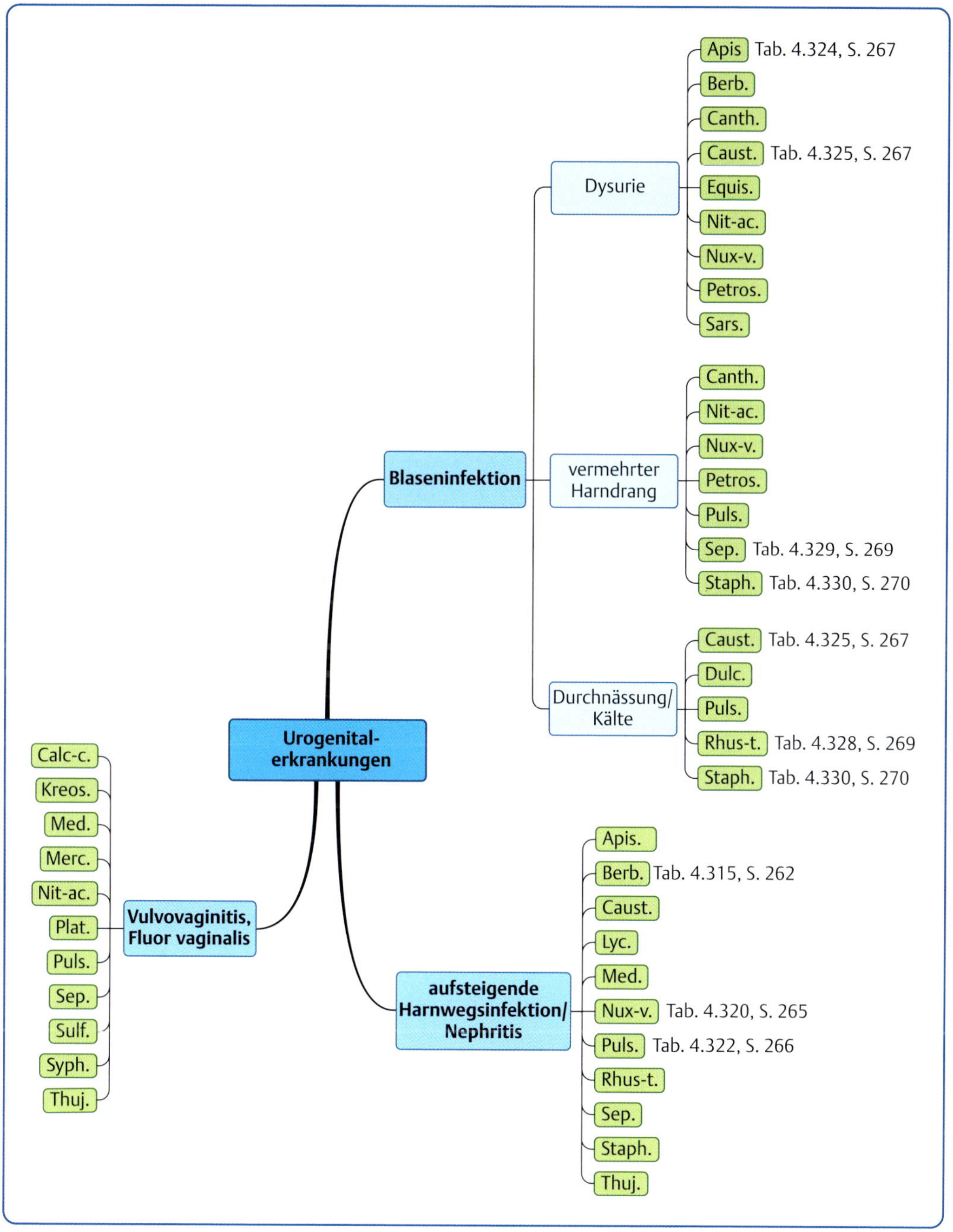

▸ **Abb. 4.10** Urogenitalerkrankungen.

Blaseninfektion Kap. 4.9.1
- Apis mellifica ▶ Tab. 4.324
- Berberis vulgaris ▶ Tab. 4.315
- Cantharis vesicatoria ▶ Tab. 4.316
- Causticum Hahnemanni ▶ Tab. 4.325
- Dulcamara ▶ Tab. 4.317
- Equisetum hiemale ▶ Tab. 4.318
- Nitricum acidum ▶ Tab. 4.319
- Nux vomica ▶ Tab. 4.320
- Petroselinum sativum ▶ Tab. 4.321
- Pulsatilla pratensis ▶ Tab. 4.322
- Rhus toxicodendron ▶ Tab. 4.328
- Sarsaparilla officinalis ▶ Tab. 4.323
- Sepia succus ▶ Tab. 4.329
- Staphisagria ▶ Tab. 4.330

Aufsteigende Harnwegsinfektion, Nephritis Kap. 4.9.2
- Apis mellifica ▶ Tab. 4.324
- Berberis vulgaris ▶ Tab. 4.315
- Causticum Hahnemanni ▶ Tab. 4.325
- Lycopodium clavatum ▶ Tab. 4.326
- Medorrhinum ▶ Tab. 4.327
- Nux vomica ▶ Tab. 4.320
- Pulsatilla pratensis ▶ Tab. 4.322
- Rhus toxicodendron ▶ Tab. 4.328
- Sepia succus ▶ Tab. 4.329
- Staphisagria ▶ Tab. 4.330
- Thuja occidentalis ▶ Tab. 4.331

Vulvovaginitis, Fluor vaginalis Kap. 4.9.3
- Calcium carbonicum ▶ Tab. 4.332
- Kreosotum ▶ Tab. 4.333
- Medorrhinum ▶ Tab. 4.334
- Mercurius solubilis ▶ Tab. 4.335
- Nitricum acidum ▶ Tab. 4.336
- Platinum metallicum ▶ Tab. 4.337
- Pulsatilla pratensis ▶ Tab. 4.338
- Sepia succus ▶ Tab. 4.339
- Sulfur ▶ Tab. 4.340
- Syphilinum ▶ Tab. 4.341
- Thuja occidentalis ▶ Tab. 4.342

4.9.1 Blaseninfektion

Berberis vulgaris

▶ **Tab. 4.315** Berberis vulgaris.

	Symptome/Modalitäten
Leitsymptom	**Brennen** in der Harnröhren- und Blasengegend (Zystitis). **Stechende** Nierenschmerzen, **wandern** von einem bestimmten Punkt aus durch den Körper (Nierenkolik).
Auffallend	**Wandernde** Schmerzen (Nierenkolik, Gallenkolik, Rheumatismus). Häufiger **Wechsel** der Symptome. Urin: blass-gelb mit gallertartigem Schleim oder dunkelfarben mit rötlichem Sediment. Blasse Kinder mit kränklichem **Gesichtsausdruck** (eingefallene Wangen und Augenpartien mit bläulich-**dunklen Augenringen**). Juckende **Windelekzeme**, besonders perianal. Typisch: braune Hautverfärbungen nach Abheilung.
Möglicher Auslöser	Harnwegsinfektionen.
Schlechter	Erschütterung, bereits geringe Bewegungen. Miktion. Linksseitig. Hinlegen. Dämmerung.
Besser	Nach Harnentleerung. Ruhigstellung. Frische Luft.
Gemüt	Lustlose, teilnahmslose Kinder. Typisch: Ängste und Traumgestalten in der **Dämmerung**.

Cantharis vesicatoria

▸ **Tab. 4.316** Cantharis vesicatoria.

	Symptome/Modalitäten
Leitsymptom	**Intensiver Brennschmerz** bereits zum Miktionsbeginn. Hauptmittel bei akuter Harnröhren-/Blasenentzündung.
Auffallend	**Schreien** während der Miktion. Von der Nierengegend (rechtsbetont) über Blase und Harnröhre **nach unten** ziehende Schmerzen. Intensiver **Harndrang** bei geringster Urinmenge. Bedürfnis, die Blase **vollständig** zu leeren. Unangenehmes Gefühl an der Harnröhre. → Drang, **an den Genitalien zu ziehen** / zu reiben. **Harn**: **scharf** und **wund machend**, wunde Genitalien. Harn trüb (Sediment), teilweise blutig tingiert. Harnverhalt, Phimose, Paraphimose, Hodenhochstand.
Möglicher Auslöser	Harnwegsinfektionen aller Art.
Schlechter	Trinken. Kaltes. Geräusch von fließendem Wasser. Bewegung, im Gehen/Stehen. Berührung. Erschütterung. Rechtsseitig. Nachts.
Besser	Wärme. Reiben. Vollständige Entleerung der Blase. Sitzen, Liegen in Rückenlage.
Gemüt	Frech, **streitsüchtig**, provozierend, sogar unverschämt. Andererseits ehrgeizig, **konkurrenz-** und wettbewerbsorientiert, voller **Ängste** und geringem Selbstbewusstsein.

Dulcamara

▸ **Tab. 4.317** Dulcamara.

	Symptome/Modalitäten
Leitsymptom	Harnwegsinfekt als **Folge von Durchnässung**. Besserung durch **Wärme**.
Auffallend	**Harnverhalt** durch **schmerzhaftes** Wasserlassen. Ständiger **Harndrang**, aber nur **tröpfchenweise** Blasenentleerung. **Harninkontinenz** (Einnässen) nach Nässe und Unterkühlung. Trüber, schleimiger Urin. Allgemeine **Überempfindlichkeit** bei **Feuchtigkeit/Nässe**. **Lokale Wärme** (Auflagen, Rotlicht) und warme Luft **bessern**.
Möglicher Auslöser	**Durchnässung**, **wechselnde Witterung**. Feucht-kaltes Wetter, Herbst. Feucht-kühle Räume. Unterkühlung nach Hitze. Zahnung.
Schlechter	**Durchnässung** (auch: **Baden**); **nasse**, kalte, **wechselhafte** Witterung (z. B. kalte Nächte nach heißen Sommertagen). Nachts.
Besser	**Wärme**, **warme Anwendungen**. Trockenes Wetter. Bewegung.
Gemüt	**Stimmungsschwankungen**: phlegmatisch, träge, niedergeschlagen – andererseits: ruhelos, **eigensinnig-reizbar**, **herrisch**.

Equisetum hiemale

▸ **Tab. 4.318** Equisetum hiemale.

	Symptome/Modalitäten
Leitsymptom	**Reizblase**: Schmerzen **am Ende** und **nach** der Harnentleerung. **Blasenschmerzen** und **Gefühl** der **vollen Blase**, werden umso unangenehmer, je leerer die Blase ist (also am Ende der Miktion).
Auffallend	Urin: spärlich, dunkelfarben, z. T. mit Schleim durchsetzt. Fröstelige, träge und rasch ermüdbare Kinder. Enuresis nocturnus, verbunden mit (Alb-)Träumen.
Möglicher Auslöser	Blasenschwäche. Harnwegsinfektionen.
Schlechter	Am Ende / nach der Harnentleerung. Druck. Berührung. Bewegung. Rechte Seite.
Besser	Nachmittags. Liegen.
Gemüt	Reizbare, ermüdbare Kinder. Gegen Abend unruhig, nervös. Nachts: Traumaktivitäten.

Nitricum acidum

▸ **Tab. 4.319** Nitricum acidum.

	Symptome/Modalitäten
Leitsymptom	**Stechender Schmerz** in der Blase oder Harnröhre, **vor** oder **während** der Miktion. Plötzlicher **Harndrang** und unwillkürlicher Urinabgang (z. B. beim Husten).
Auffallend	Abstoßender, **stechender Uringeruch** (wie Pferdeharn). Teilweise übel riechender Schweiß, Stuhl. **Wundsein**, **Fissuren**, Risse an den **Körperöffnungen** (Mund, Anus, Nase). **Schlechte Gemütslage** bei stechenden, splitterartigen Schmerzen. **Schlafstörungen** (schlafen nur in Bewegung / beim Fahren ein).
Möglicher Auslöser	Wetterumschwung, Temperaturveränderungen. **Kälte** oder **Hitze**.
Schlechter	Berührung, Erschütterung. Wetterumschwung, Temperaturveränderungen. Kälte oder Hitze. Nachts. Zahnung.
Besser	Mildes Wetter. Warme Anwendungen. Bewegung (Auto).
Gemüt	**Missmutige**, **streitsüchtige** Kinder, widersprechen gerne, ertragen aber keine **Widerrede**. Hypochondrische, pessimistische Grundstimmung. **Nachtragend**.

Nux vomica

▸ **Tab. 4.320** Nux vomica.

	Symptome/Modalitäten
Leitsymptom	Häufiger, **krampfhafter Harndrang** durch ständiges Völlegefühl der Blase (Reizblase). **Brennende Schmerzen vor** und während der Harnentleerung.
Auffallend	Harnentleerung spärlich und **unter Anstrengung**, leichter während des Stuhlgangs. **Hitzegefühl** im Harn, Urin konzentriert. Hoher Aktivitätsgrad und Erregbarkeit → **Stressanfälligkeit**. **Einschlafstörungen** bzw. nächtliches Erwachen (2.00 bis 3.00 Uhr) → **Morgenmuffel**.
Möglicher Auslöser	**Kälte, Zugluft**, Herbst. Überessen. **Schlafmangel, Stressbelastung**, Ausschweifungen. Zorn.
Schlechter	Morgens. Frische Luft; Entblößen, **Abdecken**. Bewegung. Ärger.
Besser	**Wärmeanwendungen**, Einhüllen. **Heiße Bäder** und Getränke. **Ruhe**, **Niederlegen**, Schlaf. Starker Druck. Seitenlage.
Gemüt	**Hoher Aktivitätsgrad**, Ruhelosigkeit, **Reizbarkeit** und **Wutausbrüche**, wenn etwas nicht gelingen will. **Empfindlich gegen jegliche Reize**, wie Berührung, Geräusche oder Gerüche.

Petroselinum sativum

▸ **Tab. 4.321** Petroselinum sativum.

	Symptome/Modalitäten
Leitsymptom	**Intensiver Juckreiz**, Kribbeln, Brennen der Harnröhre (Urethritis) oder im Blasenhals (Zystitis). Reizblase mit imperativem, qualvollem Harndrang.
Auffallend	Kind **springt vor Schmerzen auf und ab**, wenn es bei Harndrang nicht sofort die Blase entleeren kann. Besserungsempfinden durch **Reiben** der Harnröhre. Imperativer Harndrang → unfreiwilliger Harnabgang. **Bewährte Kinderarznei**.
Möglicher Auslöser	Im **Säuglings-/Kindesalter**. Kälte. Nässe. Harnwegsinfektionen.
Schlechter	Vor der Harnentleerung. Frühmorgens.
Besser	Reiben der Harnröhre.
Gemüt	Ängstliche **Träume**.

Pulsatilla pratensis

► **Tab. 4.322** Pulsatilla pratensis.

	Symptome/Modalitäten
Leitsymptom	Hauptmittel bei Harnwegsinfekt (der Mädchen), ausgelöst durch **Verkühlung, Durchnässung** oder **kalte Füße** (Barfußlaufen). **Anfallsartig** einsetzender **schmerzhafter Harndrang**, der mit Verzögerung der Miktion noch zunimmt. **Inkontinenz**: Herausspritzen oder Träufeln von Urin.
Auffallend	Symptome sind variabel, wechseln und **verändern sich**. Charakteristisch sind die Modalitäten und Gemütssymptome. Durstlosigkeit; Fröstеligkeit, Erkältungsneigung; Hitzeunverträglichkeit.
Möglicher Auslöser	**Unterkühlung**, **nasse Füße**, Gewitter. Überanstrengung bei **Hitze**, **Sonne**.
Schlechter	Nasskaltes Wetter, **Verkühlung**, nasse Füße. Überwärmte, stickige Zimmerluft, Sonnenhitze. **Ruhe**. Liegen. Abends, nachts. Menses.
Besser	**Frische Luft** und **Bewegung**. Liegen mit hochgelagertem Oberkörper. Druck. Sich **ausweinen**, Zuwendung.
Gemüt	Liebevolles, **sanft-schüchternes** Wesen. **Weinerlichkeit**, **Stimmungsschwankungen**. Bedürfnis nach Nähe und **Trost**.

Sarsaparilla officinalis

► **Tab. 4.323** Sarsaparilla officinalis.

	Symptome/Modalitäten
Leitsymptom	Heftigster **Brennschmerz am Ende** des Wasserlassens. Kinder **schreien bereits vor** der Miktion in ängstlicher Erwartung des Schmerzes.
Auffallend	**Frostschauer** bei der Blasenentleerung, von der Harnröhre zum Oberkörper aufsteigend. Urin: **rötliches** Sediment, gegen Ende der Miktion blutig tingiert. **Kälteempfindliche, fröstelige** Kinder. Neigung zu Verstopfung.
Möglicher Auslöser	Kälte, Nässe, feucht-kaltes Wetter. Frühling. Nierenkoliken. Quecksilber. Impfungen.
Schlechter	Feucht-kalte Witterung. Rechte Niere. Am Ende der Miktion. Nachts. Bewegung, Treppensteigen. Während der Menses.
Besser	Blasenentleerung im Stehen. Liegen. Kratzen. Warme Nahrung.
Gemüt	Bedrückte, eher schweigsame Kinder. Veränderliche Gemütsverfassung (Stimmungswechsel). **Niedergeschlagen** oder ungeduldig aufgrund der Schmerzen.

4.9.2 Aufsteigende Harnwegsinfektion, Nephritis

Apis mellifica

▶ **Tab. 4.324** Apis mellifica.

	Symptome/Modalitäten
Leitsymptom	**Brennende**, **stechende** Schmerzen schon zu Beginn der Miktion. **Hochakute** oder **fortgeschrittene** Harnwegsinfektionen. Gefahr der Nierenbeckenentzündung.
Auffallend	**Urin** ist **trübe**, eiweißreich, ggf. blutig tingiert. **Durstlosigkeit**. **Oligurie** (reduzierte Miktion). Schwellung/Ödembildung, besonders im Gesicht (z. B. Augenlider) und im Genitalbereich. Harnverhalt, besonders bei Neugeborenen.
Möglicher Auslöser	**Hitze**. Kummer. Allergie. Glomerulonephritis, Nephritis.
Schlechter	**Wärme**, Zimmerwärme. Enge Kleidung, **Druck**. Abends. Nachmittagsstunden. Rechte Niere. Ärger.
Besser	**Kälte**: kühle Bäder oder Umschläge, **kühle** Getränke. **Frische Luft**. **Ruhe**.
Gemüt	Umtriebige, gesellige Kinder mit Hang zu Eifersucht und Wutausbrüchen. Ausgeprägter Familien- und Gemeinschaftssinn. In der Krankheit: **Jammerigkeit**; Müdigkeit.

Causticum Hahnemanni

▶ **Tab. 4.325** Causticum Hahnemanni.

	Symptome/Modalitäten
Leitsymptom	**Chronische** Zystitis mit brennenden oder schneidenden Schmerzen **während** und **nach** der Harnentleerung. Ursache: ausgeprägte **Kälteempfindlichkeit**.
Auffallend	Blasenlähmung / neurogene Blase: **tröpfchenweise** Harnentleerung, am besten im Sitzen oder während des Stuhlgangs. **Unwillkürlicher Urinabgang**, z. B. beim Husten. **Enuresis**. Urin: bräunlich-**trübe**, flockt aus. **Lymphatische**, **fröstelige** Kinder psorischer Diathese (Warzen). In der Krankheit: Neigung zu Schwäche, zu Erschöpfung.
Möglicher Auslöser	**Kälte**, kalter, trockener **Wind**. Zugluft. Baden. Extreme Temperaturen.
Schlechter	**Kälte**, kalter **Wind**. **Liegen**. Nächtliche Bettwärme. Abends, nachts (3.00 bis 4.00 Uhr). Dunkelheit. Aufregung.
Besser	**Nässe**, Regenwetter, **Feuchtigkeitsinhalationen**. Feuchte Wickel.
Gemüt	**Sensible**, **mitfühlende** Kinder, mit großen Idealen und Abneigung gegen Ungerechtigkeit. Sie haben **viele Ängste**, besonders vor der **Dunkelheit**, dem **Alleinsein**, vor Hunden. Sie suchen Halt.

Lycopodium clavatum

▸ **Tab. 4.326** Lycopodium clavatum.

	Symptome/Modalitäten
Leitsymptom	**Schmerzhafter** Harndrang **vor** Miktion (weinen, bevor Urin fließt). **Häufiger Harndrang** und unwillkürlicher Abgang (Inkontinenz). Verzögerte Harnentleerung trotz Völlegefühl der Blase.
Auffallend	Durst, Verlangen nach **warmen Getränken**. Heißhungeranfälle. Verlangen nach **Süßigkeiten**. Neigung zu **gastrointestinalen** Beschwerden (Bauchschmerzen). Kälteempfindlich, aber Verlangen nach frischer Luft.
Möglicher Auslöser	Regenwetter, nasses, stürmisches Wetter, Wind.
Schlechter	**Spätnachmittags**, (16.00 bis 20.00 Uhr), kalte Getränke; Kleiderdruck; **morgens** nach dem **Erwachen**; Zimmerwärme.
Besser	**Warme** Getränke/Speisen. Kühle Wickel. Bewegung. Frische Luft.
Gemüt	Schüchterne, ängstliche Kinder, in der Krankheit und zu Hause aber **herrisch,** trotzig, reizbar. Sie möchten ihre **Ruhe** haben – gleichzeitig aber stets die **Nähe** einer vertrauten Person. Mangel an Selbstvertrauen, Sorge sich zu blamieren, zu versagen.

Medorrhinum

▸ **Tab. 4.327** Medorrhinum.

	Symptome/Modalitäten
Leitsymptom	Blasen-/Harnröhren-/Harnwegsinfekte treten **bereits im frühen Kindesalter** auf und neigen zu **hartnäckigen Rezidiven**. **Vermehrter** Harndrang und Harninkontinenz **nachts**.
Auffallend	Blasenschmerzen **am Ende** der Harnentleerung. **Scharfer, fischartiger** Geruch in der Genitalregion. **Juckreiz**. Urin tagsüber spärlich, kräftig gefärbt, übel riechend, nachts farblos. **Extreme** wie Kälte, Hitze, Überarbeitung verschlechtern. Früh auftretende, **hartnäckige** Genitalinfektionen. **Blasse**, **magere** Kinder mit **kümmerlichem** Gedeihen und **zögerlicher Entwicklung**. Charakteristisch: heiße Füße – kalte Nase.
Möglicher Auslöser	**Feuchte**, **kalte Witterung**. Hitze. Allergie. Unsichere Bindungssituation (z. B. neue Beziehung).
Schlechter	Feuchtigkeit. Kälte. Stickige Räume; Hitze. Frühmorgens; **tagsüber**. Orangensaft.
Besser	**Frische Luft**, **Abdecken**. **Abends**. Knie-Ellbogen-Lage. **Meerklima**.
Gemüt	**Ruhelose**, leicht irritable, reizbare Kinder mit sprunghaften **Stimmungswechseln**. **Schreckhaftigkeit** und Ängstlichkeit im Dunkeln.

Rhus toxicodendron

► **Tab. 4.328** Rhus toxicodendron.

	Symptome/Modalitäten
Leitsymptom	Häufiges **Harntröpfeln** oder ständiger **Harndrang** durch Verkühlung. Zystitis, Pyelonephritis.
Auffallend	Spärlicher, trüber Urin, ggf. blutig tingiert. Nierenödem. Harnverhalt mit **Rückenschmerzen** und innerer Unruhe. **Ruhelosigkeit** oder schmerzbedingte **Steifheit**. Starker **Durst**. Typische **Hautreaktionen**: Fieberbläschen, Nesselsucht.
Möglicher Auslöser	**Durchnässung**. **Kälte**. Kühles, **regnerisches** Wetter; Winter. Zugluft. Überanstrengung, **Schwitzen** (Nasswerden bei Überhitzung).
Schlechter	**Nässe**, **Kälte**, **Zugluft**. **Nachts** (nach Mitternacht). Unterkühlung. Eiskalte Getränke. In **Ruhe** und zu Beginn der Bewegung.
Besser	**Wärme**: **heißes Bad, warmes Einhüllen**, warme Getränke, warmes, trockenes Wetter. Fortgesetzte **Bewegung**.
Gemüt	**Unruhe** und ängstliche Verzagtheit, besonders nachts, ständige **Lagewechsel** im Bett. „**Steifheit** des Gemüts“ → Zurückhaltung der Gefühle trotz innerer Unruhe.

Sepia succus

► **Tab. 4.329** Sepia succus.

	Symptome/Modalitäten
Leitsymptom	**Rezidivierende** oder **chronische** Zystitis. Häufiger, unvermittelter Harndrang **mit Frostschauern**.
Auffallend	**Plötzlicher Blasendruck**: muss sich auf die Toilette beeilen. Blasenentzündung mit unfreiwilligem **Harnabgang**. **Feucht-kalte** Hände und Füße. **Infektanfälligkeit** der Hals-Nasen-Ohren- und Harnwegsregion. Trockene, juckende **Ekzeme** (besonders im Winter, Frühling). Obstipation, Prolapsgefühl. Esslust und Appetitlosigkeit im Wechsel. Geruchsempfindlich.
Möglicher Auslöser	**Kälte**, **Nässe**. **Zugluft**, **Wind**. Schneeluft. Aber auch: Sommer, heißes Wetter. Verärgerung, **Erschütterung**.
Schlechter	Gehen im kalten Wind. **Kälte**, **Nässe**, Zugluft. Meeresluft. Morgens und abends. Erschütterung. Linke Seite.
Besser	**Wärme**, Bettwärme. Druck. Nach dem Schlaf. Alleinsein. **Essen** (Süßes, Saures). **Bewegung** (z. B. Tanz, Reiten). Frische Luft.
Gemüt	Sensibel, **verletzlich**. **Weinen**, durch Trost **nicht** zu **beruhigen**. **Hadern** mit der eigenen gesellschaftlichen und sexuellen Rolle. Fühlen sich durch Zärtlichkeit und Körperkontakt häufig bedrängt.

Staphisagria

► **Tab. 4.330** Staphisagria.

	Symptome/Modalitäten
Leitsymptom	**Häufige Zystitiden** (besonders bei emotionaler Belastung). Gefühl **unvollständiger** Harnentleerung → sitzt lang auf der Toilette.
Auffallend	Brennen und Blasenkrämpfe während und nach der Miktion. Seelisches Trauma, ggf. auch nach Manipulation der Genitalregion. Unbewältigte innere Spannungen → Nägelbeißen, Tic-Störungen. Neigung zu Gerstenkorn, Zahnkaries, Hautleiden.
Möglicher Auslöser	**Kälte**. Seelische Belastung. Emotionale oder körperliche Verletzung; stille Entrüstung, **Demütigung. Nötigung**. Quecksilber.
Schlechter	**Kälte**. Nachts (vermehrte Miktion). Berührung, sexuelle Überbeanspruchung. Nach **operativen** Eingriffen, körperliche oder emotionale **Verletzungen.** Enttäuschungen, stiller Ärger.
Besser	Wärme; Ruhe. Zusammengekauertes Liegen auf der Seite.
Gemüt	Sensible, **leicht verletzliche,** stimmungslabile Kinder. Brav und angepasst, um Kummer zu vermeiden. Sporadisch heftige Wutanfälle, dabei zittrig und verkrampft.

Thuja occidentalis

► **Tab. 4.331** Thuja occidentalis.

	Symptome/Modalitäten
Leitsymptom	Plötzlicher, schmerzhafter Harndrang, besonders abends und nachts. Schmerzen am Ende und **nach** der Harnentleerung.
Auffallend	**Gespaltener Harnstrahl**. Beißende, fischartig riechende Sekrete im Genitalbereich. Kinder rasch **erschöpft**, mit **ermüdbarer** Muskulatur. **Schweißneigung** im Gesicht und an unbedeckten Körperstellen. **Warzen**. Ekzeme, besonders an bekleideten Stellen. Gelbgrüne, **grüne Sekrete** (Nase, HNO).
Möglicher Auslöser	**Nasskaltes Wetter**. **Impfung**. Vernachlässigung. Unsichere Bindung.
Schlechter	**Feuchte Kälte**. Hitze; Bettwärme. 3.00 Uhr / 15.00 Uhr. Linksseitig.
Besser	**Wärme**, Zimmerwärme, warmes **Einhüllen**; Berührung.
Gemüt	**Scheue** Kinder mit geringem Selbstwertgefühl. Wirken angenehm ruhig, angepasst. Hängen sehr an ihren Eltern. Ausgeprägtes **Fremdeln**. Empfindlichkeit gegenüber **Musik**.

4.9.3 Vulvovaginitis, Fluor vaginalis

Calcium carbonicum

▶ **Tab. 4.332** Calcium carbonicum.

	Symptome/Modalitäten
Leitsymptom	Weißlicher **Scheidenausfluss** im Kleinkindesalter (bei Calcium-carbonicum-Physiognomie, lymphatischer Diathese).
Auffallend	**Nächtlicher Juckreiz** und Brennschmerz der Scheide im Bett. **Wundes** Genitale, Leiste, bis zu den Oberschenkelinnenseiten. **Rotes Gesicht**, ansonsten blässliche, empfindliche Haut. Neigung zu **schwitzen**, besonders am **Hinterkopf** und Nacken. **Rundlich-teigiger Gesichtsausdruck** mit prallen Lippen. Verzögerte statomotorische Entwicklung: Sitzen, Stehen, Laufen. Neigung zu Verstopfung. Vorliebe für **Süßigkeiten** und **Eier**.
Möglicher Auslöser	**Kalte** oder **feuchte** Witterung. **Baden**. Regenwetter. Überanstrengung.
Schlechter	Anstrengung. Kälte, Wasser. Milch. Nach Mitternacht, morgens.
Besser	Trockenheit. **Wärme**; warmes, trockenes Wetter. Ruhe. Berührung.
Gemüt	Gemütliches, etwas **träges**, schutzbedürftiges Kind. Ängstlich, **dickköpfig**. Abneigung gegen Anstrengung/Schularbeiten.

Kreosotum

▶ **Tab. 4.333** Kreosotum.

	Symptome/Modalitäten
Leitsymptom	**Reizender** Vaginalausfluss, teilweise auch blutig. Ausgeprägter Juckreiz und Brennen zwischen den Labien. Hartnäckige oder chronische Vulvitis.
Auffallend	Nässendes, schorfendes **Genitalekzem**, zwischen Gesäßbacken und Schamlippen mit Ausbreitung zu den Oberschenkeln hin. Scharfer, reizender Harn. Allgemein: **Reizbarkeit**. Tendenz zur Schleimhautentzündung, z. B. Stomatitiden. **Erbrechen** von unverdauter Nahrung. Schnell wachsende, etwas schwächliche Kinder.
Möglicher Auslöser	**Zahnungszeit**. Sommerzeit.
Schlechter	**Kälte**. Waschen mit kaltem Wasser. Berührung. Reiben. **Nachts**.
Besser	**Wärme**. **Bewegung**. Druck. Nach dem Schlaf.
Gemüt	Träge, phlegmatische, auch unzufriedene oder **gereizte** Kinder. Veränderlicher Schlaf, phasenweise **sehr tief** und kaum erweckbar, auch **schreckhaftes Hochfahren** aus dem Schlaf.

Medorrhinum

▶ **Tab. 4.334** Medorrhinum.

	Symptome/Modalitäten
Leitsymptom	**Frühzeitig** auftretende, hartnäckige/wiederkehrende **feuerrote Genitalausschläge**. **Scharfer fischartiger** Geruch / Fluor in der Genitalregion. **Juckreiz** → Genitalreiben.
Auffallend	**Blasse**, **magere** Kinder, **kümmerliches** Wachstum/**Gedeihen**. **Zögerliche Entwicklung**. **Heiße Füße**, Kinder lieben **Barfußlaufen**. **Früh** auftretende, **hartnäckige** Infekte mit dicken, gelben Sekreten. Neigung zu **frühkindlichem Asthma** (im Wechsel mit Ekzemen). Neigung zu **Mundsoor** und intestinalem Pilzbefall. Tendenz zu **Hautleiden**, Impetigo, Intertrigo, Warzen, Ekzeme, häufig mit **Juckreiz**.
Möglicher Auslöser	**Feuchte, kalte Witterung**. Allergie. Unsichere Bindungssituation.
Schlechter	Feuchtigkeit. Kälte. Stickige Räume; Hitze. Frühmorgens; **tagsüber**. Orangensaft.
Besser	**Baden** in lauwarmem Wasser, **Meerklima**. **Frische Luft**. Abdecken. **Reiben**. Abends. Knie-Ellbogen-Lage (Asthma).
Gemüt	**Sehr ruhelose**, leicht irritable, reizbare Säuglinge mit sprunghaften **Stimmungswechseln**. Ausgeprägte **Schreckhaftigkeit** und **Ängstlichkeit** im Dunkeln.

Mercurius solubilis

▶ **Tab. 4.335** Mercurius solubilis.

	Symptome/Modalitäten
Leitsymptom	Genitalekzem **ulzerierend,** z. T. schorfig, häufig nässend, **glänzend rote Flecken**, besonders an Leiste, Skrotum/Vulva, Oberschenkeln. **Stechende** Schmerzen/Juckreiz. **Feuchte Bläschen**.
Auffallend	**Entzündete**, teilweise eitrige oder **blutige Erosionen**. Schwellung der Labien / Glans penis (Balanitis), eitriger Ausfluss. Neigung zu **übel riechenden** Sekreten. **Feuchte**, **schwitzige Haut** (besonders nachts und morgens). Blasse, erkältliche, **kälteempfindliche** Kinder.
Möglicher Auslöser	**Extreme** Temperaturen (**Hitze oder Kälte**). Wetterwechsel. Verkühlung. Zugluft. Nasse Füße.
Schlechter	**Bettwärme**. **Nachts**. Feucht-kalt. Schwitzen, Erhitzung.
Besser	**Lauwarme** Wickel; moderate Temperaturen; Ruhe.
Gemüt	Nervös-ruhelose oder teilnahmslos schläfrige Kinder. Ihre tiefen Gefühle offenbaren sich in intensiven Träumen nachts.

Nitricum acidum

▶ **Tab. 4.336** Nitricum acidum.

	Symptome/Modalitäten
Leitsymptom	**Stechender** Schmerz, Brennen oder Jucken in der Scheidenregion. Reizende, **Leukorrhöe** → Genitalreiben. Schwellung der Labien.
Auffallend	Abstoßender, **stechender Geruch** (wie Pferdeharn). Ausscheidungen (Stuhl, Schweiß, Urin) von üblem Geruch. **Fissuren und Risse** an den **Körperöffnungen** (Anus, Mund, Nase). **Schlechte Gemütsverfassung** bei stechenden Schmerzen. **Schlafstörungen** (schlafen nur in Bewegung / beim Fahren ein).
Möglicher Auslöser	Wetterumschwung, Temperaturveränderungen. **Kälte** oder **Hitze**.
Schlechter	Berührung, Erschütterung. Wetterumschwung, Temperaturveränderungen. Kälte oder Hitze. Nachts.
Besser	Mildes Wetter. Warme Bedeckung. Heiße Anwendungen.
Gemüt	**Missmutige**, **streitsüchtige** Kinder. Sie widersprechen gerne, ertragen selbst keine **Widerrede**. Hypochondrische, pessimistische Grundstimmung. **Nachtragend**.

Platinum metallicum

▶ **Tab. 4.337** Platinum metallicum.

	Symptome/Modalitäten
Leitsymptom	Vulvitis bei großer **Überempfindlichkeit/Berührungsempfindlichkeit** der Genitalregion. Ausgeprägter **Juckreiz** im Genitalbereich.
Auffallend	Hyperästhesie der Genitalien bereits vom Babyalter an. Windelunverträglichkeit. Sexuelle Frühreife, Verlangen nach sexueller Befriedigung (Masturbation). Blasse Kinder mit fahlem Gesicht und dunklen Augenringen.
Möglicher Auslöser	Verärgerung, Wutanfall. Sexuelle Ausschweifung, Masturbation.
Schlechter	Berührung. Emotionale Belastung. Abends, vor dem Schlaf. In geschlossenen Räumen. Ruhe.
Besser	Gehen im Freien. Sonnenschein.
Gemüt	Großspurige, arrogant wirkende und launische Kinder. Sie sind herablassend, selbstsüchtig-empfindlich, streitsüchtig und vertragen weder Widerspruch noch Zurückweisung. Selbst im Elternhaus können sie grob und beleidigend auftreten und sind daher zu Hause und auch in der Schule eine pädagogische Herausforderung.

Pulsatilla pratensis

▶ **Tab. 4.338** Pulsatilla pratensis.

	Symptome/Modalitäten
Leitsymptom	Reichlicher, schleimiger, milder **Fluor** vaginalis. **Juckreiz** und Beißen, schlimmer im Bett. Kratzen bessert nicht. **Erysipel** im Genitalbereich, zu Oberschenkeln hin sich ausbreitend.
Auffallend	Bewährt bei Harnwegs-, Genitalinfekten der Mädchen, ausgelöst durch **Verkühlung**, **Durchnässung** oder **kalte Füße**. Späte Menarche. **Symptome** häufig rechtsbetont, veränderlich, wechselhaft. **Durstlosigkeit**, trockene Lippen und Mund; **Frösteligkeit**.
Möglicher Auslöser	**Kaltes Wetter**. **Unterkühlung**, **nasse Füße**. Gewitter. Speiseeis. Überanstrengung. **Hitze**, **Sonne**.
Schlechter	Nasskaltes Wetter, **Verkühlung**, nasse Füße. Sonnenhitze, **Hitze**. Überwärmte Zimmerluft. Abends und nachts. Menstruation.
Besser	**Frische**, **kühle Luft**. **Kühle** Umschläge. Ruhige, langsame Bewegung, Gehen. Sich **ausweinen**, Zuwendung.
Gemüt	Allgemein liebevolles, **sanft-schüchternes** Wesen. **Weinerlichkeit**, **Stimmungswechsel**, Ängste, Bedürfnis nach Nähe und **Trost**.

Sepia succus

▶ **Tab. 4.339** Sepia succus.

	Symptome/Modalitäten
Leitsymptom	**Ausgeprägter Fluor** vaginalis bei jungen Mädchen. Weiß-grünlicher Ausfluss, juckend und stark reizend.
Auffallend	Rezidivierende oder chronische Zystitis. Wunde Genitalregion. Schlanke, agile Kinder. **Feucht-kalte** Hände und Füße. **Infektanfälligkeit** der Hals-Nasen-Ohren- und Harnwegsregion. Trockene, juckende **Ekzeme** (besonders im Winter, Frühling). Obstipation, Prolapsgefühl. Esslust und Appetitlosigkeit im Wechsel. Geruchsempfindlich.
Möglicher Auslöser	**Kälte**, **Nässe**. **Zugluft**, **Wind**. Schneeluft. Aber auch: Sommer, heißes Wetter. Verärgerung, **Erschütterung**.
Schlechter	Gehen im kalten Wind. **Kälte**, **Nässe**, Zugluft. Meeresluft. Morgens und abends. Erschütterung. Linke Seite.
Besser	**Wärme**, Bettwärme. Druck. Nach dem Schlaf. Alleinsein. **Essen** (Süßes, Saures). **Bewegung** (z. B. Tanz, Reiten). Frische Luft.
Gemüt	Sensibel, **verletzlich**. **Weinen**, durch Trost **nicht** zu **beruhigen**. **Hadern** mit der eigenen gesellschaftlichen und sexuellen Rolle. Fühlen sich durch Zärtlichkeit und Körperkontakt häufig bedrängt.

Sulfur

▶ **Tab. 4.340** Sulfur.

	Symptome/Modalitäten
Leitsymptom	Vulvitis mit fötidem, **reizendem Vaginalausfluss**. Bewährt nach **Antibiotikagabe**, bei **verschlepptem** Krankheitsverlauf oder bei Rückfall nach Vorbehandlung.
Auffallend	Vaginalausfluss reichlich, dabei häufig brennend, juckend, beißend. **Gerötetes**, wundes Genitale, auch **After-** und **Mundregion**. Erythematöse **Genitaldermatitis**, sonst trockene, ungesunde Haut. Warmblütige Kinder, aktives, **kräftiges Temperament**. Warm-schwitzige **Füße** und Hände. Neigung zu übel riechender Diarrhöe, morgens verstärkt.
Möglicher Auslöser	Unterdrückte Krankheiten (z. B. durch Vorbehandlung). Überanstrengung. **Nässe**, **Kälte**. **Sonnenhitze**.
Schlechter	**Bettwärme**. **Nachts**. Warme, geschlossene Räume. **Feuchtes**, **kühles** Wetter, Wind. Morgens, bis spät vormittags (11.00 bis 12.00 Uhr).
Besser	**Frische Luft**, **Trockenheit**. Trockenes, warmes Wetter. Kälte. Schwitzen.
Gemüt	Vitale, **willensstarke** Kinder, sind selbstbezogen, durchsetzungsfähig, unordentlich, vergesslich. Sie können phasenweise auch **sehr reizbar** sein, zweifelnd und ängstlich. Abneigung gegen Wasser.

Syphilinum

▶ **Tab. 4.341** Syphilinum.

	Symptome/Modalitäten
Leitsymptom	**Scharfer**, wässrig-dünner **Vaginalausfluss**, bereits ab dem **frühen Kindesalter**. Hartnäckige **Wundheit** der Genitalien. Intensiver **Juckreiz**.
Auffallend	**Verschlimmerung nachts**. **Schlafstörung**. **Furcht vor** der **Nacht**, vor der **Dunkelheit**, vor dem **Alleinsein**. Innere und äußerliche Ruhelosigkeit. **Erschöpfung** und Schwäche. Lässt sich nur schwer beruhigen, Trost lindert nicht. Unterentwickelte Kinder mit Gedeihstörung, deformierten Zähnen.
Möglicher Auslöser	Vollmond. Sonne. Feuchtes Wetter. Gewitter.
Schlechter	**Nachts**. Wechsel zu Vollmond. Bettwärme. Gewitter. **Extreme** Temperaturen (Hitze, Kälte).
Besser	Untertags, Gebirge, gemächliche Bewegung.
Gemüt	Nervöse, unglückliche, **distanzierte** Kinder, die zu **Eigensinn**, **Ungehorsam** und oft zu **zwanghaften Verhaltensweisen** neigen. Labiles Gemüt mit Ängsten, Verzweiflung, Unaufrichtigkeit.

Thuja occidentalis

► **Tab. 4.342** Thuja occidentalis.

	Symptome/Modalitäten
Leitsymptom	**Beißende**, juckende, **fischartig riechende** Sekrete im Genitalbereich. **Hyperästhesie** (Überempfindlichkeit) der Genitalregion.
Auffallend	**Geschwüre** in der Genitalregion (z. B. Hymenalpolyp). Gespaltener Harnstrahl. Kinder rasch **erschöpft**, mit **ermüdbarer** Muskulatur. **Schweißneigung** im Gesicht und an unbedeckten Körperstellen. **Warzen**. Ekzeme, besonders an bekleideten Stellen.
Möglicher Auslöser	**Nasskaltes Wetter**. **Impfung**. Vernachlässigung. Unsichere Bindung.
Schlechter	**Feuchte Kälte**. Hitze; Bettwärme. 3.00 Uhr / 15.00 Uhr. Linksseitig.
Besser	**Wärme**, Zimmerwärme, warmes **Einhüllen**; Berührung.
Gemüt	**Scheue** Kinder mit geringem Selbstwertgefühl. Wirken angenehm ruhig, angepasst. Hängen sehr an ihren Eltern. Ausgeprägtes **Fremdeln**. Empfindlichkeit gegenüber **Musik**.

4.10
Erkrankungen des Bewegungsapparates

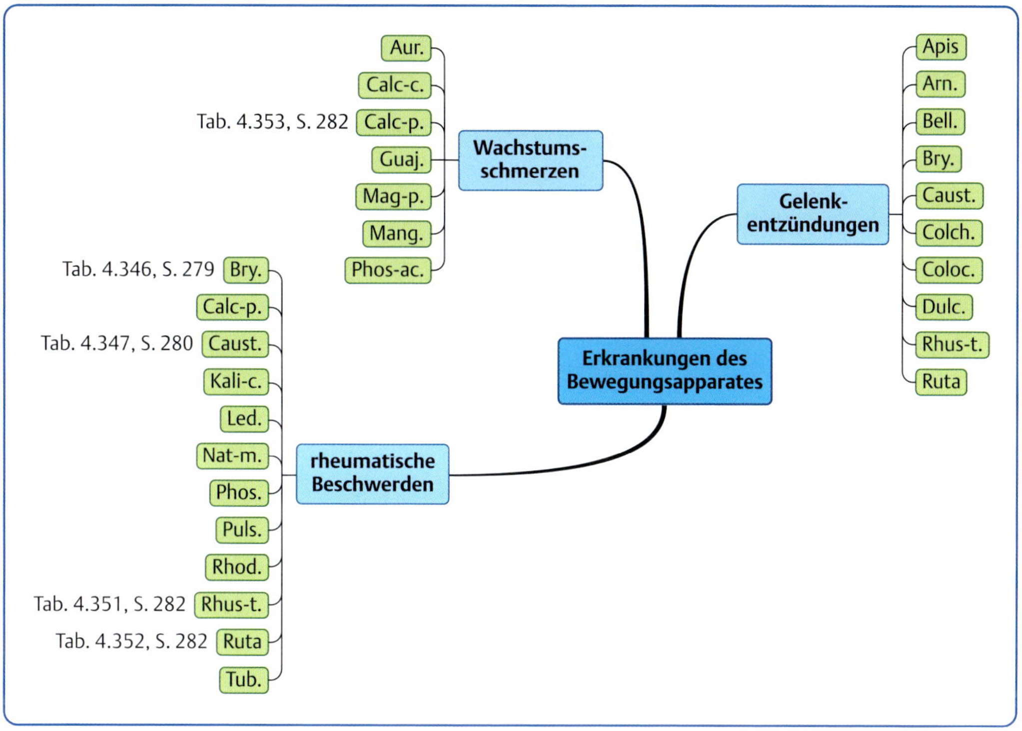

▶ **Abb. 4.11** Erkrankungen des Bewegungsapparates.

Gelenkentzündung Kap. 4.10.1
- Apis mellifica ▶ Tab. 4.343
- Arnica montana ▶ Tab. 4.344
- Belladonna ▶ Tab. 4.345
- Bryonia alba ▶ Tab. 4.346
- Causticum Hahnemanni ▶ Tab. 4.347
- Colchicum autumnale ▶ Tab. 4.348
- Colocynthis ▶ Tab. 4.349
- Dulcamara ▶ Tab. 4.350
- Rhus toxicodendron ▶ Tab. 4.351
- Ruta graveolens ▶ Tab. 4.352

Rheumatische Beschwerden Kap. 4.10.2
- Bryonia alba ▶ Tab. 4.346
- Calcium phosphoricum ▶ Tab. 4.353
- Causticum Hahnemanni ▶ Tab. 4.347
- Kalium carbonicum ▶ Tab. 4.354
- Ledum palustre ▶ Tab. 4.355
- Natrium muriaticum ▶ Tab. 4.356
- Phosphorus ▶ Tab. 4.357
- Pulsatilla pratensis ▶ Tab. 4.358
- Rhododendron chrysanthum ▶ Tab. 4.359
- Rhus toxicodendron ▶ Tab. 4.351
- Ruta graveolens ▶ Tab. 4.352
- Tuberculinum ▶ Tab. 4.360

Wachstumsschmerzen Kap. 4.10.3
- Aurum foliatum ▶ Tab. 4.361
- Calcium carbonicum ▶ Tab. 4.362
- Calcium phosphoricum ▶ Tab. 4.353
- Guajacum officinale ▶ Tab. 4.363
- Magnesium phosphoricum ▶ Tab. 4.364
- Manganum metallicum ▶ Tab. 4.365
- Phosphoricum acidum ▶ Tab. 4.366

4.10.1 Gelenkentzündung

Apis mellifica

► **Tab. 4.343** Apis mellifica.

	Symptome/Modalitäten
Leitsymptom	**Heißes, rotes, ödematös geschwollenes**, entzündetes Gelenk. Stechende oder **brennende** Schmerzen, sehr berührungsempfindlich.
Auffallend	**Durstlosigkeit.** Rechtsseitig betont (Beginn rechts, mit Ausbreitung nach links). **Akuter Beginn**, heftiger Brennschmerz, Ödem, Hitze. Bewährt bei allergischen Schwellungen/Insektenstichen. Kinder häufig ruhelos, umtriebig, auch ungeschickt, unkonzentriert.
Möglicher Auslöser	Hitze. Insektenstich. Allergie. Feuchte Kälte.
Schlechter	**Wärme aller Art:** Zimmer-, Bettwärme, warmes Getränk. **Druck**. Abends. Rechtsseitig. Verärgerung; Kummer.
Besser	Kalte Anwendungen, **kühlende** Umschläge oder Bäder; kühle Getränke. **Frische Luft** (trockene Kälte).
Gemüt	Umtriebige, gesellige Kinder mit Hang zu Eifersucht und Wutausbrüchen. Ausgeprägter Familien- und Gemeinschaftssinn. In der Krankheit: **Jammerigkeit**; Müdigkeit.

Arnica montana

► **Tab. 4.344** Arnica montana.

	Symptome/Modalitäten
Leitsymptom	Akute Arthritis mit großen Schmerzen und Zerschlagenheitsgefühl. Große Berührungsempfindlichkeit.
Auffallend	**Angst** vor **Erschütterung** oder **Berührung**. Schreckhaftigkeit. Wechsel zwischen **Gleichgültigkeit** und ängstlicher **Erregung**. Unruhiges **Herumwälzen** im Bett (fühlt sich zu hart an). Neigung zu **Blutungen**, Hämatomen, Nasenbluten. Sanguinische, plethorische Kinder mit roter Gesichtsfarbe. Hauptmittel bei Verletzungen und Traumata.
Möglicher Auslöser	**Nasskaltes** Wetter. Traumata. **Überanstrengung**, Muskelkater.
Schlechter	Geringste **Berührung, Erschütterung**. Kälte. **Nasskaltes Wetter**. Bewegung. Nach traumatischen Verletzungen. Abends, nachts.
Besser	**Liegen**, ausgestreckt oder in Kopftieflage.
Gemüt	Gefühl einer tiefen Verwundung. Die Kinder sind gereizt **oder** wollen alleine sein. Hypochondrische Ängste.

Belladonna

► **Tab. 4.345** Belladonna.

	Symptome/Modalitäten
Leitsymptom	Akute, **plötzlich einsetzende** Gelenkentzündung, rechtsbetont. **Rötung, Hitzegefühl, klopfende,** pulsierende Schmerzen.
Auffallend	**Plötzlicher, heftiger Beginn** der Körper- oder Gemütssymptome. Akute Gelenkentzündung, die **von oben nach unten** wandert. Typisch für parainfektiöse Arthritis bei **Exanthem-Erkrankungen** (z. B. Scharlach, Masern etc.). **Rotes** Gesicht, heißer, brennender Kopf, kühle Hände und Füße. **Weite Pupillen** (Mydriasis). **Unruhe**, **Schreien** (besonders Kleinkinder) mit **Überstreckung**. Reizempfindlichkeit, Schreckhaftigkeit, Angstzustände, traumreicher, störanfälliger Schlaf.
Möglicher Auslöser	**Feucht-kühle** Witterung, **Zugluft**, Unterkühlung; **nasser** Kopf. Auch: Überhitzung, **Sonnenhitze**.
Schlechter	**Rechtsseitigkeit**. Nachmittags und nachts. **Erschütterung, Berührung**, Bewegung. Licht, Geräusche und andere **Sinnesreize**.
Besser	**Ruhe**, Bettruhe. **Druck** und **kühlende** (ggf. auch wärmende) **Umschläge**. Reizreduktion, Abdunkeln.
Gemüt	**Lebhafte**, **feinsinnige** Kinder, die zu **Überreizung der Sinne** (Licht, Geräusche, Berührung) und zu **Überempfindlichkeit** neigen. Sie sind oft ruhelos, hitzig, widerspenstig und launisch. Sie weinen und schreien leicht und haben einen **störanfälligen Schlaf**. Trost lehnen sie ab.

Bryonia alba

► **Tab. 4.346** Bryonia alba.

	Symptome/Modalitäten
Leitsymptom	**Stechende** Gelenkschmerzen. → Große **Reizbarkeit**. Bereits die **geringste Bewegung**/Erschütterung ist **unerträglich**.
Auffallend	Rötung, Schwellung und starke Empfindlichkeit. **Trockene** Schleimhäute, trockene Lippen, trockener Husten. **Durst** auf **große Mengen** kühlen Wassers (in größeren Abständen). Neigung zu **Obstipation**. Kräftige, muskulöse Körperkonstitution, **reizbar**-cholerisch.
Möglicher Auslöser	**Nasskalte** Witterung. Kühle **Winde**. Gewitter, Sturm. **Sommerhitze**, Wärme, Überhitzung. Zorn, **Verdruss.**
Schlechter	**Kleinste Bewegungen** (z. B. Augenzwinkern, Kämmen), Berührung. **Wärme,** Hitze (warme Räume, heißes Wetter). Abkühlung **nach** Überhitzung. **Morgens** beim Aufstehen. Abends (21.00 Uhr).
Besser	**Ruhe**, bewegungsloses Liegen. Feste Bandage, Liegen auf der schmerzhaften Seite. Frische Luft**.** **Kühlung**, kühle Umschläge. Merke: **Sind Beschwerden durch Kälte ausgelöst (Arthritis), helfen warme Anwendungen.** **Flüssigkeit/Trinken.**
Gemüt	Die Kinder sehnen sich nach Sicherheit und Geborgenheit zu Hause, sind **launisch,** kapriziös, unzufrieden, evtl. redselig. In der Krankheit: **Reizbarkeit, Ruhebedürfnis**.

Causticum Hahnemanni

► **Tab. 4.347** Causticum Hahnemanni.

	Symptome/Modalitäten
Leitsymptom	Schmerzhafte Arthritis mit **Gelenksteifheit** und **Lähmungen**. Auslöser ist oft **Kälte**, jedoch Besserung durch Nässe.
Auffallend	Gefühl lähmiger Versteifung → ständiger Bewegungsdrang. **Späte Entwicklung** des Laufens, des Sprechens, des Schreibens. **Trockener Reiz- und Kitzelhusten.** Räusper-Tic. Heiserkeit. Ebenfalls bewährt bei Enuresis, Warzen. **Lymphatische**, träge und **fröstelige** Kinder. Charakteristisch sind ihre **Empathie** und ihr Gerechtigkeitssinn. In der Krankheit: Neigung zu **Schwäche**, zu Erschöpfung. Verlangen nach Geräuchertem, Abneigung gegen Süßes.
Möglicher Auslöser	**Kummer**. **Kälte**, kalter, trockener Wind. Zugluft. Baden. Extreme Temperaturen. Temperaturwechsel (von draußen nach drinnen).
Schlechter	**Kälte**. Wetterumschwung. Baden. **Liegen**. Nächtliche Bettwärme. Abends *und* 3.00 bis 4.00 Uhr. Dunkelheit. Aufregung.
Besser	**Nässe**, **Regenwetter**. Ruhe. Wärme, warmes Bett, warmes Wetter. Kleine Schlucke kalten Wassers (bei Reizhusten).
Gemüt	**Sensible**, **mitfühlende** Kinder, mit großen Idealen und Abneigung gegen Ungerechtigkeit. Sie haben **viele Ängste**, besonders vor der **Dunkelheit**, dem **Alleinsein**, vor Hunden. Sie suchen Halt.

Colchicum autumnale

► **Tab. 4.348** Colchicum autumnale.

	Symptome/Modalitäten
Leitsymptom	Arthritis, vorwiegend der **kleinen** Gelenke, **ändert** Lokalisation. **Plötzlicher** Beginn mit Rötung, Schwellung und Hitze.
Auffallend	Heftige Schmerzen, ausgeprägte Berührungsempfindlichkeit (**Hyperästhesie**), bereits durch Luftzug und geringste Vibrationen. Große **Geruchsempfindlichkeit** → Übelkeit. Reiseübelkeit.
Möglicher Auslöser	**Kaltes und feuchtes Wetter**. Nässe, **Durchnässung**. Geistige Überanstrengung. Kummer.
Schlechter	Geringste **Erschütterungen**, **Berührung**, Vibration. Kalte, feuchte Witterung. Nasswerden, Baden. Herbst. Abends und nachts.
Besser	**Ruhe**. **Wärme**. Morgens.
Gemüt	Häufig unglückliche, ungehorsame Kinder, neigen zu Schlafstörungen und Konzentrationsstörungen. Sie ertragen **Widerspruch** und **Grobheit** anderer schwer. In der Krankheit: geschwächt, fröstelig, **unruhig** und **gereizt**.

Colocynthis

▶ **Tab. 4.349** Colocynthis.

	Symptome/Modalitäten
Leitsymptom	Heftige **neuralgische Gelenkschmerzen** mit Muskelverkrampfung/Kontraktion.
Auffallend	Wandernde Arthritis, mit stechenden Neuralgien. Bewährt bei: Hüftschnupfen (Coxitis fugax).
Möglicher Auslöser	Zugluft, **Unterkühlung**, Erkältung. Herbst. Emotionale Erregung, Verärgerung.
Schlechter	**Nachts**, nachmittags (16.00 Uhr). Rechtsseitig. Sanfte Berührung mit fehlendem Druck. Aufregung.
Besser	Starker **Druck** auf das betroffene Areal. **Wärme**, warme Anwendungen. **Ruhe**, leichte Bewegung. Frische Luft.
Gemüt	Herausragende **Reizbarkeit** und **Unruhe**, die durch die Schmerzattacken noch verstärkt werden.

Dulcamara

▶ **Tab. 4.350** Dulcamara.

	Symptome/Modalitäten
Leitsymptom	Akute rheumatische Arthritis als **Folge von Durchnässung**, **Unterkühlung**.
Auffallend	Ausgeprägte, **stechende** Gelenkschmerzen, mit **lokalem Kältegefühl** und **lähmiger Schwäche**. **Überempfindlichkeit** gegen kühle **Feuchtigkeit/Nässe**. **Lokale Wärme** und warme Luft **bessern**.
Möglicher Auslöser	**Durchnässung**. Wechselnde Witterung, feucht-kaltes Wetter. Feucht-kühle Wohnräume. **Unterkühlung** nach Überhitzung.
Schlechter	**Feuchtigkeit** (z. B. nach Bad); nasse, kalte oder wechselhafte Witterung (z. B. kalte Nächte nach heißen Sommertagen). Nachts.
Besser	**Wärme, warme Anwendungen**. Trockenes Wetter. Bewegung.
Gemüt	**Stimmungsschwankungen**: phlegmatisch, träge, niedergeschlagen – andererseits: ruhelos, **eigensinnig-reizbar**, **herrisch**.

Rhus toxicodendron

► **Tab. 4.351** Rhus toxicodendron.

	Symptome/Modalitäten
Leitsymptom	Schmerzhafte Gelenkschwellung oder Verrenkung mit **Steifigkeit** und **Lähmungsgefühl**, ausgelöst durch **nasse**, **kalte** Witterung, durch **Überanstrengung**.
Auffallend	**Ruhelosigkeit** oder schmerzhafte Steifheit. **Unruhe**, stete Bewegung lindert Steifigkeit und Schmerzen. Bewährt bei Gelenkrheumatismus. Starker **Durst**. **Hautreaktionen**: Fieberbläschen, Nesselsucht.
Möglicher Auslöser	**Durchnässung**. **Kälte**. Kühles, regnerisches Wetter; Winter. Verkühlung. Zugluft, **Schwitzen**. **Überanstrengung**.
Schlechter	**Nässe**, **Kälte**, **Zugluft**. **Morgens und nachts** (nach Mitternacht). Unterkühlung beim Baden, nasser Kopf. Eiskalte Getränke. In **Ruhe** und **zu Beginn** einer Bewegung.
Besser	**Wärme**: heißes Bad, warme Anwendungen, warme Getränke, warmes, trockenes Wetter. Fortgesetzte Bewegung.
Gemüt	**Unruhe** und ängstliche Verzagtheit, besonders nachts, ständige **Lagewechsel** im Bett. „**Steifheit** des Gemüts" → Zurückhaltung der Gefühle, trotz innerer Unruhe.

Ruta graveolens

► **Tab. 4.352** Ruta graveolens.

	Symptome/Modalitäten
Leitsymptom	**Intensive Schmerzen** im Bereich der Sehnen und Knochenhaut (Periost) mit **Gelenksteife**.
Auffallend	Enormes **Steifheitsgefühl** der betroffenen Region, keine Besserung durch Bewegung. **Ruhelosigkeit**. **Traumaarznei** bei Verletzung der Sehnen, Knochen, Knochenhaut.
Möglicher Auslöser	Überanstrengung, **Überbelastung** aller Art. Verletzung, Verstauchungen. Kälte. Feuchtigkeit.
Schlechter	**Kälte**. **Feuchtigkeit**. **Ruhelosigkeit**. Nachts. Überanstrengung.
Besser	**Wärme**. Rückenlage.
Gemüt	Eigensinnige, widerspenstige, ruhelose Kinder, die zu Argwohn, Ängsten und Schlafstörungen neigen.

4.10.2 Rheumatische Beschwerden

Calcium phosphoricum

► **Tab. 4.353** Calcium phosphoricum.

	Symptome/Modalitäten
Leitsymptom	Gelenkschmerzen, besonders von **Schulter**, **Hüfte** oder **Knie** ausgehend. **Muskelschwäche**, Gefühl der Schwere, ggf. Taubheit. Neigung zu **juveniler Polyarthritis**, besonders bei kaltem Wetter.
Auffallend	**Störanfälliges Knochenwachstum** mit spätem Fontanellenschluss, **Rachitisdisposition**, verzögerter Frakturheilung, **Skolioseneigung**. Zarte, **blasse**, **asthenische**, meist hochgewachsene Kinder. Gemächliche statomotorische Entwicklung: zögerliche Kopfkontrolle des Säuglings, **spätes Laufenlernen**.

▶ **Tab. 4.353** Fortsetzung.

	Symptome/Modalitäten
	Bewährt bei **Wachstumsschmerzen** und **Coxitis fugax**.
Möglicher Auslöser	**Wetterumschwung**. Kälte. Nässe. Winter. Pubertät. **Anstrengung**; **Überreizung**; emotionale Anspannung. Langes **Sitzen.**
Schlechter	**Wetterumschwung**. **Kälte**. **Nässe**. **Zugluft**; kalte Getränke; Früchte, Fruchtsäfte. Pubertät.
Besser	**Sommerklima**, trockenes, warmes Wetter. **Warme Anwendungen**. Ablenkung, neue Eindrücke. Im Liegen**. Bewegung**. Massage.
Gemüt	**Offen**, **mitfühlend extrovertiert**, aber auch **unzufrieden**, **gelangweilt** mit **wechselhaften** Stimmungen. Missmutig, jammerig.

Kalium carbonicum

▶ **Tab. 4.354** Kalium carbonicum.

	Symptome/Modalitäten
Leitsymptom	Arthritis mit **stechenden** Schmerzen, mit dem Gefühl der **Schwere** und **Muskelschwäche**.
Auffallend	Gelenkbeschwerden **bewegungsunabhängig**, **nachts verstärkt**, ausgelöst durch kühle Witterung. **Knacken** in den Gelenken bei Bewegung. Extremitäten **„schlafen" leicht ein**. Kräfte versagen, Bedürfnis hinzuliegen. Allgemein **dickliche**, **blässliche**, **schwächliche** Kinder. **Erkältungsneigung**, **Frostigkeit**. Abgeschlagenheit, Müdigkeit. Neigung zu HNO-Infekten, Atemwegsinfekten.
Möglicher Auslöser	**Zugluft**, **Kälte**, Feuchtigkeit. Winter. Überanstrengung.
Schlechter	**Zugluft**, **Kälte**, Feuchtigkeit. Winter. **Nachts** (1.00 bis 3.00 Uhr). Berührung. Anstrengung.
Besser	**Warmes Wetter**; tagsüber, frische Luft, **Bewegung**.
Gemüt	**Familienmenschen**, suchen Unterstützung und **Halt** in der Familie. Sie sind **ehrlich**, sehr genau und rational. Ängste und **Schreckhaftigkeit** (z. B. Dunkelheit, Geräusche, Alleinsein, Berührung). Auch: Dickköpfigkeit, **Streitsucht**, Reizbarkeit. In der Krankheit: **stoisch-ruhig** oder auch ängstlich-**besorgt** (hypochondrisch).

Ledum palustre

▶ **Tab. 4.355** Ledum palustre.

	Symptome/Modalitäten
Leitsymptom	Gelenkentzündungen beginnen in den distalen Körperpartien und **wandern** dann **zu den großen Gelenken** (zur Mitte hin).
Auffallend	Arthritis mit lokaler **Schwellung**, **Kälte**, **Blässe**. **Kältegefühl im** betroffenen Areal. **Steifheitsgefühl**. Allgemein: plethorische, warmblütige, robuste Kinder mit rotem Gesicht, die jedoch ständig frieren. Bewährt bei Stichen, **Insektenstichen**.
Möglicher Auslöser	Verletzung. Hitze.
Schlechter	**Hitze, Wärme, Bettwärme**, Decken. Bewegung (oder Beginn der Bewegung). Nachts (→ Bettflucht).
Besser	**Kälte**, **kühle Anwendungen**. **Baden**. Luft. **Ruhe**.
Gemüt	Häufig **schlecht gelaunte**, **unzufriedene**, **widerspenstige** Kinder, mit Defiziten im Aufmerksamkeitsbereich.

Natrium muriaticum

▶ **Tab. 4.356** Natrium muriaticum.

	Symptome/Modalitäten
Leitsymptom	Polyarthritis mit **ödematöser Schwellung**, **Steifigkeit** und **Spannungsgefühl** der Gelenke. **Ruhelose** Glieder, aber bereits geringgradige **Bewegungen** oder **Anstrengung verschlimmern**.
Auffallend	Neigung zu **Kontrakturen/Sehnenverkürzungen**. **Knacken** oder Knistern in den betroffenen Gelenken. Taubheitsgefühl oder Kribbeln. Ggf. Urtikaria um die Gelenke. Allgemein: **fröstelige, magere** Kinder, trotz **guten** Appetits. Trockene Haut, Ekzeme häufig am Haaransatz. **Trockene** Schleimhäute, **rissige** Lippen; **Verstopfung**. Ordnungsliebe, Perfektionismus.
Möglicher Auslöser	**Feuchtigkeit**. Winter. Wind, **Luftzug**, frische Luft. Allergie. Überanstrengung. Starke Gemütserregung, Kummer. Sommer.
Schlechter	**Hitze**, Sonne. Warmes Zimmer. **Mittagszeit** (9.00 bis 15.00 Uhr). Baden. Anstrengung. Aufenthalt am Meer (kann auch bessern). Trost.
Besser	Frische Luft, im Freien (bessert Gesamtstimmung). Kühle Bäder. Enge, festsitzende **Kleidung**. **Bandagen.** Massagen. Ruhe.
Gemüt	Die Kinder versuchen, ihre **tiefen Gefühle zu kontrollieren**. Sie erscheinen **gefasst** und klaglos. Sporadische Gefühlsausbrüche, Kränkbarkeit. Zunehmende **Aversion gegenüber Trost**. Emotionale Traumata treffen sie tief und führen zu **Rückzug**.

Phosphorus

▶ **Tab. 4.357** Phosphorus.

	Symptome/Modalitäten
Leitsymptom	Anfallsweise **Kraftlosigkeit**, Steifigkeit, Lähmungserscheinungen. Die Extremitäten fühlen sich **plötzlich „bleischwer“** an. **Muskelrheumatismus**.
Auffallend	Schwäche, Taubheitsgefühl und Zittrigkeit stehen im Vordergrund. Beschwerden häufiger **linksseitig**. Rechtsseitenlage bessert. In der Krankheit abrupter **Wechsel** von Vitalität **zu Erschöpfung**. Allgemein hochgewachsen, schlank und geschmackvoll gekleidet. Verlangen nach **kalten** Getränken. **Geruchsempfindlichkeit**.
Möglicher Auslöser	Überreizung, **Überanstrengung**, Überforderung. Überheben. Kaltes Wetter. Durchnässung. Aufziehen von **Gewitter**. Allergie.
Schlechter	**Wetterwechsel**. Große Hitze/Kälte. Überwärmte Räume, warme Getränke. **Licht**. Liegen, Menses. **Abends**. Nüchterner Magen.
Besser	**Kalte** Anwendungen. Frische Luft. Kalte Getränke. Rechtsseitenlage. **Ruhe** und **Schlaf**. Sanfte Massagen. Leichte Bewegung. Essen.
Gemüt	**Offen**, kommunikationsfreudig, mitfühlend und sensibel, auch **ängstlich**. In der Krankheit wandelt sich die Vitalität und **Ausstrahlungskraft** in **Verzagtheit**, **Rückzug** und **Reaktionsstarre**. Verlangen nach menschlichem **Beistand und Fürsorge**.

Pulsatilla pratensis

► **Tab. 4.358** Pulsatilla pratensis.

	Symptome/Modalitäten
Leitsymptom	**Wandernde** Gelenkbeschwerden bei juveniler rheumatoider Arthritis, mit Rötungen, Hitze, Schwellung und Schmerz.
Auffallend	**Wechselhaftigkeit** der Schmerzen, **veränderliche**, **wandernde Symptome**. Häufig rechtsbetont. Bewährt bei periinfektiösen Arthralgien. **Durstlosigkeit**, trockene Lippen und Mund; **Frösteligkeit**.
Möglicher Auslöser	**Kaltes Wetter**. **Unterkühlung**, **nasse Füße**. Gewitter. Speiseeis. Heuschnupfen.
Schlechter	**Wärme**, warme Zimmerluft, Sonnenhitze. Frühjahr, Sommer. **Ruhe**, **Liegen**. Abends und nachts.
Besser	**Frische**, **kühle Luft. Kühle** Umschläge. Ruhige, langsame Bewegung, Gehen. Sich **ausweinen**, Zuwendung.
Gemüt	Allgemein liebevolles, **sanft-schüchternes** Wesen. **Weinerlichkeit**, **Stimmungswechsel**, Ängste, Bedürfnis nach Nähe und **Trost**.

Rhododendron chrysanthum

► **Tab. 4.359** Rhododendron chrysanthum.

	Symptome/Modalitäten
Leitsymptom	Rheumatische Beschwerden **in der heißen Jahreszeit**, bei Wetterumschwung, besonders **vor Gewitter**.
Auffallend	Rasch **wechselnde Schmerzen** mit **Muskelschwäche**, wandern **von oben nach unten**. Schlafstörungen. Typisch: Überkreuzen der Fußgelenke im Schlaf.
Möglicher Auslöser	**Wetterumschlag**, **vor Gewitter**. **Nasskalte Witterung**. **Hitze**. Nasswerden. Verkühlung. Verstauchungen.
Schlechter	**Nasses oder nasskaltes** Wetter. **Gewitter**, Sturm. **Heißes** Wetter. Rechtsseitig. Bewegungslosigkeit.
Besser	**Bewegung**, Gehen. **Wärme**. Nach dem Gewitter.
Gemüt	Hochempfindliche, **reizbare** Kinder. **Angst vor Gewitter** (vor Donner). Aufmerksamkeitsstörung, Lese-Rechtschreibschwäche.

Tuberculinum

▸ **Tab. 4.360** Tuberculinum.

	Symptome/Modalitäten
Leitsymptom	**Wandernde** Arthritiden mit **Steifigkeit zu Beginn** der Bewegung. Parästhesien, „Ameisenkribbeln".
Auffallend	Bewährte Arznei bei juveniler rheumatoider Arthritis. **Ruhelosigkeit** (besonders nachts). Häufig Wechsel der Symptome. Zartgliedrige, schlanke Kinder, mit langen **feinen Wimpern**. Verlangen nach **Geräuchertem** und (kalter) **Milch**.
Möglicher Auslöser	**Wetterumschwung**, **Feuchtigkeit**, Baden, **Kälte**. Anstrengung.
Schlechter	Kälte/Wetterwechsel, Zugluft, vor Gewitter. Nachts, morgens. **Geschlossene Räume**.
Besser	Warmes, trockenes Wetter. Hitze. Fortgesetzte **Bewegung** (z. B. schnelles Gehen, Gebirgswanderung). Frische Luft.
Gemüt	Braucht **Abwechslung**, Aufmerksamkeit, ist lebhaft, reisefreudig. Auch: **unzufrieden**, launisch, ungehorsam. Nervöse Schwäche.

4.10.3 Wachstumsschmerzen

Aurum foliatum

▸ **Tab. 4.361** Aurum foliatum.

	Symptome/Modalitäten
Leitsymptom	**Reißende, lähmende Schmerzen** im Bereich der **Knie**, besonders nachts und frühmorgens im Bett.
Auffallend	Stöhnt und schreit im Schlaf, **erwacht** durch Knochenschmerzen, die zur **Verzweiflung** treiben. Wandernde Arthritis. Bewährt bei Wachstumsschmerz, Morbus Bechterew, Exostosen.
Möglicher Auslöser	Gemütserregung, Kummer, Schreck, Zorn. Kälte. Winter.
Schlechter	Kälte. Kaltes, trübes Wetter. Nachts. Beinstreckung.
Besser	Frische Luft. Bewegung.
Gemüt	Ernste, introvertierte Kinder mit geringem Selbstwertgefühl. Empfindlich gegen jegliche Enttäuschung oder schulische Misserfolge → reagieren darauf niedergeschlagen. Gefahr der Selbstaufgabe.

Calcium carbonicum

▶ **Tab. 4.362** Calcium carbonicum.

	Symptome/Modalitäten
Leitsymptom	**Stechende**, teilweise **auch krampfartige** Schmerzen, besonders in den unteren Extremitäten: Knie, Oberschenkel, Waden.
Auffallend	Schwere- und **Schwächegefühl** in den Beinen **nach Anstrengung**. **Rotes Gesicht**, ansonsten blässliche, empfindliche Haut. Neigung zu **schwitzen**, besonders am **Hinterkopf** und Nacken. **Rundlich-teigiger Gesichtsausdruck** mit prallen Lippen. Verzögerte statomotorische Entwicklung: Sitzen, Stehen, Laufen. Neigung zu Verstopfung. Vorliebe für **Süßigkeiten** und **Eier**.
Möglicher Auslöser	**Kalte** oder **feuchte** Witterung; Wetterumschwung. Regenwetter. **Baden**. **Überanstrengung**.
Schlechter	**Anstrengung**. **Kälte**. **Nässe**. Nach Mitternacht, morgens.
Besser	**Ruhe. Wärme**, Hitze. Trockenheit; warmes, trockenes Wetter.
Gemüt	Gemütliches, etwas **träges**, schutzbedürftiges Kind. Ängstlich, **dickköpfig**. Abneigung gegen Anstrengung/Schularbeiten.

Guajacum officinale

▶ **Tab. 4.363** Guajacum officinale.

	Symptome/Modalitäten
Leitsymptom	Wachstumsschmerzen oder Arthritiden, die sich durch **Kälteanwendungen bessern**. Bewährt in den Wachstumsphasen.
Auffallend	Tendenz von Gelenkkontrakturen → Bedürfnis die **Beine auszustrecken**. Magere, ausgezehrte, ältlich erscheinende Kinder. Wiederkehrende Tonsillitiden und Otitiden. Verlangen nach Äpfeln.
Möglicher Auslöser	Überanstrengung. Rasches Wachstum.
Schlechter	Hitze, Wärme. Feucht-kaltes Wetter. Berührung. Druck. Bewegung. Pubertät. Abends 18.00 Uhr bis 4.00 Uhr.
Besser	Kalte Anwendungen, kühle Umschläge. Strecken der Beine.
Gemüt	Ungehorsame, aufsässige, dickköpfige und widerspenstige Kinder.

Magnesium phosphoricum

► **Tab. 4.364** Magnesium phosphoricum.

	Symptome/Modalitäten
Leitsymptom	Nach Zubettgehen **blitzartig** einschießende **Neuralgien**, **unscharf** lokalisiert: „mal in den Beinen, im Schienbein oder Oberschenkeln, mal links, mal rechts, oft mit krampfartigen Muskelkontraktionen."
Auffallend	**Steifheit und Starre** der betroffenen Gliedmaßen, schlimmer durch Bewegung und nachts. Dünne, magere Kinder von nervöser Erschöpfung. Sehr **berührungs-** und **schmerzempfindlich** (schreckhaft bei Berührung, Geräuschen, Wind, jeglichen Reizen). Nervöse **Überreizung** und **Erschöpfung**. **Schweißneigung** am gesamten Körper und Gesicht.
Möglicher Auslöser	**Trennungssituation**, Verlassenheitsgefühl. **Spannungen** in der Familie.
Schlechter	**Kälte**. Luft, Zugluft. **Nachts** (3.00 bis 4.00 Uhr). **Bewegung**. Sanfte Berührung. Rechte Seite.
Besser	**Warme** Anwendungen, heißes Baden. **Fester Druck**. Massagen. Moderate **Bewegung**. Trockenwarme Luft.
Gemüt	Magere, **schwächliche** Kinder mit Sehnsucht nach **Harmonie** und Geborgenheit. Sie haben ein **übersteigertes Schmerzempfinden**. Das Schmerzerleben (insbesondere nachts) führt zu **Launenhaftigkeit**, nervöser Überreizung, bis hin zur **Erschöpfung**.

Manganum metallicum

► **Tab. 4.365** Manganum metallicum.

	Symptome/Modalitäten
Leitsymptom	Große **Empfindlichkeit des Knochens und der Knochenhaut**, besonders im Bereich der Knie, Schienbeine, Fußknöchel. Wachstumsschmerzen.
Auffallend	**Unerträgliche Schmerzen** mit Ziehen und Spannen in den Gliedern, die **wandern** und die Seiten überkreuzen. Symptome **bessern sich durch Hinlegen**, verschlechtern sich aber nachts. Unsicheres, **taumelndes Gangbild**, häufig **vornübergebeugte** Haltung, schwache Fußgelenke.
Möglicher Auslöser	**Wetterumschwung**, vor Gewitter. **Kälte**. **Feuchtigkeit**.
Schlechter	**Berührung**. **Bewegung**. **Nachts**.
Besser	Liegen. Frische Luft.
Gemüt	**Ängstlichkeit** und Neigung, sich **Sorgen** zu machen. **Ruhelosigkeit** (nervöse Schwäche), **Reizbarkeit** (besonders morgens).

Phosphoricum acidum

▶ **Tab. 4.366** Phosphoricum acidum.

	Symptome/Modalitäten
Leitsymptom	**Nächtliche Wachstumsschmerzen** mit dem Gefühl völliger **Zerschlagenheit**.
Auffallend	**Schwäche** und Kräfteverfall infolge emotionaler Belastungen/Überlastungen (Schule). **Schnell wachsende**, **magere**, **bleiche** und wenig belastbare Kinder. Ausgiebiges **Schwitzen**, besonders am Hinterkopf. Nachtschweiße. Klamme, **kühle** Hände und Füße (nachts häufig auch heiß). Verlangen nach Obst, erfrischenden Speisen, kalter Milch.
Möglicher Auslöser	**Emotionale** Erregung (auch im familiären Umfeld); **Überreizung**/Anstrengung. **Fehlende Erholung**. Wachstumsschübe.
Schlechter	**Kälte**, Zugluft. Wachstumsphasen. Aufregungen. Überreizung.
Besser	**Wärme**, warme Anwendungen. Nach **Schlaf**. Bewegung. Druck.
Gemüt	Übersensible, reizbare Kinder. In der Krankheit scheinen **Emotionen einzufrieren**. Totale Gleichgültigkeit und **Apathie**.

Teil 4
Entwicklungs- und Verhaltensstörungen

5 Bewährte Indikationen

5.1 Schlafstörungen

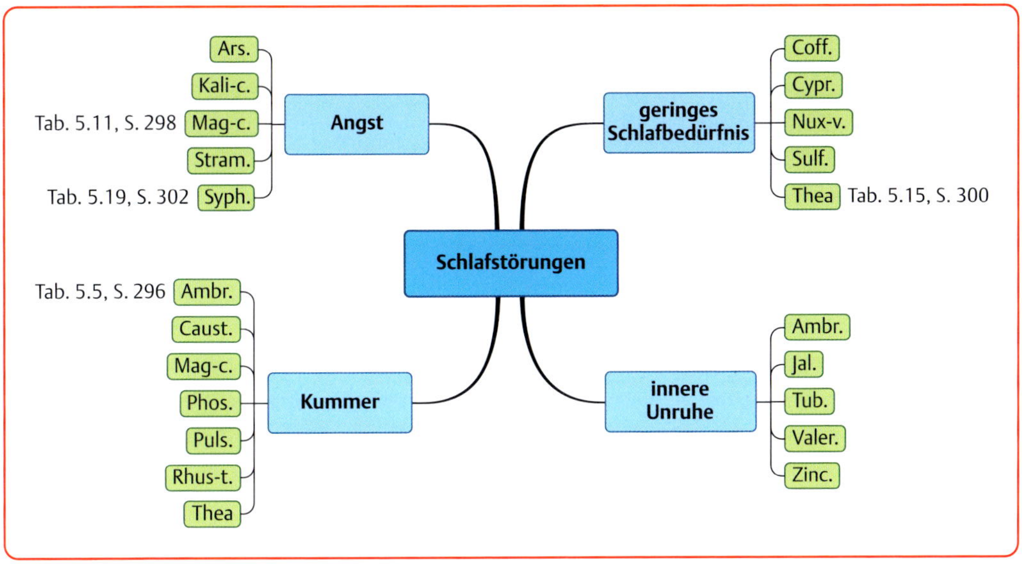

▶ **Abb. 5.1** Schlafstörungen.

Geringes Schlafbedürfnis Kap. 5.1.1
- Coffea cruda ▶ **Tab. 5.1**
- Cypripedium pubescens ▶ **Tab. 5.2**
- Nux vomica ▶ **Tab. 5.3**
- Sulfur ▶ **Tab. 5.4**
- Thea chinensis ▶ **Tab. 5.15**

Innere Unruhe Kap. 5.1.2
- Ambra grisea ▶ **Tab. 5.5**
- Jalapa ▶ **Tab. 5.6**
- Tuberculinum ▶ **Tab. 5.7**
- Valeriana officinalis ▶ **Tab. 5.8**
- Zincum metallicum ▶ **Tab. 5.9**

Kummer, Sorgen Kap. 5.1.3
- Ambra grisea ▶ **Tab. 5.5**
- Causticum Hahnemanni ▶ **Tab. 5.10**
- Magnesium carbonicum ▶ **Tab. 5.11**
- Phosphorus ▶ **Tab. 5.12**
- Pulsatilla pratensis ▶ **Tab. 5.13**
- Rhus toxicodendron ▶ **Tab. 5.14**
- Thea chinensis ▶ **Tab. 5.15**

Angst Kap. 5.1.4
- Arsenicum album ▶ **Tab. 5.16**
- Kalium carbonicum ▶ **Tab. 5.17**
- Magnesium carbonicum ▶ **Tab. 5.11**
- Stramonium ▶ **Tab. 5.18**
- Syphilinum ▶ **Tab. 5.19**

5.1.1 Geringes Schlafbedürfnis

Coffea cruda

▶ **Tab. 5.1** Coffea cruda.

	Symptome/Modalitäten
Leitsymptom	**Geringes** Schlafbedürfnis (trotzdem ausgeschlafen und aktiv). Extreme **Reizempfindlichkeit** und **hohes Aktivitätsniveau**.
Auffallend	Leichte **Erweckbarkeit** durch **feine Reize** (Geräusch, Licht). **Wirbelwind**. **Nervosität**, Gedankenflut. **Hastige Sprache**, Stotterneigung. Ständig **Hunger**/Durst, hastiges Essen. Vegetativ labil: roter Kopf, Herzklopfen, Zittern, kühle Schweiße. **Frühkindliche** Schreiunruhe, Schlaf-**Rhythmusstörungen**. Neigung zu **Allergien** – hingegen: geringe Infektanfälligkeit. Sehr **gutes Gedächtnis**; **frühreife** Entwicklung.
Möglicher Auslöser	**Überstimulation** (Lärm, Bewegung etc.). Schreck. **Übermüdung**.
Schlechter	Hitze. Überstimulation. Kaffee. **Sedativa** (paradox). U**nterwegs**.
Besser	Moderate Temperaturen (Hitze, Kälte). Ruhe, Schlaf.
Gemüt	Sehr **aktive, erregbare** Kinder, agitiert und **ruhelos**. Leicht **beeindruckbar**, überwältigt von Gefühlen. Meist **fröhlich, ausgelassen**, aber auch **ängstlich**. Geringe Empathie.

Cypripedium pubescens

▶ **Tab. 5.2** Cypripedium pubescens.

	Symptome/Modalitäten
Leitsymptom	**Durchschlafstörung**: Kinder werden **nachts hellwach**, wollen angeregt **spielen**. Kein Bedürfnis, wieder einzuschlafen.
Auffallend	Nächtliche **Heiterkeit**, **Redebedürfnis**, Gedankenzustrom. Positive Erregung im Schlaf, **Lachen im Schlaf**. Nachts: zuckende Glieder, ruhelose Beine, **körperliche Unruhe**.
Möglicher Auslöser	**Zahnung**. Stimulanzien, koffeinhaltige Limonaden, Kaffee, Tee (in der Stillzeit). **Rekonvaleszenz** nach Grippe.
Schlechter	Zahnung. Überreizung. **Überstimulation** (Reisen, Besuche, Feiern). Tagsüber.
Besser	Gleichförmiges, stereotypes Tagesprogramm.
Gemüt	Aufgeweckte, verspielte, heitere Kinder. Erwartungsspannung.

Nux vomica

▶ **Tab. 5.3** Nux vomica.

	Symptome/Modalitäten
Leitsymptom	**Einschlafstörung** aufgrund Gedankenflut. **Je müder** er sich fühlt, **desto schlechter** kann er schlafen.
Auffallend	**Schläfrigkeit nach** den **Mahlzeiten** (mittags, abends). Nächtliches **Erwachen** zwischen 2.00 und 4.00 Uhr. Ideenzustrom und Aktivitätsdrang nachts. **Langschläfer**, schwer weckbar, fühlt sich **unausgeschlafen**, benommen, verkatert. Traumreicher Schlaf bei Tagesanbruch.
Möglicher Auslöser	Überarbeitung. Aufregung. Stimulanzien (koffeinhaltige Getränke). Schwer verdauliche Kost.
Schlechter	**Frühmorgens**. Frische Luft. Entblößen, **Abdecken**. Bewegung. Verärgerung. Geräusche, Gerüche, Licht. Essen. Kälte.
Besser	**Wärme**, warme Getränke. Nach Stuhlgang. Feuchte Luft. Einhüllen. Seitenlage. Ruhe. **Nach kurzem Schlaf** (am Tag).
Gemüt	Kräftige, **aktive**, **ehrgeizige** Kinder**. Reizbarkeit** und **Übellaunigkeit** aus geringem Anlass oder wenn es nicht nach ihrem Plan läuft.

Sulfur

▶ **Tab. 5.4** Sulfur.

	Symptome/Modalitäten
Leitsymptom	**Nachteule**, abends munter, morgens **Langschläfer.** **Nächtliches Erwachen** zwischen 0.00 und 5.00 Uhr.
Auffallend	Gedankenandrang und geistige **Aktivität** abends und nachts. Störende **Körperhitze** durch **Bettwärme** / geschlossenes Zimmer. Heiße Füße werden aus dem Bett gestreckt. Schläft bevorzugt auf der **linken** Seite. Schläft **besser bei Licht**. Geringer Schlafbedarf. Tagsüber wechseln Aktivität und Phlegma. Neigung zu Ekzemen/Juckreiz. **Schweißneigung**, an den **Füßen**. Verlangen nach Süßem **und** Saurem – **Abneigung** gegen **Eier**.
Möglicher Auslöser	Unterdrückte Hautausschläge. Impfung.
Schlechter	**Hitze**, **Bettwärme**, Ruhe. Baden, Zahnung, Milch, Überanstrengung, Vollmond.
Besser	Frische Luft, Trockenheit, Bewegung.
Gemüt	**Aktive**, interessierte, schnell **ungeduldige** Kinder, die gerne **im Mittelpunkt** stehen. Sie sind **extrovertiert** und beginnen frühzeitig, die eigenen Interessen **durchzusetzen**.

5.1.2 Innere Unruhe

Ambra grisea

▸ **Tab. 5.5** Ambra grisea.

	Symptome/Modalitäten
Leitsymptom	**Sorgenvolle Gedanken**. Ängstliche **Ruhelosigkeit**. Schlafrhythmusstörung: im Bett **hellwach**, möchte aufstehen.
Auffallend	In gewohnter Umgebung zufrieden und ausgeglichen. Verlangen nach Nähe eines Elternteils. **Meiden** von **Gesellschaft** und **Unterhaltung**. **Verstopfung** in Sauberkeitsphase (fordert Windel zum Stuhlgang). Langsame Auffassungsgabe. Sehr sensibel auf **Musik**, sie kann bessern oder verschlimmern.
Möglicher Auslöser	**Aufregung**. Lärm. **Trennungssituation** von der Mutter. **Fremde** Gesellschaft/Personen.
Schlechter	Lärm, Musik. Gesellschaft. Geistige Anstrengung. Wärme.
Besser	Ruhige Bewegung. Frischluft. Morgens, nach dem Aufstehen.
Gemüt	**Scheue** Kinder, die sich schwer von vertrauten Personen lösen und oft von **Angstträumen** heimgesucht werden. Verschämte **Schüchternheit**, Verlegenheit. Hang zu Einbildungen und Fantasien.

Jalapa

▸ **Tab. 5.6** Jalapa.

	Symptome/Modalitäten
Leitsymptom	Schlafrhythmusstörung: **nächtliche Unruhe** und Weinen bei völligem **Wohlbefinden untertags**.
Auffallend	**Ängstliche Ruhelosigkeit**, heftige **Weinanfälle**. **Herumwälzen** der Glieder. Schmerzhafte, schaumige, säuerliche Durchfälle (verstärkt nachts). Allgemeine **Kälte** (kaltes, zyanotisches Gesicht). Säuglingsrhinitis. Schweißneigung an Kopf und Oberkörper.
Möglicher Auslöser	Diarrhöe; Trimenonkoliken; Zahnung; Erkältung.
Schlechter	Milch; **nachts**.
Besser	Flatus, Aufstoßen. Herumtragen.
Gemüt	Aktive, neugierige Kinder, die nach Beschäftigung suchen.

Tuberculinum

▸ **Tab. 5.7** Tuberculinum.

	Symptome/Modalitäten
Leitsymptom	**Einschlafschwierigkeiten** mit heftigem **Kopfrollen**. Nächtliche **Unruhe**, Zähneknirschen, **Pavor** nocturnus, Albträume.
Auffallend	Schläft in **Knie-Ellbogen-Lage**. Schlaflosigkeit verstärkt bei **Erschöpfung, Rekonvaleszenz**. Nachtschweiß. Reizbarkeit nach dem Erwachen. Zartgliedrige, schlanke Kinder, mit langen **feinen Wimpern**. Verlangen nach **Geräuchertem** und (kalter) **Milch**.

▶ **Tab. 5.7** Fortsetzung.

	Symptome/Modalitäten
Möglicher Auslöser	Zahnung. Überanstrengung, Überreizung. **Wetterumschwung**, **Feuchtigkeit**, Baden, **Kälte**.
Schlechter	**Geschlossene Räume**. Feucht-kalte Witterung, **Zahnung**. Nachts (2.00 bis 5.00 Uhr).
Besser	Warmes, trockenes Wetter. Frische Luft, im Freien, Bewegung.
Gemüt	Braucht **Abwechslung**, Aufmerksamkeit, ist lebhaft, reisefreudig. Auch: **unzufrieden**, launisch, ungehorsam. Nervöse Schwäche.

Valeriana officinalis

▶ **Tab. 5.8** Valeriana officinalis.

	Symptome/Modalitäten
Leitsymptom	Schlafstörung aufgrund **innerer** Erregung, **nervöser** Beschwerden. Nächtlicher **Juckreiz** (Würmer), nächtliche **Muskelkrämpfe**.
Auffallend	Neigung zu **Hysterie** und **Neuralgien**. **Herumwälzen** im Bett. **Wandernde**, ruckende **Schmerzen** (bessern sich bei Bewegung). Geringe Körperkraft, **Bewegungsdrang**. Plötzliche Schweißausbrüche.
Möglicher Auslöser	**Überstimulation** (auch: nächtliche Geräusche). Emotionale **Erregung** (familiäre Auseinandersetzung). Verletzungen.
Schlechter	**Ruhe**(!). Emotionale Erregung. Abends. Dunkelheit. Einschlafen.
Besser	**Stellungswechsel**. Bewegung. Im Freien. Nach dem Schlaf.
Gemüt	Erregbare, nervöse, **ruhelose**, leicht ängstliche Kinder. Unausgeglichenes, **veränderliches** Gemüt. **Furcht** vor der **Dunkelheit**.

Zincum metallicum

▶ **Tab. 5.9** Zincum metallicum.

	Symptome/Modalitäten
Leitsymptom	**Körperliche Unruhe** stört den Schlaf. **Ruhelosigkeit**, besonders der **Beine** und Füße.
Auffallend	Muskuläre **Zuckungen**, Kloni, Zittern,Tics, **nachts** verstärkt. Allgemeine körperliche Unruhe führt zum **Erwachen**. **Verzögerte Entwicklung, verspätete Pubertät**. Reaktionsträgheit, Gedächtnisschwäche. Nägelbeißen. Erschwerter Zahnungsdurchbruch. Quälender **Juckreiz**, besonders nachts (unterdrückte Ausschläge). **Schweiße**, übel riechend, besonders nachts/morgens, stark an den Füßen. **Kälteempfindlich**. Geräuschempfindlich.
Möglicher Auslöser	Übererregung, **Überreizung**. Körperliche oder geistige **Erschöpfung**. Unterschwellige Hautausschläge, Neurodermitis. Impfung.
Schlechter	**Lärm**. **Berührung**. Mittags nach der Mahlzeit. **Milch**. Gegen **Abend** und **nachts**. Zahnung.
Besser	Ausscheidungen. **Bewegung**. Frische warme Luft. Fester **Druck**.
Gemüt	**Aufgeweckte**, **ideenreiche**, auch **übererregbare** Kinder, die schnell **unzufrieden** und **reizbar** sind. Neigen zu Erschöpfung, Schulleistungs- und Konzentrationsstörungen; Depression.

5.1.3 Kummer, Sorgen

Causticum Hahnemanni

▶ **Tab. 5.10** Causticum Hahnemanni.

	Symptome/Modalitäten
Leitsymptom	Nächtliches **Auffahren** aus dem Schlaf vor **Schreck** oder **Angst**. Allgemein: **großes Schlafbedürfnis**.
Auffallend	**Angstfantasien** in der **Dämmerung** und beim Augenschließen. **Furcht**. Will **nicht alleine** ins Bett. Bettwärme beruhigt. Nächtliche **Ruhelosigkeit**, Zähneknirschen, Wimmern im Schlaf. **Unruhige Beine** oder **Umherwerfen des Kopfes**. Muskelhypotonie, Konvulsionen, Paralyse. Stottern. **Einnässen** (tagsüber und) nachts, bereits **im frühen** Schlaf. Charakteristisch sind ihre **Empathie** und ihr **Gerechtigkeitssinn**. Verlangen nach Geräuchertem, Abneigung gegen Süßes.
Möglicher Auslöser	**Schreck**. **Kummer**, Traurigkeit. Nachtwachen. Kälte.
Schlechter	**Dunkelheit**. Nachts (2.00 bis 4.00 Uhr). **Augenschließen**. Liegen. Neumond. Zugluft. Kälte. Aufregung.
Besser	Kalte Getränke. Wärme, Bettwärme. Regen, feuchtes, nasses Wetter.
Gemüt	**Sensible**, **mitfühlende** Kinder mit großen Idealen und Abneigung gegen Ungerechtigkeit. Sie haben **viele Ängste**, besonders vor der **Dunkelheit**, dem **Alleinsein**, vor Hunden. Sie suchen Halt.

Magnesium carbonicum

▶ **Tab. 5.11** Magnesium carbonicum.

	Symptome/Modalitäten
Leitsymptom	Durchschlafstörung, bei ausgeprägtem **Verlassenheitsgefühl**. Reizbarkeit nach dem Aufstehen (Morgenmuffel), unausgeschlafen.
Auffallend	**Berührungsempfindlich,** schreckhaft (Berührung, Geräusche). **Chronische Erschöpfung**, Müdigkeit, **Schwäche**. Schulische **Überforderung** (Lese-Rechtschreibstörung). **Konzentrationsstörung** mit Nervosität. Schmerzempfindlichkeit (Kopf-, Bauch-, Beinschmerzen). Saurer Geruch der Körpersekrete (Schweiß, Stuhl, Aufstoßen). **Milchunverträglichkeit**, Abneigung gegen Muttermilch. Gedeihstörung.
Möglicher Auslöser	**Trennungssituation** (Inkubator, Heimkind), **Streit oder Spannungen** in der Familie; Scheidungsfamilie.
Schlechter	Zahnung; **Milch**; **nachts** (3.00 bis 4.00 Uhr); **Ruhe**, Kälte. Berührung.
Besser	**Bewegung**. Wärme. Trocken-warme, frische Luft.
Gemüt	Magere, **erschöpfbare**, **mürrische** Kinder. Zurückgezogen, **harmoniebedürftig**, angst- und sorgenvoll. **Schreckhaft**, unruhig.

Phosphorus

▶ **Tab. 5.12** Phosphorus.

	Symptome/Modalitäten
Leitsymptom	Schlafstörungen **in Entwicklungsphasen** oder nach **aufregenden**, **ängstigenden** Erlebnissen. In emotionaler Geborgenheit: **unkomplizierter Schlaf**.
Auffallend	**Schlafunruhe** durch **aufwühlende** Erlebnisse, Erzählungen, Filme oder **Ungewohntes**, wie Urlaub, Umzug, Kindergarten-/Schulstart. **Virtuelle** Eindrücke (TV) werden wie konkrete Ereignisse „erlebt". Beruhigung durch Nähe eines Elternteils, Körperkontakt, Zuspruch. Tagsüber **sehr aktiv**, benötigt aber **kurze Erholungspausen**.
Möglicher Auslöser	Emotionale **Erregung** (Sorgen, Kummer, Ängste, Wut). Überreizung, Überanstrengung. Durchnässung. Aufziehen von **Gewitter**.
Schlechter	Hunger. Wetterwechsel, Gewitter. Alleinsein. Licht. Abends.
Besser	Umarmen, Trost, emotionale Nähe, Körperkontakt. Kurzer Erholungsschlaf. **Ruhe**. Sanfte Massagen. Essen. Trinken. Frische Luft.
Gemüt	Kommunikationsfreudige, offene, **sehr sensible** Kinder, mit **großer Aufmerksamkeit** für Details ihrer Umgebung und **feinem Gespür** für Stimmungen. Reich an **Fantasie**, auch an **Ängsten**.

Pulsatilla pratensis

▶ **Tab. 5.13** Pulsatilla pratensis.

	Symptome/Modalitäten
Leitsymptom	Ängste, wie **Trennungsängste,** rauben den Schlaf. Schlafstörungen bei **stickiger**, warmer **Raumluft** oder **Betthitze**.
Auffallend	**Abends lange wach** – morgens unausgeruht, **Langschläfer**. **Unruhiger Schlaf.** Kommt zu den Eltern ins Bett. Angst vor Alleinsein. **Ängste** in der **Dunkelheit** (besser bei Nachtlicht). Träume von **Gespenstern**. Frösteligkeit, **aber**: Unverträglichkeit der Zimmer-/Betthitze. Frische Luft (geöffnetes Fenster) bessert.
Möglicher Auslöser	Übermäßiger Genuss von **fetten** Speisen. Unsichere **Elternbindung** („hast Du mich lieb?"). Unterkühlung, nasse Füße. Gewitter.
Schlechter	Stickiges, warmes Zimmer, Betthitze, dicke Bettdecken. Sommer.
Besser	**Frische**, kühle **Luft**, offenes Fenster. Dünne Zudecke. Kalte Getränke. **Kühle** Umschläge. Gehen. Sich **ausweinen**, Zuwendung.
Gemüt	Allgemein liebevolles, **sanft-schüchternes** Wesen. **Weinerlichkeit**, **Stimmungswechsel**, Ängste, Bedürfnis nach Nähe und **Trost**.

Rhus toxicodendron

► **Tab. 5.14** Rhus toxicodendron.

	Symptome/Modalitäten
Leitsymptom	Große **Ruhelosigkeit**, sowohl **körperlich** als auch **emotional**. Alles verschlimmert nachts.
Auffallend	Großer **Bewegungsdrang im Bett**. Kann nicht ruhig liegen; fühlt sich in keiner Position wohl. Kleinkinder kommen aus dem Bett. Nachts: **düstere Gedanken**, Befürchtungen und Angstträume. Träumt von Schule, Anstrengungen, unangenehmen Ereignissen. **Redet** im Schlaf, ruft Hilfe im Schlaf. **Angst** ins Bett zu gehen. **Verlassenheitsgefühl**. Rheumaartige **Schmerzen**, **verstärkt nachts**. Durst.
Möglicher Auslöser	**Unterdrückte Gefühle**. **Überanstrengung**. Rheumatische Beschwerden. Verletzungen.
Schlechter	**Nässe**, **Kälte**, feucht-kalte Witterung. In **Ruhe** und **zu Beginn** einer Bewegung. In der **Nacht** (nach Mitternacht).
Besser	**Wärme:** heißes Bad, warme Anwendungen, warme Getränke, warmes, trockenes Wetter. Fortgesetzte Bewegung.
Gemüt	**Gefühle** werden **zurückgehalten**, die Kinder sind tief im Inneren **ängstlich**, besonders nachts. Neigung zu Traurigkeit/**Depression**.

Thea chinensis

► **Tab. 5.15** Thea chinensis.

	Symptome/Modalitäten
Leitsymptom	**Schlaflosigkeit** durch nervöse **Gedankenflut**, geistige Aktivität. **Schlafumkehr** (nachts schlaflos, tags schläfrig).
Auffallend	Düstere Gedanken, **Albträume**. Frostigkeit, Kältegefühl. Nackenverspannungen/-steife. Migräne mit Augenblitzen. Schwindel. Redelust, schnelle Sprache, Gedankenflut.
Möglicher Auslöser	**Überforderung**. **Existenzangst**. Trauerfall in der Familie.
Schlechter	**Überreizung**. Im Schlaf.
Besser	**Ruhe**. Wärme.
Gemüt	Rasche **Stimmungswechsel**. Sehr **gewissenhaft**. Beziehungswahn (bezieht alles auf sich). **Kontrollzwang**. Schuldgefühle. Wechsel zwischen **Manie** und Depression.

5.1.4 Angst

Arsenicum album

▶ **Tab. 5.16** Arsenicum album.

	Symptome/Modalitäten
Leitsymptom	**Unruhiger Schlaf** mit peinigenden **Angstträumen**, besonders zwischen 0.00 und 2.00 Uhr, die einen aus dem Bett treiben.
Auffallend	Nächtlicher **Angstschweiß**: Kaltschweißigkeit und **Frösteln**. Zähneknirschen, Hochschrecken aus dem Schlaf, Sprechen im Schlaf. **Angsträume** von Schwierigkeiten, Unfällen, **Tod**. Sucht Gesellschaft und Nähe aus **Angst vor dem Alleinsein**.
Möglicher Auslöser	Sorgen, Kummer. Autoritäre Eltern. Frieren. Überanstrengung.
Schlechter	**Alleinsein**. **Nachts** (0.00 bis 2.00 Uhr). **Kälte**. Überreizung/Überanstrengung. Frieren. Feuchtigkeit. Zugluft.
Besser	Nähe eines Elternteils. Fester **Halt**. **Wärme**. Frische Luft.
Gemüt	**Zweifel**, Misstrauen und **Unruhe**, bei tiefer innerer **Angst.** Kinder suchen **Halt** und **Nähe** in der Familie. **Rituale** und **feste Tagesabläufe**, materielle Werte, Tüchtigkeit, **Ordentlichkeit** vermitteln eine gewisse Sicherheit. Tendenz zu **zwanghaftem** Verhalten.

Kalium carbonicum

▶ **Tab. 5.17** Kalium carbonicum.

	Symptome/Modalitäten
Leitsymptom	**Ruheloser** Schlaf, von **Ängsten** gestört, oder auch „grundlos". **Angstträume**, **Hochschrecken** aus dem Schlaf. **Alles ist nachts schlimmer.**
Auffallend	Furcht vor **Dunkelheit**, vor **Gespenstern**, vor Einsamkeit, vor Bedrohungen. Auch: **unfassbare** Angst. Morgens und tagsüber **Unausgeschlafenheit**, **Schwäche**. **Schreckhafte Berührungsempfindlichkeit**, Kitzeligkeit. Große Kälteempfindlichkeit, **Frostigkeit**, Erkältungsneigung. **Erkältungen** und **stechende** Schmerzen führen zu nächtlichem Erwachen.
Möglicher Auslöser	**Erschöpfung** (Burnout). Trennungstrauma. Überanstrengung; **Überforderung** (Schule, Eltern). Winter, Kälte, Zugluft.
Schlechter	**Nachts** (1.00 bis 4.00 Uhr). **Berührung**. Zugluft. Kälte.
Besser	Warmes Wetter. Tagsüber. Frische Luft. **Bewegung** (Herumtragen).
Gemüt	Ernsthafte, gewissenhafte Kinder, scheu und introvertiert. Unzufrieden, **reizbar** (im Familienkreis), **überempfindlich** (z. B. Berührung, Schmerz), **schreckhaft**, voller **Ängste** und Einbildungen.

Stramonium

▶ **Tab. 5.18** Stramonium.

	Symptome/Modalitäten
Leitsymptom	Im Schlaf intensive **Angst-** oder **Panikattacken**. **Pavor nocturnus.**
Auffallend	Rotes, plethorisches Gesicht. Schlafwandeln, Zähneknirschen, Auffahren im Schlaf. **Seltene,** aber heftige **Tobsuchtsanfälle** tagsüber. **Schlagartig** aufziehende unkontrollierbare **Raserei**. Neigung zu Konvulsionen, Fieberkrämpfen, Krämpfen. **Abneigung** gegen **Wasser**, **Muttermilch**.
Möglicher Auslöser	**Schreck**. Körperliches oder seelisches **Trauma**. Glänzendes (Spiegel, Wasseroberfläche). Dunkelheit. **Entwicklungsphasen**.
Schlechter	**Dunkelheit**, nachts, dunkle, trübe Tage; Hitze; Alleinsein.
Besser	Gesellschaft. **Licht**.
Gemüt	Lebhafte, bewegungs- und **kontaktfreudige** Kinder, die unvermittelt **schreckhaft** und **panisch verkrampft** reagieren können.

Syphilinum

▶ **Tab. 5.19** Syphilinum.

	Symptome/Modalitäten
Leitsymptom	**Hartnäckige** Schlafstörung, geprägt von **Ängsten** und nächtlichen **Knochenschmerzen**. Innere und äußerliche Ruhelosigkeit. **Alles verschlimmert sich nachts**.
Auffallend	**Erschöpfung** und Schwäche am Morgen und tagsüber. **Furcht** vor der **Nacht**, vor der **Dunkelheit**, vor dem **Alleinsein**. Lässt sich nur schwer beruhigen, Trost lindert nicht. Neigung zu Kopf- und **Beinschmerzen**, verstärkt **nachts**. Unterentwickelte Kinder, Gedeihstörung, deformierte Zähne.
Möglicher Auslöser	Familiärer Alkoholismus (anamnestisch). Verlassenheit. Vollmond.
Schlechter	Nachts (1.00 bis 4.00 Uhr), Gewitter, extreme Temperaturen (Hitze, Kälte). Heftige Bewegungen.
Besser	Untertags, Gebirge, gemächliche Bewegung.
Gemüt	Nervöse, unglückliche, meist distanzierte Kinder, bei denen ein schweres Leiden zu erfragen ist. Ängste und Verzweiflung beherrschen das labile Gemüt.

5.2
Enuresis

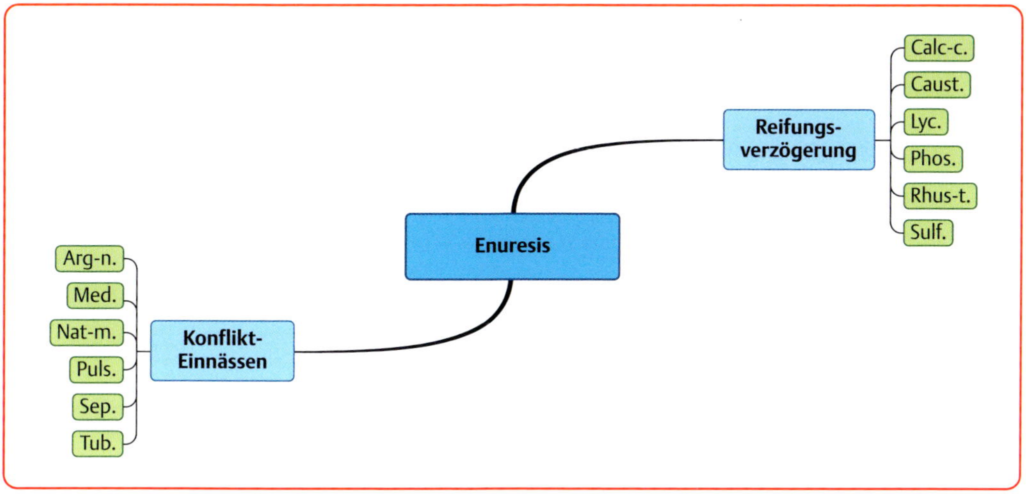

▶ **Abb. 5.2**

Reifungsverzögerung Kap. 5.2.1

- Calcium carbonicum ▶ Tab. 5.20
- Causticum Hahnemanni ▶ Tab. 5.21
- Lycopodium clavatum ▶ Tab. 5.22
- Phosphorus ▶ Tab. 5.23
- Rhus toxicodendron ▶ Tab. 5.24
- Sulfur ▶ Tab. 5.25

Konflikt-Einnässen Kap. 5.2.2

- Argentum nitricum ▶ Tab. 5.26
- Medorrhinum ▶ Tab. 5.27
- Natrium muriaticum ▶ Tab. 5.28
- Pulsatilla pratensis ▶ Tab. 5.29
- Sepia succus ▶ Tab. 5.30
- Tuberculinum ▶ Tab. 5.31

5.2.1 Reifungsverzögerung

Calcium carbonicum

► **Tab. 5.20** Calcium carbonicum.

	Symptome/Modalitäten
Leitsymptom	Zu **„verspielt"**. Keine geregelte Blasenentleerung. Miktion wird hinausgezögert. Plötzlicher Harndrang. Urinabgang beim Lachen, Husten. Überlaufblase. Keine Miktion „auf Kommando", **braucht Ruhe**.
Auffallend	Gut gemeinte Ermahnungen (auf Blasenkontrolle zu achten) ernten eine trotzige, störrische Reaktion. **„Spätzünder"**: braucht für Entwicklungsschritte etwas länger Zeit. Verzögerte statomotorische Entwicklung: Sitzen, Stehen, Laufen. **Rotes Gesicht**, ansonsten blässliche, empfindliche Haut. Neigung zu **schwitzen**, besonders am **Hinterkopf** und Nacken. **Rundlich-teigiger Gesichtsausdruck** mit prallen Lippen. Neigung zu Verstopfung. Vorliebe für **Süßigkeiten** und **Eier.**
Möglicher Auslöser	Anstrengung, Überforderung, Hänseleien. **Kalte oder feuchte Witterung**; Wetterumschwung; **Baden,** Regenwetter.
Schlechter	Anstrengung. Kälte, Wasser. Milch. Nach Mitternacht, morgens.
Besser	Trockenheit. **Wärme**; warmes, trockenes Wetter. Ruhe. Berührung.
Gemüt	Gemütliches, etwas träges, schutzbedürftiges Kind. Ängstlich, dickköpfig. Abneigung gegen Anstrengung/Schularbeiten.

Causticum Hahnemanni

► **Tab. 5.21** Causticum Hahnemanni.

	Symptome/Modalitäten
Leitsymptom	Schlaffe Blasenmuskulatur, Tendenz zur Blasenüberdehnung. **Tröpfchenweise** Harnentleerung. Miktion im Stehen schwierig. Einfacher im Sitzen. Muss lange warten und pressen.
Auffallend	Miktion leichter während des Stuhlgangs. Typisch: **unwillkürlicher** Harnabgang: beim Husten, beim Lachen. Harnabgang kurz nach dem Einschlafen. **Späte Entwicklung** des Laufens (Fallneigung), des Sprechens (Neigung zu **stottern**), des Schreibens (LRS). Zystitiden. Urin: bräunlich-**trübe**, flockt aus. **Lymphatische**, **fröstelige** Kinder, psorische Diathese (Warzen).
Möglicher Auslöser	**Kummer**, Enttäuschungen. **Mitleid**. Sorgen. **Kälte**, **kalter**, **trockener Wind**. Zugluft. Baden. Extreme Temperaturen.
Schlechter	**Kälte,** kalter **Wind**. **Liegen**. Nächtliche Bettwärme. Abends, nachts (3.00 bis 4.00 Uhr). Dunkelheit. Aufregung.
Besser	**Nässe**, Regenwetter, **Feuchtigkeitsinhalationen**. Feuchte Wickel.
Gemüt	**Sensible**, **mitfühlende** Kinder, mit großen Idealen und Abneigung gegen Ungerechtigkeit. Sie haben **viele Ängste**, besonders vor der **Dunkelheit**, dem **Alleinsein**, vor Hunden. Sie suchen Halt.

Lycopodium clavatum

▶ **Tab. 5.22** Lycopodium clavatum.

	Symptome/Modalitäten
Leitsymptom	**Häufiger Harndrang** (Pollakisurie) tagsüber. Unwillkürlicher krampfhafter Harnabgang nachts. Träumt davon (im Schwimmbad, auf hoher See) zu urinieren.
Auffallend	Bei Blasenreizung: **schmerzhafter** Harndrang **vor** der Miktion. Verzögerte Harnentleerung. Dysfunktion des Blasen-Detrusormuskels. **Mangel an Selbstvertrauen**, viele **Ängste**, Angst zu versagen. **Schüchternheit** in ungewohnten Situationen (Schule). **Überheblichkeit** in gewohnter Umgebung (Familie). Kälteempfindlich. Durst, **Verlangen nach warmen Getränken**. **Heißhungeranfälle**. Verlangen nach **Süßigkeiten**.
Möglicher Auslöser	Angst, Schreck. Ärger. Demütigung, autoritäre Erziehung. Regenwetter, nasses, stürmisches Wetter, Wind.
Schlechter	**Spätnachmittags**, 16.00 bis 20.00 Uhr; **morgens** nach dem **Erwachen**. Zimmerwärme. Kalte Getränke. **Lärm**. **Berührung**. Kleiderdruck.
Besser	**Warme** Getränke/Speisen. Kühle Wickel. Bewegung. Frische Luft.
Gemüt	Schüchterne, ängstliche Kinder, zu Hause aber **herrisch,** trotzig, reizbar. Sie möchten **Ruhe** – gleichzeitig die **Nähe** einer vertrauten Person. Mangel an Selbstvertrauen, Sorge sich zu blamieren.

Phosphorus

▶ **Tab. 5.23** Phosphorus.

	Symptome/Modalitäten
Leitsymptom	Unfreiwillige Harnentleerung besonders in **Wachstums-** und **Entwicklungsphasen** sowie **vor oder nach aufregenden** Erlebnissen. Plötzlicher Harndrang. Urinabgang bereits im ersten Schlaf.
Auffallend	Neugierige **Offenheit**, Enthusiasmus, Mitgefühl, Sensibilität. **Charme**, **Ausstrahlungskraft** und **Lebendigkeit** faszinieren. Allgemein hochgewachsen, schlank und geschmackvoll gekleidet. In der Krankheit abrupter **Wechsel** von Vitalität **zu Erschöpfung**. Großer Durst auf **kalte** Getränke. **Geruchsempfindlichkeit**.
Möglicher Auslöser	Überreizung, **Überanstrengung**, Überforderung. Überheben. Kaltes Wetter. Durchnässung. Aufziehen von **Gewitter**. Allergie.
Schlechter	**Alleinsein.** Abends. Stickige Luft. **Wetterwechsel**. Große Hitze/Kälte. Licht. Liegen, Menses. **Abends.** Nüchterner Magen.
Besser	**Emotionale Geborgenheit**, Körperkontakt. **Regelmäßige Erholungspausen**. **Ruhe**. Frische Luft. Essen.
Gemüt	**Offen**, kommunikationsfreudig, mitfühlend und sensibel, auch **ängstlich**. In der Krankheit wandelt sich die Vitalität und **Ausstrahlungskraft** in **Verzagtheit, Rückzug** und **Reaktionsstarre**. Verlangen nach menschlichem **Beistand und Fürsorge.**

Rhus toxicodendron

▸ **Tab. 5.24** Rhus toxicodendron.

	Symptome/Modalitäten
Leitsymptom	Ständiger, starker **Harndrang**. Häufiges **Harntröpfeln**.
Auffallend	Bewährte Enuresis-Arznei für Jungen. Verschlimmerung bei körperlicher Überanstrengung. Verschlimmerung bei feucht-kaltem Wetter. Stete **Unruhe**, motorisch und auch innerlich. Nach feuchter Unterkühlung: Zystitis, Pyelonephritis. Dabei Harnverhalt, spärlicher, trüber Urin, **Rückenschmerzen**, **Ruhelosigkeit**. Großer **Durst**. Typische **Hautreaktionen**: Fieberbläschen, Nesselsucht.
Möglicher Auslöser	**Durchnässung**. **Kälte**. Kühles, **regnerisches** Wetter; Winter. Zugluft. Überanstrengung, **Schwitzen** (Nasswerden bei Überhitzung).
Schlechter	**Nässe**, **Kälte**, **Zugluft**. **Nachts** (nach Mitternacht). Unterkühlung. Eiskalte Getränke. In **Ruhe** und zu Beginn der Bewegung.
Besser	**Wärme**: **heißes Bad, warmes Einhüllen**, warme Getränke, warmes, trockenes Wetter. Fortgesetzte **Bewegung**.
Gemüt	**Unruhe**, ängstliche Verzagtheit, besonders nachts, ständige **Lagewechsel** im Bett. Zurückhaltung der Gefühle, trotz innerer Unruhe.

Sulfur

▸ **Tab. 5.25** Sulfur.

	Symptome/Modalitäten
Leitsymptom	**Häufige** Harnentleerung tags wie nachts. „**Schwache** Blase". Träumt zu urinieren, unruhiger Schlaf, deckt sich gerne ab.
Auffallend	Urinabgang meist in den **Morgenstunden**, ggf. in erster Nachthälfte. **Willensstärke** wird in Eigeninteressen oder in Rebellion sichtbar. Aktivität und Phlegma wechseln – je nach Interesse. Aktivität bis spät abends. Nachteule/Morgenmuffel. Warmblütige Kinder, aktives, **kräftiges Temperament**. Warm-schwitzige **Füße** und Hände. **Durst** auf kalte Getränke. **Hitzeempfindung** im **Bett** (Füße werden aus dem Bett gestreckt). **Verlangen** nach Süßem, Saurem, Gewürztem. **Abneigung gegen Eier**.
Möglicher Auslöser	Unterdrückte Krankheiten (z. B. durch Vorbehandlung). Überanstrengung. **Nässe**, **Kälte**. **Sonnenhitze**. Allergien. Vollmond.
Schlechter	**Überanstrengung**. **Hitze**, **Bettwärme**. **Nachts**. Warme, geschlossene Räume, Gerüche. **Feuchtes**, **kühles** Wetter, Wind. Baden. Berührung.
Besser	**Frische Luft**, **Trockenheit**. Trockenes, warmes Wetter. Kälte. **Linksseitenlage**. **Schwitzen**. **Bewegung**.
Gemüt	**Aktive**, interessierte, ungeduldige Kinder, gerne **im Mittelpunkt**. **Extrovertiert**, **durchsetzungsfähig**, eigene Interessen werden frühzeitig durchgesetzt. Auch: **Reizbarkeit**, **Zweifel,** Angst, Depression.

5.2.2 Konflikt-Einnässen

Argentum nitricum

▶ **Tab. 5.26** Argentum nitricum.

	Symptome/Modalitäten
Leitsymptom	**Harnverhalt** durch Blasenspasmen, besonders bei **nervöser** Anspannung. Unwillkürlicher Urinabgang, besonders **nach aufregenden** Tagen, durch die **nächtliche Entspannung**.
Auffallend	**Dysfunktion** der Harnblase, abhängig vom Gemütszustand. **Erwartungsangst** vor Herausforderungen. Zahlreiche **Ängste**: z. B. vor Dunkelheit, Alleinsein, Geräuschen, vor Prüfungen etc. **Zappeligkeit** und **körperliche Unruhe**. Nervosität, **Hastigkeit**. Koordinations-/Gleichgewichtsstörungen. Warmblütig, frische, **kühle Luft** bessert. Verlangen nach **Süßem** (wird aber schlecht vertragen).
Möglicher Auslöser	Geburtstrauma. Verlassenheit, Aufregung, Schreck. **Emotionale Erregung**. Überreizung. Hitze. Süßes, Zucker.
Schlechter	Nachmittags, abends, nachts. Bildschirm (TV, PC). Licht. Geräusche. Alleinsein, Menschenmenge. Enge Räume. Enge Kleidung.
Besser	Im Freien, kühle Luft. Kühle Anwendungen. Bewegung. Fester Druck, auch Bandagen. Aufstoßen.
Gemüt	**Hellwache**, kontaktfreudige, **stimmungslabile** Kinder. Ausgeprägte Ängste, **impulsiv** und **extrovertiert**, neigen zu **Nervosität/Eile**.

Medorrhinum

▶ **Tab. 5.27** Medorrhinum.

	Symptome/Modalitäten
Leitsymptom	Häufiger nächtlicher Urinabgang in **großen Mengen**. **Unstrukturierter** Tagesablauf, exzessives **Toben** verschlechtern.
Auffallend	Urin tagsüber spärlich, kräftig gefärbt, nachts farblos. Ätzender ammoniakalischer, fischartiger Uringeruch. **Frühzeitige**, hartnäckige Harnwegsinfekte, **Genitalinfektionen**. **Blasse**, **magere** Kinder, **kümmerliches** Wachstum/**Gedeihen**. Zögerliche Entwicklung. Lange Zeit Daumenlutschen, Nägelbeißen. **Heiße Füße**, Kinder lieben **Barfußlaufen**. **Leidenschaftliche** Kinder, die neue Herausforderungen lieben. Immer in **Hast**, unfähig, sich länger zu konzentrieren.
Möglicher Auslöser	Unsichere Bindungssituation. Fehlende Struktur. **Feuchte**, **kalte Witterung**. Hitze. Allergie.
Schlechter	Feuchtigkeit. Kälte. Stickige Räume; Hitze. Frühmorgens; **tagsüber**. Orangensaft.
Besser	**Baden** in lauwarmem Wasser, **Meerklima**. **Frische Luft**. Abdecken. **Reiben**. Abends. Knie-Ellbogen-Lage (Asthma).
Gemüt	**Sehr ruhelose**, leicht irritable, reizbare Säuglinge mit sprunghaften **Stimmungswechseln**. Ausgeprägte **Schreckhaftigkeit** und **Ängstlichkeit** im Dunkeln.

Natrium muriaticum

▸ **Tab. 5.28** Natrium muriaticum.

	Symptome/Modalitäten
Leitsymptom	Tendenz, den **Harn zurückzuhalten**, zu „kontrollieren". Kann nicht auf öffentlichen Toiletten oder in Anwesenheit anderer urinieren.
Auffallend	Nächtlicher Harnabgang, oft **mit Träumen** darüber verbunden. Enuresis nocturna nach **belastenden Ereignissen** des Tages. Kopfschmerzen/Sehstörungen bei geistiger Überanstrengung. Ordnungsliebe, Perfektionismus. **Magere** Kinder, trotz **guten** Appetits und üppiger Nahrung. **Frösteligkeit**. **Trockene** Schleimhäute, Lippen. Verstopfung. Akneartige **Ekzeme** an der **Stirnhaargrenze**. Verlangen nach **Salz** – Abneigung gegen **Fett.**
Möglicher Auslöser	Überanstrengung. Starke Gemütserregung, Kummer. Pubertät. Wind. Unbedeckter Kopf. **Allergie**. **Flüssigkeitsverlust**.
Schlechter	**Hitze**, **Sonne.** Licht. **Mittagszeit** (10.00 bis 15.00 Uhr); Geräusche, Gerüche. Geringe Kopf- oder Augenbewegungen, Husten. Menses.
Besser	Frische Luft. Im Freien. Kühle Bäder. Kalte Umschläge. Fester **Druck**. Liegen im Dunkeln. Ruhe. Massagen.
Gemüt	Emotionale Kinder, sehr kränkbar, entwickeln zunehmende Gefühlskontrolle. Weinen, wenn sie allein sind. Trost wird abgelehnt.

Pulsatilla pratensis

▸ **Tab. 5.29** Pulsatilla pratensis.

	Symptome/Modalitäten
Leitsymptom	Zeitgleiches Herausspritzen/Träufeln von Urin. „**Labile Blase**". Plötzlicher Harndrang. Harnabgang besonders im **Liegen** und bei **emotionalem Stress**.
Auffallend	Die **Enuresis** ist variabel, **phasenweise** auftretend. **Emotionale Krisen** (Verlassenheitsgefühl) verschlimmern. **Mildes**, **gefühlsbetontes** Wesen, sucht **Nähe** und Geborgenheit**.** Gehäuft Harnwegs-, Genitalinfekte der Mädchen, ausgelöst durch **Verkühlung**, **Durchnässung** oder **kalte Füße**. Durstlosigkeit; Frösteligkeit, Erkältungsneigung; Hitzeunverträglichkeit.
Möglicher Auslöser	**Enttäuschung**. Ablehnung. **Verlust** einer nahestehenden Person. Eifersucht. Pubertät. **Kaltes Wetter**. **Unterkühlung**, **nasse Füße**. Gewitter. Speiseeis. Überanstrengung. **Hitze**, **Sonne**.
Schlechter	Nasskaltes Wetter, **Verkühlung**, nasse Füße. Sonnenhitze, **Hitze**. Überwärmte Zimmerluft. Abends und nachts. Menstruation.
Besser	**Frische**, **kühle Luft. Kühle** Umschläge. Ruhige, langsame Bewegung, Gehen. Sich **ausweinen**, Zuwendung.
Gemüt	Allgemein liebevolles, **sanft-schüchternes** Wesen. **Weinerlichkeit**, **Stimmungswechsel**, Ängste, Bedürfnis nach Nähe und **Trost**.

Sepia succus

▶ **Tab. 5.30** Sepia succus.

	Symptome/Modalitäten
Leit-symp-tom	Harnabgang **bald nach dem Schlafengehen**, aber auch frühmorgens. Dabei **schwer erweckbar. Träumt davon** zu urinieren.
Auffal-lend	**Plötzlicher Blasendruck**: muss sich beeilen, die Toilette zu erreichen. Rezidivierende/chronische Zystitis mit unfreiwilligem Harnabgang. Schlanke, agile Kinder. **Feucht-kalte** Hände und Füße. Kritische, früh selbstständige Kinder mit tiefen Gefühlen. Rückzug aus dem sozialen Leben, Unnahbarkeit, Reizbarkeit. Trockene, juckende **Ekzeme** (besonders im Winter, Frühling). Obstipation, Prolapsgefühl. Esslust und Appetitlosigkeit im Wechsel. Geruchsempfindlich.
Mögli-cher Auslöser	**Kälte**, **Nässe**. **Zugluft**, **Wind**. Schneeluft. Aber auch: Sommer, heißes Wetter. Verärgerung, **Erschütterung**.
Schlech-ter	Gehen im kalten Wind. **Kälte**, **Nässe**, Zugluft. Meeresluft. Morgens und abends. Erschütterung. Linke Seite.
Besser	**Wärme**, Bettwärme. Druck. Nach dem Schlaf. Alleinsein. **Essen** (Süßes, Saures). **Bewegung** (z. B. Tanz, Reiten). Frische Luft.
Gemüt	Sensibel, **verletzlich**. **Weinen**, durch Trost **nicht** zu **beruhigen**. **Hadern** mit der eigenen gesellschaftlichen und sexuellen Rolle. Fühlen sich durch Zärtlichkeit und Körperkontakt häufig bedrängt.

Tuberculinum

▶ **Tab. 5.31** Tuberculinum.

	Symptome/Modalitäten
Leitsymp-tom	Nächtliches Einnässen bereits in der **ersten Tiefschlafphase**. Harnentleerung **anstrengend**: muss darauf warten und pressen. Verschlimmerung durch **Erziehungskonflikte,** Bestrafung.
Auffallend	Beständiges **Verlangen nach Abwechslung**. **Ruhelosigkeit.** Eigensinn, Widerspenstigkeit. Provozierendes Verhalten. Charakteristisch: **Ängste**, besonders vor **Katzen** und Hunden. Schlaf mit angezogenen Knien, **Gesicht in Kissen** gepresst. **Ein-/Durchschlafstörung.** Nachtschweiße. Zähneknirschen. **Erkältungsneigung** im Vorschulalter (Atemwegs-, HNO-Infekte). Zartgliedrige, schlanke Kinder, mit langen **feinen Wimpern.** Verlangen nach **Geräuchertem** und (kalter) **Milch**. **Durstigkeit**.
Möglicher Auslöser	Aufregung. Erziehungskonflikt. Familiäre Belastungen. **Wetterumschwung**, **Feuchtigkeit**, Baden, **Kälte**. Anstrengung.
Schlechter	Kälte/Wetterwechsel, Zugluft, vor Gewitter. Nachts, morgens. **Geschlossene Räume**.
Besser	**Frische Luft**. Warmes, trockenes Wetter; Ruhige, anhaltende Bewegung.
Gemüt	Braucht Abwechslung, Aufmerksamkeit, ist lebhaft, reisefreudig. Auch: unzufrieden, launisch, ungehorsam. Nervöse Schwäche.

5.3 Verhaltensstörungen

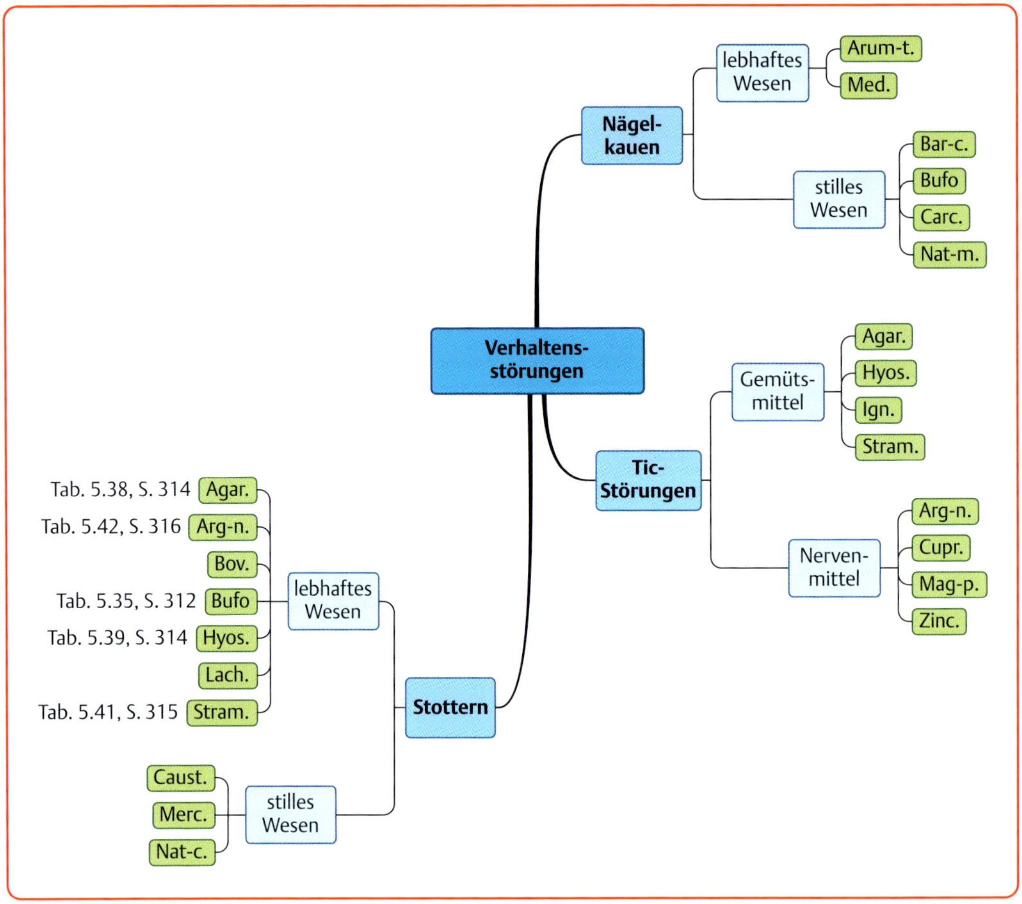

▶ **Abb. 5.3** Verhaltensstörungen.

Nägelkauen Kap. 5.3.1, Kinder mit lebhaftem Wesen

- Arum triphyllum ▶ **Tab. 5.32**
- Medorrhinum ▶ **Tab. 5.33**

Nägelkauen, Kinder mit stillem Wesen

- Barium carbonicum ▶ **Tab. 5.34**
- Bufo rana ▶ **Tab. 5.35**
- Carcinosinum ▶ **Tab. 5.36**
- Natrium muriaticum ▶ **Tab. 5.37**

Tic-Störungen Kap. 5.3.2, Gemütsmittel

- Agaricus muscarius ▶ **Tab. 5.38**
- Hyoscyamus niger ▶ **Tab. 5.39**
- Ignatia amara ▶ **Tab. 5.40**
- Stramonium ▶ **Tab. 5.41**

Tic-Störungen, Nervenmittel

- Argentum nitricum ▶ **Tab. 5.42**
- Cuprum metallicum ▶ **Tab. 5.43**
- Magnesium phosphoricum ▶ **Tab. 5.44**
- Zincum metallicum ▶ **Tab. 5.45**

Stottern Kap. 5.3.3, Kinder mit lebhaftem Wesen

- Agaricus muscarius ▶ **Tab. 5.38**
- Argentum nitricum ▶ **Tab. 5.42**
- Bovista lycoperdon ▶ **Tab. 5.46**

- Bufo rana ▸ Tab. 5.35
- Hyoscyamus niger ▸ Tab. 5.39
- Lachesis muta ▸ Tab. 5.47
- Stramonium ▸ Tab. 5.41

Stottern, Kinder mit stillem Wesen

- Causticum Hahnemanni ▸ Tab. 5.48
- Mercurius solubilis ▸ Tab. 5.49
- Natrium carbonicum ▸ Tab. 5.50

5.3.1 Nägelkauen

Kinder mit lebhaftem Wesen

Arum triphyllum

▸ **Tab. 5.32** Arum triphyllum.

	Symptome/Modalitäten
Leitsymptom	Nägelkauen bis die **Finger bluten**.
Auffallend	Juckende Finger und Zehen. Trockene, wunde Mundwinkel und Naseneingang, mit Rissen und Fissuren. Scharfe, wund machende Nasensekrete. Nasenbohren. Heiserkeit, besonders nach Beanspruchung, wie Reden, Singen, Schreien. Hochgradige Halsentzündung mit brennenden Schluckschmerzen.
Schlechter	Kälte, Nässe, Winde. Hitze. Viel Reden/Singen.
Besser	Wärme.
Gemüt	Widerspenstige, reizbare und eigensinnige Kinder. Nervöse, ruhelose und launische Menschen.

Medorrhinum

▸ **Tab. 5.33** Medorrhinum.

	Symptome/Modalitäten
Leitsymptom	**Heftiges** Fingerkuppen- und **Nägelkauen bis es blutet**. **Ängstliches** Naturell, **Erwartungsspannungen**.
Auffallend	Teilweise auch Fußnägelkauen. Lang andauerndes Daumenlutschen. Sprunghafte, **leidenschaftliche** Kinder, die neue Erlebnisse lieben. Immer in **Hast**, unfähig, sich länger zu konzentrieren. ADHS. **Kümmerliches** Wachstum/**Gedeihen**, **zögerliche Entwicklung**. **Früh** auftretende, **hartnäckige** HNO-**Infekte**. Neigung zu **frühkindlichem Asthma** (im Wechsel mit Ekzemen). **Hautleiden**, Impetigo, Intertrigo, Ekzeme, häufig mit **Juckreiz**. Rezidivierende Harnwegsinfekte **bereits im frühen** Kindesalter. **Frühzeitig** auftretende, hartnäckige **Genitalinfektionen**. Charakteristisch: **Heiße Füße** – kalte Nase.
Möglicher Auslöser	**Feuchtigkeit, Kühle**. Hitze. Unsichere Bindung, z. B. neue Beziehung.
Schlechter	Feuchtigkeit. Kälte. Stickige Räume; Hitze. Frühmorgens; **tagsüber**.
Besser	**Frische Luft, Abdecken. Abends**. Überstreckung. Bauchlage, Knie-Ellbogen-Lage (Asthma). **Meerklima** (DD: *Sep.*).
Gemüt	Kontaktfreudige**, aktiv-ruhelose** Kinder, leicht irritabel, reizbar mit sprunghaften **Stimmungswechseln**. Ausgeprägte **Schreckhaftigkeit** und **Ängstlichkeit,** besonders im Dunkeln.

Kinder mit stillem Wesen

Barium carbonicum

▶ **Tab. 5.34** Barium carbonicum.

	Symptome/Modalitäten
Leitsymptom	**Nervöses Kauen** an den Fingernägeln, oft als Ausdruck innerer **Unsicherheit**.
Auffallend	**Umfassende Entwicklungsverzögerung** körperlich und mental. **Langsames** Lernen und Begreifen. Phlegma, **Trägheit**, **Passivität**. **Infantiles, kindisches** Verhalten. „Zwergenhaftigkeit“ (Kent [25]). Minderwertigkeitsgefühle. Unentschlossenheit. Angst vor Fremden. Kleingewachsene Kinder, **großer** Kopf, oftmals **offenstehender** Mund. Lymphdrüsengewebe und Lymphknoten chronisch angeschwollen. Anfällig für Erkältungen und Katarrhe des Nasen-Rachenraumes. Ekzeme, besonders auf der Kopfhaut und hinter den Ohren. Ätzende Fußschweiße. Verstopfung.
Möglicher Auslöser	**Kälte**, **feuchte** Witterung. Kalt waschen. Fremde Gesellschaft.
Schlechter	**Kälte**, kalte Füße. Hitze (Sonne, Ofen). Warme Speisen. Nachts, morgens. Gesellschaft. Unterdrückter Schweiß.
Besser	Kalte Speisen und Getränke; Wärme, warme Umschläge**.** vertraute Atmosphäre; Ablenkung. Gehen im Freien. **Alleinsein.**
Gemüt	Schüchtern, **Mangel** an **Selbstvertrauen**. Bei Überforderung: **Rückzug**, **Isolation**, aber auch **Gereiztheit** und Zornausbrüche.

Bufo rana

▶ **Tab. 5.35** Bufo rana.

	Symptome/Modalitäten
Leitsymptom	Häufiges Nägelbeißen, als Ausdruck der **Nervosität**. Mögliche Folge: Nagelbettentzündungen.
Auffallend	**Verzögerte** geistige Entwicklung, schlichtes, einfaches Gemüt. **Langsame Auffassungsgabe**. Infantiles, unkultiviertes Verhalten. Neigung zu **Konvulsionen** (besonders nachts). *Cave:* **Epilepsie**. **Bewegungsdrang**. Nägelbeißen, als Ausdruck der **Nervosität**. Ziehen sich im Spiel gerne zurück. **Kontaktarmut**. **Autistische** Wesenszüge. Angst vor Fremden. **Undeutliches** Sprechen, **Mitbewegungen**, **„Züngeln“**. Frühe **Sexualisierung**, Schamlosigkeit, frühzeitig Masturbation. Empfänglich für **Musik**.
Möglicher Auslöser	Wutanfall, Zornausbruch. Missachtung.
Schlechter	Wärme, stickige Raumluft. Sonnenhitze. Morgens beim Erwachen.
Besser	Baden. Kühle Luft. Bewegung. Musik.
Gemüt	Wechselhaft: mal **träumerisch, zurückgezogen**-autistisch, aber auch **ruhelos, ungeduldig,** nach Aufmerksamkeit heischend.

Carcinosinum

▶ **Tab. 5.36** Carcinosinum.

	Symptome/Modalitäten
Leitsymptom	Nägelkauen, Nagelhautbeißen, beißt in die Fingerspitzen. Grimassieren und andere Tics, ausgelöst durch **Versagensängste** oder **mangelnde Anerkennung**.
Auffallend	Vorlieben für **Musik**, Tanz, **Bücher**. Große **Tierliebe**. **Perfektionismus** und ausgeprägtes **Verantwortungsbewusstsein** (kompensiert das geringe Selbstwertgefühl). Schlaflosigkeit von klein auf. Geräuschempfindlichkeit. Schlaf in **Knie-Ellbogen-Lage**. Besserung oder Verschlechterung am Meer.
Möglicher Auslöser	Missbrauch. Große Enttäuschungen. Impfung.
Schlechter	Autoritäre Erziehung. Hitze. Stickiges Zimmer. Gewitter, Sturm. Nachmittags. Bei Neumond.
Besser	Abends. Liegen. Körperliche Anstrengung. Im Freien, in der Natur. Vor Gewitter.
Gemüt	Offene, liebevolle und **mitfühlende** Kinder, stets bestrebt nach **Harmonie** und großer Zuneigung. Sensible, fantasievolle Menschen mit ausgeprägtem **Verantwortungsbewusstsein** und **perfektionistischen** Ansprüchen.

Natrium muriaticum

▶ **Tab. 5.37** Natrium muriaticum.

	Symptome/Modalitäten
Leitsymptom	Kauen an den Fingernägeln in Phasen **innerer Spannungen** bei der emotionalen Verarbeitung **belastender Ereignisse**. Hat an seinen Erfahrungen „zu kauen".
Auffallend	**Magere** Kinder, trotz **guten** Appetits und üppiger Nahrung. **Frösteligkeit**. **Trockene** Schleimhäute, Lippen. **Verstopfung**. Ordnungsliebe, Perfektionismus. Enuresis nocturna nach **belastenden Ereignissen** des Tages. Kopfschmerzen/Sehstörungen bei geistiger Überanstrengung. Akneartige **Ekzeme** an der Stirnhaargrenze. Verlangen nach **Salz** – Abneigung gegen **Fett**. **Nahrungsunverträglichkeiten**: Milch, Getreide (Zöliakie).
Möglicher Auslöser	Überanstrengung. Starke Gemütserregung, Kummer. Pubertät. Wind. Unbedeckter Kopf. **Allergie**. **Flüssigkeitsverlust**.
Schlechter	**Hitze**, **Sonne.** Licht. **Mittagszeit** (10.00 bis 15.00 Uhr); Geräusche, Gerüche. Geringe Kopf- oder Augenbewegungen, Husten. Menses.
Besser	Frische Luft. Im Freien. Kühle Bäder. Kalte Umschläge. Fester **Druck**. Liegen im Dunkeln. Ruhe. Massagen.
Gemüt	Emotionale Kinder, sehr kränkbar, entwickeln zunehmende Gefühlskontrolle. Weinen, wenn sie allein sind. Trost wird abgelehnt.

5.3.2 Tic-Störungen

Gemütsmittel

Agaricus muscarius

▸ **Tab. 5.38** Agaricus muscarius.

	Symptome/Modalitäten
Leitsymptom	Feine **Muskelzuckungen**, besonders im **Gesicht** (Grimassieren), um die **Augenpartien** (Blinzeln, Lidzuckungen), an Händen, Füßen. Tics durch innere **Anspannung** / geistige **Anstrengung**.
Auffallend	**Langsame Entwicklung** mit spätem Laufenlernen und Sprechen. **Lese-Rechtschreibstörung**. Logorrhöe. Undeutliche, abgehackte Sprache. **Stottern**. Gedächtnisschwäche. Konzentrationsstörungen. Lebhafte, **zappelige**, **nervöse** Kinder, **Hyperaktivität**. Große **Ungeschicklichkeit**, Hastigkeit. Ruhelosigkeit. Überempfindlichkeit gegen Licht, Berührung, Geräusche, Gerüche. **Kälteempfindlichkeit**, Frostgefühl, kalte, rote Nase.
Möglicher Auslöser	**Innere Aufregung/Anspannung** durch Tadel, Schreck, Überforderung. **Geistige Anstrengung**. Vor Gewitter. Kälte. Sonnenhitze.
Schlechter	**Fernsehen**, Computerspiele. An der frischen Luft, **Kälte**. Kaltes Wasser. Sonnenhitze. Berührung, Druck. Ablehnung, Kritik.
Besser	**Langsame, sanfte** Bewegung. Abends. Schlaf.
Gemüt	**Geringes Selbstbewusstsein**, **schüchtern**, kindisches Verhalten. Abneigung gegen Blickkontakt/Angesprochenwerden. Tadel oder Überforderung führen zu Trotz und **explosionsartiger Wut**.

Hyoscyamus niger

▸ **Tab. 5.39** Hyoscyamus niger.

	Symptome/Modalitäten
Leitsymptom	Fahrige, **ruckartige** Bewegungen. **Zuckungen** (schreckhaft). Hauptmittel bei **Tourette**-Syndrom. **Verhaltensauffälligkeiten** mit **Impulsivität** und mangelnder sozialer Kompetenz.
Auffallend	**Unruhezustände**, ungehemmte **Erregtheit**, teils heftige Affekte. **Aktive, warmblütige** Kinder mit tendenziell **roter** Gesichtsfarbe. Sprechfehler mit **Stottern/Stammeln**. **Geschwätzigkeit**, unpassender Inhalt, teils albern, teils unflätig. Schamlosigkeit, Distanzlosigkeit, Frühreife. **Zuckungen**, Konvulsionen. Gefahr des **Fieberkrampfes**. **Sehr schreckhaft**, fahrige, **ruckartige** Bewegungen. In fortgeschrittener Krankheit auch: Trägheit, Apathie.
Möglicher Auslöser	Emotionale Erregung. Schreck. Eifersucht. Kälte. Zahnung.
Schlechter	Berührung. Kälte. Schlaf. Liegen.
Besser	Bewegung. Wärme.
Gemüt	Ruhelose, **bewegungsaktive** Kinder. In der Krankheit sind sie **„wie von Sinnen“**: entweder **rasend** erregt oder **apathisch**-starr. Eifersucht und Misstrauen.

Ignatia amara

▸ **Tab. 5.40** Ignatia amara.

	Symptome/Modalitäten
Leitsymptom	**Feine Zuckungen**, besonders um die **Mundpartie**, der Lider, im Gesicht. **Verkrampfungen,** Konvulsionen der Extremitäten. Chorea.
Auffallend	Ursächlich: **unterdrückte Gefühlskonflikte**, Kummer, Stress. Unwillkürliches **„Tief-Luft-Holen“** (Gähnen), **Kloßgefühl**, Seufzen. Typisch: **Anfallsartige** Konvulsionen **einzelner** Muskelgruppen. **Hysterische** Symptome, wie Parästhesien, Lähmungen möglich. Spannungskopfschmerzen nach Stress (Schule). Auffahren aus dem Schlaf heraus. Krampfhafter, **nervöser Kitzelhusten** nach emotionalem Stress. **Ablehnung** von **Trost**.
Möglicher Auslöser	Enttäuschung, Kummer, Sorgen. Kränkung. Schreck. Eifersucht.
Schlechter	Süßigkeiten. Eifersucht. „Alte Erinnerungen“. Winter, Kälte, frische Luft. Trost. Leichte Berührung. Morgens (nach Erwachen).
Besser	Ablenkung. Reisen. Fester Druck. Alleinsein. Wärme. Tief atmen.
Gemüt	Sensible, verletzliche Kinder im inneren **Spannungsfeld** zwischen **idealen Gefühlen** und den **Enttäuschungen**. Lehnen Trost ab, „brüten“, entwickeln somatoforme **Spannungssymptome**.

Stramonium

▸ **Tab. 5.41** Stramonium.

	Symptome/Modalitäten
Leitsymptom	**Plötzlich** einsetzende Muskelzuckungen. **Heftige** Konvulsionen, Rucken, Tics, Chorea. **Heftige Angstzustände**, Panikattacken, Albträume.
Auffallend	Auffahren im Schlaf. **Halluzinationen**. Zähneknirschen. Plötzliche unkontrollierbare und heftige **Erregungszustände**. **Jäher Ausbruch** von Gewalt. Weite Pupillen, beschleunigter Puls, rotes Gesicht. **Ausgeprägtes Stottern**, bereits zu Beginn der Lautbildung. Dystonie der Zungenmuskulatur. Angestrengtes klonisches Stottern, hastige Sprache, falsche Worte. Nachahmen von **Tierlauten**. Neigung zu tonisch-klonischen **Fieberkrämpfen**.
Möglicher Auslöser	**Schreck**. Körperliches oder seelisches **Trauma**. Hitze. Sonnenstich. Dunkelheit.
Schlechter	**Dunkelheit**, dunkle, trübe Tage. **Nachts**. Alleinsein. Abdecken. Glänzende Gegenstände (Spiegel). Berührung.
Besser	Gesellschaft. **Licht**. Wärme.
Gemüt	Lebhafte, bewegungs- und **mitteilungsfreudige** Kinder. Leicht **schreckhaft** und **angstgeplagt**. **Wutanfälle** mit Beißen, Schlagen.

Nervenmittel

Argentum nitricum

▶ **Tab. 5.42** Argentum nitricum.

	Symptome/Modalitäten
Leitsymptom	Zuckungen, nervöse Tics. Zittern. Chorea-artige Bewegungen. Zittrigkeit, besonders **bei nervöser** Anspannung. **Erwartungsangst** vor Herausforderungen. Lampenfieber.
Auffallend	Stottern, Wortfindungsstörungen. Gedächtnisschwäche. Zahlreiche Phobien und **Ängste**: z. B. vor Dunkelheit, Alleinsein, Ärzten, Insekten, Geräuschen, Prüfungen etc. **Zappeligkeit** und **körperliche Unruhe**. Durchfall. Nervosität, **Hastigkeit**. Koordinations-/Gleichgewichtsstörungen. Warmblütig, frische, **kühle Luft** bessert. Verlangen nach **Süßem** (wird aber schlecht vertragen).
Möglicher Auslöser	Geburtstrauma. Verlassenheit, Alleinsein. Aufregung, Überreizung. Schreck. **Menschenmenge**. Emotionale **Erregung**. Hitze. Süßes.
Schlechter	**Nachmittags, abends, nachts.** Bildschirm (TV, PC). Licht. **Geräusche.** Enge Räume. Enge Kleidung. Nach dem Essen. Wärme.
Besser	Im Freien, kühle Luft. Kühle Anwendungen. Bewegung. Fester Druck, auch Bandagen. Aufstoßen.
Gemüt	**Hellwache**, kontaktfreudige, **stimmungslabile** Kinder. Ängste, z. B. vor dem Alleinsein, Erwartungsangst. **Impulsiv** und **extrovertiert**.

Cuprum metallicum

▶ **Tab. 5.43** Cuprum metallicum.

	Symptome/Modalitäten
Leitsymptom	**Heftige** Muskelzuckungen, besonders im Gesicht und an den Gliedern. **Nächtliche** Myoklonien, **Spasmen**. Tourette-Syndrom.
Auffallend	**Verkrampfungen**, körperlich wie auch emotional. Zittern und **Zuckungen** der Muskulatur. Hastige Trinkversuche. **Spritzende** Durchfälle. Neigung zu Fieberkrämpfen (*Cave:* Krampfbereitschaft). Frieren und Frösteln, Kaltschweißigkeit, Gesicht zyanotisch. Festhalten an Regeln ist sehr wichtig. **Verhaltensstörungen** mit Schlagen, Nachäffen, Trotzen etc.
Möglicher Auslöser	Sommerhitze. Überanstrengung, **Überreizung**. **Schlafmangel**. Wut, Schreck. Unterdrückte Ausschläge. Geburtstrauma. Neumond.
Schlechter	Heißes Klima, kalte Luft. Sanfte Berührung, Aufregungen, Bewegung. Zunehmend nachts.
Besser	Kalte Getränke. Warme, feste Bauchwickel. **Still liegen**. Schwitzen.
Gemüt	Überempfindliche, **emotionale** und **impulsive** Kinder. Sie toben und schlagen oder verweigern sich dickköpfig. Abneigung, berührt oder getragen zu werden. Sie suchen Sicherheit durch **feste Regeln**.

Magnesium phosphoricum

▶ **Tab. 5.44** Magnesium phosphoricum.

	Symptome/Modalitäten
Leitsymptom	Zuckungen, Tics, Konvulsionen, Chorea, insbesondere bei innerer Anspannung.
Auffallend	Großes **Nervenmittel** mit **krampflösender** Wirkung. **Blitzartig** einschießende krampfartige Muskelkontraktionen. Dünne, magere Kinder von nervöser Erschöpfung. Sehr **berührungs-** und **schmerzempfindlich** (schreckhaft bei Berührung, Geräuschen, Wind, jegliche Reize). Nervöse **Überreizung** und **Erschöpfung**. **Schweißneigung** am gesamten Körper und Gesicht.
Möglicher Auslöser	**Trennungssituation**, Verlassenheitsgefühl. **Streit oder Spannungen** in der Familie. Zahnungszeit.
Schlechter	**Kälte**. Luft, Zugluft. **Nachts** (3.00 bis 4.00 Uhr). **Bewegung.** Sanfte Berührung. Rechte Seite.
Besser	**Warme** Anwendungen, heißes Baden. **Fester Druck.** Massagen. Moderate **Bewegung**. Trockenwarme Luft.
Gemüt	Sehnsucht nach **Harmonie** und Geborgenheit. Die Kinder haben ein **übersteigertes Schmerzempfinden** (insbesondere nachts), das führt zu **Launenhaftigkeit**, nervöser Überreizung, bis zur **Erschöpfung**.

Zincum metallicum

▶ **Tab. 5.45** Zincum metallicum.

	Symptome/Modalitäten
Leitsymptom	**Zittrigkeit**, bei **Übererregung** des Nervensystems. Unruhe, wandernde Zuckungen und Rucken. Ruhelose **Beine**, Restless Legs.
Auffallend	Muskuläre **Zuckungen**, Kloni, Zittern,Tics, **nachts** verstärkt. Allgemeine körperliche Unruhe führt zum **Erwachen**. **Verzögerte Entwicklung**, **verspätete Pubertät**. Reaktionsträgheit, Gedächtnisschwäche. Nägelbeißen. Erschwerter Zahnungsdurchbruch. **Schweiße**, übel riechend, besonders nachts/morgens, stark an den Füßen. **Kälteempfindlich**. Geräuschempfindlich.
Möglicher Auslöser	Übererregung, **Überreizung**. Körperliche oder geistige **Erschöpfung**. Unterschwellige Hautausschläge, Neurodermitis. Impfung.
Schlechter	**Lärm**. **Berührung**. Mittags nach der Mahlzeit. **Milch**. Gegen **Abend** und **nachts**. Zahnung.
Besser	Ausscheidungen. **Bewegung**. Frische warme Luft. Fester **Druck**.
Gemüt	**Aufgeweckte, ideenreiche**, auch **übererregbare** Kinder, die schnell **unzufrieden** und **reizbar** sind. Neigen zu Erschöpfung, Schulleistungs- und Konzentrationsstörungen; Depression.

5.3.3 Stottern

Kinder mit lebhaftem Wesen

Bovista lycoperdon

▶ **Tab. 5.46** Bovista lycoperdon.

	Symptome/Modalitäten
Leitsymptom	Stottern und Stammeln, besonders bei **mitteilungsbedürftigen Kleinkindern**. Sie sprechen aufs Geratewohl, **gedankenverloren und atemlos**. Stottern **schlimmer durch Erregung**, Wut. Schüchternheits-Stottern des unbeholfenen Jugendlichen.
Auffallend	**Konzentrations**- und **Aufmerksamkeitsstörung**. Allgemeine **Ungeschicklichkeit** (lässt Dinge fallen). Fehler beim **Schreiben, Lesen und Sprechen** durch Geistesabwesenheit bis zur völligen Verwirrung. Häufig: Ekzeme, rissige Mundwinkel und rissiger Naseneingang. Nasenbohren, Nasenbluten. Frösteligkeit. Viel Durst.
Möglicher Auslöser	Erregung.
Schlechter	Vollmond. Frühmorgens, beim Erwachen. Nachts. Heißes Wetter. Warmwerden.
Besser	Essen. Tagsüber.
Gemüt	Lebhafte, schnell handelnde Kinder, aktiv in Gesellschaft, aber desinteressiert wenn allein.

Lachesis muta

▶ **Tab. 5.47** Lachesis muta.

	Symptome/Modalitäten
Leitsymptom	Stottern, häufig in der **Satzmitte** oder **bei bestimmten** Buchstaben. **Allgemeiner Rededrang** und große **Gesprächigkeit**. **Mitbewegung** von Mund- und Gesichtsmuskulatur.
Auffallend	Vermehrter **Speichelfluss**. Schluckstörung, Kloßgefühl, Hals empfindlich auf Druck und Berührung (z. B. Rollkragen). **Engegefühl** im Bereich des Kehlkopfes und der Bronchien. Neigung zu Halsentzündung und trockenem, obstruktivem Reizhusten. Schlucken fester Speisen ist leichter als das Schlucken von Flüssigkeiten. Auffällige Zungenmotorik: "Züngeln" oder zittrig. Blaurote Verfärbungen, z. B. Gesicht, Entzündungherd.
Möglicher Auslöser	**Eifersucht** (z. B. Asthma nach der Geburt eines Geschwisters). Kummer. Sorgen. Schreck. Verletzung. **Hitze, Sonne, Zugluft**, Jahreszeitenwechsel. **Stickige** Luft, Raucherluft.
Schlechter	**Beengung** am Hals (enge Kragen). **Druck**, bereits leichte Berührung. Nach dem Schlaf, **morgens**. Warme, **stickige Zimmerluft**.
Besser	**Kühlung**, **Kalte Getränke**. Frische Luft (geöffnete Fenster, im Freien, Luft zufächeln). Warme Brustumschläge. Aufsitzen.
Gemüt	Lebhafte, extrovertierte Kinder, zeigen gerne Emotionen (Weinen, Wut). Ausgesprochen mitteilungsfreudig, auch misstrauisch und sehr eifersüchtig. **Berührungs- und Druckempfindlichkeit**.

Kinder mit stillem Wesen

Causticum Hahnemanni

▶ **Tab. 5.48** Causticum Hahnemanni.

	Symptome/Modalitäten
Leitsymptom	**Späte** Sprachentwicklung (late talker), **Sprachfehler**. Neigung zu stottern.
Auffallend	**Späte Entwicklung** des Laufens, dabei große Ungeschicklichkeit mit Stolperneigung. Spätes Schreibenlernen (LRS). **Lymphatische**, etwas träge und **fröstelige** Kinder mit **psorischer** Diathese (Warzen). Ausgeprägte **Kälteempfindlichkeit**. **Enuresis** (schlaffe Blasenmuskulatur). Charakteristisch: viel Mitgefühl und **Empathie** mit engagiertem Einsatz für Gerechtigkeit. In der Krankheit: Neigung zur Schwäche, zur Erschöpfung. Verlangen nach Geräuchertem, Abneigung gegen Süßes.
Möglicher Auslöser	**Kummer**, Enttäuschungen. **Mitleid**. Sorgen. **Kälte**, **kalter, trockener Wind**. Zugluft. Baden. Extreme Temperaturen.
Schlechter	**Kälte**, kalter **Wind**. **Liegen**. Nächtliche Bettwärme. Abends, nachts (3.00 bis 4.00 Uhr). Dunkelheit. Aufregung.
Besser	**Nässe**, Regenwetter, **Feuchtigkeitsinhalationen**. Feuchte Wickel.
Gemüt	**Sensible**, **mitfühlende** Kinder mit großen Idealen und Abneigung gegen Ungerechtigkeit. Sie haben **viele Ängste**, besonders vor der **Dunkelheit**, dem **Alleinsein**, vor Hunden. Sie suchen Halt.

Mercurius solubilis

▶ **Tab. 5.49** Mercurius solubilis.

	Symptome/Modalitäten
Leitsymptom	**Stottern** und **hastiges Sprechen** infolge der inneren Getriebenheit. **Langsame Antworten** aufgrund von Konzentrations- und Gedächtnisschwäche.
Auffallend	**Schwache Reaktionskraft** auf **körperlicher** und **mentaler** Ebene. **Eigensinnig**, **widersetzt sich Normen** und Verhaltensregeln. Testet die **Grenze des Zulässigen**: Gewalt, Diebstahl, Destruktives. Verlassenheitsängste, intensive Gefühle. Albträume, Schlafstörung. Blasse, fröstelige Kinder mit schlaffem Grundtonus. Zunge aufgedunsen. **Zahneindrücke**. Speichelfluss. **Nacht**- und **Morgenschweiße**. **Übel riechender** Atem. Durst auf **kalte** Getränke; beständiges **Hungergefühl.**
Möglicher Auslöser	Schreck. Extreme Bedingungen (**Hitze oder Kälte**). Wetterwechsel (Frühling, Herbst); Zugluft. Aufenthalt in Feuernähe.
Schlechter	**Nachts**. Kälte, Nässe, Hitze, Temperaturwechsel. Licht. Feuer.
Besser	Morgens. Moderate Temperaturen. Ruhe.
Gemüt	Sensible Kinder, voller Misstrauen und dem Gefühl, ungerecht behandelt zu werden. **Eigensinnig**, schwierig im Umgang; Bedürfnis nach Zerstreuung. Verlassenheitsängste, angstbesetzte Albträume.

Natrium carbonicum

▸ **Tab. 5.50** Natrium carbonicum.

	Symptome/Modalitäten
Leitsymptom	Stottern aufgrund tiefgreifender **Verunsicherung**, **fehlendem Halt** im Lebensumfeld (wie Trennungssituationen, Bindungsstörungen). Empfindung einer „schweren Zunge".
Auffallend	Hilfsbereit, aufopferungsvoll, leistungsorientiert im Bestreben nach **Wertschätzung** und Lob. **Fröhliche Fassade**, Gefühle von Kummer und **Wertlosigkeit**. Neigung zu Nahrungsmittelallergien und Milchunverträglichkeit. **Kopfschmerzen** nach Anstrengung (Schule) oder Sonnenhitze. Licht-, Geräuschempfindlichkeit, **Empfindlichkeit** vor Gewitter. Sehr empfindlich gegenüber **Musik** (bessert **oder** verschlechtert). Starke Abneigung gegenüber bestimmten Menschen.
Möglicher Auslöser	Überbelastung. Geistige Überanstrengung. Veränderungen wie Schulwechsel, Umzug, Trennung der Eltern. Überhitzung.
Schlechter	**Hitze**, Kälte. Sonne. Geistige oder körperliche Anstrengung. Zugluft. Wetterwechsel. Gewitter. Vollmond. Sprechen.
Besser	Essen. Bewegung. Fester Druck. Massage.
Gemüt	Sanfte, hochsensible, sehr harmoniebedürftige Kinder. Archaische Angst der „**Wertlosigkeit**". Starkes Bedürfnis nach wertschätzender Atmosphäre und Beziehungssicherheit im Lebensumfeld.

5.4
Aufmerksamkeitsdefizit

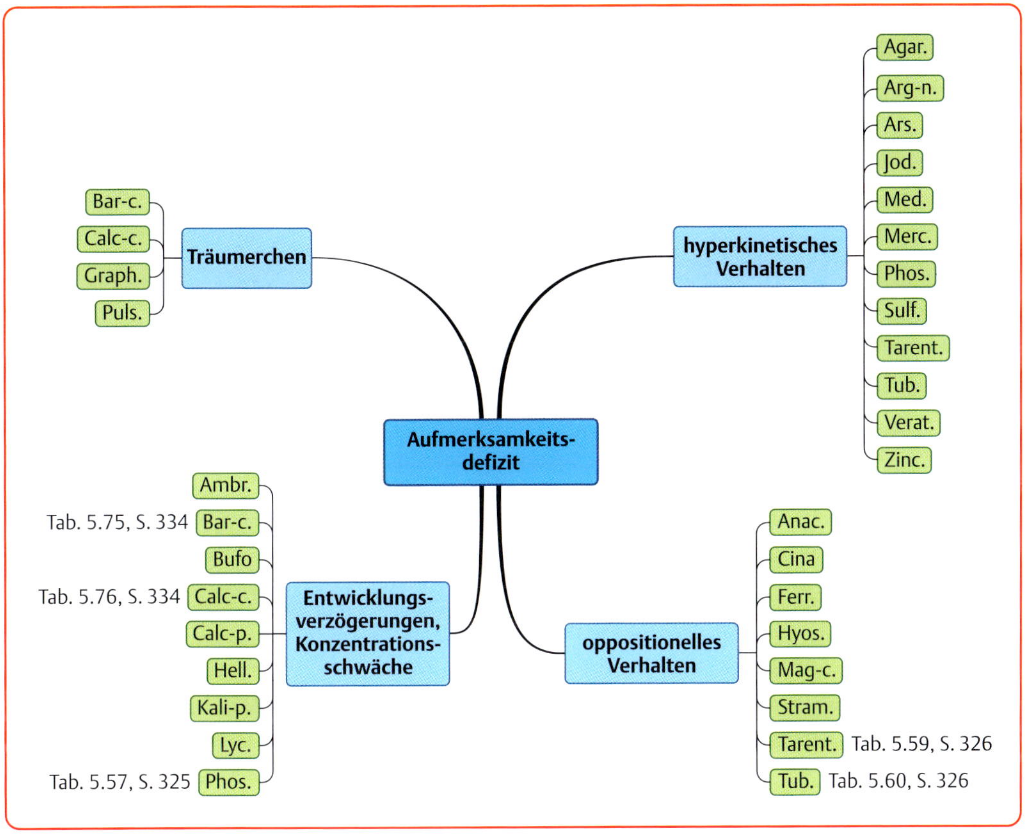

▶ **Abb. 5.4** Aufmerksamkeitsdefizit.

Hyperkinetisches Verhalten Kap. 5.4.1

- Agaricus muscarius ▶ **Tab. 5.51**
- Argentum nitricum ▶ **Tab. 5.52**
- Arsenicum album ▶ **Tab. 5.53**
- Jodum purum ▶ **Tab. 5.54**
- Medorrhinum ▶ **Tab. 5.55**
- Mercurius solubilis ▶ **Tab. 5.56**
- Phosphorus ▶ **Tab. 5.57**
- Sulfur ▶ **Tab. 5.58**
- Tarentula hispanica ▶ **Tab. 5.59**
- Tuberculinum ▶ **Tab. 5.60**
- Veratrum album ▶ **Tab. 5.61**
- Zincum metallicum ▶ **Tab. 5.62**

Oppositionelles Verhalten Kap. 5.4.2

- Anacardium orientale ▶ **Tab. 5.63**
- Cina maritima ▶ **Tab. 5.64**
- Ferrum metallicum ▶ **Tab. 5.65**
- Hyoscyamus niger ▶ **Tab. 5.66**
- Magnesium carbonicum ▶ **Tab. 5.67**
- Stramonium ▶ **Tab. 5.68**
- Tarentula hispanica ▶ **Tab. 5.59**
- Tuberculinum ▶ **Tab. 5.60**

ZNS-Entwicklungsverzögerung, Konzentrationsschwäche Kap. 5.4.3

- Ambra grisea ▶ **Tab. 5.69**
- Barium carbonicum ▶ **Tab. 5.75**
- Bufo rana ▶ **Tab. 5.70**
- Calcium carbonicum ▶ **Tab. 5.76**

- Calcium phosphoricum ▸ **Tab. 5.71**
- Helleborus niger ▸ **Tab. 5.72**
- Kalium phosphoricum ▸ **Tab. 5.73**
- Lycopodium clavatum ▸ **Tab. 5.74**
- Phosphorus ▸ **Tab. 5.57**

Träumerchen Kap. 5.4.4

- Barium carbonicum ▸ **Tab. 5.75**
- Calcium carbonicum ▸ **Tab. 5.76**
- Graphites naturalis ▸ **Tab. 5.77**
- Pulsatilla pratensis ▸ **Tab. 5.78**

5.4.1 Hyperkinetisches Verhalten

Agaricus muscarius

▸ **Tab. 5.51** Agaricus muscarius.

	Symptome/Modalitäten
Leitsymptom	Lebhafte, **zappelige**, **nervöse** Kinder, **Hyperaktivität**. Fein- und grobmotorische **Ungeschicklichkeit**, Hastigkeit.
Auffallend	Verletzungsgefahr durch mangelnde Gefahreneinschätzung. Überempfindlichkeit gegen Licht, Berührung, Geräusche, Gerüche. **Langsame Entwicklung** mit spätem Laufenlernen und Sprechen. Feine **Zuckungen**, besonders im **Gesicht**, in **Augen,** Händen, Füßen. Tics durch innere **Anspannung** / geistige **Anstrengung**. **Lese-Rechtschreibstörung**. Gedächtnisschwäche, Konzentrationsstörung. Logorrhöe. Undeutliche, abgehackte Sprache. **Stottern**.
Möglicher Auslöser	**Innere Aufregung/Anspannung** durch Tadel, Schreck, Überforderung. **Geistige Anstrengung**. Vor Gewitter. Kälte. Sonnenhitze.
Schlechter	**Fernsehen**, Computerspiele. An der frischen Luft, **Kälte**. Kaltes Wasser. Sonnenhitze. Berührung, Druck. Ablehnung, Kritik.
Besser	**Langsame, sanfte** Bewegung. Abends. Schlaf.
Gemüt	Kinder haben **geringes Selbstbewusstsein**. **Schüchtern**, Abneigung gegen Blickkontakte und Angesprochenwerden. Tadel oder Überforderung führen zu Trotz und entladen sich sporadisch in **explosionsartiger Wut**. **Albernes,** kindisches Verhalten.

Argentum nitricum

▸ **Tab. 5.52** Argentum nitricum.

	Symptome/Modalitäten
Leitsymptom	**Erwartungsangst** vor Herausforderungen. Lampenfieber. Nervosität, **Hastigkeit**. Koordinations-/Gleichgewichtsstörungen.
Auffallend	**Zappeligkeit** und **körperliche Unruhe** (Durchfall). Zahlreiche Phobien und **Ängste**: z. B. vor Dunkelheit, Alleinsein, Ärzten, Insekten, Geräuschen, Prüfungen etc. Zuckungen, nervöse Tics. Zittern. Choreaartige Bewegungen. Stottern, Wortfindungsstörungen. Gedächtnisschwäche. Konzentrationsschwierigkeiten. Warmblütig, frische, **kühle Luft** bessert. Verlangen nach **Süßem** (wird aber schlecht vertragen).
Möglicher Auslöser	Verlassenheit, Alleinsein. Aufregung, Überreizung. Schreck. **Menschenmenge.** Emotionale **Erregung**. Hitze. Süßes.
Schlechter	**Nachmittags, abends, nachts.** Bildschirm (TV, PC). Licht. **Geräusche.** Enge Räume. Enge Kleidung. Nach dem Essen. Wärme.

▸ **Tab. 5.52** Fortsetzung.

	Symptome/Modalitäten
Besser	Im Freien, kühle Luft. Kühle Anwendungen. Bewegung. Fester Druck, auch Bandagen. Aufstoßen.
Gemüt	**Hellwache**, kontaktfreudige, **stimmungslabile** Kinder. Ausgeprägte Ängste, z. B. vor dem Alleinsein, Höhenangst, Erwartungsangst. Sie sind **impulsiv** und **extrovertiert**, neigen zu **Nervosität/Eile**.

Arsenicum album

▸ **Tab. 5.53** Arsenicum album.

	Symptome/Modalitäten
Leitsymptom	Starke körperliche und geistige **Ruhelosigkeit**, geprägt von der **Angst, verlassen** zu werden. Nächtliche Verschlimmerung mit Panikattacken.
Auffallend	Frühreife, verantwortungsvolle Kinder. Große **Ängste**: Alleinsein, Dunkelheit, Krankheit, Sterben. **Zarte** Kinder mit **Verlangen** nach **Nähe**, **Halt** und **Wärme**. Ausgeprägtes **Sicherheitsbedürfnis**, Bedürfnis nach Ordnung, geregelten Abläufen, festen Absprachen. Hang zur Pingeligkeit. **Durst** auf häufige kleine Schlucke. Zunehmende **Schwäche und Erschöpfung.** Kaltschweißigkeit.
Möglicher Auslöser	**Verdorbene** Lebensmittel. Kälte, **kalte Getränke**. Frieren. Speiseeis. Überhitzt mit Schweiß. Überanstrengung. Allergie. Feuchtigkeit.
Schlechter	Nach Mitternacht (0.00 bis 3.00 Uhr), Nachmittags (12.00 bis 14.00 Uhr). Abends.
Besser	**Wärme**, warme Getränke, frische, warme Luft. Bedürfnis, sich einzuhüllen. Beruhigender Beistand, Nähe eines Elternteils/Mitmenschen.
Gemüt	Kinder verlangen nach **Halt** in der Familie, elterlichem Beistand und materiellen Werten (Geiz). **Innere Unruhe**/Besorgnis um die Genesung. Verlassen **ängstlich** das Bett. Frösteligkeit, **Kältegefühl.**

Jodum purum

▸ **Tab. 5.54** Jodum purum.

	Symptome/Modalitäten
Leitsymptom	Ausgeprägte **körperliche Unruhe**. Stillsitzen ist eine Qual. **Impulsivität** und **Reizbarkeit**, besonders bei Bewegungsmangel. Große Energie, **Hitzegefühl** und ausgeprägtes **Schwitzen**.
Auffallend	Ständiger **Hunger**. Schlanke Kinder, trotz großen Appetits. Aufgedrehte **Redseligkeit**, aber auch unbeherrschte Gewalttätigkeit. Großer **Bewegungsdrang**, möchte laufend beschäftigt werden. **Kopfschmerzen**, die sich durch Essen bessern. Neigung zu **Krupphusten**, trockene Schleimhäute.
Möglicher Auslöser	**Hitze**, stickige Luft. Mangelnde Zuwendung, **Langeweile**.
Schlechter	**Warme**, geschlossene Räume. Anstrengung. **Nachts**. **Ruhe**. Hinlegen. Umschläge. Berührung. Druck. Fasten. Meer.
Besser	**Bewegung im Freien**. **Frische Luft**. Kühle Anwendungen. Baden. Erhöhtes Liegen/Aufsitzen. Essen.
Gemüt	Tag und Nacht **energiegeladene**, **bewegungsaktive** Kinder. Sie sind **fröhlich geschwätzig**, aber auch **reizbar**, sogar gewalttätig.

Medorrhinum

▶ **Tab. 5.55** Medorrhinum.

	Symptome/Modalitäten
Leitsymptom	Extreme Eile und Ruhelosigkeit (**Hyperaktivität**). Ausgeprägte Sprunghaftigkeit (**Impulsivität**) und Leidenschaft. Extrem **kurze Aufmerksamkeitsspanne**. Konzentrationsdefizit.
Auffallend	Schulaufgaben werden **hastig und oberflächlich** erledigt. Fehler beim Lesen, Schreiben, Sprechen (Worte auslassen). Lang dauerndes Daumenlutschen. **Nägelkauen** bis es blutet. **Ängstliches** Naturell, insbesondere **Erwartungsspannungen**. Auch: aufsässiges Verhalten, boshafte, gewalttätige Impulse. **Blasse**, **magere** Kinder, **kümmerliches** Wachstum/**Gedeihen**. **Heiße Füße**, Kinder lieben **Barfußlaufen**. **Früh** auftretende **hartnäckige** Infekte.
Möglicher Auslöser	Unsichere Bindungssituation (z. B. neue Beziehung). **Feuchte**, **kalte Witterung**. Hitze. Allergie.
Schlechter	Feuchtigkeit. Kälte. Stickige Räume. Frühmorgens. **Tagsüber**.
Besser	**Baden** in lauwarmem Wasser. **Meerklima**. **Frische Luft.** Abdecken. **Reiben.** Abends. Knie-Ellbogen-Lage (Asthma).
Gemüt	Kontaktfreudige**, aktiv-ruhelose** Kinder, aber auch leicht irritabel, reizbar mit sprunghaften **Stimmungswechseln**. Ausgeprägte **Schreckhaftigkeit** und **Ängstlichkeit,** besonders im Dunkeln.

Mercurius solubilis

▶ **Tab. 5.56** Mercurius solubilis.

	Symptome/Modalitäten
Leitsymptom	Körperliche **Unruhe**, **Zappeligkeit**, Vielseitigkeit ohne Tiefgang. **Widerspenstigkeit**, **Disziplinlosigkeit**, Impulsivität. Konzentrations- und Gedächtnisschwäche.
Auffallend	**Frühreife** Entwicklung, aber **langsame Auffassung**, Zerstreutheit. **Hastiges Sprechen** und Stottern infolge der inneren Getriebenheit. **Eigensinnig**, **widersetzt sich Normen** und Verhaltensregeln. Testet die **Grenze des Zulässigen**: Gewalt, Diebstahl, Destruktives. Verlassenheitsängste, intensive Gefühle. Albträume, Schlafstörung. Blasse, fröstelige Kinder mit schlaffem Grundtonus. Zunge aufgedunsen. **Zahneindrücke.** Speichelfluss. **Nacht**- und **Morgenschweiße**. **Übel riechender** Atem. Durst auf **kalte** Getränke; beständiges **Hungergefühl**.
Möglicher Auslöser	Schreck. Traumata, Gewalt, Bindungsunsicherheit. Extreme **Hitze oder Kälte**. Wetterwechsel (Frühling, Herbst). Zugluft. Feuernähe.
Schlechter	**Abends, nachts**. Kälte, Nässe. Helles Licht. Feuer.
Besser	Morgens. Moderate Temperaturen. Lauwarme Wickel. Ruhe.
Gemüt	Sensible Kinder, voller **Misstrauen** und dem Gefühl, ungerecht behandelt zu werden. Bedürfnis nach **Abwechslung/Zerstreuung**.

Phosphorus

▶ **Tab. 5.57** Phosphorus.

	Symptome/Modalitäten
Leitsymptom	**Kurze Aufmerksamkeitsspanne**, schnell **abgelenkt**. Neugierige **Offenheit**, Enthusiasmus, Mitgefühl, Sensibilität. **Spieltrieb** ausgeprägt, aber kaum zielgerichtete Leistungen.
Auffallend	**Charme**, **Ausstrahlungskraft** und **Lebendigkeit** faszinieren. Bei Überforderung: große **Verzagtheit** und **Reaktionsstarre**. Viele **Ängste**: Alleinsein, Dunkelheit, vor Neuem, **Gewitter** etc. Schauspielerische/künstlerische Begabung. **Der Schlaf** ist gut in geborgener Atmosphäre. Aber: Schlafstörung in **Entwicklungsphasen** / bei **aufregenden** Erlebnissen. **Bauchschmerzen**, als Somatisierung innerer Spannungen.
Möglicher Auslöser	Aufwühlende Emotionen. Überreizung. Überforderung. **Kälte**. Kaltes Wetter. Durchnässung. Aufziehen von **Gewitter**. Allergie.
Schlechter	**Alleinsein.** Stickige Luft, schlechte Gerüche. Angestrengtes Sehen, TV, PC. Lärm. Abends. Wetterwechsel. Große Hitze/Kälte. **Licht**.
Besser	**Emotionale Geborgenheit**, Körperkontakt. **Regelmäßige Erholungspausen**. **Ruhe**. Frische Luft. Kalte Getränke. Essen.
Gemüt	**Sehr sensible** Kinder, mit **großer Aufmerksamkeit** für Details und **feinem Gespür** für Stimmungen. Reich an **Fantasie**, auch an **Ängsten**. Verlangen nach menschlichem **Beistand und Fürsorge.**

Sulfur

▶ **Tab. 5.58** Sulfur.

	Symptome/Modalitäten
Leitsymptom	**Willensstärke/Ich-Bezogenheit**. Durchsetzungsfähigkeit. **Große Energie**, wird in **Eigeninteressen** / in **Rebellion** investiert.
Auffallend	**Neugierde** und Forscherdrang. Sehr „**kritischer** Geist". Schwer zu beeinflussen, **verweigert** fremde Erwartungen. Aktivität und Phlegma **wechseln** – je nach Interesse. **Vergesslich**. **Wutanfälle**, **Reizbarkeit** oder innerer Rückzug („Philosoph"). Aktivität bis spät abends. Nachteule/Morgenmuffel. Warmblütige Kinder, aktives, **kräftiges Temperament.** Warm-schwitzige **Füße** und Hände. **Durst** auf kalte Getränke. **Hitze**empfindung im **Bett** (Füße werden aus dem Bett gestreckt). **Verlangen** nach Süßem, Saurem, Gewürztem. **Abneigung gegen Eier**.
Möglicher Auslöser	Unterdrückte Krankheiten (z. B. durch Vorbehandlung). Überanstrengung. **Nässe**, **Kälte**. **Sonnenhitze**. Allergien. Vollmond.
Schlechter	Überanstrengung. **Hitze**, Bettwärme. Nachts. Geschlossene Räume. Gerüche. **Feuchtes, kühles** Wetter, Wind. Baden. Berührung.
Besser	**Frische Luft**, **Trockenheit**. Trockenes, warmes Wetter. Kälte. **Linksseitenlage**. **Schwitzen**. **Bewegung**.
Gemüt	**Aktive**, interessierte, ungeduldige Kinder, gerne **im Mittelpunkt**. Sie sind **extrovertiert**, **durchsetzungsfähig** und beginnen **frühzeitig**, die **eigenen Interessen** energisch **durchzusetzen**.

Tarentula hispanica

▶ **Tab. 5.59** Tarentula hispanica.

	Symptome/Modalitäten
Leitsymptom	**Ausgeprägte Unruhe** und Geschäftigkeit. Überstimulation des Nervensystems. Viel Energie.
Auffallend	**Ständige Bewegung** der Beine. **Zuckungen**, **Kopfrollen** im Bett. Muskelzuckung, Konvulsionen, Chorea, Kribbeln, Hyperästhesie. Vorliebe für **rhythmische Musik** und **Tanz**. Eile, Hast und **Impulsivität**. Manische Zustände. Berührungs- und Schmerzempfindlichkeit. **Schreckhaftigkeit** durch geringe Reize. Hochfahren aus dem Schlaf. Wutausbrüche mit erheblicher Aggression. Frühzeitiges sexuelles Interesse.
Möglicher Auslöser	Überreizung. **Überstimulation**. **Fehlende Ruhepausen**. Tadel, Bestrafung. Einengung. Liebeskummer. Hiobsbotschaften.
Schlechter	**Berührung**, **Kälte**, **Lärm**. Mahlzeit.
Besser	Laute, **wilde Musik**; **rhythmisches** Schaukeln, **Bewegung** (Autofahren). Entspannung (Massagen). Herumtragen. Reiten. Freiheit.
Gemüt	Unruhige, ungehorsame Kinder, die in **hysterische Raserei** verfallen können. Launenhaftigkeit mit hysterischen Zügen. Auch: raffiniert-manipulatives Verhalten, hinterlistig und boshaft.

Tuberculinum

▶ **Tab. 5.60** Tuberculinum.

	Symptome/Modalitäten
Leitsymptom	**Umtriebigkeit**, **Verlangen** nach **Abwechslung** und Aufregung. Neigung zu **Eigensinn** und **Widerspenstigkeit**.
Auffallend	Erziehungsproblematik: Kinder sind **kaum zufrieden** zu stellen, tyrannisieren ihre Umgebung, **Launenhaftigkeit**, Zornausbrüche. Charakteristisch: **Ängste**, besonders vor **Katzen** und Hunden. **Einschlafstörung**, Schlaf mit angezogenen Knien, **Gesicht in Kissen** gepresst. Zähneknirschen. **Erkältungsneigung** im Vorschulalter (Atemwegs-, HNO-Infekte). **Ruhelosigkeit** (besonders nachts). Nachtschweiße. Zartgliedrige, schlanke Kinder mit langen, **feinen Wimpern**. Verlangen nach **Geräuchertem** und (kalter) **Milch**.
Möglicher Auslöser	**Wetterumschwung**, **Feuchtigkeit**, Baden, **Kälte**. Anstrengung. Aufregung. Erziehungskonflikt. Familiäre Belastungen.
Schlechter	Kälte/Wetterwechsel, Zugluft, vor Gewitter. Nachts, morgens. **Geschlossene Räume**.
Besser	**Frische Luft**. Warmes, trockenes Wetter. Ruhige, anhaltende Bewegung. Reisen.
Gemüt	Braucht Abwechslung, Aufmerksamkeit, ist lebhaft, reisefreudig. Auch: unzufrieden, launisch, ungehorsam. Nervöse Schwäche.

Veratrum album

▶ **Tab. 5.61** Veratrum album.

	Symptome/Modalitäten
Leitsymptom	Große **innere Energie**. **Ruhelosigkeit** mit ständig sich **wiederholenden Aktivitäten**, ohne Ziel. **Frühreife** Entwicklung: ernsthaft, intellektuell, auch altklug.
Auffallend	Geringes Selbstwertgefühl. Will **im Mittelpunkt** stehen. **Besserwisserisch**, anmaßend, verträgt keinen Widerspruch. Großer **Ehrgeiz**, **Angeberei**: prahlt, täuscht, übertreibt. Manische Energie, Wahnideen. Keine Boshaftigkeiten / keine Aggression: **meint es stets gut**. **Wenig Mitgefühl**/Empathie. Gefühllosigkeit. Durst. Besserung nach Stuhlgang.
Möglicher Auslöser	Gastroenteritis; Lebensmittelvergiftung. Schreck. Überstimulation. Anstrengung. Kälte.
Schlechter	Feuchtes Wetter. Frühling, Herbst. Morgens. Kalte Getränke.
Besser	**Wärme**; warmes Zudecken. Heiße Getränke. Liegen.
Gemüt	Ehrgeizige Kinder, die zu Prahlerei, Vortäuschungen neigen. Ausgeprägte **Ruhelosigkeit**, auch **wortkarg**, teilnahmslos distanziert.

Zincum metallicum

▶ **Tab. 5.62** Zincum metallicum.

	Symptome/Modalitäten
Leitsymptom	**Übererregung: Zittrigkeit**, Unruhe, Zuckungen, ruhelose **Beine**. Zerstreutheit, Verwirrung, Konzentrationsschwäche.
Auffallend	Fehler beim Sprechen und Schreiben. Verlangsamter Redefluss. Muskuläre **Zuckungen**, Kloni, Zittern,Tics, **nachts** verstärkt. **Verzögerte Entwicklung**, **verspätete Pubertät**. Verlangsamte Auffassung, Reaktionsträgheit, Gedächtnisschwäche. Quälender **Juckreiz**, besonders nachts (unterdrückte Ausschläge). **Schweiße**, übel riechend, besonders nachts/morgens, stark an den Füßen. Schulkopfschmerzen. Geistige Erschöpfung. Nägelbeißen. **Kälteempfindlich**. Geräuschempfindlich.
Möglicher Auslöser	Übererregung, **Überreizung**. Körperliche oder geistige **Erschöpfung**. Unterschwellige Hautausschläge, Neurodermitis. Impfung.
Schlechter	**Lärm**. **Berührung**. Mittags nach der Mahlzeit. **Milch**. Gegen **Abend** und **nachts**. Zahnung.
Besser	Ausscheidungen. **Bewegung**. Frische, warme Luft. Fester **Druck**.
Gemüt	**Aufgeweckte, ideenreiche**, auch **übererregbare** Kinder, die schnell **unzufrieden** und **reizbar** sind. Neigen zu Erschöpfung, Schulleistungs- und Konzentrationsstörungen; Depression.

5.4.2 Oppositionelles Verhalten

Anacardium orientale

▶ **Tab. 5.63** Anacardium orientale.

	Symptome/Modalitäten
Leitsymptom	**Extreme Unbeherrschtheit** mit **Gewalttätigkeit**. Mal schüchtern-devotes, mal wutschäumend-aggressives Verhalten.
Auffallend	**Tiefgreifendes Selbstwertdefizit**. Will sich beweisen. Innere **Willensspaltung** zwischen guten und bösen Impulsen. **Boshaftigkeit**, Hass, Fluchen im Wechsel mit Reue und **Schuldgefühlen**. **Realitätsverlust**, Gefühl der Abspaltung, „wie im Traum". **Prüfungsangst**. Vergesslichkeit. Entscheidungslosigkeit. Druck- oder **Taubheitsgefühl** einzelner Körperteile. Neigung zu Depression. Gefahr von Drogenmissbrauch.
Möglicher Auslöser	Tiefgreifende **Enttäuschung**, **Kränkung**. **Liebesentzug**. Verlust eines Geschwisterchens. Misshandlung, Missbrauch.
Schlechter	Geistige Anstrengung. **Emotionen**, Schreck, Zorn, Sorgen. Zugluft, frische Luft.
Besser	**Essen**. Bewegung. Heißes Wasser. Wärme, in der Sonne.
Gemüt	Innerlicher Zwiespalt zwischen bösartigen und guten Impulsen bei tiefgreifendem Minderwertigkeitsempfinden. Gefühllosigkeit.

Cina maritima

▶ **Tab. 5.64** Cina maritima.

	Symptome/Modalitäten
Leitsymptom	Scheinbar grundlose **Unzufriedenheit**, Gereiztheit. **Ruheloser Schlaf**, panikartiges **Aufschrecken**, **Pavor nocturnus**.
Auffallend	Albträume und Zähneknirschen im Schlaf. Sehr **widerspenstig**. Kaum zu beruhigen. **Heißhungerattacken**. Fortwährendes Gähnen, Nasereiben. **Versteifung und Krämpfe** bei Tadel und im Zorn. Affektkrämpfe. **Nächtlicher Juckreiz um den Anus (Madenwürmer)**. **Starke Abneigung** gegen **Zärtlichkeiten**, **Berührung**, Festhalten, sogar gegen Ansehen (**Fremdeln**). Besserung durch **Herumtragen**.
Möglicher Auslöser	Interaktionsstörung (Ablehnung oder Überprotektion durch die Eltern). Nicht erfüllte Bedürfnisse. Aggressive Verhaltensstörung.
Schlechter	**Nachts**. Vollmond. Sonne, Sommer. Muttermilch. Druck, **Zärtlichkeiten**, Berührung. Kalte, frische Luft.
Besser	**Bauchlage**. Beständiges **Wiegen/Schaukeln**/Herumtragen mit Druck auf dem Bauch (wird aber zur Sucht). Kopfrollen.
Gemüt	Sehr launische, reizbare Kinder. Jegliche **Berührung** und Körperkontakt, sogar das Angesehenwerden lehnen sie ab.

Ferrum metallicum

▶ **Tab. 5.65** Ferrum metallicum.

	Symptome/Modalitäten
Leitsymptom	Gesteigerte **Reizbarkeit**, **egozentrische** Selbstüberhebung. „**Eiserner**" Wille: herrisch, rechthaberisch, Widerspruchsgeist.
Auffallend	Ausgeprägte Lärmempfindlichkeit: „Mitschüler schwätzen zu viel". Pubertätsarznei: schnelles Wachstum, Stimmungsschwankungen. **Konzentrationsstörungen**, bei schneller Auffassungsgabe. **Cholerische** Grundtendenz, affektive Erregbarkeit. **Kreislaufschwankungen**: blass, **anämisch**, fröstelig. Sporadisch: **Gesichtsrötung**, **Herzklopfen**, beschleunigter Puls. Bedürfnis nach regelmäßigen **Erholungspausen** / nach Rückzug. **Adipositas**. Nasenbluten. Abneigung/Unverträglichkeit von Eiern.
Möglicher Auslöser	**Überreizung** der Sinne. Überanstrengung. Emotionen. **Stillsitzen**. Mangelnde Erholungs-/Rückzugsgelegenheit.
Schlechter	Anstrengung. Übererregung, Zorn. Hitze, Schwitzen. Nachts, Mitternacht Kälte. Lärm. Eier, Fett.
Besser	Gemächliche **Bewegung**. Erholung in **Ruhe** und **Einsamkeit**.
Gemüt	**Stimmungssensible** und **stimmungslabile** Kinder. Sanguinische **Reizbarkeit** bei Widerspruch oder fehlender **Erholung**.

Hyoscyamus niger

▶ **Tab. 5.66** Hyoscyamus niger.

	Symptome/Modalitäten
Leitsymptom	Großes **Aufmerksamkeitsbedürfnis** (kann Zuneigung und Aufmerksamkeit nicht teilen). Exzessive **Eifersucht**. **Störung des Sozialverhaltens**, mangelnde Selbstkontrolle.
Auffallend	Verhalten unpassend: albern, unflätig, grimassierend, geschwätzig. Auch: provozierend, gemein, kaltblütig, gewalttätig, schamlos. **Aktive**, **warmblütige** Kinder mit tendenziell **roter** Gesichtsfarbe. **Sehr schreckhaft**, fahrige, **ruckartige** Bewegungen. Manische Ruhelosigkeit, ungehemmte **Erregtheit**. Wahnhaftigkeit. Sprechfehler mit **Stottern/Stammeln**. Schlafstörungen, Pavor nocturnus, Albträume, Zähneknirschen.
Möglicher Auslöser	Geburt eines Geschwisterkindes. Eifersucht, unsichere **Bindung**. Verärgerung, **Erschütterung**. Liebeskummer. Misshandlung.
Schlechter	Emotionale Erregung, Schreck. Berührung. Kälte. Schlaf, Liegen.
Besser	Nackt. Bewegung. Wärme.
Gemüt	Ruhelose, **bewegungsaktive** Kinder, teils **„wie von Sinnen"**, **rasend** erregt, oder **apathisch**-starr. Großes **Misstrauen**/Eifersucht.

Magnesium carbonicum

► **Tab. 5.67** Magnesium carbonicum.

	Symptome/Modalitäten
Leitsymptom	**Widerspenstigkeit**, **Verdrießlichkeit**, mangelnde Anerkennung, ausgeprägtes **Verlassenheitsgefühl** (Waisen-, Scheidungskinder). **Schlechte Laune**. Saure, **explosive** Stimmung.
Auffallend	**Harmoniebedürftig**, Streit wird nicht vertragen. Friedensstifter. **Berührungsempfindlich**, schreckhaft (Berührung, Geräusche). **Lese-/Rechtschreibstörung** → schulische **Überforderung**. Unsicherheitsgefühl führt zu Hyperaktivität, innerer Nervosität und zu Konzentrationsstörung. **Adipositas**. **Chronische Erschöpfung**, Müdigkeit, **Schwäche**. **Saurer** Geruch der Körpersekrete (Schweiß, Stuhl, Aufstoßen). **Milchunverträglichkeit**. Verlangen: Fleisch; Abneigung: Gemüse.
Möglicher Auslöser	**Trennungssituation** (Inkubator, Heimkind), **Streit oder Spannungen** in der Familie; Scheidungsfamilie.
Schlechter	**Nachts** (3.00 bis 4.00 Uhr). **Ruhe**. **Milch.** Kälte. Berührung.
Besser	**Bewegung**. Herumgehen. Wärme. Trocken-warme, frische Luft.
Gemüt	Magere, **erschöpfbare**, **mürrische** Kinder. Zurückgezogen, **harmoniebedürftig**, angst- und sorgenvoll. **Schreckhaft**, unruhig.

Stramonium

► **Tab. 5.68** Stramonium.

	Symptome/Modalitäten
Leitsymptom	Plötzliche, **unkontrollierbare** und heftige **Erregungszustände**. **Impulsivität**. **Jäher** Ausbruch von Wut, **Raserei** und Gewalt. **Große Furcht**, besonders nachts. **Panikattacken** im Schlaf.
Auffallend	Auffahren im Schlaf. **Pavor nocturnus**. Zähneknirschen. Intensive **Ängste** vor **Dunkelheit**, Wasser, Alleinsein, Tieren. **Schlagartig** aufziehende, heftige **Tobsuchtsanfälle** tagsüber. **Neigung zu Konvulsionen**, Krämpfen. **Ausgeprägtes Stottern**, bereits zu Beginn der Lautbildung. Rotes Gesicht, weite Pupillen, rascher Puls, trockene Schleimhaut. **Heftige Fieberanfälle**, **Fieberkrämpfe**. Halluzinationen. Sehstörungen (aller Art), auch bei Überforderung.
Möglicher Auslöser	**Schreck**. Körperliches oder seelisches **Trauma**. Glänzendes (Spiegel, Wasser). Dunkelheit. **Entwicklungsphasen**. Meningitis.
Schlechter	**Dunkelheit**, nachts, dunkle, trübe Tage; Hitze; Alleinsein.
Besser	Gesellschaft. **Licht**.
Gemüt	Lebhafte, bewegungs- und **kontaktfreudige** Kinder, die unvermittelt **schreckhaft** und **panisch verkrampft** reagieren können.

5.4.3 ZNS-Entwicklungsverzögerung, Konzentrationsschwäche

Ambra grisea

▶ **Tab. 5.69** Ambra grisea.

	Symptome/Modalitäten
Leitsymptom	**Langsame Auffassung**, **Gedächtnisschwäche**. **Verträumtheit**. **Versagensängste**, Unsicherheit und **Schüchternheit**.
Auffallend	**Leseschwäche**: Gelesenes wird nicht verstanden oder vergessen. Muss alles nochmal lesen. Wortkarge Einsilbigkeit oder **alberne Geschwätzigkeit**. **Ängstlich-nervöse**, magere Kinder, verlangen Nähe der Mutter. **In ungewohnter** Situation zittrig, reizbar, errötet, schwitzt. Abneigung gegen Gesellschaft. Emotional und gefühlsbetont. Sehr sensibel auf **Musik**, sie kann bessern oder verschlimmern. **Stuhlverhalt** in Sauberkeitsphase (fordert Windel zum Stuhlgang).
Möglicher Auslöser	**Aufregung**. Lärm. **Trennungssituation**. Schicksalsschläge. Kummer. **Fremde** Gesellschaft/Personen. Tadel. Überanstrengung.
Schlechter	**Lärm, Musik**. **Licht**. Gesellschaft. **Konversation**. Geistige Anstrengung. Wärme. **Abends**. **Liegen**.
Besser	Ruhige Bewegung. Frischluft. Morgens, nach dem Aufstehen.
Gemüt	**Scheue** Kinder, die sich schwer von vertrauten Personen lösen und oft von **Angstträumen** heimgesucht werden. Verschämte **Schüchternheit**, Verlegenheit. Hang zu Einbildungen und Fantasien.

Bufo rana

▶ **Tab. 5.70** Bufo rana.

	Symptome/Modalitäten
Leitsymptom	**Verzögerte** geistige Entwicklung, **schlichtes**, einfaches Gemüt. **Reizbarkeit/Wut**, wenn nicht verstanden oder **nicht beachtet**.
Auffallend	Schwacher Verstand, Intelligenzminderung. **Langsame Auffassungsgabe**. Infantiles, unkultiviertes Verhalten. Neigung zu **Konvulsionen** (besonders nachts). *Cave:* **Epilepsie**. **Bewegungsdrang**. Nägelbeißen, als Ausdruck der **Nervosität**. Ziehen sich im Spiel gerne zurück. **Kontaktarmut**. **Autistische** Wesenszüge. Angst vor Fremden. **Undeutliches** Sprechen, **Mitbewegungen**, **„Züngeln"**. Frühe **Sexualisierung**, Schamlosigkeit, frühzeitig Masturbation. Empfänglich für **Musik**.
Möglicher Auslöser	Wutanfall, Zornausbruch. Missachtung.
Schlechter	Wärme, stickige Raumluft. Sonnenhitze. Morgens beim Erwachen.
Besser	Baden. Kühle Luft. Bewegung. Musik.
Gemüt	Wechselhaft: mal **träumerisch, zurückgezogen**-autistisch, aber auch **ruhelos, ungeduldig**, um Aufmerksamkeit heischend.

Calcium phosphoricum

▶ **Tab. 5.71** Calcium phosphoricum.

	Symptome/Modalitäten
Leitsymptom	**Kurze Aufmerksamkeitsspanne**, **Konzentrationsschwankungen**. Schwankungen des Arbeitstempos. **Vergesslichkeit**. **Gute** Verstandes- und **Auffassungsgabe**.
Auffallend	**Erschöpfbarkeit**, **Trägheit** beim Lernen / Erledigen von Aufgaben. Verlangen nach Abwechslung → Hyperaktivität. Tiefes Gefühl der **Unzufriedenheit**, „weiß nicht, was er will". Reizbarkeit, Widerspenstigkeit, Verweigerung. → „Null Bock". Bauch- oder Kopfschmerzen gestresster **Schulkinder**. Zarte, **blasse**, **asthenische**, meist hochgewachsene Kinder**.** Störanfälliges Knochenwachstum, **Rachitis-/Skolioseneigung**. Nächtliche **Wachstumsschmerzen**, **Coxitis fugax**. **Juvenile chronische Polyarthritis.**
Möglicher Auslöser	**Anstrengung**. **Überreizung**; emotionale Spannung. Langes **Sitzen**.
Schlechter	Pubertät. **Wetterumschwung**. **Kälte**. Winter. **Nässe**. **Zugluft**. Kalte Getränke. Früchte, Fruchtsäfte.
Besser	**Sommerklima**, trockenes, warmes Wetter. **Warme Anwendungen**. Ablenkung, neue Eindrücke. Im Liegen**. Bewegung**. Massage.
Gemüt	**Offen**, **mitfühlend extrovertiert**, aber auch **unzufrieden**, **gelangweilt** mit **wechselhaften** Stimmungen. Missmutig, jammerig.

Helleborus niger

▶ **Tab. 5.72** Helleborus niger.

	Symptome/Modalitäten
Leitsymptom	Ausgeprägte **Gedächtnisschwäche**, geistige Trägheit. **Wahrnehmungsstörung**, wie betäubt, wie gelähmt.
Auffallend	Antwortet **langsam**. Weiß nicht mehr, was er sagen wollte. Muss sich auf alles was er tut **bewusst konzentrieren**. **Apathie**, starrt **gedankenlos**. **Stirnrunzeln**. Kopfschmerzen, Erbrechen (*Cave:* Hirndruck). **Frostigkeit**, Kältegefühl.
Möglicher Auslöser	Hirnerkrankung: Tumor, Trauma, Meningoenzephalitis.
Schlechter	Anstrengung. Berührung. Gesellschaft. 16.00 bis 20.00 Uhr. Kälte. Pubertät.
Besser	Wärme. Ruhe. Hohe Konzentration. Ablenkung. Frische Luft.
Gemüt	**Verzweiflung**, **Schuldgefühle**, **Traurigkeit**, **Depression**, besonders in der **Pubertät**. Unbewusstes Seufzen. Hilflosigkeit.

Kalium phosphoricum

▶ **Tab. 5.73** Kalium phosphoricum.

	Symptome/Modalitäten
Leitsymptom	**Geistige** und körperliche **Erschöpfung**, Sorgen, Ängstlichkeit. **Überarbeitung** führt zu Verwirrtheit, Gedächtnisschwäche. Nervosität. **Überempfindlichkeit**, Reizbarkeit.
Auffallend	Schüler sind **lernwillig und pflichtbewusst**, erwarten aber zu viel von sich. **Prüfungsängste**. Leseschwäche. Enuresis nocturna stressbedingt. Bei Überarbeitung: **nervös**, mürrisch, unbeherrscht, schreckhaft. **Bauch-/Kopfschmerzen** bei geistiger Überbelastung. Unruhiger, ängstlicher Schlaf, **Pavor nocturnus**, Schlafwandeln.
Möglicher Auslöser	**Schulstress**. Übermüdung. Pubertät.
Schlechter	**Sorgen**, geringste Erregung. **Geistige** oder körperliche **Anstrengung**. **Abkühlung**, kalte Luft, kalte Getränke.
Besser	Schlaf, **Erholung**. **Aufstehen.** Sanfte **Bewegung** ohne Anstrengung. Essen. **Wärme**.
Gemüt	**Pflichtbewusste**, bodenständige Kinder. Rasch **entkräftet**, scheu, eigenwillig. Bei **Geräuschen**, Licht, Berührung überempfindlich.

Lycopodium clavatum

▶ **Tab. 5.74** Lycopodium clavatum.

	Symptome/Modalitäten
Leitsymptom	**Konzentrationsschwäche** mit vielen Flüchtigkeitsfehlern. **Gereiztheit**, **Zornausbrüche** in heimischer Umgebung.
Auffallend	Schwierigkeiten beim **Lesen**, **Schreiben** und Rechnen. **Mangel an Selbstvertrauen**, Angst zu versagen, **Prüfungsangst**. **Schüchternheit** in ungewohnter Umgebung (Schule), **Überheblichkeit** und tyrannisches Verhalten in gewohnter Umgebung (Familie). Durst, **Verlangen nach warmen Getränken**. **Heißhungeranfälle**. Verlangen nach **Süßigkeiten**.
Möglicher Auslöser	Angst, Schreck. Ärger. Demütigung, autoritäre Erziehung. Regenwetter, Nasses, stürmisches Wetter, Wind.
Schlechter	**Spätnachmittags** (16.00 bis 20.00 Uhr); **morgens** nach dem **Erwachen**. **Angestrengtes Sehen** (TV, PC), Zimmerwärme. Kalte Getränke. **Lärm**. **Berührung**. Kleiderdruck.
Besser	**Warme Getränke** und Speisen. **Kühle Wickel**. **Bewegung**. Frische Luft.
Gemüt	Mangel an Selbstvertrauen, Sorge sich zu blamieren, sich lächerlich zu machen: Ängstlich vor Neuem, **schüchtern**, argwöhnisch; zu Hause **herrisch**, erfolgsorientiert. **Empfindlich**, **starrköpfig**, trotzig.

5.4.4 Träumerchen

Barium carbonicum

▸ **Tab. 5.75** Barium carbonicum.

	Symptome/Modalitäten
Leitsymptom	**Langsames** Lernen und Begreifen. Phlegma, **Trägheit, Passivität**. **Infantiles**, **kindisches** Verhalten. „Zwergenhaftigkeit" (Kent [25]). **Umfassende Entwicklungsverzögerung** körperlich und mental.
Auffallend	**Minderwertigkeitsgefühle**. **Unsicherheit**. **Unentschlossenheit**. Angst vor Fremden. Nervöses Fingernägelkauen. Kleingewachsene Kinder, **großer** Kopf, oftmals **offenstehender** Mund. Lymphdrüsengewebe und Lymphknoten chronisch angeschwollen. Anfällig für Erkältungen, und Katarrhe des Nasen-Rachenraumes. Ekzeme, besonders auf der Kopfhaut und hinter den Ohren. Ätzende Fußschweiße. Verstopfung.
Möglicher Auslöser	**Kälte**, **feuchte** Witterung. Kalt waschen. Fremde Gesellschaft.
Schlechter	**Kälte**, kalte Füße. Hitze (Sonne, Ofen). Warme Speisen. Nachts, morgens. Gesellschaft. Unterdrückter Schweiß.
Besser	Kalte Speisen und Getränke; Wärme, warme Umschläge. vertraute Atmosphäre; Ablenkung. Gehen im Freien. **Alleinsein**.
Gemüt	Schüchtern, **Mangel** an **Selbstvertrauen**, Bei Überforderung: **Rückzug**, **Isolation**, aber auch **Gereiztheit** und Zornausbrüche.

Calcium carbonicum

▸ **Tab. 5.76** Calcium carbonicum.

	Symptome/Modalitäten
Leitsymptom	**Gemächliche geistige Aufnahmefähigkeit**, langsame Verarbeitung. Allgemeine **Entwicklungsverzögerung** („Spätzünder").
Auffallend	**Lernt langsam**, dafür aber **ausdauernde** zielstrebige Arbeitsweise. **Fehler** beim **Sprechen**, **Schreiben**, **Lesen**. Wortkarg. **Eigensinn**. Bei **Überforderung** störrische Verweigerung. Liebt Strukturen, respektiert Regeln, meist pflichtbewusst. **Verzögerte** statomotorische Entwicklung: Sitzen, Stehen, Laufen. Pastöse, Kinder, teigiger Gesichtsausdruck, pralle Lippen. **Rotes Gesicht**. Neigung zu Verstopfung. Zahnung spät. Ausgeprägte **Erkältungsneigung**. **Frostigkeit** bei Kälte. **Körperschweiße**, besonders am **Hinterkopf** und **Nacken**. Vorliebe für **Süßigkeiten** und **Eier**. Unverträglichkeit von Milch.
Möglicher Auslöser	Überanstrengung, **Stress**, Mobbing. **Kalte oder feuchte Witterung**; Wetterumschwung; **Baden**, Regenwetter.
Schlechter	Anstrengung. Helles Licht. TV, PC (angestrengtes Sehen). Kälte. Zahnung. Milch. Kleiderdruck. **Abends**, nach Mitternacht, morgens.
Besser	Trockenheit; warmes, trockenes Wetter. Ruhe. Berührung.
Gemüt	Gemütliches, etwas träges, schutzbedürftiges Kind. Ängstlich, dickköpfig. Abneigung gegen Anstrengung / zu viel Schularbeiten.

Graphites naturalis

▶ **Tab. 5.77** Graphites naturalis.

	Symptome/Modalitäten
Leitsymptom	**Langsames Denken** und Begreifen. **Gedächtnisschwäche.** **Konzentrationsschwierigkeiten** bei geistiger **Stumpfheit**. **Pessimismus**, **Selbstwertdefizit**.
Auffallend	**Gesamtentwicklung verlangsamt,** Kinder von pummeliger Gestalt. Lernen nur mit großer Anstrengung. **Angst**, Fehler zu machen. Einfaches, erdverbundenes, **schlichtes Gemüt**. Melancholische **Traurigkeit**. Grundloses Weinen, z. B. bei Musik. Bei Überforderung: Bauch-, Kopfschmerzen und nervöse Unruhe. **Nässende Hautausschläge** bei allgemein **trockener**, **rissiger Haut**. **Erkältungsneigung**, Frösteligkeit, **Obstipationsneigung**. Abneigung: Süßigkeiten, Fleisch, Fisch. Verlangen: Hähnchen.
Möglicher Auslöser	Überforderung, Überanstrengung. Ängstlichkeit. Kummer. Herbst, Winter, **Kälte**. **Hitze** (Hochsommer). Impfung.
Schlechter	**Licht**. **Kälte**, **nasskaltes** Wetter, **Zugluft**. **Hitze**. Bettwärme. Obstipation. Körperliche Anstrengung. Süßes, Fettes.
Besser	An der **frischen Luft**. Berührung. Essen. **Dunkelheit**.
Gemüt	**Scheue** Kinder mit geringem Selbstvertrauen, Lern- und Konzentrationsstörungen. Ängstlich, unentschlossen, auch unruhig, aufsässig.

Pulsatilla pratensis

▶ **Tab. 5.78** Pulsatilla pratensis.

	Symptome/Modalitäten
Leitsymptom	Langsame **bedächtige** Arbeitsweise, **will alles richtig machen**. Bedürfnis nach **Halt**, **Zuneigung** der Lehrer, Eltern und Schüler. **Unsicherheit** vor neuen Herausforderungen.
Auffallend	**Mildes**, **gefühlsbetontes** Wesen, häufig Mädchen. **Gefühl** mangelnder Wertschätzung verschlechtert. Ausgeprägte **Weinerlichkeit**, die lindert. Empathie. Schüchternheit, Neigung zu erröten. Eifersucht. Verzögerte hormonelle Reife, Pubertät, späte Menarche. **Durstlosigkeit**. **Frösteligkeit**. Aber auch: Hitzeunverträglichkeit. Stressbedingt **Enuresis**. Neigung zu Harnwegsinfekten.
Möglicher Auslöser	**Enttäuschung**. Ablehnung. **Verlust** einer nahestehenden Person. Eifersucht. Pubertät. Überanstrengung. **Hitze**, **Sonne.**
Schlechter	Nasskaltes Wetter, **Verkühlung**, nasse Füße. Sonnenhitze, **Hitze**. Überwärmte Zimmerluft. Abends und nachts. Menstruation.
Besser	**Frische, kühle Luft. Kühle** Umschläge. Ruhige, langsame Bewegung, Gehen. Sich **ausweinen**, Zuwendung.
Gemüt	Liebevolles, **sanft-schüchternes** Wesen. **Weinerlichkeit**, Stimmungswechsel, Ängste, Bedürfnis nach Nähe und Geborgenheit.

Teil 5
Anhang

Literatur

[1] Achtzehn HJ. Die Potenziale unserer Kinder. Berlin: Medizinisches Forum; 2006

[2] Allen HC. Leitsymptome und Nosoden. Kandern: Narayana; 2008

[3] Bleul G, Hrsg. Weiterbildung Homöopathie, Band A: Grundlagen der Homöopathischen Medizin. Stuttgart: Sonntag; 1999

[4] Boericke W. Handbuch der homöopathischen Materia Medica. 3. Aufl. Stuttgart: Haug; 2004

[5] Boericke W. Homöopathische Mittel und ihre Wirkungen. 8. Aufl. Leer: Grundlagen und Praxis; 2004

[6] Bonath T. Homöopathie bei ADHS. München: Urban & Fischer; 2004

[7] Coulter CR. Portraits homöopathischer Arzneimittel I. 5. Aufl. Heidelberg: Haug; 2001

[8] Dahler J, Teut M, Lucae C. Homöopathie bei Heuschnupfen. Stuttgart: Hippokrates; 2009

[9] Dorcsi M. Die Wiener Schule der Homöopathie. 5. Aufl. Göppingen: Staufen-Pharma; 2005

[10] Dorcsi M. Homöopathie. Bd. 3. 5. Aufl. Heidelberg: Haug; 1991

[11] Farrington EA. Der neue Farrington. Klinische Materia Medica. Buchendorf: Peter Irl; 2007

[12] Frei H. Die homöopathische Behandlung von Kindern mit ADS/ADHS. Stuttgart: Haug; 2005

[13] Gawlik W. Arzneimittel und Persönlichkeitsportrait. Konstitutionsmittel in der Homöopathie. 6. Aufl. Stuttgart: Hippokrates; 2012

[14] Gawlik W. Die homöopathische Anamnese. Stuttgart: Hippokrates; 1996

[15] Geißler J, Quak T. Leitfaden Homöopathie. München: Urban & Fischer; 2005

[16] Graf FP. Homöopathie und die Gesunderhaltung von Kindern und Jugendlichen. 2. Aufl. Ascheberg: Sprangsrade; 2004

[17] Grönbeck S. Mit Homöopathie die Seele heilen. Stuttgart: Haug; 2004

[18] Hadulla MM. Die homöopathischen Arzneien. Bd. 1, Bd. 2. ML Verlag; 1999

[19] Hahnemann S. Organon der Heilkunst 6. Buchendorf: Peter Irl; 2007

[20] Haidvogl M. Homöopathie in der pädiatrischen Praxis. Stuttgart: Hippokrates; 2005

[21] Heé H, Foerster G. Homöopathische Behandlung von Jugendlichen. Stuttgart: Haug; 2008

[22] Herscu P. Die homöopathische Behandlung der Kinder. 3. Aufl. Groß Wittensee: Kai Kröger; 1997

[23] Hirte M. Differenzierung homöopathischer Kindermittel. München: Urban & Fischer; 2008

[24] Imhäuser H. Homöopathie in der Kinderheilkunde. 12. Aufl. Heidelberg: Haug; 2000

[25] Kent JT. Gesamte homöopathische Arzneimittellehre. Kandern: Narayana; 2007

[26] Köhler G. Lehrbuch der Homöopathie. Bd. I. 8. Aufl. Stuttgart: Hippokrates; 2003

[27] Köhler G. Lehrbuch der Homöopathie. Bd. II, 6. Aufl. Stuttgart: Hippokrates; 2004

[28] Mandl E. Arzneipflanzen in der Homöopathie. 2. Aufl. Wien: Wilhelm Maudrich; 1997

[29] Mandl E. Tiere, Minerale und andere Heilmittel in der Homöopathie. Wien: Wilhelm Maudrich; 1992

[30] Mangold C. ADHS – Krankheit oder Modediagnose unserer Zeit. Buchendorf: Peter Irl; 2007

[31] Master FJ. Milchmittel in der Homöopathie. Kandern: Narayana; 2007

[32] Master FJ. Schlangen, Spinnen, Pilze. Buchendorf: Peter Irl; 2005

[33] Mezger J. Gesichtete Homöopathische Arzneimittellehre. Bd. I u. II. 12. Aufl. Stuttgart: Haug; 2005

[34] Morrison R. Handbuch der homöopathischen Leitsymptome und Bestätigungssymptome. Groß Wittensee: Kai Kröger; 1995

[35] Morrison R. Handbuch der Pathologie zur homöopathischen Differentialdiagnose. Groß Wittensee: Kai Kröger; 1999

[36] Petrucci R. Kinder. Homöopathische Materia Medica mit ausgewählten Repertoriums-Rubriken. Greifenberg: Hahnemann Institut; 2008

[37] Pfeiffer H, Drescher M, Hirte M. Homöopathie in der Kinder- und Jugendmedizin. 2. Aufl. München: Urban & Fischer; 2007

[38] Phatak SR. Homöopathische Arzneimittellehre. 3. Aufl. München: Urban & Fischer; 2006

[39] Reichenberg-Ullman J, Ullman R. Es geht auch ohne Ritalin. 4. Aufl. Peiting: Michaels; 2005

[40] Richter O, Hadulla MM. Unsere homöopathische Apotheke. Göppingen: Staufen-Pharma; 2002

[41] Scholten J. Homöopathie und die Elemente. Utrecht: Scholten; 1997

[42] Seideneder A. Heilmittelarchiv. Bd. I–VI. Narayana; 2008

[43] Seideneder A. Mitteldetails der homöopathischen Arzneimittel. Bde. 1–3. Ruppichterroth: Similimum; 2000–2007

[44] Tyler ML. Homöopathische Arzneimittelbilder. 2. Aufl. München: Urban & Fischer; 2004

[45] Vermeulen F. Homöopathische Substanzen – Vom Element zum Arzneimittelbild. Stuttgart: Sonntag; 2004

[46] Vermeulen F. Kindertypen in der Homöopathie. 3. Aufl. Stuttgart: Sonntag; 1994

[47] Vermeulen F. Konkordanz der Materia Medica. Haarlem: Emryss; 2000

[48] Vermeulen F. Neue synoptische Materia Medica 1. Haarlem: Emryss; 2006

[49] Vermeulen F. Synoptische Materia Medica 2. Haarlem: Emryss; 1998

[50] Vithoulkas G. Essenzen der homöopathischen Arzneimittel. Augsburg: Faust; 2007

[51] Vithoulkas G. Materia Medica Viva. Bd. I–X. Göttingen: Ulrich Burgdorf; 1992

[52] Vithoulkas G. Essenzen der homöopathischen Arzneimittel. Augsburg: Faust; 2007

[53] Voegeli A. Homöopathische Therapie der Kinderkrankheiten. 8. Aufl. Heidelberg: Haug; 2001

[54] Voegeli A. Leit- und wahlanzeigende Symptome der Homöopathie. 5. Aufl. Stuttgart: Haug; 2002

[55] Vonarburg B, Burger S. Arzneimittel-Persönlichkeiten in Wort und Bild. Stuttgart: Haug; 2005

Abbildungsnachweis

Abb. 2.1: Thieme Verlagsgruppe: Michael Zimmermann
Abb. 2.2: Fotolia, Armin Völler
Abb. 2.3: Staufen-Pharma, Göppingen
Abb. 2.4: Fotolia, unpict – Paul Schwarzl
Abb. 2.5: Thieme Verlagsgruppe: Michael Zimmermann
Abb. 2.6: Dr. Martin Lang, Augsburg
Abb. 2.7: H.G. Beer, Oberasbach
Abb. 2.8: Steinzeit-Berlin, Berlin
Abb. 2.9: Fotolia, Barbara-Maria Damrau
Abb. 2.10: Dr. Zell, Karlsruhe
Abb. 2.11: Dr. Roland Spohn, Engen
Abb. 2.12: Dr. Zell, Karlsruhe
Abb. 2.13: Bruno Vonarburg, Teufen, Schweiz
Abb. 2.14–2.16: Dr. Roland Spohn, Engen
Abb. 2.17: Dr. Rudolf König, Preetz
Abb. 2.18: aus: Trachsel D, Vetsch B. 88 homöopathische Arzneimittel für akute Erkrankungen. Stuttgart: Hippokrates; 2008: 122
Abb. 2.19: Dr. Roland Spohn, Engen
Abb. 2.20: Dr. Martin Lang, Augsburg
Abb. 2.21: Dr. Roland Spohn, Engen
Abb. 2.22: ccvision
Abb. 2.23: Thieme Verlagsgruppe: Michael Zimmermann
Abb. 2.24: Dr. Roland Spohn, Engen
Abb. 2.25: Fotolia, Pyma
Abb. 2.26: Dr. Martin Lang, Augsburg
Abb. 2.27–2.28: Thieme Verlagsgruppe: Michael Zimmermann
Abb. 2.29: Dr. Martin Lang, Augsburg
Abb. 2.30: Bruno Vonarburg, Teufen, Schweiz
Abb. 2.31: H.G. Beer, Oberasbach
Abb. 2.32: Dr. Roland Spohn, Engen
Abb. 3.1: H.G. Beer, Oberasbach
Abb. 3.2: Staufen-Pharma, Göppingen
Abb. 3.3: aus: Trachsel D, Vetsch B. 88 homöopathische Arzneimittel für akute Erkrankungen. Stuttgart: Hippokrates; 2008: 32
Abb. 3.4: Dr. Roland Spohn, Engen
Abb. 3.5: Dr. Zell, Karlsruhe
Abb. 3.6: Staufen-Pharma, Göppingen
Abb. 3.7: Dr. Roland Spohn, Engen
Abb. 3.8: ccvision
Abb. 3.9–3.10: Dr. Roland Spohn, Engen
Abb. 3.11: Dr. Martin Lang, Augsburg
Abb. 3.12: aus: Trachsel D, Vetsch B. 88 homöopathische Arzneimittel für akute Erkrankungen. Stuttgart: Hippokrates; 2008: 94
Abb. 3.13: Dr. Roland Spohn, Engen
Abb. 3.14: aus: Trachsel D, Vetsch B. 88 homöopathische Arzneimittel für akute Erkrankungen. Stuttgart: Hippokrates; 2008: 98
Abb. 3.15: Dr. Roland Spohn, Engen
Abb. 3.16: Thieme Verlagsgruppe: Michael Zimmermann
Abb. 3.17–3.18: Dr. Roland Spohn, Engen
Abb. 3.19: aus Kayser FH, Bienz KA, Eckert J, Zinknagel RM. Medizinische Mikrobiologie. Verstehen – Lernen – Nachschlagen. 10. Aufl. Stuttgart: Thieme; 2001
Abb. 3.20: Dr. Martin Lang, Augsburg
Abb. 3.21: aus Kayser FH, Bienz KA, Eckert J, Zinknagel RM. Medizinische Mikrobiologie. Verstehen – Lernen – Nachschlagen. 10. Aufl. Stuttgart; Thieme: 2001
Abb. 3.22: Thieme Verlagsgruppe

Zeichnungen (Abb. 4.1–5.4): Helmut Holtermann, Dannenberg

Sachverzeichnis

Indikationsverzeichnis

M

N

O

P

R

S